ESPECIAS
curativas

Propiedades y aplicaciones terapéuticas
de las 50 especias más saludables

DR. BHARAT B. AGGARWAL
con
DEBORA YOST

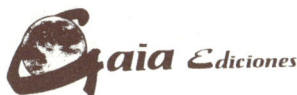

Gaia *Ediciones*

Título original: *Healing Spices, by Bharat B. Aggarwal with Debora Yost*

Traducción: Inmaculada Morales

Diseño de cubierta: Rafael Soria

Publicado originalmente en EE. UU. En 2011 por Sterling Publishing Co., Inc.
Editado por Bill Gottlieb, Good For You Books

© 2011, Bill Gottlieb

Publicado por acuerdo con Ute Körner Literary Agent, S.L.U., Barcelona. www.uklitag.com

De la presente edición en castellano:
© Gaia Ediciones, 2015
   Alquimia, 6 - 28933 Móstoles (Madrid) - España
   Tels.: 91 614 53 46 - 91 614 58 49
   www.alfaomega.es - E-mail: alfaomega@alfaomega.es

Primera edición: noviembre de 2015

Depósito legal: M. 34.647-2015
I.S.B.N.: 978-84-8445-565-3

Impreso en España por: Artes Gráficas COFÁS, S.A. - Móstoles (Madrid)

DEDICADO A

los sabios, rishis, científicos, gurús, *acharyas* y a mis padres,

cuya sabiduría continúa inspirándome

Agradecimientos

Del Dr. Bharat Aggarwal

Quisiera expresar mi agradecimiento a la Dra. Chitra Sundaram por su ayuda en la recopilación de la literatura médica sobre las especias; a Alamelu Vairavan, coautora del libro *Healthy South India Cooking,* por animarme y enseñarme a cocinar con especias; a mi mujer, Uma Aggarwal, por «especiar mi vida»; a mis dos hijos, Rishi y Manoj Aggarwal, por apoyarme como compañeros de equipo; a mi hermana, Kamlesh Goyal, por abrirme siempre a nuevas dimensiones sobre las especias y sus beneficios. Pero, sobre todo, me siento agradecido a los miles de pacientes de diversas enfermedades crónicas que han mostrado curiosidad sobre el uso terapéutico de las especias. Por último, me gustaría dar las gracias a McCormick Spices, de Estados Unidos, y a Ottogi Corporation, de Corea —dos de los distribuidores de especias más importantes del mundo—, por haberme facilitado la ampliación de conocimientos sobre las especias.

De Debora Yost

Al igual que el Dr. Aggarwal, me gustaría mostrar mi gratitud a la Dra. Chitra Sundaram y a Alamelu Vairavan, así como a mis queridos amigos y magníficos cocineros Nancy Wilson, Sharon Esterly y John Lehman, por su ayuda con algunas de las recetas que nos supusieron un desafío. Quisiera agradecer especialmente a mi amiga Susan Banfield, una extraordinaria cocinera, las divertidas aventuras culinarias que hemos vivido en los comercios indios y asiáticos del norte de Nueva Jersey. Mi eterno agradecimiento a mi marido, Nick Yost, la especia de mi vida, por su paciencia durante las largas horas de escritura y por ayudarme a explorar el mundo de las especias, casi cada noche, mientras probábamos las recetas del libro. Gracias a mi antiguo compañero de la editorial Rodale Books y respetado amigo Bill Gottlieb, por sus brillantes correcciones y su apoyo: gracias por invitarme a trabajar en este libro. Como siempre, hemos formado un gran equipo.

De Bill Gottlieb

Gracias a todos los magníficos profesionales que han trabajado con Good For You Books en la creación de este libro: el Dr. Bharat Aggarwal, un científico de primera dedicado a mejorar la salud y el bienestar de la humanidad; Debora Yost, la coautora del Dr. Aggarwal; el diseñador de Sterling Hill Productions Peter Holm; el ilustrador Michael Gallatly; la gestora de proyectos y lectora de pruebas Rose Young; la correctora Megan Anderson; el editor de fotografía, responsable de las ilustraciones, Denise Getz; y el agente literario Chris Tomasino, de la Agencia Literaria Tomasino. Ha sido un placer y un privilegio trabajar con personas tan cualificadas que —sin haberse reunido nunca en persona— han formado un equipo tan creativo y productivo. ¡Gracias!

ÍNDICE

PARTE III ◆ Combinaciones especiales de especias

PARTE IV ◆ Las especias como medicinas naturales

PARTE V ◆ Recursos

Introducción

Del laboratorio a la cocina

Las especias han estado presentes en mi vida —en las comidas, en el botiquín y en mi pensamiento— desde que yo era un niño y vivía en Punyab, en el norte de la India. En la actualidad, trabajo como profesor en el Departamento de Terapia Experimental del MD Anderson Cancer Center de la Universidad de Texas y las especias son el objeto de estudio de muchos de los experimentos que realizamos en mi laboratorio, donde estamos descubriendo los secretos moleculares y bioquímicos de estas antiguas medicinas; asimismo, estamos llevando a cabo estudios en humanos con el propósito de poner nuestros descubrimientos al servicio de la lucha frente al cáncer.

Durante mi infancia en la India, las especias constituían la principal medicina de mi familia, siguiendo la tradición ayurvédica, el sistema indio de curación natural que emplea especias, hierbas y un estilo de vida saludable para el tratamiento y prevención de las enfermedades.

Pero más que medicinas, las especias eran *especias*. En la India se aprende a cocinarlas y combinarlas creativamente como un elemento integrante de la cultura familiar, un arte doméstico que nos llega de un modo natural como si formara parte de nuestro ADN. En mi país se considera un gran honor cocinar para los invitados —para su deleite—, ya que donde mejor se come no es en los restaurantes, sino en los hogares.

Así que podrás imaginar mi suplicio culinario cuando, en 1973, tras haberme licenciado en bioquímica en la India, inicié mis estudios de doctorado en la Universidad de Louisville. ¡Encontrar algún restaurante que sirviera comida vegetariana cocinada con especias o un mercado que las vendiera resultó ser una tarea imposible! Un profesor me comentó que en Berkeley, California, había un ambiente mucho más «liberal» y podía encontrarse de todo —incluso a otros vegetarianos y especias exóticas—, de modo que no me lo pensé dos veces, partí en autobús hacia esta ciudad, me matriculé en la universidad y, finalmente, obtuve allí el doctorado. Desde luego, Berkeley era la tierra prometida estadounidense de las especias: por fin pude conseguir los alimentos y especias que necesitaba para llevar el modo de vida vegetariano que siempre había conocido y amado.

Después de doctorarme en Berkeley, me contrató Genetech —una de las primeras empresas farmacéuticas que se especializaron en ingeniería genética—, y allí trabajé en la investigación de tratamientos del cáncer basados en la genética. Durante esos nueve fascinantes años realicé algunos importantes hallazgos científicos, como el aislar el factor de necrosis tumoral (FNT), una proteína de tipo Dr. Jekyll y Mr. Hyde, que además de ser crítica en la regulación del sistema inmunitario, interviene en los procesos inflamatorios propios del cáncer y otras enfermedades crónicas.

Aunque esta empresa farmacéutica no mostró particular interés en investigar el potencial curativo de las especias, no aparté de mi mente (¡ni de las comidas!) a mis fragantes amigas.

Recuerdo ese brillante polvo amarillo denominado cúrcuma que mi madre empleaba en casi todos los platos. También me lo esparcía sobre las heridas cuando me lesionaba de pequeño, o bien sobre la frente para aliviar los estados febriles. Cuando tenía náuseas me daba jengibre para que me sintiera mejor y, si no podía dormir, lo arreglaba con un vaso de leche caliente con cilantro. Además, en los sofocantes días veraniegos elaboraba una bebida refrescante con kokum, una especia india que nos enfriaba de forma mágica e instantánea, como si nos halláramos bajo una cascada. (Véase la receta de la página 172). Era como si prácticamente todos los componentes de nuestro enorme armario de especias constituyeran al mismo tiempo un alimento *y* una medicina.

Las especias que empleaba mi madre en sus remedios tradicionales también formaban parte de la *materia médica* de los antiguos tratados médicos de la India, China y Tíbet. Por ello, solía preguntarme si la curcumina, el ingrediente activo de la cúrcuma, o el garcinol, el ingrediente activo del kokum, serían tan potentes como para ayudar a ralentizar o detener el crecimiento tumoral. (Más tarde descubrí que la respuesta a ambas preguntas es *sí*).

Mi doble interés en desentrañar los secretos bioquímicos de la intrusión letal del cáncer e investigar el poder curativo de las especias me condujo en 1989 al Departamento de Terapia Experimental del MD Anderson Cancer Center de la Universidad de Texas en Houston.

Allí, durante los años noventa, descubrí que, en efecto, la curcumina *es* activa frente al cáncer. Los diversos experimentos que llevé a cabo me proporcionaron una comprensión más amplia de su potencial. Sí, la curcumina *es* capaz de combatir el cáncer de mama, de colon y de páncreas. En la actualidad, estamos realizando ensayos clínicos con pacientes de cáncer para probar los resultados positivos obtenidos en el laboratorio.

Al principio, mis experimentos sobre los «remedios tradicionales» pasaron desapercibidos en el MD Anderson Cancer Center, un centro oncológico sumamente convencional. De hecho, la primera vez que mencioné a uno de los oncólogos que un componente de una especia india común poseía propiedades anticancerígenas que no había visto en ninguna otra sustancia, me echó cortésmente de su despacho.

Sin embargo, meses después, asistí a un congreso en la India con el doctor John Mendelsohn, presidente de MD Anderson y uno de los oncólogos más influyentes de Estados Unidos. Tras escuchar mi presentación sobre el potencial curativo de la curcumina me dijo: «*No tenía ni idea de que tus resultados estuvieran respaldados por una investigación tan sólida*». Nuestra charla continuó durante el largo vuelo de regreso a Estados Unidos y para cuando llegamos a Houston estaba dispuesto a iniciar estudios en humanos sobre la curcumina y el cáncer.

En la actualidad, ya se han concluido un gran número de ensayos clínicos sobre las propiedades de este compuesto y otros muchos están en marcha. Las investigaciones han demostrado que la curcumina podría resultar útil en el tratamiento de diversos problemas de salud, entre los que se incluyen las afecciones cardiacas, el Alzheimer, la artritis, los problemas de próstata, la enfermedad inflamatoria intestinal, la psoriasis y, por supuesto, varios tipos de cáncer: colorrectal, de mama, de páncreas, de vejiga, bucal, cervical y de estómago.

El descubrimiento de la enorme capacidad curativa de la curcumina presente en la cúrcuma me llevó a investigar en mi laboratorio otras muchas especias y sus compuestos: el garcinol del kokum, el zerumbone del jengibre, el ácido ursólico del orégano, la quercetina de la cebolla, la capsaicina de la guindilla roja y los elagitaninos de la granada, por mencionar solo unos pocos. Y lo que fuimos descubriendo es que, *efectivamente*, las especias y sus componentes *son* poderosas medicinas.

En 1995, cuando empecé mis investigaciones sobre la cúrcuma, había menos de 50 estudios científicos publicados acerca del potencial curativo de las especias; sin embargo, en la actualidad ya contamos con miles de estudios. Investigadores de todas partes del mundo han comprobado la eficacia de las especias culinarias en la prevención y tratamiento de más de 150 problemas de salud y también han descubierto que las especias contienen compuestos que combaten la oxidación y la inflamación, los dos procesos subyacentes en la mayor parte de las enfermedades crónicas. Además, diversos estudios que analizan la relación entre la alimentación y las enfermedades —los denominados estudios epidemiológicos— asocian una elevada ingesta de especias con un menor índice de enfermedades crónicas.

Si bien en Estados Unidos tanto la FDA como los Institutos Nacionales de Salud (NIH, sus siglas en inglés) están al corriente de estos estudios, no se está actuando con la suficiente celeridad para informar a la población de que la dieta típica norteamericana presenta una seria carencia de especias. ¡Ni siquiera se menciona en la pirámide nutricional del Departamento de

Agricultura de Estados Unidos (USDA)! Esta es la razón por la que decidí escribir este libro.

Si nos conformamos con incluir más verduras, frutas y otros alimentos integrales en nuestra alimentación *no podremos* ganar la batalla frente a la enfermedad, ya que el secreto para prevenir las enfermedades y prolongar la vida consiste en una dieta rica en alimentos integrales *y* especias. ¡Y las especias —tanto si se trata de una pizca como de una cucharadita— posiblemente sean más importantes que los alimentos a los que acompañan! Cuando abres un frasco de orégano o fríes un poco de fenogreco en una sartén, ¡su poderoso y embriagador aroma es el perfume de la salud y la sanación!

Si bien cada vez son más las personas interesadas en la cocina con especias (la proliferación de restaurantes étnicos en Estados Unidos da fe de ello), casi nadie se beneficia plenamente de estos maravillosos ingredientes, ni por su atractivo culinario ni por su potencial curativo. A mi parecer, el motivo principal reside en que la gente simplemente no sabe cómo aprovecharlas al máximo.

Pero esto puede cambiar.

La presente obra por fin presta a las especias la atención que se merecen. Se trata del primer libro que expone en un lenguaje coloquial los datos científicos que constatan el poder curativo de las especias. Y te ofrece todo lo que necesitas saber para aumentar su consumo en tu vida cotidiana.

En lo que a mí respecta, las uso todos los días para cocinar: cúrcuma, guindilla roja y verde, cilantro, comino, ajowan, amchur, cardamomo verde y marrón, canela, clavo, cebolla, ajo, jengibre…, incluyo todas y cada una de ellas en mi alimentación diaria, y tú también puedes hacerlo. Con la información y recomendaciones de este libro desarrollarás fácilmente la habilidad de cocinar con especias, lo que te permitirá aportar nuevos y deliciosos sabores a tus platos.

No dejes pasar ni un día más sin añadir especias a tu vida. ¿Deseas prevenir las afecciones cardiacas, la diabetes tipo II, el Alzheimer y el cáncer? (¿Quién no?). Entonces añade más ajo, canela y cúrcuma a tus comidas. ¡Sin olvidar las 47 especias restantes que expongo a lo largo del libro!

El comercio de especias —pimienta, clavo, canela y otras especias consideradas tan preciosas como el oro— ha sido el motor de la economía mundial desde la antigüedad, cuando las naciones luchaban por ellas y por el control de las rutas comerciales. Albergo la esperanza de que esta obra ayude a abrir una nueva «ruta de las especias» mucho más pacífica: del mercado a tu cocina y de tu cocina a la mesa.

Me gustaría finalizar esta introducción con una cita de Carlomagno —un rey del siglo VIII, conquistador y amante de las especias—: «Las especias: amigas de los médicos y orgullo de los cocineros».

¡Que las especias sean las amigas de tu salud y el orgullo de tu cocina!

DR. BHARAT B. AGGARWAL
Enero de 2011

PARTE I

El poder curativo
de las especias

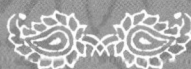

Medicinas antiguas, nuevos descubrimientos

Los resultados son positivos: las especias pueden curar

Las especias

Se han librado batallas y perdido reinos por su causa, y se han descubierto nuevas tierras en su busca. En la antigüedad y durante muchos siglos, a menudo fueron consideradas más preciosas que el oro.

Pero antes de pasar a ser un producto lucrativo, las especias fueron consideradas medicinas. La cúrcuma, el clavo, el jengibre y los granos de pimienta negra —con poder curativo todas ellas— se encuentran entre las especias más antiguas y su uso se remonta a las primeras civilizaciones. Algunos textos sánscritos con 3.000 años de antigüedad procedentes de la India describen las diversas aplicaciones terapéuticas de estas sustancias, y los antiguos tratados médicos chinos están repletos de remedios que las utilizan para tratar cientos de enfermedades.

Las especias a través de la historia

Las especias son originarias de la India, Indonesia y otras zonas del sur y del sudeste de Asia, y aproximadamente en el año 2600 antes de nuestra era fueron exportadas desde Asia a los países del Mediterráneo oriental como Siria y Egipto.

Los egipcios las veneraban en el sentido literal del término; empleaban para la momificación canela y casia, y colocaban especias en las tumbas de los faraones como un acompañamiento necesario para la otra vida.

Por su parte, los romanos las consideraban artículos de auténtico lujo. Perfumaban con ellas palacios y templos, las utilizaban en grandes cantidades durante los banquetes para embelesar a los invitados y también las empleaban para condimentar los alimentos y los vinos. Incluso los legionarios partían hacia la batalla perfumados con fragancias de especias. Se cuenta que, en el siglo I, los oficiales romanos se sintieron indignados cuando el emperador Nerón quemó la recolección anual de la preciadísima canela en el féretro de su esposa. Y en el siglo V, los visigodos aceptaron detener el asedio a Roma a cambio de recibir una recompensa de oro, plata y pimienta.

Entre los siglos VIII y XV, el comercio de especias estuvo controlado por la República de Venecia, actividad que le reportó una inmensa riqueza; los árabes —que guardaban con celo el secreto de la procedencia de la mayor parte del género— ejercían de intermediarios, lo cual mantenía altos tanto la demanda como los precios. A finales del siglo XV, Portugal y España trataron de poner fin a este monopolio, y la travesía de Cristóbal Colón en busca de una nueva ruta occidental de acceso a las «Islas de las Especias», inadvertidamente, «descubrió» las Américas.

Y así como Colón navegó rumbo a Occidente, otros lo hicieron hacia Oriente. Durante los siglos posteriores los españoles, los portugueses, los holandeses, los franceses y los británicos colonizaron los países productores de especias. En el siglo XVII, la Compañía neerlandesa de las Indias Orientales era la empresa más rica del mundo y contaba con 50.000 empleados, 30.000 soldados y 200 barcos. Según un artículo de la revista *The Economist*, «las especias constituyen la raíz más antigua y aromática de la economía mundial».

En el siglo XVIII las especias ya se cultivaban en grandes cantidades por todo el mundo y eran consideradas un artículo más del comercio mundial.

Y ya en nuestro siglo, la espectacular historia de las especias se repite de nuevo en términos de investigación *científica*. Las modernas investigaciones médicas y nutricionales están hallando inimaginables riquezas en términos *de salud* en esas mismas especias que han constituido una parte tan importante de la historia de la humanidad.

Las joyas del reino vegetal

Las especias contienen abundantes *fitonutrientes*, compuestos vegetales que refuerzan la salud y favorecen la curación de diversas maneras. La mayoría constituyen poderosos antioxidantes que controlan y desarman a las *especies reactivas al oxígeno* (también conocidas como «radicales libres»), las cuales pueden dañar las células, causar enfermedades y activar el proceso de envejecimiento. El poder curativo de las especias también se debe a su elevada concentración de *aceites volátiles.* (*Volátil* es un término químico que denota que dicho aceite es de rápida evaporación, no deja residuos y posee el mismo aroma que la planta de la que procede).

Los estudios epidemiológicos que exploran la relación entre la alimentación y la salud muestran que las poblaciones cuya dieta es rica en especias presentan un menor índice de ciertas enfermedades. Estados Unidos, por ejemplo, tiene un índice de cáncer de colon tres veces mayor que la India, donde se cocina con abundantes especias; este último país presenta, además, uno de los índices más bajos de Alzheimer. Por su parte, Grecia, conocida por su saludable dieta mediterránea y su elevado consumo de ajo, cebolla, romero y mejorana, disfruta de un bajo índice de afecciones cardiacas. Y España, el país donde se consume más azafrán, tiene niveles bajos de colesterol LDL «malo», que obstruye las arterias y aumenta el riesgo de padecer cardiopatías.

Pero ¿no podríamos obtener estos fitonutrientes de las frutas y verduras? La respuesta es no, ya que las especias contienen fitonutrientes únicos. He aquí unos cuantos ejemplos:

- La *curcumina,* que se encuentra exclusivamente en la cúrcuma, posee potentes propiedades anticancerígenas y, según demuestran varios estudios, puede ayudar a combatir otras muchas enfermedades.
- La *timoquinona,* un poderoso estimulante inmunológico, se halla solamente en la semilla de comino negro, una especia nativa de la India.
- La *piperina,* el compuesto que provoca el estornudo al consumir pimienta negra, protege las células cerebrales y ejerce otras funciones benéficas en el organismo.
- Los *alcaloides carbazólicos,* que combaten la diabetes tipo II, el cáncer de colon y el Alzheimer, están presentes únicamente en la hoja de curry, una especia originaria de la India.
- El *acetato de galangal* alivia la artritis y se halla exclusivamente en la especie asiática galanga.
- La *diosgenina,* presente en el fenogreco, puede acabar con la inflamación y erradicar las células cancerosas.
- El *anetol,* un componente del anís y el hinojo, puede aliviar los dolores menstruales y calmar los cólicos de los bebés.
- El *eugenol,* que proporciona al clavo su característico aroma, es un potente analgésico natural.
- El *ácido rosmarínico* hace que el romero sea uno de los antioxidantes más poderosos que existen.
- El *gingerol,* un compuesto presente en el jengibre, disminuye las náuseas.
- El *ácido hidroxicítrico,* especialmente abundante en la especia india kokum, inhibe el apetito poderosamente (y en la actualidad es uno de los principales ingredientes de muchas fórmulas adelgazantes).
- La *capsaicina,* presente únicamente en la guindilla, puede ayudar a aliviar los síntomas de la artritis y la psoriasis.

A lo largo de estas páginas veremos que estos y otros compuestos poseen muchos y diversos mecanismos de acción, así como propiedades antioxidantes y antinflamatorias. Numerosas especias combaten eficazmente los microbios: bacterias, virus y hongos; asimismo, reducen la secreción de histamina, la sustancia bioquímica responsable de los síntomas alérgicos; también refuerzan el sistema inmunitario, el cual se ocupa de protegernos frente a las enfermedades. Igualmente, regulan los niveles de azúcar e insulina en sangre, por lo que contribuyen a prevenir o a tratar la diabetes. Además, poseen un efecto calmante en el sistema nervioso y ayudan a reducir la ansiedad y el dolor; aceleran el metabolismo, favorecen la quema de calorías y actúan de un modo similar a las hormonas, equilibrando, fortaleciendo y regenerando el organismo.

Por otro lado, relajan la musculatura del tracto digestivo y alivian las enfermedades intestinales. Debido a sus múltiples propiedades, pueden incluso ralentizar el proceso de envejecimiento.

Cómo usar este libro

Tú también podrás obtener todos estos beneficios para la salud consumiendo especias en abundancia. Tan solo has de leer estas páginas y seguir las recomendaciones aquí sugeridas.

Especias curativas constituye un viaje hacia el mundo —nuevo y maravilloso— de las especias, en el que adquirirás importantes y útiles conocimientos para mejorar tu salud, a la vez que experimentas una aventura culinaria y sensorial inolvidable. Incluso si cocinar con especias es algo completamente nuevo para ti, te garantizo que al final de la lectura te sentirás todo un experto.

Pero has de prometerme que no te dejarás intimidar por las especias que te resulten desconocidas o por las recetas que aparentemente contengan un gran número de ingredientes. Primero, es posible que estas especias no sean tan nuevas como piensas (ampliaré este punto un poco más adelante); y segundo, el hecho de que una receta incluya muchas especias no significa necesariamente que su elaboración sea larga o complicada ni que vaya a resultar terriblemente picante. No me cabe duda de que una vez hayas leído el capítulo dedicado a cualquiera de las 50 especias curativas de este libro, se desvanecerán todas tus dudas y recelos sobre esa especia en cuestión. ¡Sentirás tanta seguridad añadiendo un poco de galanga o anís estrellado a tus sofritos, como esparciéndolos sobre la comida junto con la sal y la pimienta!

Las siguientes páginas constituyen un recorrido por 50 especias curativas en un formato que espero te resulte entretenido y fácil de seguir. Pero no es necesario que te leas el libro de principio a fin: puedes indagar en cada capítulo de forma aislada. Tal vez desees comenzar la lectura con las especias que:

- más te interesen;
- contribuyan a tratar una determinada enfermedad;
- te ayuden a prevenir un problema de salud que deseas evitar;
- formen parte de tu cocina étnica favorita,
- o simplemente despierten tu curiosidad.

Me gustaría hacerte una última sugerencia antes de que comiences esta aventura culinaria: conviene que leas en primer lugar el siguiente capítulo, *El botiquín de las especias,* ya que trata sobre los aspectos básicos relativos a la compra de especias y su manejo en la cocina. Contrariamente a lo que puedas creer, incorporar más especias en tu vida no requerirá una gran inversión ni utensilios especiales. (Aunque necesitarás molerlas, lo más probable es que ya dispongas de algún aparato que pueda hacerlo).

Una vez leída la parte I —estos dos primeros capítulos—, verás que la parte II consta de 50 capítulos dedicados a cada una de las especias curativas del libro. Están organizados de manera similar para facilitar la lectura. En cada capítulo encontrarás los siguientes apartados:

El potencial curativo de cada especia. *Solo* he incluido especias con probados efectos preventivos o curativos frente a problemas de salud y enfermedades específicas. La información científica es presentada en lenguaje corriente, ¡así que incluso es posible que llegues a disfrutar con su lectura! Para facilitar la consulta, cada capítulo contiene un recuadro con todas las enfermedades susceptibles de ser tratadas con cada especia.

Conoce cada especia. Consiste en una selección de la información más importante sobre la historia terapéutica y culinaria de cada especia. Puede que descubras que esa que crees desconocer constituye en realidad un ingrediente esencial de algunos de tus platos favoritos de cocina étnica. ¿Sabías, por ejemplo, que la galanga es en la cocina tailandesa lo que el ajo en la italiana? Está presente en casi todas las recetas. ¿Y sabías que los auténticos cocineros mexicanos muestran la misma pasión por el cacao que por la guindilla en la elaboración de salsas y recetas saladas? Así pues, es probable que las especias que te parecen completamente ajenas, ya estén presentes en tus comidas preferidas.

Cómo adquirirla. Ofrezco consejos específicos para optimizar tu adquisición: la mejor forma de comprar cada especia para obtener el mejor sabor, el país considerado el exportador de la variedad más aromática, dónde conseguir la de mejor calidad (a veces por menor precio), cómo debería oler, e incluso cómo detectar si está caducada o se halla en mal estado. También aprenderás a conservarla de forma que dure el mayor tiempo posible.

En la cocina. Esta sección incluye magníficas recomendaciones culinarias para cada especia y resuelve los misterios (sin eliminar la magia) sobre la utilización de las especias en la cocina, con sugerencias precisas sobre su uso creativo para realzar el sabor de los platos, de modo que puedas disfrutar de sus propiedades curativas. También te brinda una lista de otras especias que combinan bien con la especia en cuestión, así como platos donde esa especia brilla particularmente, información indispensable para que puedas crear tus propias recetas.

Una receta para cada especia. Cada capítulo incluye una receta que resalta el sabor característico de la especia seleccionada. Todas ellas se han desarrollado y probado especialmente para el libro. Muchas son recetas clásicas: pollo ore-

ganata (en el capítulo dedicado al orégano, por supuesto); la salsa española romescu, una salsa de tomate, espesada con almendras pulverizadas, que se vierte sobre langostinos junto con salsa picante de almendras; o el gulash húngaro, que no sería auténtico gulash sin la alcaravea. Además, incorporo algunas creativas y originales recetas como la sopa de tomate asado, con hinojo y menta; las peras al Oporto con anís estrellado, y el marisco al azafrán.

Con esta sección finaliza la parte II del libro dedicada a la descripción detallada de cada especia. En lo que se refiere a la parte III, *Combinaciones especiales de especias*, te aportará nuevas ideas acerca de cómo emplear muchas de ellas. Constituye una lección de cocina única sobre cómo potenciar su uso basándome en mi estilo de cocina favorito: el curry. ¡Sí, has leído bien! El curry no es ni una especia ni un plato, se trata más bien de una *técnica* de cocina que emplea diversas especias para producir aromas únicos y deliciosos.

Incluyo mezclas y pastas de curry procedentes de los países famosos por sus recetas para que puedas reproducir sus sabores. Asimismo, encontrarás más de dos docenas de mezclas de especias —también entre las más conocidas del mundo— que podrías tener preparadas de ante-

¿Qué es una especia?

Piensa en un trozo de carbón convirtiéndose en un diamante. Piensa en todos esos ceros y unos transformándose en las imágenes que ves en la pantalla de tu ordenador. Piensa en una cucharadita de cacao haciendo que un simple vaso de leche se vuelva una deliciosa bebida. Piensa en cualquier concentrado —destilado a partir de una sustancia original— que libera en abundancia aquello que contenía dicha sustancia, junto con sus propias (y a menudo más exquisitas) cualidades.

Eso es una especia.

Las especias son comestibles, aromáticas y secas y proceden de la raíz, el tronco, el tallo, las yemas, las hojas, las flores, los frutos o las semillas. Se presentan en un auténtico arcoíris de intensos colores: rojos, naranjas, marrones, verdes, negros y blancos brillantes. A diferen-

cia de las hierbas aromáticas, todas las especias son comestibles.

Una especia no es una hierba aromática. Estas últimas suelen ser hojas y no siempre son aptas para el consumo. Así, el cilantro (hierba) consiste en las hojas frescas de una planta y el cilantro (especia) es la semilla seca de esa misma planta.

Como sucede con todas las definiciones, no obstante, la definición de especia no es totalmente clara. A lo largo del libro incluyo unas pocas especias que, aunque no encajen exactamente con la anterior definición de una especia, son muy empleadas para condimentar los alimentos. La cebolla es un ejemplo. La hierba limón —una hoja que suele usarse fresca en lugar de seca— es otro ejemplo. Pero, para la mayoría, la definición dada es el mejor modo de entender qué es una especia y qué no lo es.

mano para confeccionar deliciosos platos especiados con el menor esfuerzo posible. Además, te ofrezco algunas sugerencias sobre el mejor modo de emplear estas combinaciones.

La parte IV, *Las especias como medicinas naturales,* es una guía en la que encontrarás todas las especias que, según diversos estudios científicos, resultan potencialmente preventivas o curativas frente a cada una de las más de 150 enfermedades citadas: desde acné, artritis y ansiedad hasta derrame cerebral, úlceras y arrugas. Incluyo la dosis recomendada cuando existen estudios científicos que han probado con éxito una dosis terapéutica concreta.

La parte V, *Recursos,* es una guía de compra que te evitará el trabajo de buscar algunas de las especias menos conocidas. Quizá alrededor de una docena de las 50 especias aquí expuestas sean difíciles de encontrar incluso en la tienda mejor abastecida. ¡No hay problema! Gracias a Internet, incluso la especia más exótica se hallará a un solo clic de ti. Esta guía puede ayudarte a encontrarla.

Ahora ya sabes *cómo* utilizar este libro y *por qué* las especias constituyen un complemento curativo e increíblemente sabroso de un estilo de vida saludable. ¡Que disfrutes de su lectura!

El botiquín de las especias

Del misterio al conocimiento: cómo comprar y conservar las especias curativas

Prueba a imaginar qué sería una copa de helado sin *vainilla*, una salsa de pesto sin *albahaca*, una salsa mexicana sin *guindilla* o una paella sin *azafrán*. No se puede, ya que es una determinada especia la que define su sabor, textura, aroma, el modo de elaboración e incluso cómo recordamos ese alimento. Comer no sería un gran disfrute si no fuera por las especias, y los mejores cocineros lo saben. Un ejemplo:

En un estudio sobre cocineros llevado a cabo por científicos de alimentos, el 93 por ciento de las recetas contenían al menos una especia; la media eran cuatro.

Hace varios años unos investigadores de la Universidad de Cornell estudiaron más de 4.500 recetas de casi cien cocineros y observaron que el 93 por ciento incluía al menos una especia y la media era de cuatro. Sin embargo, esta media es considerada un *mínimo* en las cocinas que destacan por sus únicos e intensos sabores, como la de la India, Indonesia y Tailandia. En comparación, la típica dieta estadounidense resulta insípida.

No se trata de que a los estadounidenses no les guste la comida exótica. La proliferación de restaurantes de cocina étnica por todo Estados Unidos es prueba del creciente interés en la comida especiada. De modo que ¿cuál es la razón por la que el consumo de especias en los hogares es tan bajo?

¡El desconocimiento! La mayor parte de las especias proceden de países con una cocina tradicional rica en especias con la que la gente no está familiarizada. Muchas de ellas, como la galanga, la asafétida y la semilla de comino negro (por mencionar unas pocas), no se encuentran en los supermercados y, de hecho, ¡es posible que no hayas oído hablar de ellas en la vida! Además, una larga lista de especias en una receta hace que el plato parezca caro y complicado.

Pero disfrutar de las especias en casa no tiene por qué intimidarnos ni resultarnos una tarea difícil y costosa. El secreto de sentirse cómodo con ellas es *conocerlas*: saber cómo adquirirlas, usarlas y combinarlas de modo que transformen rápidamente una receta sosa en un plato para chuparse los dedos. Este libro no solo te ofrece cientos de razones para especiar tu vida y contribuir a mejorar tu salud y prevenir las enfermedades, sino también te proporciona cientos de ideas para hacerlo de forma sumamente sabrosa.

Pero primero necesitas saber algunos aspectos básicos.

Las especias en la cocina

Contrariamente a lo que se piensa, especia no es sinónimo de picante. De hecho, la mayor parte no lo son. Las especias resultan, sobre todo, *aromáticas* y cumplen distintas funciones culinarias:

- Proporcionan a los alimentos una fragancia exquisita que estimula el apetito y aumenta el disfrute de la comida.
- Se fusionan para dar lugar a nuevos y agradables sabores.
- Aportan un sabor característico que puede ser dulce, ácido, ligeramente picante o muy picante.
- Ablandan de un modo natural los cortes de carne que resulten duros.
- Dan cuerpo y textura a los platos, y algunas actúan como espesantes o aglutinantes en las salsas.
- Ofrecen una nota de color a los platos y los hacen atractivos a la vista.
- Facilitan la digestión.

Todas las especias ejercen varias de estas funciones. La cúrcuma y el azafrán, por ejemplo, aportan aroma y un color brillante a los platos. El cilantro actúa como espesante y confiere un sabor a frutos secos. El jengibre realza el sabor y ayuda a la digestión.

No obstante, al oler una especia cruda apenas se detecta su aroma. Esto se debe a que, salvo unas pocas excepciones, las especias son como cualquier otro alimento y han de *cocinarse*. La mayoría de las especias son material orgánico seco: raíces, cortezas, hojas, fruta seca y las semillas de arbustos y árboles, por lo que resultan difíciles de digerir y podrían producir malestar de estómago si no se cocinan.

En la India, donde una alimentación rica en especias forma parte del modo de vida, suelen freírse en aceite caliente al principio de la preparación, justo antes de añadir el resto de ingredientes. De este modo los aceites volátiles se liberan e inundan los sentidos con embriagadoras fragancias. Después vuelven a agregarse especias al final de la cocción. A medida que leas sobre cómo cocinar con especias (en las secciones culinarias que acompañan a las 50 especias expuestas en las partes II y III), irás desarrollando un sexto sentido para incorporar especias en tus comidas caseras. Y descubrirás que cocinar con ellas te resulta una tarea *sencilla*, como también lo es el primer paso: adquirirlas.

Cómo encontrarlas

Aunque todas las especias curativas son fáciles de encontrar, la búsqueda de algunas podría precisar algo de ingenio, dependiendo de dónde vivas. También descubrirás que no resultan caras necesariamente.

La mitad de los norteamericanos viven a unos 80 km (50 millas) de una ciudad importante que alberga a un gran número de habitantes de procedencia asiática, india y latina, y casi todas estas ciudades cuentan con al menos un comercio asiático, indio o latino. En estos establecimientos hallarás algunas de las especias medicinales menos comunes, como el amchur, el cardamomo, el kokum, la galanga y el tamarindo. Puedes buscar su ubicación en las páginas amarillas o en Internet, ya que no suelen publicitarse. Si bien la presencia de especias, tales como el fenogreco, la hierba limón, el anís estrellado y el wasabi, ha aumentado significativamente en las secciones orientales de los supermercados, se venden a precios poco económicos.

Muchas de estas tiendas, particularmente las indias, venden especias a granel en botes o en bolsas de plástico de unos 395 g (14 oz). (Las especias a granel se conservan mejor guardándolas en recipientes herméticos de cristal una vez en casa). Esta opción resulta bastante más económica que los frascos de 70 g (2,5 oz) del supermercado. También te permite compartir los gastos repartiendo la compra con familiares o amigos.

Asimismo, puedes adquirir especias a través de Internet. De todos modos, compara los precios, ya que suelen salir más caras que en la tienda. En la guía de compra de la página 336 hallarás unos cuantos enlaces que pueden resultarte útiles.

Comprar y conservar las especias

Por lo general, las especias se venden en frascos de cristal de unos 30 o 55 g (1 o 2 oz). Las que se comercializan a granel suelen venderse en envases de plástico (conviene evitar el cartón, ya que no mantiene la frescura). Como he mencionado antes, si la especia no se vende en un bote o frasco, lo mejor es trasladarla a un recipiente hermético para optimizar su conservación.

Pueden adquirirse frescas, secas, enteras, partidas, molidas gruesas o molidas finas. (Hallarás información sobre cómo comprar cada especia individual en los capítulos de la parte II). Pero si deseas obtener el máximo aroma has de comprarlas enteras y molerlas tú mismo, ya que comienzan a «desprender» su aroma y sabor tan pronto como son molidas. Esta es la razón por la que resultan prácticamente inodoras hasta la molienda.

Si decides molerlas tú mismo, consérvalas en frascos para especias que puedes adquirir en tiendas de saldos, supermercados, grandes almacenes que comercialicen utensilios de cocina o bien a través de Internet.

Has de guardarlas en un lugar oscuro y fresco. Ten en cuenta que el calor, la humedad y la luz solar directa aceleran la pérdida de sabor y pueden alterar los componentes aromáticos. Lo mejor es conservarlas a una temperatura que oscile entre los 10 y los 15 °C (50 y 60 °F). Las altas temperaturas pueden hacer que se apelmacen o endurezcan y provocar cambios o pérdida de color.

Te recomiendo que después de utilizarlas no las dejes abiertas alrededor de los fogones, sino que cierres el recipiente de inmediato y lo devuelvas a su sitio tan pronto como sea posible.

En condiciones ideales, las especias molidas se conservan alrededor de un año, mientras que las enteras pueden durar dos o tres años.

Al perder la frescura, su sabor y poder curativo disminuyen. Cuando una especia ha caducado lo mejor es desecharla. Puedes comprobar el estado de una especia molida abriendo el frasco y acercándolo a la nariz: si desprende un tenue aroma, será preferible desecharla. Respecto a las especias enteras, frótalas ligeramente entre los dedos: si mantienen su frescura, percibirás claramente el olor de sus aceites volátiles.

Utensilios

Cocinar con especias requiere solamente unos pocos utensilios.

Mortero. Este instrumento resulta esencial para machacar o moler especias en pequeñas cantidades: una cucharadita o menos. Es probable que ya dispongas de uno en casa. Es importante que la mano del mortero encaje bien en el vaso para facilitar la operación. El mejor material es el mármol. (Los de madera retienen el aroma de los aceites volátiles, por lo que se mezclan los olores de las diferentes especias con las que se trabaja). El rodillo de cocina es una alternativa al mortero: has de colocar la especia entre dos trozos de papel vegetal y pasarle el rodillo por encima varias veces para machacarla.

Molinillo de especias. Para moler cantidades mayores necesitaremos la ayuda de un aparato eléctrico. Existen tres dispositivos idóneos para esta función: un molinillo de especias, un molinillo de café o un minirrobot de cocina. Comparados con el tradicional mortero, estos aparatos convierten las especias en un polvo fino en cuestión de segundos, tan solo colocando la especia y poniéndolo en funcionamiento. (Asegúrate de seguir las instrucciones del fabricante). Si tras varios usos comienzas a detectar olor en el aparato, debería ser suficiente con moler azúcar o arroz para hacerlo desaparecer.

Una sartén pequeña de fondo grueso. Necesaria para el tueste en seco, un paso previo a la molienda en el caso de ciertas especias y semillas (véase abajo). Lo mejor es usar una sartén tradicional de hierro fundido previamente tratada. Con ella no solo se obtienen los mejores resultados, sino que resulta una opción económica en comparación con las ollas y sartenes actuales consideradas auténticas novedades en utensilios de cocina. Respecto al tamaño, lo ideal para preparar las especias en casa es una sartén pequeña.

Cómo tostarlas

La mayor parte de las especias (pero no todas) se benefician al tostarlas en seco antes de la molienda. Es importante realizar este paso adecuadamente. El objetivo es tostarlas sin que se quemen, pero si es la primera vez que lo intentas, es posible que las primeras veces no te salga bien y tengas que tirarlas.

Para empezar, calienta una sartén pequeña (preferiblemente de hierro fundido) a fuego medio, durante alrededor de dos minutos, hasta que esté bien caliente. Agrega la especia seleccionada, agarra el mango (asegúrate de usar una manopla de horno o un agarrador, ya que el mango puede llegar a quemar) y agita la especia. Al mismo tiempo, remuévela con una cuchara de madera sin interrupción. Durante los dos primeros minutos irá perdiendo la humedad y no sucederá nada, pero poco después, a medida que se tueste, comenzará a desprender su característico aroma. Continúa la operación hasta que adquiera un color marrón oscuro. Si estuviera tostándose demasiado deprisa, baja un poco el fuego. Para acabar, trasládala a un plato limpio para que se enfríe antes de la molienda.

Debido a que no todas las especias se calientan al mismo ritmo, el tueste suele realizarse individualmente, incluso para la confección de mezclas.

Este proceso puede llevar desde unos pocos minutos hasta diez minutos, dependiendo del tipo de especia, la cantidad tostada y el tamaño de la sartén. Cuanto mayor sea esta, más rápida será la operación.

Tendrás numerosas oportunidades de practicar el tueste de especias cuando aprendas a preparar las mezclas de especias curativas de la parte III.

Las especias resultan bellas al contemplarlas, agradables al olerlas e inolvidables al saborearlas. Los capítulos de la parte II, dedicados a cada una de las especias por separado, te permiten explorarlas una a una para que puedas mejorar tu salud y degustar sus exquisitos sabores.

PARTE II

Las especias curativas

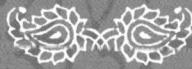

AJO *Capaz de combatir las enfermedades cardiacas*

Cuando unos científicos ingleses introdujeron los términos «dieta» y «antienvejecimiento» en el buscador de una base de datos médicos, uno tras otro fueron apareciendo estudios sobre las propiedades del ajo.

«El conocimiento adquirido en los últimos años sugiere que la ingesta de ajo puede prevenir o reducir en los humanos la incidencia de las principales enfermedades crónicas asociadas al envejecimiento, tales como la aterosclerosis, el derrame cerebral, el cáncer, los trastornos inmunitarios, el envejecimiento cerebral, la artritis y las cataratas», concluyeron estos investigadores.

Son afirmaciones contundentes sobre una especia denominada popularmente «la rosa apestosa». Lo cierto es que el ajo funciona precisamente porque «apesta»: su explosivo aroma procede de su ingrediente más activo, la *alicina*, que se transforma en diversos *compuestos organosulfurados*, los cuales reducen en gran medida la oxidación, la inflamación y otros procesos de destrucción celular subyacentes en cada una de las «principales enfermedades crónicas» enumeradas por los investigadores. Además, el ajo está repleto de vitaminas, minerales y otros poderosos antioxidantes que ejercen una función protectora frente a las afecciones cardiacas y el cáncer.

En resumen, el ajo es una de las medicinas naturales más potentes que existen. La base de datos médicos de los Institutos Nacionales de Salud de Estados Unidos contiene más de 3.200 estudios sobre el poder terapéutico del ajo y muchos de ellos tratan sobre la prevención, ralentización y curación de las *enfermedades cardiovasculares*, los infartos y derrames cerebrales que cada año acaban con la vida de más estadounidenses que ningún otro problema de salud.

Ayuda a tu corazón

En el año 3000 antes de nuestra era, Charak, el padre de la medicina ayurvédica de la India, aseveró que el ajo «fortalece el corazón y mantiene fluida la sangre».

Más recientemente, en el año 2010, un equipo de investigadores que revisó lo que denominaron la «vasta literatura científica» sobre el ajo y las afecciones cardiacas afirmó que «el consumo de ajo ejerce un efecto significativamente protector frente a la aterosclerosis».

Y cuando otro grupo de científicos analizó la dieta mediterránea —que hace uso abundante del ajo y suele asociarse a una buena salud cardiaca— calculó que si todo el mundo consumiera uno o dos dientes de ajo al día, el riesgo de enfermedad cardiaca se reduciría un 25 por ciento en todo el mundo. (Pero no es necesario tomarlo crudo para que surta efecto; de hecho, numerosos estudios muestran que el ajo seco o en polvo resulta *más* terapéutico que el crudo). He aquí el modo en que el ajo puede ayudar a tu corazón.

Enmascarar el aliento a ajo

El ajo tiene una merecida fama como especia fuerte. Aunque se suaviza al cocinarse, el ajo de la cena puede «acompañarte» durante días, especialmente cuando se consume crudo.

Si a ti o a tus allegados os desagrada el persistente olor a ajo, aquí tenéis unos cuantos remedios caseros de eficacia probada que logran atenuarlo:

- Bebe vino tinto junto con una comida condimentada con ajo.
- Añade perejil a los platos con ajo.
- Mastica unas ramitas de perejil al finalizar la comida.
- Mastica unas pocas semillas tostadas de hinojo, anís o cardamomo.

Para desprenderte del olor a ajo impregnado en las manos tras su manipulación:

- Lávate las manos con agua y zumo de limón.
- Frótate las manos con una cuchara de acero inoxidable y, a continuación, lava tanto las manos como la cuchara.
- Humedécete las manos y frota las palmas con bicarbonato de sodio.

Reducción de la presión arterial. La presión arterial alta constituye uno de los principales factores de riesgo de los infartos y los derrames cerebrales. En un reciente metaanálisis de 11 estudios sobre los suplementos de ajo y la presión arterial alta, se observó una disminución de la presión arterial sistólica (el número superior en la lectura) en una media de 8,4 mm Hg y de la presión arterial diastólica (el número inferior) en una media de 7,3 mm Hg, unas reducciones *sumamente* significativas. «Los preparados de ajo son superiores al placebo en la reducción de la presión arterial en individuos con hipertensión», explicaron los científicos en la revista *BMC Cardiovascular Disorders*.

Además, en un estudio llevado a cabo en Polonia, los investigadores observaron que los suplementos de ajo no solo reducían la presión arterial, sino que también prevenían el daño oxidativo al ADN. «Estos hallazgos apuntan a los beneficiosos efectos de la suplementación con ajo en lo relativo a la reducción de la presión arterial y el estrés oxidativo, y la consiguiente cardioprotección en los pacientes hipertensos», afirmaron los investigadores en la revista *Molecular and Cellular Biochemistry*.

Sangre más fluida. La gente toma aspirina infantil para prevenir los infartos porque «diluye» la sangre y, por lo tanto, reduce el riesgo de formación de coágulos sanguíneos que pueden llegar a obstruir las arterias. Concretamente, la aspirina disminuye la «adherencia» de las plaquetas, compuestos de la sangre que pueden aglomerarse y formar un coágulo en un proceso denominado *agregación plaquetaria*. Pero el ajo también puede diluir la sangre.

Unos investigadores ingleses realizaron un estudio en el cual administraron a los participantes suplementos de extracto de ajo envejecido durante 13 semanas, midiendo sus niveles de agregación plaquetaria antes y después de la investigación. Pues bien, los suplementos de ajo «inhibieron significativamente» el porcentaje de plaquetas que se aglutinaban y la velocidad en la que lo hacían. El extracto de ajo envejecido «podría ser un beneficioso agente protector frente a las enfermedades cardiovasculares a consecuencia de su efecto inhibidor de la agregación pla-

quetaria», concluyeron los investigadores en la revista *Journal of Nutrition*.

Reducción del colesterol total. El ajo *no* reduce el colesterol LDL «malo»; al menos ese fue el resultado de un reciente estudio de seis meses —que fue muy publicitado— llevado a cabo por unos investigadores del Centro de Investigación Preventiva de Standford, quienes suministraron una dosis diaria de ajo crudo, un suplemento de ajo en polvo, extracto de ajo envejecido, o bien un placebo, a cerca de 200 personas que presentaban niveles altos de colesterol LDL. «Ninguna de las formas de ajo empleadas tuvo efectos clínicamente significativos en el colesterol LDL», concluyeron los científicos en la revista *Archives of Internal Medicine*.

Pero cuando unos investigadores de la Universidad de Connecticut analizaron este *y* otros 28 estudios sobre el ajo y el colesterol en un metaanálisis, llegaron a una conclusión más positiva al constatar que el ajo reducía significativamente el colesterol total y los triglicéridos (otra grasa presente en la sangre que puede resultar perjudicial para el corazón), aunque no ejerciera ningún efecto ni en el colesterol LDL «malo» ni en el HDL «bueno».

Reducción de la placa relacionada con la obstrucción de las arterias. Con los años puede crearse *placa* en el interior de las arterias y hacer que sus paredes internas se estrechen; una ruptura de la placa puede derivar en la formación de un trombo que obstruya el paso de la sangre, y provocar un infarto o un derrame cerebral. El proceso de acumulación de placa se denomina *aterosclerosis* y el ajo puede detenerlo, retrasarlo e incluso curarlo.

En una investigación llevada a cabo en el Departamento de Cardiología de la Universidad de California, Los Ángeles (UCLA), se suministró un suplemento de ajo envejecido, o bien un placebo, a 23 personas aquejadas de cardiopatías. Al cabo de un año, el grupo placebo había *triplicado* el índice de progresión de placa en comparación con las personas que tomaron ajo. En otro estudio de un año de duración realizado por los mismos científicos en el que se administró un suplemento que contenía extracto de ajo envejecido, vitaminas del grupo B y un aminoácido beneficioso para las arterias, la progresión de placa fue «significativamente menor» en las personas que tomaron ajo. La terapia con extracto de ajo envejecido complementado con otros nutrientes «redujo la progresión de la aterosclerosis», explicaron los investigadores en la revista *Preventive Medicine*.

Durante la Edad Media se colgaba ajo en las puertas para ahuyentar a los malos espíritus.

Y en un estudio llevado a cabo por científicos alemanes 142 personas tomaron comprimidos de ajo en polvo diariamente. Al cabo de cuatro años, presentaban una *reducción* de la placa arterial de entre un 5 y un 18 por ciento. «Posiblemente pueda atribuirse al ajo un papel tanto preventivo como curativo en la terapia de la aterosclerosis», escribieron los investigadores en la revista *Atherosclerosis*.

Arterias más flexibles. El revestimiento interno de las arterias se denomina *endotelio* y genera un compuesto (óxido nítrico) que relaja y ensancha la pared del vaso. Unos científicos de Nueva Zelanda suministraron un suplemento de ajo, o bien un placebo, a 15 hombres aquejados de enfermedades cardiacas. Al cabo de dos semanas «la dilatación dependiente del endotelio» de las arterias del grupo que había tomado ajo había aumentado un 44 por ciento. Cabe señalar que los participantes *ya* estaban siendo tratados con aspirina y una estatina.

Menor riesgo de infarto. Un equipo de investigadores rusos administró un suplemento de ajo, o bien un placebo, a 51 pacientes afectados de tras-

tornos cardiacos. Según sus cálculos, al cabo de un año el suplemento había logrado reducir el riesgo de infarto una media de un 40 por ciento.

El cáncer de colon no es rival para el ajo

Existen más de 600 estudios científicos —en células, en animales y en personas— que muestran el poder del ajo en la prevención y tratamiento del cáncer. He aquí los más destacados:

Prevención del cáncer de colon. En un metaanálisis de 18 estudios llevado a cabo por unos investigadores de la Facultad de Medicina de la Universidad de Washington de San Luis, se observó que las personas que ingerían mayores cantidades de ajo disminuían su riesgo de padecer cáncer de colon en un 41 por ciento, en comparación con las personas que lo consumían en menor escala.

Detención del avance del cáncer de colon incipiente. Un equipo de científicos japoneses efectuaron un estudio con 51 personas afectadas de adenomas colorrectales, lesiones precancerosas del colon, a las que dividieron en dos grupos: un grupo tomó extracto de ajo envejecido y el otro grupo, un placebo. Al cabo de un año, el grupo placebo presentaba *más* adenomas, mientras que el del ajo había «reducido significativamente tanto el tamaño como el número de adenomas», según explicaron los investigadores en la revista *Journal of Nutrition*.

Prevención del cáncer de estómago. Unos científicos chinos realizaron un estudio con más de 5.000 personas: una mitad tomó una dosis elevada de un suplemento de ajo y la otra mitad, un placebo. Al cabo de cinco años, el índice de cáncer de estómago entre las personas que tomaron ajo se había reducido un 47 por ciento.

Prevención del cáncer de endometrio. Unos investigadores italianos analizaron los datos relativos a la dieta y la salud de 454 mujeres aquejadas de cáncer de endometrio y de 908 mujeres que no padecían la enfermedad, y observaron que las que consumían más ajo reducían la probabilidad de desarrollar este tipo de cáncer en un 38 por ciento, en comparación con las que lo tomaban menos.

Prevención de otros tipos de cáncer. Otros estudios muestran la relación entre una mayor ingesta de ajo y un menor riesgo de cáncer de pulmón (22 por ciento menos), de cáncer de próstata (36 por ciento menos) y de cáncer de cerebro (34 por ciento menos).

¿Cómo se las arregla el ajo para inhibir el cáncer? Los médicos de la Agencia Internacional para la Investigación del Cáncer afirman que el ajo puede ayudar a:

- Impedir que los carcinógenos dañen el ADN.
- Estimular la actividad de las enzimas que ayudan a eliminar los carcinógenos.
- Destruir los radicales libres, moléculas que dañan las células y pueden provocar cáncer.

Combatir la infección

El ajo cuenta con una dilatada historia como agente antinfeccioso. Fue Louis Pasteur quien descubrió su actividad antibacteriana; estuvo en primera línea en la Primera Guerra Mundial, ayudando a prevenir la gangrena y el envenenamiento de la sangre. Por su parte, los rusos confiaron tanto en esta especia durante la Segunda Guerra Mundial que se le puso el nombre de «penicilina rusa». Y varios estudios recientes confirman su capacidad de combatir virus y bacterias.

Prevención de las infecciones transmitidas por el aire. Unos investigadores finlandeses realizaron un estudio con 52 pasajeros que viajaban en avión; a la mitad le suministraron un espray nasal que contenía ajo entre sus ingredientes y a la otra mitad, un placebo. Pues bien, el grupo placebo su-

frió casi el triple de infecciones después del vuelo que el grupo tratado con el espray con ajo.

Prevención de los resfriados. Un equipo de investigadores ingleses efectuó un estudio con 146 personas de noviembre a febrero. Una mitad tomó un suplemento de ajo y la otra mitad, un placebo. En total, el grupo placebo sufrió 65 resfriados en comparación con los 24 resfriados del grupo tratado con el suplemento de ajo.

Y unos científicos rusos estudiaron a 600 niños de edades comprendidas entre los siete y los dieciséis años. Unos recibieron un suplemento de ajo y otros, un placebo, y el grupo placebo se resfrió cuatro veces más que el grupo tratado con ajo.

Así pues, recomiendo tomar un diente de ajo al día para ayudar a reducir el riesgo de contraer una gripe o un resfriado y para favorecer la salud general.

Ajo en abundancia

He aquí otros posibles beneficios de una vida «rica en ajo»:

Diabetes. Unos investigadores rusos llevaron a cabo un estudio con personas afectadas de diabetes tipo II a las que dividieron en dos grupos: un grupo recibió suplementos de ajo en polvo de liberación gradual y el otro grupo, un placebo. Al cabo de un mes, el grupo tratado con ajo pre-

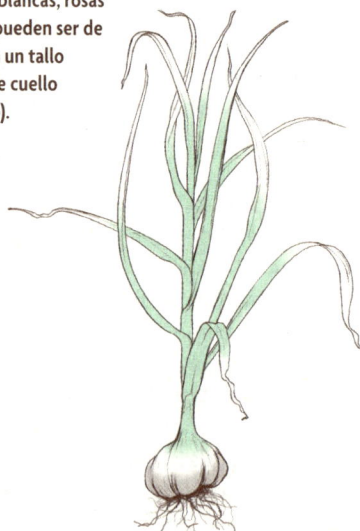

Hay variedades blancas, rosas y moradas que pueden ser de cuello duro (con un tallo largo y fino) o de cuello blando (sin tallo).

sentaba una saludable reducción de los niveles de azúcar en sangre en ayunas, de 138 mg/dl a 113 mg/dl.

Problema de próstata. Unos científicos italianos realizaron un estudio con más de 1.800 hombres y observaron que los que consumían mayores cantidades de ajo reducían la probabilidad de desarrollar *hipertrofia benigna de próstata* en un 28 por ciento, un agrandamiento de la próstata que produce dificultades urinarias en los hombres mayores.

Envejecimiento cutáneo. Un grupo de investigadores alemanes descubrió que la ingesta de ajo en polvo estimulaba el flujo sanguíneo de la piel, un requisito para un cutis joven y radiante.

Candidiasis oral. Unos investigadores indios hallaron que la pasta de ajo resultaba tan eficaz como el fármaco convencional para el tratamiento de la candidiasis oral (afta), una infección fúngica de la mucosa de la boca.

Anemia de células falciformes. Unos científicos de la Facultad de Medicina de la UCLA descubrieron que cuatro semanas de suplementación con extracto de ajo reducía en un 30 por ciento el número de glóbulos rojos dañados a consecuencia de esta enfermedad.

Alopecia areata. La adición de gel de ajo mejoró los resultados del tratamiento estándar de esta enfermedad, caracterizada por la pérdida de mechones de pelo.

Conoce el ajo

El uso del ajo como alimento y como medicina se remonta atrás en la historia. Aparece en tratados médicos antiguos de Egipto, India, China, Grecia y Roma. Los antiguos egipcios alimentaron a los esclavos que construyeron las pirámides con esta especie, y formó parte de la dieta de los atletas olímpicos de la antigua Grecia. Además, durante la Edad Media se colgaba ajo en las puertas para ahuyentar a los malos espíritus.

En la actualidad, el ajo es un condimento empleado en prácticamente todas las cocinas del mundo y constituye la seña de identidad de las gastronomías de México, la India, Grecia, Italia y diversos países asiáticos.

El ajo es sinónimo de la cocina italiana y forma parte de casi todas las recetas saladas. Entre

El ajo podría ayudar a prevenir y/o tratar:

Afecciones cardiacas	Derrame cerebral
Afta (candidiasis oral)	Diabetes tipo II
Alopecia areata (pérdida de pelo generalizada)	Envejecimiento
	Gripe
Anemia de células falciformes	Hipertrofia benigna de próstata
Arrugas y envejecimiento cutáneo	Presión arterial alta (hipertensión)
Cáncer	Problemas de colesterol (colesterol total alto)
Catarros	
Coágulos de sangre	Triglicéridos altos

El ajo combina bien con casi *todas* las especias, especialmente con:

Ajowan	Mejorana
Albahaca	Menta
Alcaravea	Orégano
Cilantro	Perejil
Comino	Romero
Guindilla	Semilla de mostaza
Hoja de curry	Tomate seco
Kokum	Tomillo

y complementa casi *todas* las recetas saladas, especialmente:

Adobos	Sofritos
Cordero	Sopas
Mezclas de especias	

las salsas italianas más conocidas que incluyen esta especie se encuentran el pesto, que también contiene albahaca y aceite de oliva, y la *gremolata,* que también incluye perejil y se sirve tradicionalmente con *osso bucco,* un guiso de cocción prolongada de jarrete de ternera.

Si bien la cocina francesa lo usa moderadamente, tienen tres famosas salsas que lo contienen: *aioli*, una mayonesa con ajo que se emplea para enriquecer las sopas de pescado y aderezar verduras; *pistou*, la versión francesa del pesto, que acompaña a una sopa de verduras del mismo nombre, y *rouille*, una mayonesa que contiene ajo, pimiento rojo y azafrán que se añade a la *bouillabaisse*, la *bourride* y otras sopas y guisos de pescado. Por otro lado, la *persillade* es un aliño a base de ajo inspirado en la cocina francesa típico de la cocina de Louisiana.

Los griegos disfrutan de la *skordalia*, una salsa elaborada con ajo, almendras, aceite de oliva y pan duro humedecido en agua que se sirve con bacalao en salazón, o bien como salsa para mojar, y en Serbia se come ajo como tentempié junto con *slivovitz*, un fuerte brandy de ciruela.

Por otro lado, el ajo es un elemento esencial del *hummus*, una popular crema de Oriente Próximo que además incluye garbanzos, aceite de oliva y piñones. El ajo también es un ingrediente del famoso *harissa*, un condimento tunecino extremadamente picante, así como de la *chermoula*, una marinada típica de Marruecos. Asimismo, la *cacik* es una salsa turca que además de ajo incluye otros ingredientes como el yogur y el aceite de oliva, y se sirve como acompañamiento.

Por su parte, la cocina tailandesa está repleta de ajo y prácticamente no falta en ninguna receta salada.

Cómo comprar ajo

El sabor del ajo fresco puede oscilar entre suave y dulce, y fuerte y acre dependiendo del tipo de ajo y su procedencia. Hay variedades blancas, rosas y moradas que pueden ser de cuello duro (con un tallo largo y fino) o de cuello blando (sin tallo), aportando un sabor más acre el primero que el segundo.

El ajo blanco de cuello duro proveniente de California representa el noventa por ciento del ajo comercializado en Estados Unidos; se trata de un ajo blanco de sabor fuerte y acre. De todos modos, independientemente de cuál sea la variedad, el sabor del ajo se suaviza con la cocción y se vuelve de moderado a ligeramente dulce.

Según los chefs de alta cocina, el ajo francés —que posee un sabor y aroma bien diferentes

Otras recetas que contienen ajo:

Adobo (pág. 299)

Adobo de chile para carne de cerdo a la parrilla (pág. 152)

Adobo *jerk* (pág. 298)

Berbere (pág. 296)

Bocadillos de cordero a la parrilla con salsa de pepino y menta (pág. 186)

Boeuf bourguignon (pág. 279)

Cebollas rojas encurtidas al estilo de Yucatán (pág. 204)

Chile con carne al estilo norteamericano (pág. 113)

Chutney de cebolla y tomate (pág. 161)

Curry de patatas con coliflor (pág. 126)

Curry de ternera Madrás (pág. 239)

Garbanzos con champiñones y almendras tostadas (pág. 53)

Guacamole de granada (pág. 143)

Gulash húngaro (pág. 43)

Langostinos con salsa picante de almendras (pág. 49)

Marisco al azafrán (pág. 69)

Mejillones con salsa tailandesa de curry rojo (pág. 157)

Mezcla de especias para barbacoa (pág. 302)

Mezcla de especias para pizza (pág. 301)

Pasta de curry caribeña (pág. 317)

Pasta de curry Madrás (pág. 315)

Pasta de curry de Malasia (pág. 317)

Pasta tailandesa de curry rojo (pág. 315)

Patatas fritas especiadas (pág. 171)

Penne y salchichas con salsa de tomate e hinojo (pág. 250)

Pollo oreganata (pág. 197)

Salsa chimichurri (pág. 200)

Salsa de tamarindo (pág. 266)

Salsa verde de semillas de calabaza (pág. 234)

Sol kadhi (pág. 172)

Sopa de cebolla a la francesa (pág. 99)

Sopa de pescado con laurel (pág. 177)

Spaghettini con salsa de tomate y albahaca (pág. 40)

Tabil (pág. 296)

Vinagreta mediterránea (pág. 181)

del ajo californiano— es el mejor. Realmente merece la pena probarlo; se reconoce por su piel de matices rosáceos. Otras variedades dignas de mención incluyen el ajo blanco prusiano y el ajo rojo español.

Para obtener el mejor sabor es preferible comprar cabezas frescas, las cuales suelen ser de diversos tamaños y pueden contener desde unos pocos dientes hasta dos docenas. Sin embargo, en cuestión de sabor, el tamaño no es importante: todo depende de la *frescura* del ajo. Asegúrate de comprar cabezas compactas, pesadas, secas y que permanezcan intactas. Las cabezas de dientes grandes resultan más fáciles de manipular.

También es posible comprar ajo fresco en conserva, machacado, en lonchas, picado, troceado o en tubo.

Por su parte, el ajo deshidratado se comercializa en polvo, granulado, en escamas, molido, picado o troceado. También se vende sal de ajo e incluso zumo de ajo.

El ajo fresco ha de conservarse descubierto en un lugar fresco protegido del calor y la luz solar directa. No debe refrigerarse, ya que comenzaría a germinar. Sí tolera el congelador, aunque este altera de algún modo su sabor y textura.

Las cabezas frescas se conservan durante alrededor de dos semanas siempre que estén intactas, pero una vez abiertas se mantienen en buen estado cerca de una semana. Cuando un ajo comienza a germinar lo mejor es desecharlo, porque se vuelve amargo al cocinarlo.

Antes de germinar los dientes comienzan a ponerse verdes por arriba, de modo que es recomendable cortar cualquier mancha o brote incipiente; en todo caso, si deseas obtener el mejor sabor usa solamente la carne blanca.

Respecto al ajo deshidratado, el ajo en polvo o la sal de ajo, conviene conservarlos en un recipiente hermético en un lugar oscuro y fresco. Si bien el ajo deshidratado puede conservarse alrededor de un año y la sal de ajo, durante varios años, pueden coger humedad y apelmazarse. En ese caso, lo mejor es desecharlos.

Si no consumes ajo en tu alimentación diaria, considera tomar algún suplemento de esta especia, especialmente si cuentas con uno o más fac-

Ajo asado: un sabor sumamente apreciado

Si no puedes imaginarte comerte una cabeza de ajo entera de una sentada es que no has probado el ajo asado: la prueba indiscutible de que el ajo puede resultar suave y dulce. A los amantes del ajo les encanta y no se cansan nunca de comerlo. Van extrayendo diente por diente, degustándolo. A veces lo untan en pan (una gran idea para la próxima cena que organices: sirve ajo asado sobre pan crujiente como aperitivo y deja que todo el mundo se una a esta sabrosa diversión).

El ajo asado resulta sencillo de preparar: la cabeza se mantiene intacta, quitándole solo la piel suelta más superficial. Coloca sobre papel de aluminio una o más cabezas de ajo de modo que pueda cubrirlas por completo, rocíalas con aceite de oliva, envuélvelas bien y ásalas en una bandeja de horno a unos 220 °C (425 °F) durante 30 minutos.

tores de riesgo de enfermedades cardiacas, tales como presión arterial alta, colesterol alto, sobrepeso, diabetes, o bien ser mayor de 65 años. El extracto de ajo envejecido es la forma que ha sido más estudiada; sigue la dosis recomendada en la etiqueta, o bien la que te aconseje el médico.

El ajo en la cocina

El ajo es extremadamente versátil y va bien con prácticamente cualquier plato salado. Puedes tomarlo crudo si deseas experimentar su fuerte y persistente sabor. Entero resulta poco aromático, pero desprende su intenso aroma cuando se machaca. Su aroma y sabor se suavizan y dulcifican ligeramente al cocinarlo.

Para trabajar con esta especia has de coger una cabeza y extraer los dientes que vayas a usar y, a menos que vayas a preparar un plato en el que se coman enteros, retirar su finísima piel. Esto puede resultar una tarea ardua *solamente* si tratas de pelarlos con un cuchillo de cocina como lo harías con una manzana o una cebolla. En lugar de eso, te recomiendo que imites a los chefs: coloca un diente sobre una tabla de cocina y sitúa por encima la parte plana de un cuchillo de chef con la punta lejos de ti. Agarra el mango

Pollo a los cuarenta dientes de ajo

Esta receta es un clásico de la cocina francesa lo suficientemente especial como para servirlo en una cena. Recuerda animar a tus invitados a que degusten los ajos, pues son la parte más interesante de la receta. Acompáñala con una gran ensalada verde y pan francés crujiente. Puedes usar pedazos de pollo en lugar de un pollo entero, si lo deseas, pero en ese caso tuéstalas antes de introducirlas en el horno.

1 pollo entero, aproximadamente 1,350 kg
   (3 libras)
1 cucharadita de romero seco
1 cucharadita de salvia seca
1 cucharadita de perejil seco
1 cucharadita de semillas de hinojo tostado
   y molido
½ cucharadita de sal
½ cucharadita de pimienta negra recién molida
1 cucharadita de aceite de oliva
1 limón, cortado en cuartos
2-3 cabezas de ajo de dientes grandes (alrededor
   de 40)
1 taza y media de caldo de pollo
1 taza de vino blanco

1. Enjuaga y seca el pollo. Combina el romero, la salvia, el tomillo, el perejil, la sal y la pimienta negra en un cuenco pequeño y añade el aceite. Frota la piel del pollo con la mezcla impregnándola y cubriéndola bien. Coloca los pedazos de limón dentro del pollo, átalo, si lo deseas, e introdúcelo en una cazuela. Cúbrelo y refrigéralo durante cuatro horas.

2. Saca el pollo del frigorífico y espera a que se temple un poco. Extrae los dientes de ajo sin retirarles la piel. Espárcelos alrededor del pollo. Mezcla el caldo con el vino y viértelo sobre el pollo. Hornéalo con la tapa puesta a una temperatura de 220 °C (425 °F) durante 15 minutos. Reduce el calor a 190 °C (375 °F), destapa la cazuela y sigue horneando, rociando el pollo con su propio jugo de vez en cuando, durante 40 minutos o hasta que el termómetro de temperatura instantánea registre 80 °C (175 °F). Déjalo reposar durante 30 minutos para dejar que el jugo se asiente antes de proceder a cortarlo. Sírvelo con varios dientes de ajo en cada plato.

Resultan 4 raciones.

---

firmemente con una mano y asesta un fuerte golpe al cuchillo con la palma de la otra mano; esto quebrará la piel y la hará fácilmente extraíble. Te recomiendo que cortes cualquier mancha o brote incipiente, ya que aportan un sabor amargo. (No conviene emplear una tabla de cocina de madera para trabajar con ajo, ya que sus aceites penetrarán en la madera y dejarán un olor duradero).

Para hacer daditos, corta los dientes en lonchitas y después en tiras finas.

Has de tener cuidado cuando tuestes ajo, ya que si llega a quemarse resulta amargo. Cuando en una receta haya que dorarlo junto con cebolla u otras verduras, lo mejor es comenzar con la cebolla y añadir el ajo cuando el resto de los ingredientes se hayan ablandado. Cocínalo solamente durante un minuto.

He aquí unas cuantas ideas, de entre las múltiples posibilidades que ofrece el ajo, para aumentar su consumo:

- Para preparar pan de ajo, escalda unos dientes de ajo con piel durante cinco minutos para ablandarlos. Enfríalos y retírales la piel. Corta una rebanada de pan italiano, pincélalo con aceite de oliva, coloca los ajos, esparce romero y tomillo seco por encima y hornéala en una bandeja de horno a 200 °C (400 °F) durante 10 minutos.

- Haz pequeños cortes con la punta de un cuchillo de chef antes de asar las carnes rojas. Corta en lonchitas unos pocos dientes de ajo e introduce una en cada abertura.

- Añade ajo machacado, o bien lonchitas de ajo, al aceite de oliva virgen extra para usarlo en adobos, aliños, o bien en salsas para mojar.

- Escalda unos dientes de ajo al igual que en la preparación del pan francés, cháfalos y añádelos a las patatas para hacer un puré de patatas con ajo.
- Prueba a hacer la siguiente receta de berenjenas asadas de la isla Trinidad: corta una berenjena en rodajas gruesas, hinca unos dientes de ajo, espolvoréalas con cilantro y jengibre molidos y hazlas a la parrilla hasta que estén tiernas.
- Aporta una nota extra de sabor a tus ensaladas frotando con ajo el fondo y los lados de la ensaladera antes de introducir las verduras y el aliño.

AJOWAN   La farmacia de la naturaleza

El ajowan (pronunciado *ajó-wen*) es una especia popular de la India, donde es valorada no solo por realzar el sabor de los curries y aportar aroma a los panes y las galletas, sino también por su capacidad de curar las dolencias cotidianas; de hecho, para muchos indios es más normal tomarse un poco de agua de *omam* —una infusión de semillas de ajowan y agua templada destilada— que una aspirina para el dolor de cabeza, un medicamento descongestivo para el resfriado, un antiácido para el ardor de estómago o un antihistamínico para la alergia. En la actualidad, este remedio tradicional está obteniendo reconocimiento científico, pues en sus diminutas semillas en forma de media luna se han identificado más de dos docenas de compuestos terapéuticamente activos, uno de ellos tan potente como la morfina.

Alivio natural del dolor

Las semillas de ajowan resultan tan intensamente picantes y amargas al masticarlas que incluso llegan a dormir la lengua por unos momentos; ello se debe a su contenido en *timol*, que también tiene propiedades analgésicas; de todos modos, cuando se emplea para fines culinarios, el ajowan siempre se consume cocinado para suavizar su sabor.

En un estudio realizado por unos investigadores de Irán (donde el ajowan es un remedio tradicional para los dolores de cabeza y la artritis), se comparó el poder analgésico de esta especia con el de la morfina, en animales de laboratorio, y ¡resultó ser tan efectiva como este fármaco! «El presente estudio respalda la postura de la medicina tradicional iraní y demuestra que el extracto de *Carum copticum* [ajowan] posee un definido efecto analgésico [calmante del dolor]», escribieron los investigadores en la revista *Journal of Ethnopharmacology*.

El ingrediente secreto: la colina

El agua de *omam* es un remedio casero para diversas enfermedades gastrointestinales: calma el ardor de estómago, alivia los eructos y la hinchazón abdominal, reduce la flatulencia y detiene la diarrea. Un experimento estudió cuatro diferentes tipos de agua de *omam* (semillas enteras dejadas en remojo en agua fría, una infusión templada hecha con semillas enteras, un extracto de semillas en polvo puesto en remojo en agua fría y una infusión caliente de semillas tostadas) para determinar cuál resultaba más eficaz y por qué motivo.

Al probar los cuatro preparados en animales de laboratorio, descubrieron que los cuatro ejercían una acción curativa en el tracto digestivo, probablemente debido a la presencia de *colina*, un nutriente que colabora con el cerebro en el envío de mensajes curativos al organismo. Y de los cuatro, las semillas tostadas ejercieron el mayor impacto en la salud gastrointestinal de los animales. Cuando los científicos analizaron las semillas descubrieron *acetilcolina*, una sustancia química que controla músculos involuntarios como los del intestino. Algunos científicos afirman que la presencia de acetilcolina en el ajowan podría explicar sus efectos calmantes en los trastornos del tracto digestivo.

Un remedio para todo

Asma, presión arterial alta, tos, infecciones bacterianas… Todas estas dolencias se han tratado tradicionalmente con ajowan. Ahora los científicos están confirmando su reputación curativa con nuevas pruebas científicas:

Asma. Unos investigadores realizaron un estudio en el que administraron un extracto hervido de ajowan a un grupo de pacientes con asma, mientras que un segundo grupo recibió *teofilina*, un broncodilatador que expande las vías respiratorias. Cada 30 minutos durante dos horas los investigadores midieron la función pulmonar de los participantes. El extracto consiguió mejorar la capacidad respiratoria hasta un

EL AJOWAN CONSTITUYE UN INGREDIENTE DE MUCHOS PERFUMES.

32 por ciento, un efecto parecido al del medicamento. Según explicaron los científicos en la revista *Therapie*, la efectividad del ajowan en abrir las vías respiratorias en pacientes asmáticos es comparable a la de la teofilina.

Presión arterial alta. En otro experimento, el ajowan presentó el mismo efecto que el verapamilo —un agente bloqueador de los canales de calcio— en la disminución de la presión arterial de los animales de laboratorio. A juicio de los investigadores, es probable que este resultado fuera debido al contenido de acetilcolina de la especie.

Tos. Unos investigadores iraníes descubrieron que el ajowan resultaba *más* eficaz que la codeína en detener la tos en los animales de laboratorio. Probablemente esto se deba el efecto calmante de la acetilcolina en las contracciones que provocan esta reacción corporal.

Infección bacteriana. En un estudio realizado en la India se observó que el ajowan conseguía desactivar ocho cepas de bacterias patógenas;

El ajowan podría ayudar a prevenir y/o tratar:

Alergias	Infecciones
Asma	Presión arterial alta
Diarrea	(hipertensión)
Dolor	Tos
Flatulencia	

El ajowan combina bien con las siguientes especias:

Ajo	Jengibre
Cilantro	Mejorana
Cúrcuma	Orégano
Guindilla	Semilla de mostaza

y complementa las recetas de:

Curries de pescado	Platos vegetarianos
Legumbres	Repostería salada
Manzanas	Tortitas
Panes	Verduras de raíz

Otras recetas que contienen ajowan:

Chaat masala (pág. 294)

esta especie también logra erradicar la *Salmonella* según se demostró en un experimento en el que se comprobó el grado de eficacia de 54 hierbas aromáticas y especias frente a esta bacteria resistente a los antibióticos.

Conoce el ajowan

Aunque el ajowan (también conocido como *semillas de carom* y *ajwain*) no suele estar presente en los armarios de la cocina de los hogares estadounidenses, sí suele estarlo en los botiquines, ya que los descongestionantes y pastillas para la tos suelen contener uno o más de sus ingredientes activos. Su aceite esencial, el timol, puede encontrarse en pastas de dientes y elixires bucales. Y algunos de sus componentes también se utilizan como conservantes en alimentos procesados y perfumes. Se trata de una especie valorada no solo en la gastronomía de la India, sino también en la de Irán, Pakistán, Afganistán y norte de África. Posee una afinidad natural con los alimentos feculentos y se emplea para realzar el sabor en platos a base de verduras de raíz y legumbres. En la India constituye un ingrediente esencial de los platos de lentejas, tanto por su sabor como por su capacidad de mejorar la digestión y prevenir la flatulencia.

Es posible encontrarlo en un buñuelo denominado *pakora* que se sirve como aperitivo en los restaurantes indios, así como en las empanadillas llamadas *samosa;* asimismo, es un ingrediente común en productos de panadería como el *pappadam*, un pan plano y finísimo, y el *paratha,* un pan frito parecido al hojaldre. En

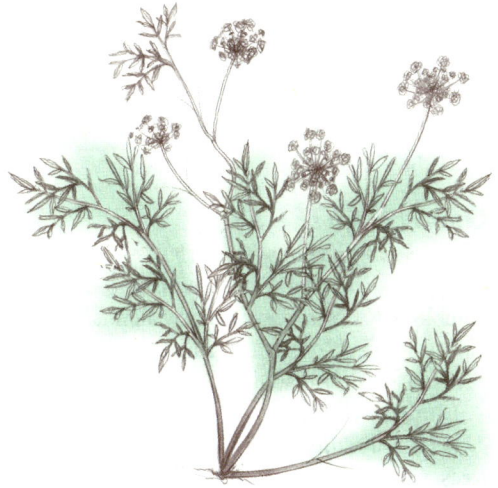

El ajowan es una pequeña planta parecida al perejil.

Parathas de ajowan

El paratha *es un pan plano frito indio que suele servirse como acompañamiento de las comidas principales. Normalmente se toma con yogur y encurtidos.*

2 tazas de harina integral de trigo
1 cucharadita de sal
3 cucharaditas de semillas de ajowan
1 cucharadita de cúrcuma
½ cucharadita de polvo de chile
Agua templada
½ taza de *ghee* o bien aceite vegetal

1. Coloca la harina, la sal, las semillas de ajowan, la cúrcuma y el polvo de chile en un cuenco grande. Mezcla bien.
2. Haz un agujero en el centro, añade alrededor de dos cucharadas de agua templada y comienza a mezclarla; continúa agregando un poquito de agua hasta que la masa comience a ponerse grumosa y sigue mezclando hasta obtener una masa de textura media.
3. Deposita la masa sobre una superficie enharinada y amásala durante alrededor de 10 minutos hasta que esté suave. Las semillas de ajowan desprenderán sus aceites y aroma con el amasado. Después cúbrela con un paño de cocina limpio y reserva durante 30 minutos.
4. Échate un poco de harina en las manos y comienza a formar los *parathas* haciendo bolas del tamaño de una pelota de golf. Asegúrate de que no se creen grietas.
5. Aplástalos con un rodillo ligeramente enharinado hasta obtener el tamaño de una crepe. Puedes apilarlos separándolos con papel de horno hasta que vayas a freírlos.
6. Calienta una sartén de fondo grueso o una plancha a fuego medio-alto y añade suficiente aceite para cubrir la superficie. Una vez caliente, agrega los *parathas* que quepan sin tocarse. Cuando la masa empiece a burbujear, dales la vuelta y sigue friendo durante 30 segundos; después, cubre de nuevo la superficie de la sartén con un poco de aceite y dales otra vuelta. Continúa este proceso hasta que estén crujientes y tostados por ambos lados. Trasládalos a un horno caliente hasta que hayas frito toda la tanda.

Resultan alrededor de una docena.

Afganistán, el ajowan se emplea en la elaboración de panes y masas. Igualmente, constituye un ingrediente fundamental de la mezcla de especias etíope denominada *berbere*, que se utiliza para condimentar platos de verduras y guisos de carne.

Cómo comprar ajowan

Si bien el ajowan es una especia bastante económica, resulta algo difícil de conseguir. Suele estar disponible en los comercios indios y algunas tiendas especializadas. Consulta la guía de compra de la página 336 si deseas adquirirlo a través de Internet.

Las pequeñas semillas de ajowan (del tamaño de las semillas del apio) siempre se venden enteras, ya que raramente se usan molidas. Deben ser de un color marrón clarito uniforme y estar libres de partículas extrañas. Las semillas frescas suelen desprender un aroma herbal. Guardadas en un recipiente hermético protegido del calor y la humedad, pueden llegar a conservarse dos años o incluso más tiempo.

El ajowan en la cocina

El ajowan posee un intenso sabor que recuerda al tomillo y al anís, y una pequeña cantidad cunde mucho. Siempre debe consumirse cocinado para neutralizar el efecto adormecedor de las semillas crudas. Su sabor va suavizándose gradualmente con la cocción prolongada. Si deseas potenciar su sabor, conviene que lo frías primero en un poco de aceite hasta que su color se intensifique.

Las semillas pueden masticarse, de modo que no requieren molienda. Los amantes del ajowan suelen preferir el toque crujiente que aportan a los platos las semillas enteras, pero si deseas molerlas es aconsejable tostarlas en seco previamente (véanse las instrucciones de la página 19 para tostar en seco), pues las semillas se ablandan y pueden romperse fácilmente con los dedos, lo que permite obtener un fino polvo usando el mortero.

Esta especia es famosa por el sabor que aporta a panes, galletas saladas y postres. También combina bien con *chutneys*, encurtidos y salsas de encurtidos. He aquí unas cuantas ideas para experimentar con el ajowan:

- Añádelo a los curries de carne y pescado, los estofados de lentejas y las cazuelas de patatas. Debido a que las largas cocciones atenúan la intensidad de su sabor, puedes echar algo más de una pizca si lo deseas.
- Tuéstalo y agrégalo a mezclas de frutos secos con especias.
- Incorpora una pizca a los panes y repostería caseros. Aporta un toque picante a la costra del pastel de pollo o de otras carnes.
- Espárcelo por encima de verduras rehogadas o al vapor.
- Elabora una pasta a base de semillas tostadas para saltear verduras.
- Fríelo en aceite y mézclalo con ajo, jengibre y cúrcuma para hacer un sofrito.

ALBAHACA *El jardín de la juventud*

Además del estallido de suculento sabor que invade el paladar al mordisquear sus hojas frescas, la albahaca puede enorgullecerse de otras muchas cualidades. Para empezar, ¡puede ayudarte a mantenerte joven!

En un estudio sobre la albahaca y el envejecimiento llevado a cabo por unos científicos indios, se descubrió que los compuestos de este apreciado ingrediente culinario neutralizaban las peligrosas moléculas denominadas radicales libres. Estas moléculas deambulan por el organismo y crean daño oxidativo (una especie de óxido interno), corroyendo arterias, descomponiendo neuronas y dañando el ADN (un posible detonante del cáncer).

«El estudio da validez al uso tradicional de la albahaca como sustancia promotora de la juventud en el sistema de medicina ayurvédico», según afirmó el Dr. Vaibhav Shinde en la Conferencia Farmacéutica Británica que tiene lugar anualmente en Londres. (El *ayurveda* —medicina tradicional de la India— promueve el mantenimiento de la salud y la curación natural; en este sistema la albahaca no solo se utiliza para retrasar el proceso de envejecimiento, sino también como un remedio para la diabetes, los trastornos digestivos, los problemas cutáneos, las infecciones e incluso el tratamiento de picaduras de serpiente).

Si bien los investigadores estudiaron la *albahaca sagrada*, una variedad nativa de la India, las más de 30 variedades de esta especie contienen los mismos excepcionales y saludables fitonutrientes, incluyendo los antioxidantes *orientina* y *vicenina,* así como los aceites volátiles (compuestos concentrados que aportan a la planta su distintivo aroma) *eugenol* y *apigenina.* Se ha demostrado que estos y otros compuestos presentes en la albahaca pueden ayudar a prevenir o tratar una amplia gama de enfermedades.

La especia antiestrés

Cuando te sientes estresado —por hallarte en medio de un atasco, estar preocupado por la cuenta bancaria o estar recibiendo una bronca de tu jefe— las glándulas suprarrenales generan *hormonas del estrés* tales como cortisol y adrenalina. A corto plazo, te recargan y te ayudan a manejar la situación; sin embargo, cuando el estrés persiste a largo plazo, estas hormonas *debilitan* el organismo y te hacen vulnerable frente a enfermedades tan comunes como un refriado o tan graves como una cardiopatía. (De hecho, se ha demostrado que un estado continuado de estrés puede causar o complicar prácticamente *todos* los problemas de salud).

Pero un equipo de investigadores de la India observó que varios compuestos presentes en el extracto de albahaca ejercían «un efecto antiestrés» en animales de laboratorio estresados. La albahaca normalizó los niveles de cortisol, disminuyó los niveles de azúcar (que se disparan con el estrés), redujo los niveles de *creatina kinasa* (una enzima que se genera en situaciones de estrés agudo, como durante un infarto) y detuvo la «hipertrofia adrenal» (una señal que indica fatiga de las glándulas suprarrenales). En un estudio semejante, otro equipo de investiga-

dores indios que expuso a los animales a un ruido constante halló que los que habían tomado albahaca presentaban niveles más bajos de cortisol.

Ayuda para los corazones dañados

Otro estudio realizado en la India en el que se estudió a animales a los que se había provocado un infarto, descubrió que el extracto de albahaca protegía sus corazones al «mejorar el mecanismo de defensa antioxidante del organismo y disminuir la producción de radicales libres». La albahaca «podría presentar un potencial valor terapéutico para el tratamiento del infarto», concluyeron los investigadores en la revista *Molecular and Cellular Biochemistry.* Otros estudios de laboratorio muestran que el extracto de albahaca puede reducir los niveles de grasa en sangre, incluyendo el colesterol total, el colesterol LDL y los triglicéridos.

Una fuente inagotable de salud

Además, la albahaca puede ayudar a prevenir o tratar las siguientes enfermedades:

Acné. La albahaca puede acabar con la bacteria causante del acné, según un estudio publicado en la revista *International Journal of Cosmetic Science.* «Estos hallazgos sugieren la posibilidad de utilizar las variedades de albahaca tailandesa, dulce y sagrada en formulaciones adecuadas para el cuidado de la piel acneica», señalaron los científicos.

Cáncer. Varios estudios de laboratorio efectuados en la India detectaron que la actividad antioxidante de la albahaca tiene «el potencial de bloquear o inhibir» los cánceres de hígado, estómago y pulmón.

Diabetes. El extracto de hojas de albahaca «redujo significativamente los niveles de glucosa en sangre [azúcar en sangre]» en animales de laboratorio con o sin diabetes, según un estudio publicado en la revista *Journal of Ethnopharmacology.*

Problemas oculares. Un colirio que contenía albahaca y otros compuestos naturales ayudó a aliviar problemas oculares en más de un 90 por ciento respecto a los pacientes tratados con fármacos que no requerían receta médica, según un estudio publicado por la revista *Phytotherapy Research*. El colirio se empleó para tratar sequedad ocular, conjuntivitis (ojo rosado), dacriocistitis (una infección del párpado inferior) y la convalecencia tras una operación de cataratas.

Alivio del dolor. Al oler albahaca fresca o seca —particularmente la variedad conocida como *albahaca dulce*— detectarás un ligero perfume a clavo. El origen de este aroma es el eugenol, el compuesto que hace que el aceite de clavo sea un eficaz analgésico. El eugenol bloquea las *ciclooxigenasas* (COX), unas enzimas causantes del dolor que igualmente son bloqueadas por los fármacos antinflamatorios no esteroideos (AINE) como la aspirina, el ibuprofeno y el naxopreno.

Curación de heridas. Un grupo de investigadores indios descubrió que el extracto de hojas de albahaca aceleraba la curación de heridas. La albahaca «podría constituir un agente terapéutico bastante económico para la curación de heridas», afirmaron en la revista *Indian Journal of Experimental Biology*.

Gota. Según un estudio llevado a cabo por unos científicos indios en animales de laboratorio, la albahaca puede disminuir los niveles de ácido úrico, la sustancia responsable del dolor y la inflamación en la gota.

Úlceras. La albahaca sagrada inhibió la formación de úlceras provocadas por el estrés y los fármacos antinflamatorios no esteroideos en animales de laboratorio.

Malaria. Un remedio ayurvédico que contenía albahaca sagrada y pimienta negra consiguió mitigar los síntomas de la malaria.

Conoce la albahaca

La albahaca es uno de los condimentos más reconocidos y versátiles. Comenzó a estar presente en las cocinas estadounidenses a partir de la década de los setenta, cuando los restaurantes italianos adquirieron una gran popularidad y se descubrió que la salsa que acompaña a la pasta no tiene que ser roja necesariamente. Hoy en día la salsa de pesto, elaborada con albahaca dulce (la más utilizada en Estados Unidos), aceite de oliva, piñones y ajo es tan común como la marinara.

Esta especia crece abundantemente en los países mediterráneos y, aunque suele creerse que es de origen italiano por asociarse al tomate, lo cierto es que es nativa de la India, el sudeste de Asia y el norte de África.

En el pasado tuvo una reputación llena de altibajos: para los italianos era el símbolo del amor y una maceta de albahaca en el alféizar de la ventana era señal de que un pretendiente había sido aceptado; por otra parte, cuando un romano tomaba una ramita de albahaca ofrecida por una mujer su compromiso quedaba sellado. Sin embargo, los antiguos griegos la contemplaron con suspicacia y la denominaron *basilisk,* al igual que a una mortífera criatura mitológica.

Respecto a su historia culinaria, la albahaca se utilizaba principalmente en la región italiana de Liguria, donde se halla Génova, la cuna del pesto. No muy lejos de allí, en la Provenza francesa se preparaba una salsa de albahaca parecida denominada *pistou.* Aunque contiene ajo y a veces tomates, no lleva piñones y en lugar de acompañar a los platos de pasta, suele añadirse a las sopas. Hoy día, la albahaca es también un ingrediente de los patés y *terrines* de hígado elaborados en Francia, ya que sus aceites volátiles contrarrestan el componente graso de estos productos. Y en la cocina mediterránea suele estar presente en los platos de pescado y en las salsas con las que se aderezan.

La albahaca podría ayudar a prevenir y/o tratar:

Acné	Infarto
Cáncer	Malaria
Conjuntivitis (ojo rosado)	Problemas de colesterol (colesterol total alto, colesterol LDL «malo» alto)
Diabetes tipo II	
Dacriocistitis	
Dolor	
Estrés	Triglicéridos altos
Gota	Síndrome del ojo seco
Heridas	Úlcera

Tanto la albahaca sagrada como la tailandesa suelen emplearse en la cocina oriental. La albahaca constituye un popular sabor en las cocinas del sudeste asiático, especialmente en Vietnam, donde se usa en casi todos los platos: sopas, ensaladas, sofritos, guisos, curries y condimentos. Por su parte, en Japón se cultiva un tipo de albahaca denominado shisho verde, que suele añadirse a los sushi y las ensaladas; también se utiliza frita en tempura.

La albahaca es una planta venerada en la India, donde existe la costumbre de plantarla alrededor de los templos y usarla en las ceremonias religiosas (incluso la raíz es tallada para la elaboración de rosarios), de ahí el nombre albaha-

> **La albahaca es una planta venerada en la India, donde su raíz es tallada para la elaboración de rosarios (rosarios de *tulsi*).**

ca sagrada o *tulsi*. En algunas bodas, los padres entregan a la novia con una hojita de albahaca; además, en invierno suele tomarse en los hogares *tulsi ki chach,* una infusión elaborada a base de hojas de albahaca sagrada, jengibre rallado y miel.

Sus semillas se vuelven gelatinosas al mezclarlas con agua, lo cual da pie a múltiples aventuras culinarias. Por ejemplo, en Tailandia se emplean en un popular postre lácteo denominado *mang nak lam ka-ti*. Y en Irán y Afganistán se utilizan en la elaboración de una bebida parecida a un sorbete.

Cómo comprar albahaca

La albahaca es una planta bella, exuberante (¡y popular!) de hojas enteras de color verde oscuro. Cuando son frescas, pueden producir el mismo efecto perfumado de un ramo de flores en una habitación. Crece abundantemente siempre que se riegue, se mantenga a una temperatura cálida y se recorte adecuadamente para impedir que florezca y se espigue. Le encanta el calor y se marchita rápidamente ante los primeros indicios de frío.

La albahaca se comercializa fresca, seca y en pasta. Aunque la albahaca dulce es la más conocida, también es posible conseguir otras variedades. Puedes informarte al respecto en el vivero de tu zona.

La albahaca fresca que se vende en los supermercados es la albahaca dulce. Es recomendable evitar comprar hojas mustias o que presenten marcas negras. Ha de conservarse en el frigorífico en un papel de cocina ligeramente humedecido; de todos modos, no lleva muy bien la refrigeración y comienza a marchitarse después de unos pocos días.

Aunque es posible congelarla fresca, resulta un tanto complicado. He aquí un truco que puede ayudarte: coloca unas cuantas hojas en una bolsa de plástico, hínchala y ciérrala bien. Sitúa la bolsa en una balda del congelador donde las hojas no corran riesgo de ser aplastadas y ve cogiéndolas una a una, cuando lo necesites. También puedes cortar una ramita entera del jardín y congelarla de la misma forma.

Si bien la albahaca seca no posee la exuberante fragancia de la fresca, sus hojas contienen una gran concentración de saludables aceites volátiles, ¡algo que resulta evidente al abrir un frasco de esta especia! Además es ideal para recetas de cocción prolongada. Debe presentar un color verde oscuro uniforme.

La albahaca seca puede conservarse durante seis meses si se guarda en un recipiente hermético situado en un lugar seco protegido de la luz solar directa.

Si bien el uso de la albahaca dulce está muy extendido, las otras variedades pueden ser difíciles de encontrar, incluso secas. Consulta la guía de compra de la página 336 para contactar

La albahaca prolifera siempre que se riegue y se mantenga a una temperatura cálida.

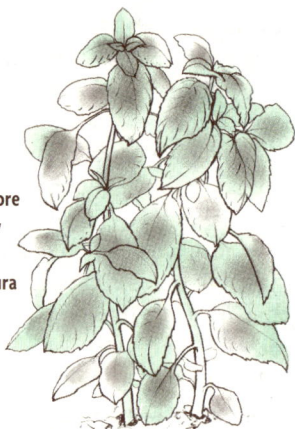

con distribuidores especializados a través de Internet.

La albahaca sagrada también está disponible como suplemento nutricional.

Advertencia: Los experimentos con animales sugieren que, ingerido en grandes dosis, el extracto de albahaca podría tener efectos anticonceptivos tanto en hombres como en mujeres. Así pues, no deben tomarlo ninguna persona o pareja que esté buscando un embarazo ni las mujeres en estado de gestación. Al igual que el resto de suplementos mencionados a lo largo de libro, este extracto debe usarse solamente con la aprobación y supervisión de un médico.

La albahaca en la cocina

Aunque cultives tu propia albahaca, deberías tener siempre un tarro de albahaca seca en la despensa. No cabe duda de que la albahaca fresca es maravillosa, pero no va bien para cocinar, particularmente si se trata de cocciones lentas, ya que su aroma se disipa con facilidad. Además, es una planta muy delicada a la hora de manejarla y puede oxidarse si sufre alguna magulladura o se corta con un cuchillo. Conviene añadirla durante los últimos minutos de la preparación y partirla a mano cuando haya que cortarla en trocitos para alguna receta.

He aquí dos de las mejores formas de disfrutar de la albahaca fresca: añade un puñado de hojas frescas a un plato de pasta caliente y alíñalo con aceite de oliva virgen extra, o bien colócalas entre rodajas de un tomate de verano —que

La albahaca combina bien con las siguientes especias:

Ajo	Orégano
Ajowan	Perejil
Azafrán	Pimienta de Jamaica
Baya de enebro	Pimienta negra
Galanga	Romero
Hierba limón	Salvia
Jengibre	Semilla de apio
Mejorana	Tomate seco
Menta	Tomillo

y complementa las recetas de:

Aceitunas y aceite de oliva	Judías
	Maíz
Aves	Pan
Berenjena	Pasta
Calabacín	Queso curado
Calabaza	Rellenos
Cordero	Tomates y salsas de tomate
Ensaladas	
Frutos secos	

Otras recetas que contienen albahaca:

Chile con carne al estilo norteamericano (pág. 113)	Mezcla de especias para pizza (pág. 301)
Marisco al azafrán (pág. 69)	Pasta tailandesa de curry rojo (pág. 315)

haya madurado en la propia planta— y *mozzarela* fresca, esparce pimienta negra recién molida por encima y rocía con aceite de oliva virgen extra.

Si bien la albahaca seca posee un fuerte perfume, cuando se cocina no resulta tan penetrante como su aroma sugiere, de modo que puedes usarla sin restricción. Es perfecta para la elaboración de salsas de sabor intenso y pronunciado.

Por otro lado, presenta una afinidad natural con el tomate y su marcado sabor combina bien con otros sabores de sus mismas características como los tomates y pimientos asados, y el aceite de oliva.

Ian Hemphill —un australiano experto en hierbas aromáticas y especias—, ofrece la siguiente sugerencia para que el sabor de la albahaca seca se acerque algo más al de la fresca: combina ½ cucharadita de albahaca, ½ cucharadita de zumo de limón, ½ cucharadita de agua, ½ cucharadita de aceite y una pizca de clavo molido. Deja reposar la mezcla unos cuantos minutos antes de usarla.

He aquí algunas ideas para aumentar el consumo de albahaca:

- Añade hojas de albahaca a tus submarinos italianos, a los bocadillos de tomate con queso fundido y a otros bocadillos.
- Coloca hojas de albahaca fresca en una botella de vinagre de vino blanco para mezclarlo con aceite de oliva como aliño para ensaladas.
- Elabora una ensalada vietnamita a base de albahaca fresca, menta, cilantro, lechuga Boston, germinados de judías y guindilla.
- Incorpora hojas de albahaca a los sofritos en el último momento.
- Prepara un té curativo sumergiendo unos trocitos de hojas de albahaca en un té verde o negro.
- Para preparar pesto, introduce una taza de hojas de albahaca fresca, una taza de queso parmesano, ½ taza de piñones y 5 dientes de ajo en una batidora o un robot de cocina y procesa al mismo tiempo que añades, poco a poco, alrededor de ¼ de taza (60 ml) de aceite de oliva, hasta obtener una consistencia cremosa. Úsalo para acompañar pasta, carne a la parrilla o pescado. También puedes emplearlo para enriquecer las sopas, agregándolo en el último momento.
- La elaboración del *pistou* es parecida a la receta anterior: combina las hojas de albahaca con 4 dientes de ajo y sal, pero obvia el queso y los piñones. Úntalo sobre salmón

Conoce las distintas clases de albahaca

Si bien el término *albahaca* engloba una amplia variedad de plantas que pertenecen al género *Ocimum*, tan solo un puñado se emplea con fines culinarios. He aquí los tipos de albahaca que puedes encontrar en tiendas especializadas:

- La *albahaca dulce* es la variedad más conocida tanto en Estados Unidos como en Europa y, sin ningún género de duda, la más popular para usos culinarios. Posee un acentuado sabor dulce que recuerda a la menta con un toque de anís y clavo. Es de color verde brillante.
- En los últimos años se han desarrollado a partir de ella varios tipos de albahaca híbrida con sutiles sabores que han quedado reflejados en sus nombres: *albahaca canela, albahaca limón* y *albahaca anís.*
- La *albahaca tailandesa*—también denominada albahaca peluda o albahaca anís— se diferencia de la anterior por sus tallos y nervaduras violáceas. A muchos cocineros de alta cocina les gusta usarla por sus fuertes notas anisadas y un toque picante que no posee la albahaca dulce.
- La *albahaca sagrada* o *tulsi* se cultiva en la India, donde se considera una planta sagrada y no suele emplearse para usos culinarios. Contiene más eugenol que otras variedades y de ahí su fragancia acre, parecida a la del clavo. Su tamaño es más pequeño que el de la albahaca dulce, presenta tintes violetas y cuando se espiga produce flores malvas. Es una variedad perenne de albahaca.
- La *albahaca de la India oriental* se cultiva actualmente en numerosas partes del mundo. Se emplea como especia y como repelente de mosquitos. También posee un aroma que recuerda al del clavo.
- La *albahaca africana* se cultiva y emplea en África occidental. Es la menos aromática de las variedades comestibles de albahaca.
- La *albahaca violeta* presenta dos variedades: la albahaca violeta crespa y la albahaca ópalo oscuro; puede que hayas podido apreciarla en la ensalada de un restaurante gourmet. Resulta más suave que la albahaca dulce.

Spaghettini con salsa de tomate y albahaca

Esta salsa de tomate no podía ser más sencilla de elaborar. Su textura y sabor caseros no tiene comparación con las salsas comerciales. También puede usarse para cubrir una pizza: simplemente continúa cocinándola hasta que adquiera la consistencia deseada. Puede conservarse en el congelador durante tres meses.

2 cucharadas de aceite de oliva virgen extra
2 tazas de cebolla, cortada en dados
3 dientes de ajo, picados
1 lata de 790 g (28 oz) de tomate triturado
1 cucharada de albahaca seca
¼ de cucharadita de romero seco
¼ de cucharadita de semillas de apio
Bouquet garni (pág. 301) incluyendo hojas de
     apio frescas
Sal al gusto
450 g (1 libra) de *spaghettini* (espaguetis finos)

1. Calienta el aceite en un horno holandés* mediano

_____
* El horno holandés es una olla, generalmente de hierro, que reparte el calor de manera constante y uniforme, y es apta para horno entre otros usos. (N. de la T.)

a fuego medio-alto. Añade la cebolla y saltéala durante cinco minutos, removiendo con frecuencia. Agrega el ajo y cocínalo durante dos o tres minutos, hasta que desprenda su aroma.
2. Incorpora el tomate triturado, la albahaca, el romero, las semillas de apio, el *bouquet garni* y la sal, y cuece a fuego suave, sin tapar, durante alrededor de 20 minutos, hasta que la salsa comience a espesar. Mientras tanto, prepara la pasta siguiendo las instrucciones del paquete. Vierte la salsa sobre la pasta.

Resultan alrededor de 3 tazas de salsa.

frío o caliente, filete asado al horno o a la parrilla, rodajas de tomate o *bruschettas*.
- Prepara una vinagreta de albahaca para aliñar un costillar o un asado de cordero: coloca ¼ de taza (60 ml) del propio jugo del asado, ½ taza de hojas de albahaca y 3 cucharadas de vinagre de vino blanco en una batidora y procesa a la vez que agregas, poco a poco, 2 cucharadas de aceite de oliva. Justo antes de servir, incorpora dos cucharadas de aceite de oliva virgen extra, así como sal y pimienta al gusto, revolviendo para mezclar bien.
- Confecciona un adobo de albahaca para acompañar los platos de pollo, mezclando un buen puñado de albahaca fresca o una cucharada de albahaca seca con sal, ajo picado, aceite de oliva virgen extra, zumo de limón y agua a partes iguales.
- Envuelve unas gambas con hojas de albahaca, sujetándolas con un palillo de dientes, y sírvelas con salsa rosa.
- Protege las verduras de ensalada y otros alimentos crudos, especialmente cuando hace calor, añadiéndoles albahaca fresca, o bien agregando albahaca seca a las vinagretas que sirven de aliño a estas verduras.

ALCARAVEA   *Facilita la digestión*

Cuando Alicia en el País de las Maravillas se cayó en el agujero del conejo, no llevaba consigo un cepillo de dientes, pero sí guardaba en el bolsillo una caja de *confites*. Estas golosinas recubiertas de semillas de alcaravea constituían un dulce típico en la Inglaterra victoriana; de hecho la alcaravea era sumamente apreciada por mantener el aliento fresco y contribuir al buen funcionamiento del sistema digestivo.

Los campesinos victorianos celebraban la exitosa siembra del trigo con cerveza y *wiggs*, otro dulce con alcaravea. Los supersticiosos creían que aquello que tocaba la alcaravea no podía ser robado; incluso las mujeres introducían esta especia en los bolsillos de sus maridos creyendo que ello impediría que se descarriaran. También llegó a embotellarse como una poción amorosa conocida como «beso de alcaravea».

Pero la popularidad de la alcaravea entre los ingleses corrió la misma suerte que los deshollinadores y los pantalones largos interiores para ocultar las pantorrillas. Tal vez le haya llegado el momento de resurgir, particularmente en Gran Bretaña y Estados Unidos, donde se calcula que los problemas digestivos después de las comidas tales como ardor, hinchazón, eructos, retortijones y náuseas atormentan a un 40 por ciento de la población. Los recientes descubrimientos científicos han demostrado que Alicia y sus contemporáneos de este lado del espejo sabían de primera mano que la alcaravea constituye una de las ayudas digestivas más poderosas.

Mejor que los antiácidos

Un grupo de investigadores británicos que revisó 53 estudios sobre antiácidos constató que estos medicamentos «aliviaban poco» los trastornos digestivos. Después, examinaron 17 estudios sobre remedios herbales, incluyendo una combinación de aceite de menta y alcaravea que, gracias a su contenido en *carvona* —un componente de algunos aceites esenciales que relaja los espasmos del tracto digestivo—, lograba mitigar eficazmente el dolor de estómago y otros problemas digestivos después de las comidas entre un 60 y un 95 por ciento de las veces. Uno de los estudios revelaba que en los pacientes que usaron la combinación herbal durante cuatro semanas el dolor gastrointestinal se redujo una media de un 45 por ciento.

Un remedio tradicional para la diabetes

Pero los ingleses no han sido los únicos fanes de la alcaravea. Los antiguos griegos, romanos y egipcios la consideraban un alimento medicinal y la incluían como ingrediente en la elaboración de panes y pasteles, así como en las recetas a base de frutas para estimular la digestión y combatir los resfriados y la bronquitis.

En Marruecos su uso como remedio tradicional sigue vigente y es una costumbre bastante arraigada masticar unas pocas semillas ligeramente tostadas después de las comidas. También se considera un modo de prevenir y controlar los problemas de azúcar en sangre. De hecho, en 2004 un equipo de investigadores marroquíes probó esta especia en animales a los que se había inducido diabetes y descubrieron que la administración diaria de alcaravea durante dos semanas normalizaba completamente los niveles de azúcar en sangre. El hallazgo «representa una confirmación experimental del uso tradicional en Marruecos» de las semillas de alcaravea para el control de la diabetes tipo II, afirmaron los científicos en la revista *Journal of Ethnopharmacology*.

Propiedades adicionales

De hecho, las semillas de alcaravea contienen más de 50 componentes curativos que, según se ha demostrado, pueden combatir toda clase de problemas de salud, incluyendo:

Cáncer. La alcaravea está repleta de *limoneno*, un compuesto de conocida actividad anticancerígena. La experimentación con animales muestra que el limoneno puede detener el crecimiento de los cánceres de mama, hígado, pulmón y estómago. Asimismo, otros estudios en animales han demostrado que la combinación de limoneno y carvona reduce el riesgo de cáncer de colon.

Intoxicaciones alimentarias. La *E. coli* es la bacteria responsable de la mayor parte de las intoxicaciones causadas por alimentos, un fenómeno que afecta a 76 millones de estadounidenses al año (21.000 al día). El pollo es un lugar muy frecuentado por este germen; pero unos investigadores que contaminaron una olla de sopa de pollo con la bacteria observaron que la carvona impedía su multiplicación.

Colesterol y triglicéridos. Unos científicos marroquíes hallaron que la alcaravea disminuía los niveles de ambas grasas en animales de laboratorio con y sin diabetes. La especia posee una «potente actividad reductora de lípidos [grasas]», concluyeron los científicos.

Estreñimiento. Unos médicos búlgaros administraron un laxante que contenía alcaravea entre sus ingredientes a 32 personas aquejadas de estreñimiento crónico y 29 de ellas comenzaron a tener evacuaciones diarias tras el tratamiento.

Tuberculosis. La tuberculosis es la principal causa de muerte por enfermedad infecciosa en la India; pues bien, un grupo de científicos descubrió que el consumo de alcaravea mejoraba la absorción de tres medicamentos que tratan esta enfermedad.

Conoce la alcaravea

A diferencia de la mayoría de las especias curativas, la alcaravea prospera en climas moderados (más que en los tropicales), y se cultiva en muchas zonas del mundo, incluyendo Europa, Asia central, norte de África y Estados Unidos. No obstante, los estadounidenses no han desarrollado una especial afición por esta especia, como ocurre en otros países, y se conoce principalmente por estar presente en la corteza de los panes de centeno alemán y judío.

La alcaravea es sin duda más apreciada en Europa y su intenso sabor, semejante al del anís, es sobre todo característico de la cocina alemana, donde los chefs la emplean para equilibrar los almidones y las grasas de la alimentación tradicional de este país basada en carne y patatas. De hecho, los alemanes la añaden a todo tipo de platos: sopas, carne estofada, salchichas, cazuelas de patatas y pasteles. Además es un ingrediente típico del chucrut y el repollo hervido, pues elimina

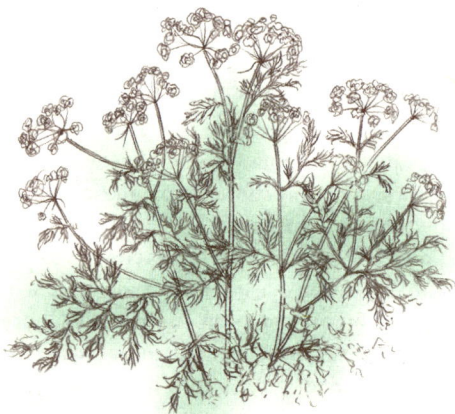

A diferencia de la mayoría de las especias curativas, la alcaravea prospera en climas moderados (más que en los tropicales), y se cultiva en muchas zonas del mundo.

La alcaravea podría ayudar a prevenir y/o tratar:

Acidez de estómago (enfermedad por reflujo gastroesofágico o ERGE)	Indigestión
	Intoxicación alimentaria
	Problemas de colesterol (colesterol total alto)
Cáncer	
Diabetes tipo II	Triglicéridos altos
Estreñimiento	Tuberculosis

La alcaravea combina bien con las siguientes especias:

Almendra	Cilantro
Baya de enebro	Guindilla
Canela	Pimienta de Jamaica
Cardamomo	Semilla de hinojo
Cebolla	

y complementa las recetas de:

Cerdo	Repollo
Chucrut	Salchichas
Manzanas	Queso
Peras	

Otras recetas que contienen alcaravea:

Cerdo con chucrut a la alsaciana (pág. 72)	*Ras el hanout* (pág. 295)
Garam masala (pág. 293)	*Tabil* (pág. 296)

el persistente olor sulfúrico —y la flatulencia— asociados a la cocción de las coles y se utiliza para aromatizar los licores *kummel* (cuyo significado no es otro que alcaravea) y *schnapps*.

Por otro lado, la alcaravea define el sabor del *aquavit,* el licor nacional escandinavo; aporta un dulzor salado al gulash húngaro y en Rusia suele añadirse al tradicional *borscht*. Y en Francia es utilizada como conservante del chucrut.

Gulash húngaro

La alcaravea aporta un punto de equilibrio al sabor dominante del pimentón en este plato típico de Hungría y la combinación de ambas especias origina el inconfundible sabor del gulash. A ser posible, es preferible que emplees pimentón húngaro, ya que se nota la diferencia. Sírvelo sobre fideos al huevo.

2 tiras de beicon
900 g (2 libras) de taquitos de ternera o de carne de vaca
¼ de taza de harina
2 tazas de cebolla, cortada en rodajas
3 dientes de ajo, picados
1 cucharadita y media de alcaravea
1 cucharadita de cáscara de limón
$^1/_3$ de taza de pimentón de Hungría
1 taza de patata pelada y cortada en cubos
1 taza de zanahoria, cortada en rodajas
¼ de cucharadita de tomillo seco
¼ de cucharadita de mejorana seca
¼ de cucharadita de romero seco
2 tazas de caldo de carne
1 taza de cerveza fuerte
2 cucharadas de concentrado de tomate
1 taza de crema agria desnatada

1. Tuesta el beicon a fuego medio-alto en un horno holandés hasta que esté crujiente y extráelo. Reboza los taquitos de carne con la harina y cocínalos en la grasa del beicon hasta que se doren. Retira con una espumadera y reserva. Salpimienta si lo deseas.

2. Agrega la cebolla y cocínala hasta que esté blanda sin llegar a dorarse. Incorpora el ajo, la alcaravea y la cáscara de limón y guísalos durante un minuto. Añade el pimentón removiendo para mezclarlo con el resto de ingredientes. Introduce de nuevo la carne en la olla y remueve. Incorpora la patata, la zanahoria, el tomillo, la mejorana, el romero, el caldo y la cerveza. Después, agrega el concentrado de tomate y remuévelo a fondo. Lleva a ebullición, reduce el calor, tapa y deja cocinar durante 1 hora y media.

3. Apaga el fuego, extrae la carne y las verduras con una espumadera y mantenlas a una temperatura templada. Deja que el líquido se enfríe un poquito. Separa la grasa, agrega la crema agria, bátela y cuece la salsa a fuego lento hasta que se espese. Añade de nuevo la carne y las verduras y calienta.

Resultan 6 raciones.

Las semillas de alcaravea tostadas suelen acompañar al queso en Europa central: en la región francesa de Alsacia y Lorena suelen tomarlas con queso *muenster;* los holandeses la comen acompañando al queso *tilsiter* y los húngaros la sirven con queso *liptauer* junto con mostaza, mantequilla y cebollino picado.

Además, esta especia constituye un ingrediente esencial de la famosa salsa tunecina *harissa,* posiblemente uno de los aderezos más picantes que existen; en Nigeria se añade al dulce frito denominado *chin-chin,* mientras que en la India suele estar presente en los aperitivos.

Cómo comprar alcaravea

Existen dos tipos de alcaravea: una procede de una planta anual nativa de Europa y la otra de una planta bienal originaria de Oriente Próximo, y según los entendidos la cultivada en Holanda es la de mejor calidad; sin embargo, estos datos no tienen especial relevancia a menos que acostumbres a adquirir las especias en una tienda especializada.

Lo que sí es importante tener en cuenta es que conviene comprar las semillas de alcaravea *enteras,* ya que con la molienda se desprenden sus aceites volátiles y el sabor se disipa. Guardadas en un recipiente hermético, en un lugar fresco y protegido de la luz solar, las semillas enteras se conservan durante dos años o incluso más.

Aunque crudas desprenden un ligero aroma, es cocinándolas como se obtiene todo su sabor.

La alcaravea en la cocina

La alcaravea —a la que a algunas personas les lleva un tiempo acostumbrarse— tiene un sabor a tierra parecido al del hinojo y el anís con un regusto a frutos secos. Incluso comprando las semillas enteras, para conseguir todo su sabor conviene tostarlas en seco hasta que liberen sus aceites volátiles (te lo dirá el olfato), momento en el que has de retirarlas del fuego de inmediato, ya que si las cocinas demasiado se vuelven amargas.

El sabor de esta especia es intenso, por lo que tiende a dominar en los platos. A menos que desees destacar su sabor, conviene que emplees menos cantidad de alcaravea que de otras especias en las recetas. He aquí algunas ideas para aumentar el consumo de alcaravea:

- La alcaravea casa bien con la carne de cerdo: puedes esparcirla sobre unas costillas o un asado de cerdo durante los últimos 15 minutos de preparación.
- También combina bien con manzanas. Te recomiendo añadirla a tu receta preferida base de manzanas con especias.
- Agrega una pizca de alcaravea a la tarta de cebolla.
- Sirve una bandeja de queso acompañada con manzana y alcaravea. Además de con los quesos previamente mencionados, la alcaravea va bien con el *gouda* y el *gorgonzola*.
- Mezcla unas cuantas semillas tostadas con requesón o yogur.
- Prueba a elaborar el siguiente plato de patatas al horno típico de Alemania: corta en dos a lo largo unas cuantas patatas con piel. Sumerge el lado sin piel en mantequilla derretida y, a continuación, en un plato con semillas de alcaravea. Hornéalas a 200 °C (400 °F), con la parte del corte hacia abajo, durante 30 minutos o hasta que estén blandas.

ALMENDRA *Protectora del corazón*

¿La almendra una especia? ¡Por supuesto que sí!

Aunque la almendra suele clasificarse como un fruto seco, en realidad se trata de la *semilla* del fruto del almendro y una semilla seca es, por definición, una *especia*. Esta es la razón por la que aporta tanto sabor a una gran variedad de recetas dulces y saladas. También es la razón por la que cuenta con una larga tradición como remedio popular. Así pues, también ella puede formar parte de nuestro especiero.

La almendra es una especia única por diversos motivos. Mientras que la mayoría de las especias no aportan prácticamente ninguna caloría, la almendra está repleta de ellas —una onza (alrededor de 20 almendras) contiene entre 150 y 200 calorías, el 78 por ciento de las cuales derivan de la *grasa*. Pero no temas: la mayor parte está compuesta de ácidos grasos monoinsaturados «buenos», que, como veremos enseguida, están relacionados con un corazón más saludable (e incluso con el control del peso).

La almendra contiene además otros elementos nutricionales beneficiosos para el corazón. Tan solo unos 30 g (1 onza) de almendras aportan el 50 por ciento del valor diario recomendado (VDR) de vitamina E, un nutriente que favorece la circulación, así como el 25 por ciento del VDR de magnesio, un mineral que ejerce un efecto calmante en el corazón. La almendra también es rica en folato (una vitamina del grupo B asociada con menores niveles de afecciones cardiacas), en fitoesteroles (compuestos naturales de estructura muy similar a la del colesterol que interfieren en la absorción de este) y en fibra (igualmente asociada a una disminución de los niveles de colesterol).

Veamos con más detenimiento por qué la almendra es una de las mejores amigas del corazón…

Sé un maniático de la salud cardiaca

¿Deseas probar una comida que contenga los seis protectores nutricionales por excelencia? Entonces prepara un menú a base de pescado coronado con almendras fileteadas y condimentado con ajo, sin olvidar añadir una o dos verduras de guarnición. Acompaña la comida con un vaso de vino tinto, y de postre, decántate por una manzana y un trocito de chocolate negro. Según los científicos británicos que diseñaron este menú (valiéndose de la evidencia estadística presente en la literatura científica sobre las afecciones cardiacas), consumir estos alimentos cada día reduciría los «episodios cardiovasculares» como la angina de pecho, los infartos o los derrames cerebrales en un 76 por ciento, y prolongaría la esperanza de vida una media de 6,6 años.

«Seleccionamos estos alimentos porque cada uno de ellos posee una sustancia que beneficia al corazón de manera especial», afirmó el investigador principal, el Dr. Oscar H. Franco, del Centro Médico Universitario de Rotterdam, Países Bajos.

Entre los alimentos recomendados, escogieron la almendra debido a que unos 55 g (2 oz) cubren las necesidades diarias de ácidos grasos monoinsaturados (AGM), que ejercen un efecto protector en la salud cardiaca. Estadísticamente, las almendras serían responsables de un 12 por ciento de la reducción de enfermedades cardiacas y el aumento de la esperanza de vida.

Otros hallazgos sobre las almendras y el corazón:

Reduce el colesterol. Un equipo de investigadores nutricionales de primer orden de la Universidad de Toronto analizó si el consumo regular de almendras resultaba beneficioso para el corazón de 27 personas aquejadas de colesterol alto. Después de un mes de tomar 1 onza (un puñado) de almendras cada día, los niveles de colesterol LDL —que puede llegar a obstruir las arterias— descendieron en un 4,4 por ciento. Por otro lado, consumir 70 g (2,5 oz) de almendras al día, reducía estos niveles en un 9,4 por ciento. También mejoró la proporción entre el colesterol LDL «malo» y el colesterol HDL «bueno». Además, las almendras redujeron la *oxidación* del LDL, uno de los primeros pasos en el proceso de obstrucción arterial.

¿Cómo se explica esta mejora en el perfil del colesterol? Debido a los altos niveles de AGM en opinión de los investigadores, quienes señalan que los resultados de varios años de investiga-

ción muestran que los AGM pueden aumentar el colesterol HDL —encargado de limpiar las arterias—, mejorar la proporción LDL /HDL y reducir el colesterol LDL; por consiguiente, el riesgo de padecer afecciones cardiacas disminuye significativamente. Cuando consumes una mayor cantidad de AGM a través de las almendras, afirman estos científicos, consumes menos grasas saturadas derivadas de la carne y los productos lácteos, las cuales constituyen un conocido factor de riesgo de las enfermedades cardiacas.

«Las almendras [...] reducen los factores de riesgo lipídicos [grasa en sangre] de las enfermedades coronarias», concluyeron estos investigadores en la revista *Circulation*, una publicación de la Asociación Americana del Corazón. Y recomiendan su «inclusión en las dietas hipolipemiantes».

Reduce la proteína C reactiva. La proteína C reactiva es un biomarcador de la inflamación crónica de bajo grado; según las últimas teorías, la inflamación arterial es *el* proceso que se halla detrás de la epidemia de enfermedades cardiacas (y de otras muchas enfermedades crónicas). Unos investigadores de la Universidad de Toronto combinaron almendras junto con otros componentes nutricionales en un enfoque que denominaron «cartera dietética» (por analogía a una inversión de cartera variada e inteligente). Pues bien, los alimentos —almendras, fitoesteroles procedentes de una marca de margarina saludable para la salud cardiaca, proteína de soja derivada de alimentos de soja como el tofu y fibra soluble como la de la avena— disminuyeron los niveles altos de la proteína C reactiva en un 23,8 por ciento, *superando* a las estatinas, un grupo de fármacos que han demostrado ser útiles en la reducción de los biomarcadores de la inflamación.

Reduce la presión arterial. En un estudio parecido al de la «cartera dietética» —esta vez realizado con 50 pacientes hipertensos—, el consumo de almendras y de los otros alimentos durante un año redujo la presión arterial sistólica (el primer valor de la medición) en 4,2 puntos y la diastólica (el segundo valor), en 2,3 puntos. Los investigadores analizaron entonces la alimentación de los participantes para comprobar qué alimentos habían consumido u omitido de los recomendados en la «cartera dietética» y descubrieron que «únicamente la ingesta de almendras […] estaba relacionada con la reducción de la presión arterial». Así pues, fueron las *almendras* las que marcaron la diferencia y no los fitoesteroles ni la soja ni la fibra soluble. El estudio fue publicado en la revista *European Journal of Clinical Nutrition*.

El consumo de almendras puede disminuir la presión arterial alta.

Las almendras reducen la presión arterial alta y aumentan el nivel de colesterol HDL; sin embargo, tanto la presión arterial alta como los niveles bajos de colesterol HDL constituyen dos de los elementos implicados en el «síndrome metabólico», que además incluye altos niveles de azúcar en sangre, exceso de grasa abdominal y altos niveles de triglicéridos (un tipo de grasa presente en la sangre). Presentar todos o la mayor parte de estos factores de riesgo incrementa el riesgo de morir de un infarto o un derrame cerebral en un 74 por ciento. Y el síndrome metabólico es también un precursor de la diabetes tipo II, ¡que a su vez aumenta de seis a siete veces el riesgo de padecer afecciones cardiacas! Un ejemplo más del poder curativo de las almendras…

Dominar el síndrome metabólico
Unos investigadores del Centro Médico Nacional City of Hope de California llevaron a cabo un estudio sobre la pérdida de peso en el que

también midieron los parámetros del síndrome metabólico. A 65 de los participantes se les prescribió un plan dietético bajo en calorías *y* alrededor de 70 g (2,5 oz) de almendras, mientras que otro grupo siguió el mismo régimen y además consumió alimentos que igualaban a las almendras en calorías y proteínas. Después de seis meses, el grupo tratado con almendras había perdido un 62 por ciento más de peso y un 50 por ciento más de grasa abdominal, presentaba un 56 por ciento menos de grasa corporal y había reducido la presión arterial sistólica en un 11 por ciento (mientras que en el otro grupo no hubo ningún cambio). Además, aumentó el nivel del HDL (comparado de nuevo con ningún cambio en el otro grupo). Por otro lado, un 96 por ciento de los participantes diabéticos tratados con almendras consiguieron reducir la medicación, frente a un 50 por ciento en el otro grupo. En ambos grupos se apreciaron cambios positivos en los niveles de azúcar en sangre, la insulina (la hormona que controla el azúcar en sangre), el colesterol total, los triglicéridos, el LDL y la proporción LDL/HDL.

«Una alimentación baja en calorías y enriquecida con almendras ayuda a corregir las anomalías asociadas al síndrome metabólico», concluyeron los investigadores en la revista *International Journal of Obesity and Related Metabolic Disorders*.

Controlar el peso con un alimento graso
Las almendras no se quedan cortas en cuanto a calorías: un puñado aporta entre 150 y 200; así pues, tomar un puñado de almendras como tentempié dos veces al día equivale a una consumo de 400 calorías, ¡lo que podría suponer un 20 por ciento de la ingesta total de calorías! Pero aquí viene la sorpresa: ¡se ha demostrado que las personas que toman una mayor cantidad de almendras son *menos* propensas a engordar!

Un grupo de científicos españoles analizó los datos relativos a la dieta y la salud de casi 9.000 personas y descubrió que quienes consumían almendras al menos dos veces por semana reducían la probabilidad de ganar peso en un 31 por ciento en comparación con quienes no lo hacían.

Unos investigadores escoceses observaron que incorporar almendras a la dieta durante 10 semanas *no provocaba un aumento de peso,* ya que los participantes del estudio tendían a disminuir el consumo de otros alimentos. Llegaron a la conclusión de que el consumo de las saludables almendras no engorda.

Por otro lado, unos científicos del Departamento de Alimentación y Nutrición de la Universidad de Purdue, Indiana, estudiaron muy de cerca los efectos de consumir almendras; para ello pidieron a 13 voluntarios que gozaban de buena salud que comieran unas 10 almendras, masticándolas 10, 25 o 40 veces. Masticar las almendras «inhibió intensamente la sensación de hambre», señalaron los investigadores en la revista *American Journal of Clinical Nutrition.* Además, aumentó la sensación de saciedad después de comerlas. La cantidad ideal de masticación para obtener estos resultados se estableció en 25 veces por bocado (10 se consideró insuficiente y 45 demasiado).

Además de ayudarte a controlar el peso, comer almendras simplemente resulta beneficioso para la salud. En un estudio publicado en la revista *Brithish Journal of Nutrition,* unos científicos siguieron de cerca los hábitos alimentarios de 81 personas y después de seis meses les pidieron que continuaran comiendo como acostumbraban añadiendo unos 55 g (2 oz) de almendras al día, lo que suponía 220 calorías y 16 g de grasa adicionales.

¿Cuál fue el resultado? Al incorporar las almendras acabaron consumiendo *menos* calorías y *menos* grasas de las que ingerían antes de añadirlas. Asimismo, tomaban menos sodio, menos colesterol dietético y menos azúcar.

Conoce la almendra

Así como Washington D.C. es famosa por sus manzanos florecidos, la isla de Mallorca lo es por sus almendros en flor. Desde enero hasta comienzos de marzo, la isla más extensa del territorio español se cubre del manto que forman las flores rosadas de cuatro millones de almendros.

Sin embargo, la almendra no es originaria de España, sino de Asia occidental y norte de África. Los antiguos egipcios creían que esta especia tenía poderes medicinales y la empleaban para tratar todo tipo de enfermedades, desde un simple resfriado hasta cáncer. Por su parte, los médicos ayurvédicos de la India la usaban en el tratamiento de problemas digestivos, cutáneos y dentales; también la molían para formar una pasta y la mezclaban con gachas de cereales para ayudar a expulsar las piedras del riñón.

Hoy en día Mallorca es famosa por producir las almendras más sabrosas del mundo y la cocina española ofrece más recetas con almendras que ninguna otra cocina en el mundo, tanto saladas (incluyendo sopas y salsas), como dulces (productos de repostería y una gran variedad de postres). Además, la almendra es la base de la

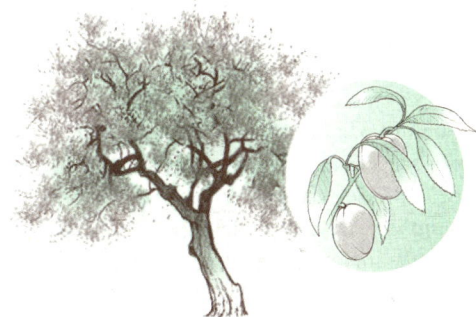

El bello y exuberante almendro crece en climas templados.

La almendra podría ayudar a prevenir y/o tratar:

Afecciones cardiacas

Derrame cerebral

Diabetes tipo II

Presión arterial alta (hipertensión)

Problemas de colesterol (colesterol total alto,

colesterol LDL «malo» alto, colesterol HDL «bueno» bajo)

Resistencia a la insulina (prediabetes)

Síndrome metabólico

Sobrepeso

Triglicéridos altos

famosa salsa catalana romescu, que también contiene tomates, ajo y guindilla roja.

Por su parte, los alemanes las emplean abundantemente. Lübock —ciudad del norte de Alemania— es conocida mundialmente por su mazapán, una pasta de almendra azucarada que constituye un ingrediente de un gran número de rellenos de tartas y dulces.

Los italianos las utilizan en la elaboración del popular licor *amaretto* y en Francia preparan un sirope de almendra denominado *orgeat*, una emulsión de almendra, azúcar y agua que se emplea en coctelería para aromatizar el *mai tai* y otros tipos de cócteles.

En Estados Unidos las almendras suelen utilizarse para la elaboración de dulces, incluyendo los productos de repostería con mantequilla, las tartas y los pralinés.

En la India suelen emplearse en los platos salados para enriquecer los arroces, los curries y las verduras.

Los chefs de Oriente Próximo las muelen para hacer una harina que emplean como espesante de guisos, sopas y *gravies* (salsa hecha con el jugo de la carne asada).

Cómo comprar almendra

El almendro —un árbol bello, exuberante y sensible a las condiciones climáticas que solamente se desarrolla en climas templados como España, Italia y California— produce la familiar almendra: una semilla ovalada de carne blanca y piel marrón, fina y áspera, recubierta por una cáscara. Esta especie se comercializa de muy diversas maneras: con cáscara, sin cáscara, crudas con o sin piel, tostadas, laminadas, fileteadas, en dados, y en forma de pasta, polvo, crema, aceite o extracto.

Las almendras se conservan mejor con cáscara, y conviene que escojas las que no estén partidas, mohosas o manchadas. Con respecto a las almendras peladas, lo mejor es comprarlas en bolsas cerradas herméticamente, ya que en los cajones abiertos van perdiendo su frescura al estar expuestas al aire y la humedad. En todo caso, selecciona las de aspecto compacto y color uniforme. Y *huélelas*: deberían emanar un dulce olor a frutos secos. Si por el contrario su olor es

La almendra combina bien con las siguientes especias:

Ajo	Menta
Ajowan	Nuez moscada
Anís	Pimienta de Jamaica
Cacao	Tomate seco
Canela	Vainilla
Coco	Wasabi
Guindilla	

y complementa las recetas de:

Cazuelas	Galletas
Cordero	Judías verdes
Curries	Pollo
Ensaladas	Pudin

Otras recetas que contienen almendra:

Arroz a la pimienta con almendras (pág. 210)	y almendras tostadas (pág. 53)
Brownies bajos en calorías Los Banos (pág. 80)	Pollo con wasabi, naranja y almendras tostadas (pág. 289)
Garbanzos con champiñones	Relleno de salvia, salchichas y albaricoque (pág. 227)

intenso y amargo significa que se han puesto rancias y la grasa se ha echado a perder.

En cuanto a las almendras tostadas, es conveniente optar por las que no contengan aditivos ni conservantes.

Cuanto más intacta esté una almendra, más se prolongará su vida. Así pues, las almendras con cáscara se conservan mejor que las almendras sin cáscara y con piel, y a su vez estas se conservan mejor que las almendras sin piel, que se conservan mejor que las fileteadas sin piel…, y así sucesivamente.

Al igual que todas las especias, es recomendable conservarlas en un recipiente hermético

Langostinos con salsa picante de almendras

Esta receta de marisco se prepara con salsa romescu, una receta típica de la región española de Cataluña que tradicionalmente se sirve con marisco a la parrilla. Si te sobra salsa, puedes servirla caliente sobre pasta.

Para preparar los langostinos:

900 g (2 libras) de langostinos, limpios y sin cáscara

3 cucharadas de aceite de oliva

2 cucharadas de pimienta negra recién molida

1 cucharadita de sal marina gruesa

Para preparar la salsa:

1/3 de taza de almendras escaldadas y fileteadas

1 tomate grande maduro, sin semillas

3 dientes de ajo, machacados

2 guindillas rojas secas, despepitadas

½ cucharadita de cayena

¼ de taza (60 ml) de vinagre de vino tinto

1 taza de aceite de oliva virgen extra

Sal y pimienta negra recién molida al gusto

1. Combina en una sola capa los langostinos, las 3 cucharadas de aceite, la sal y la pimienta en una fuente de horno y reserva mientras elaboras la salsa.
2. Precalienta el horno a 180 °C (350 °F). Forra una bandeja de horno con papel de aluminio, esparce las almendras en una sola capa y hornéalas durante 10 minutos o hasta que estén ligeramente tos-tadas. Deja que se enfríen y procésalas en el molinillo con unas cuantas pulsaciones intermitentes.
3. Introduce el tomate, el ajo, las guindillas y el vinagre en un robot de cocina y procésalos hasta obtener una textura suave. Añade las almendras y mézclalas con pulsaciones intermitentes. Incorpora la taza de aceite de oliva por el tubo de alimentación mientras el robot sigue funcionando a baja potencia.
4. Aumenta la temperatura del horno a 200 °C (400 °F). Mete en el horno los langostinos y cocínalos durante 10 minutos o hasta que estén firmes y presenten un tono rosado.
5. Sírvelos sobre un lecho de humeante arroz y vierte la salsa —a temperatura ambiente— sobre ellos. Otra posibilidad es calentar ligeramente la salsa y servirla tibia: en este caso has de removerla constantemente mientras la calientas para mantenerla homogénea. También puedes servirla fresquita acompañando a langostinos fríos y pelados, sustituyendo a la tradicional salsa rosa.

**Resultan 8 raciones como primer plato
o 4 raciones como plato principal.**

que las proteja de la luz directa y el calor excesivo. (Cuanta más fresca sea la temperatura, más durarán). Refrigeradas se mantienen frescas durante varios meses y en el congelador pueden durar alrededor de un año.

Suele encontrarse en todas sus variedades en la mayoría de los mercados, tiendas especializadas, comercios indios y asiáticos, o bien a través de Internet (véase la guía de compra de la página 336). Las mejores proceden de España (Mallorca), Italia y California.

Existen dos variedades de almendra: dulces y amargas, aunque estas últimas resultan venenosas (están repletas de cianuro y otros compuestos tóxicos) y no se comercializan, sino que se emplean en la elaboración de aceite de almendra, proceso en el que se extraen los compuestos tóxicos.

La almendra en la cocina

El sabor dulce y mantecoso de la almendra la hace perfecta para prácticamente cualquier plato dulce o salado. Puede molerse fácilmente en un molinillo de especias con unas cuantas pulsaciones intermitentes hasta obtener la textura deseada (si mantienes el botón pulsado, habrás preparado una crema de almendra).

Las almendras crudas han de escaldarse o tostarse antes de usarlas.

Para extraerles la piel puedes escaldarlas en agua hirviendo hasta que esta comience a hincharse. Después enjuágalas con agua fría; la piel debería salir con facilidad al pellizcar la carne.

Para tostarlas, colócalas en la bandeja del horno a una temperatura de 175 °C (350 °F) durante alrededor de quince minutos. Las almendras laminadas y fileteadas deberían hornearse la mitad de ese tiempo.

Si deseas consumir una mayor cantidad de almendras, podrías tomar un puñado como tentempié, por lo menos cinco veces a la semana. He aquí otras maneras de aumentar el consumo de almendras:

- Convierte las almendras en una crema, colocándolas en el molinillo y pulsando hasta obtener la textura deseada. Tómala junto con rodajas de manzana.
- Sustituye la mantequilla de cacahuete o de queso por crema de almendra y úntala en el pan para desayunar.
- Aporta una nueva dimensión al bocadillo de mantequilla de cacahuete y mermelada de tus hijos remplazando la mantequilla de cacahuete por crema de almendra.

(Es posible que ni siquiera noten la diferencia).

- Añade almendras tostadas —laminadas o fileteadas— a los cereales, los yogures, las ensaladas y los bocadillos.
- Prepara un aperitivo a base de almendras, combinando una taza de almendras con piel con 2 cucharaditas de aceite de oliva virgen extra, 3 cucharaditas de tomillo seco, una cucharadita de sal y la clara de un huevo. Tuesta la mezcla en el horno a 200 °C (400 °F) durante 10 minutos. Esparce por encima tomillo fresco.
- Agrega almendras laminadas al pollo o a la ensalada de atún.
- Echa una gota de extracto de almendra en los dulces que contengan almendras.
- Añade unas cuantas gotas de extracto de almendra a la nata montada.

AMCHUR *Un mango con una pizca adicional de salud*

Marina Beach —una famosa playa situada a orillas del golfo de Bengala, en la ciudad costera de Chennai (antigua Madrás)— es una de las playas más grandes y hermosas del mundo. Si bien es un destino turístico durante todo el año, al final de la primavera comienza a abarrotarse de visitantes, muchos de los cuales se dirigen tan pronto como pueden a los numerosos puestos de comida ambulantes de la playa para degustar el manjar más famoso de la región: las rodajas de mango verde con especias.

El mango verde es la misma fruta tropical que los estadounidenses disfrutan cortada en rodajas sobre cereales o tortitas en el desayuno, o bien en trocitos sobre salsa mexicana en una cena caribeña a base de pescado, con una diferencia: mientras que en Estados Unidos los mangos se comen *maduros* y son dulces, jugosos y presentan una pulpa anaranjada, en la India se acostumbra a tomarlos *verdes*, cuando aún no han madurado y están ácidos.

En la actualidad el mango es una fruta bien conocida que puede encontrarse en la sección de fruta y verdura de los supermercados y es un ingrediente habitual de la cocina de fusión. Pero a menos que hayas viajado a la India o a otros países asiáticos o hayas visitado una tienda especializada en productos indios o asiáticos, es poco probable que hayas tenido la oportunidad de experimentar el mango como *especia*. El *amchur* —*am* significa mango y *chur*, polvo— es un polvo elaborado a partir de mangos verdes. Y al igual que la fruta entera, resulta *muy* beneficiosa para la salud, ya que aporta una dosis concentrada de los múltiples y saludables nutrientes del mango.

Repleto de beneficiosos fitoquímicos

Como su colorida pulpa sugiere, el mango —al igual que las naranjas, las zanahorias, los boniatos y otros alimentos anaranjados— está plagado de saludables *fitoquímicos*, unos compuestos nutricionales que ayudan a prevenir numerosas enfermedades crónicas, tales como las afecciones cardiacas, el cáncer y la diabetes tipo II. De entre ellos, el más sobresaliente es el betacaroteno, un poderoso antioxidante.

El mango salió ganador en un estudio realizado en la Universidad de Florida en el que se midió el contenido de fitoquímicos de ocho frutas tropicales. «Creemos que los mangos no solo poseen antioxidantes únicos, sino también en cantidades que posiblemente no puedan encontrarse en otras frutas y verduras». Y uno de los más poderosos y excepcionales es el *lupeol*.

Anticáncer. Se ha demostrado que el lupeol puede impedir la mutación del ADN, una de las principales causas de la formación de tumores, y lo hace como un antioxidante, neutralizando las especies reactivas al oxígeno (ERO), moléculas hiperactivas de comportamiento descontrolado que provocan mutaciones.

Asimismo, en un estudio en animales sobre el cáncer de próstata, se constató que el lupeol combatía este tipo de cáncer, lo cual llevó a los investigadores a concluir que el «mango y sus constituyentes […] merecen ser analizados como un potencial agente quimiopreventivo frente al cáncer de próstata».

Salud de la próstata. Otro estudio en animales reveló que el lupeol del mango podía reducir la dilatación de la próstata, una enfermedad conocida como *hipertrofia benigna de próstata* (HBP) que afecta a cuatro de cada cinco hombres mayores de 50 años con síntomas como micción urgente y más frecuente, chorro debilitado, esfuerzo al orinar e incremento de la micción nocturna. El lupeol, concluyeron los investigadores, «podría convertirse en una importante opción en el tratamiento de la HBP».

Equilibra el azúcar en sangre. Un estudio llevado a cabo en Brasil demostró que el mango podía contribuir a normalizar los niveles de azúcar (glucosa) en sangre. Los animales alimentados con harina de mango presentaban un 66 por ciento menos de glucosa en sangre que el grupo que no había sido alimentado con mango.

Trata las enfermedades de las encías. En otro estudio en animales se observó que la *mangiferina*, otro antioxidante presente en el mango, podía reducir la inflamación que caracteriza las enfermedades periodontales y ralentizar el ritmo de pérdida ósea. Según los investigadores, «nuestros resultados han demostrado el prometedor potencial terapéutico de la mangiferina, tanto en la prevención como en el tratamiento de la enfermedad periodontal».

Protege frente a sustancias contaminantes. Unos investigadores indios hallaron que la mangiferina protegía las células hepáticas frente a los efectos dañinos del cadmio, un agente contaminante.

Fortalece la tiroides. En otro estudio realizado en la India, los animales alimentados con extracto de mango presentaban una mayor producción de hormonas tiroideas. En opinión de algunos expertos, el hipotiroidismo —insuficiente producción de hormonas tiroideas— constituye una epidemia en Estados Unidos y es responsable de un gran número de problemas, como aumento de peso y fatiga.

Afecciones cardiacas. Otro equipo de científicos indios —que publicó sus resultados en la revista *Vascular Pharmacology*— descubrió que la mangiferina ayudaba a retrasar el desarrollo de las enfermedades del corazón en animales alimentados con una dieta rica en grasas. Y un estudio efectuado por un equipo cubano sobre un extracto patentado de la mangiferina concluyó que dicho extracto tenía «potencial» en el tratamiento de las cardiopatías.

El mango indio: lo mejor de la cosecha

Existen al menos una centena de variedades de mango que presentan diferentes tamaños, colores, texturas y sabores. Si tienes la sensación de que el mango que has comido hoy sabe distinto a otro que tomaste la semana pasada, lo más probable es que no sea un producto de tu imaginación, especialmente si uno de ellos provenía de la India, pero no el otro.

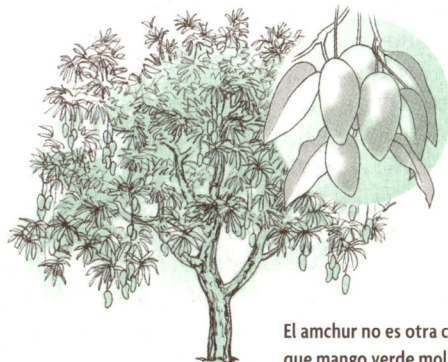

El amchur no es otra cosa que mango verde molido.

El amchur podría ayudar a prevenir y/o tratar:

Afecciones cardiacas

Cáncer

Diabetes tipo II

Enfermedades de las encías (periodontales)

Hipertrofia benigna de próstata (HBP)

Problemas de tiroides

El amchur combina bien con las siguientes especias:

Ajo

Ajowan

Almendra

Anís estrellado

Cilantro

Comino

Fenogreco

Guindilla

Jengibre

Menta

Pimienta negra

Semilla de comino negro

Tamarindo

y complementa las recetas de:

Adobos

Carnes

Curries

Chutneys

Garbanzos

Marisco

Otras recetas que contienen amchur:

Brownies bajos en calorías Los Banos (pág. 80)

Chaat masala (pág. 294)

comino, sal y a veces salsa de soja. Si bien los mangos se consumen igualmente en la estación estival cuando ya han madurado, el sabor ácido del mango verde es particularmente apreciado.

Al igual que los aguacates, los mangos solo maduran adecuadamente una vez recolectados. De hecho, los mangos que se dejan demasiado tiempo en el árbol resultan incomestibles, ya que son invadidos por los gusanos. Y debido a que se recolectan todavía verdes, son perfectos para exportar a otros países, una buena noticia para los habitantes de Estados Unidos, Europa y otras zonas de clima templado donde no crecen los mangos.

EL AMCHUR SE EMPLEA PARA ABLANDAR LA CARNE Y EL POLLO COCINADOS EN LOS CÉLEBRES HORNOS *TANDOORI*.

Además de en la India, esta fruta se desarrolla en África, el sudeste asiático, el Caribe, Latinoamérica y las islas del Pacífico, incluyendo Hawái; de todos modos, los mangos son originarios de la India y este país es, con diferencia, el mayor productor del mundo. A finales del siglo XVII el emperador de la dinastía Mogol de la India ordenó plantar 100.000 mangos para asegurarse de que dispondría de una cantidad ilimitada de la fruta. Y desde entonces, los indios han sabido darle un delicioso uso. El amchur es un ejemplo de ello.

Conoce el amchur

Aunque el amchur es poco conocido fuera de la India, constituye un alimento básico en los hogares indios. Se elabora a partir de rodajas de mango verde secadas al sol y pulverizadas. Posee

Los mangos indios son diferentes de cualquier otro mango del mundo: más grandes, menos fibrosos y mucho más dulces. Para muchos entendidos su sabor es sencillamente insuperable. (Y entre las diversas variedades que existen la *Alfonso* es considerada la mejor).

El final de la primavera marca el comienzo de la temporada del mango en la India, cuando las ramas de los grandes y corpulentos árboles empiezan a combarse con el peso de frutos del tamaño de un puño. La gente los compra a docenas para degustarlos verdes, condimentados con un sabor ácido y penetrante parecido al de la lima en polvo. Y, tradicionalmente, se emplea de un modo muy semejante a como los estadounidenses utilizan la lima y el limón: como un agente acidificante. En la India se usa para dar un toque ácido al *chutney* (por esta razón el *chutney* de mango que se compra embotellado en los comercios indios y asiáticos es verde, algo que suele sorprender a las personas que no están familiarizadas con la predilección que tienen los indios por el mango verde). También se usa para acidificar salsas de encurtidos, encurtidos (los de mango verde suelen ser muy especiados y picantes) y curries, especialmente los de verduras. Asimismo, el amchur constituye un ingrediente esencial de la mezcla de especias *chaat masala*, un condimento ácido empleado para acompañar a los platos de curry.

Los aficionados a la cocina india saben que el amchur se emplea para ablandar la carne y el pollo cocinados en los célebres hornos *tandoori*. Se trata de uno de los ingredientes que hacen tan suculentos y jugosos los platos elaborados en este tipo de horno. También disminuye el nivel de pH de las salsas y permite que se conserven frescas durante más tiempo.

Esta especia es más popular en el norte de la India. En el sur suele preferirse el tamarindo como agente acidificante. (Véase el capítulo que trata sobre el tamarindo).

Garbanzos con champiñones y almendras tostadas

Chana *significa garbanzos en la India. Este plato es una adaptación de una receta popular que suele venderse en puestos ambulantes en el sur de la India. Sírvelo encima de arroz basmati para comerlo como plato principal. El sambaar masala* le aporta un sabor picante extra.

3 cucharadas de aceite de colza
3 tazas de champiñones cortados en rodajas
½ taza de almendras laminadas
1 cucharadita de semillas de comino negro
2 tazas de cebolla, cortada en trozos
10 dientes de ajo, picados
1 cucharada de jengibre recién rallado
1 cucharada de amchur
1 cucharada de fenogreco molido
1 cucharadita de *sambaar masala* (pág. 294) o
1 cucharada de *garam masala* (pág. 293)
1 cucharadita de comino molido
3 guindillas rojas secas, despepitadas y cortadas en dados
1 taza y media (375 ml) de caldo vegetal
2 latas de 440 g (15,5 oz) de garbanzos
¼ de taza de cilantro fresco

1. Calienta una cucharada de aceite en una sartén mediana a fuego medio-alto. Agrega los champiñones y fríelos sin parar de remover durante alrededor de tres minutos hasta que se haya evaporado su jugo. Añade unas cuantas cucharadas de caldo vegetal si la sartén se seca demasiado. Trasládalos a un plato y reserva.

2. Limpia la sartén con un papel de cocina y agrega otra cucharada de aceite. Cuando esté caliente incorpora las almendras y sofríelas removiendo suavemente durante alrededor de tres minutos hasta que estén ligeramente tostadas. Deposítalas en un plato y reserva.

3. Calienta la última cucharada de aceite en un horno holandés mediano a fuego medio-alto. Una vez caliente, agrega las semillas de comino negro y déjalas crepitar durante 30 segundos. Incorpora la cebolla y fríela durante alrededor de cinco minutos removiendo constantemente hasta que se dore. Agrega el ajo y el jengibre y sigue removiendo durante cinco minutos más. Añade el amchur, el fenogreco, el *saambar masala*, el comino molido y las guindillas y déjalos cocinar durante un minuto.

4. Incorpora el caldo, los garbanzos y los champiñones, revuelve para mezclarlos bien y lleva a ebullición; tapa y cocina durante 25 minutos. Sirve con almendras tostadas y cilantro esparcido por encima.

Resultan 6 raciones.

Cómo comprar amchur

El amchur se vende tanto en polvo como en rodajas secas de mango verde, pero lo mejor es adquirirlo en polvo, ya que las rodajas resultan duras y difíciles de moler.

Aunque el mango verde se vuelve gris cuando se pulveriza, el amchur suele presentar un tono tostado gracias al toque dorado de la cúrcuma, otra especia popular de la India. Así pues, no te desanimes por el color gris, pues no tiene nada que ver con la frescura ni la calidad. Un color gris intenso tan solo significa que se le ha añadido poco o nada de cúrcuma.

El amchur puede adquirirse en los comercios indios, o bien a través de Internet. Se vende bajo las siguientes denominaciones: *amchur*, *amchoor* o *polvo de mango verde*.

Guardado en un recipiente hermético en un lugar oscuro y fresco puede conservarse alrededor de un año.

El amchur en la cocina

Considera el polvo de mango verde como una alternativa exótica (y seca) a los cítricos. Si bien aporta un sabor ácido, resulta mucho más suave que el limón. Empléalo como cualquier otro agente acidificante en los encurtidos, los *chutneys* y las salsas de encurtidos.

Resulta excelente como ingrediente en las mezclas de especias cuando hace falta un toque ácido para equilibrar el sabor. He aquí unas cuantas ideas para cocinar con amchur:

- Utilízalo en adobos con o en lugar de un zumo de cítricos. Funciona especialmente bien con los cortes duros de carne.
- Espárcelo sobre las verduras al vapor para aportar un toque ácido, tal y como harías con el limón.
- Añade un poquito a la mantequilla derretida servida con langostinos o langosta al vapor.
- Agrégalo sobre brochetas de carne y verdura antes de cocinarlas en la parrilla.
- Incorpóralo en tus recetas preferidas de *chutneys* de frutas.
- Espárcelo sobre las ensaladas de pepino y cebolla marinados.

ANÍS *El remedio digestivo por excelencia*

Si entras en una taberna cualquiera de algún país mediterráneo, probablemente encontrarás allí a los ancianos del lugar realizando el ritual diario de sorber un *pastis* (en Francia), un *ouzo* (en Grecia) o un *raki* (en Turquía).

Todos ellos son *licores digestivos* de sobremesa con un distintivo sabor a anís, una especia que se ha utilizado tradicionalmente para calmar el estómago y mejorar la digestión.

Los científicos han descubierto que el compuesto que posee propiedades calmantes del intestino es el *anetol*, otro de los elementos que contribuyen a hacer de la dieta mediterránea una de las más sanas del mundo.

Relajación de dentro afuera

Al observar a estos hombres inmersos en su ritual del mediodía, resulta obvio que están relajados y contentos, disfrutando mutuamente de su compañía. Pero la relajación también está teniendo lugar *internamente*. Se ha demostrado que el anetol relaja el sistema nervioso parasimpático que controla los músculos del tracto digestivo. De hecho, los científicos que descubrieron por primera vez el poder calmante del anís declararon que «el efecto relajante justifica el uso del anís en la medicina tradicional».

Pero su uso también está justificado en la medicina moderna. En este sentido, en las Monografías de la Comisión E alemana —que constituyen una guía terapéutica de plantas medicinales destinada a los médicos y otros profesionales de la salud alemanes— se recomienda la utilización del anís para tratar problemas digestivos. Se afirma que el anís puede ayudar a aliviar:

- El mal aliento
- Los cólicos

- El estreñimiento
- La flatulencia
- La indigestión
- Los retortijones

El anís relaja asimismo los músculos respiratorios y, según esta guía alemana, también puede calmar los espasmos bronquiales responsables de los síntomas asmáticos.

> EL ANÍS AROMATIZA LOS LICORES DIGESTIVOS QUE SON TAN POPULARES EN LAS TABERNAS DE LOS PAÍSES MEDITERRÁNEOS.

Por otro lado, en un experimento llevado a cabo en Oriente Próximo, unos científicos hallaron que el anetol podía ayudar a reducir los espasmos digestivos del mismo modo que la atropina, un medicamento de venta con receta que se emplea para tratar los espasmos estomacales y del intestino. El extracto de anís también mostró efectos similares a la teofilina, un fármaco para el asma que relaja los músculos respiratorios. Estos investigadores señalaron en la revista *Journal of Ethnopharmacology* que el anetol posee propiedades antinflamatorias que podrían contribuir a aliviar el asma.

En otro estudio realizado en Arabia Saudí se descubrió que el extracto de anís «inhibía por completo la formación de úlceras» en animales con lesiones estomacales. Los científicos observaron que el anís detenía la formación de úlceras a través de al menos cuatro diferentes mecanismos, incluyendo la reducción de secre-

ciones ácidas que pueden irritar la mucosa estomacal.

Beber un vaso de anís dejado en remojo en agua es un remedio tradicional libanés para el estreñimiento de demostrada eficacia. También se ha constatado que esta especia ayuda a conservar los fluidos corporales y previene la deshidratación cuando hace calor.

Conoce el anís

Los antiguos romanos eran famosos por su glotonería. Un banquete típico podía incluir camello, jirafa, jabalí, avestruz, langosta, escorpiones marinos y pájaros cantores. Tras el festín, solían comer *mustaceus* —un pastel especiado con semillas de anís— para favorecer la digestión. Hoy en día los romanos (así como otros europeos) consiguen el mismo efecto digestivo masticando anís tostado después de comidas bastante más modestas.

El anís lleva usándose desde la antigüedad tanto por sus propiedades aromáticas como medicinales. Tal era su demanda en el siglo XIV que el rey Eduardo I de Inglaterra, al darse cuenta de su potencial como fuente de ingresos, lo catalogó como un medicamento sujeto a impuestos. El dinero recaudado lo destinó a la reparación y mantenimiento del Puente de Londres.

Unos 30 g (1 onza) de anís resultan trece veces más dulces que la misma cantidad de azúcar, lo cual lo hace perfecto como postre, ya sea un puñado de semillas de anis tostadas, un pastel de anís o un licor digestivo de sobremesa. Casi todos los países europeos cuentan con su licor de anís. Además del *pastis*, los franceses tienen el *anissette* y el *pernod*. Los licores anisados italianos son el *strega* y el *sambucca*. En España disfrutan del ojén y en Egipto, del *kibib*. Por su parte, en Latinoamérica está el aguardiente y en Oriente Próximo el *arrak*.

Por supuesto, existen opciones no alcohólicas para terminar las comidas con anís. Los portugueses, alemanes y escandinavos cuentan con especialidades de tartas y repostería elaboradas con anís. Además, las galletas de anís son un dulce tradicional navideño en Alemania e Italia.

El anís es asimismo un ingrediente popular en la cocina asiática, especialmente en China, donde se emplea sobre todo en la preparación de platos salados. Igualmente, los escandinavos prefieren usarlo en las recetas saladas y lo añaden al pan de centeno y a una amplia variedad de carnes procesadas. En la India, sin embargo, se prefiere el hinojo (otra especia de sabor parecido al regaliz) al anís.

Es posible que también reconozcas un sabor anisado en algunos jarabes y pastillas para la tos en los que —como es habitual con esta especia— se aprovechan sus cualidades aromáticas y medicinales.

Cómo comprar anís

La mayor parte del anís —de semilla ovalada y tonos que oscilan del verde al amarillo— que se consume en Estados Unidos es importado de Turquía. Se comercializa entero, partido o molido. De todos modos, las semillas son tan minúsculas que no es necesario molerlas; de hecho es preferible usarlas enteras, ya que el anís molido comienza a perder su intensidad bastante rápido, por lo que en caso de adquirirlo molido ha de consumirse en unos pocos meses. (Si tienes en casa anís molido desde hace mucho tiempo es mejor desecharlo). Sin embargo, las semillas enteras pueden conservarse alrededor de tres años si se guardan en un recipiente hermético en un lugar oscuro.

La planta del anís —una planta anual de flores blancas— crece en prácticamente todas las zonas templadas del planeta, incluyendo Grecia, norte de África, España, Italia, Malta, América Central y Turquía. (A la hora de comprarlo fresco, cerciórate de que se trata de anís y no de hinojo).

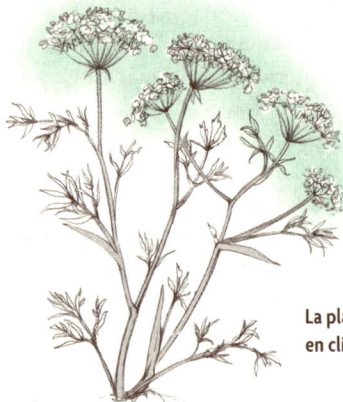

La planta del anís crece en climas templados.

El anís podría ayudar a prevenir y/o tratar:

Asma	Flatulencia
Cólicos	Indigestión
Deshidratación	Mal aliento
Dolor de estómago	Úlcera
Estreñimiento	

El anís combina bien con las siguientes especias:

Anís estrellado	Comino
Canela	Nuez moscada
Cilantro	Pimienta de Jamaica
Clavo	Semilla de hinojo

y complementa las recetas de:

Cerdo	Pollo
Galletas	Queso
Marisco	Salsas de tomate
Panes y bollería	Verduras
Pasta	

Otras recetas que contienen anís:

Chaat masala (pág. 294)

El anís en la cocina

Si bien su inconfundible sabor a regaliz es parecido al del hinojo, resulta más delicado que este último y no deja sabor en la boca.

En Estados Unidos el anís suele usarse en la elaboración de dulces, pero también puede emplearse en recetas saladas. Puede freírse ligeramente junto con otras especias para realzar el sabor de asados, curries, salsas de tomate y guisos de verduras. También se emplea para aromatizar pasteles, salsas de encurtidos, adobos, aliños para ensalada y salchichas. He aquí otras formas de disfrutar de su sabor:

Besos de anís

Estas galletitas —parecidas a las populares galletas de anís alemanas— son una agradable forma de refrescar el aliento y ayudar al proceso digestivo después de la comida.

3 huevos
1 taza de azúcar
2 tazas de harina común
½ cucharadita de polvo de hornear
½ cucharadita de crémor tártaro
1 cucharadita y media de anís, ligeramente machacado

1. Procesa los huevos y el azúcar con una batidora de mano durante 15 minutos. La mezcla debería quedar casi blanca y espesa. Añade la harina, la levadura, el crémor tártaro y una cucharada de anís, revolviendo para mezclarlos bien.

2. Engrasa dos bandejas de horno, o bien rocíalas con espray antiadherente y ve colocando la masa a cucharaditas con una separación de unos 2,5 cm (1 pulgada). Esparce el resto del anís encima. Precalienta el horno a 180 °C (350 °F) y hornea durante 20 minutos o hasta que estén ligeramente tostadas. Extráelas y deja que se enfríen sobre un paño de cocina limpio.

Resultan alrededor de 80 galletitas.

- Añade unas pocas semillas machacadas a los *gravies* y salsas sustanciosos para ayudar a equilibrarlos.
- Agrega anís ligeramente machacado a la masa de los productos de repostería.
- Echa una o dos pizcas de anís a la sopa de verduras, el pastel de pollo y los mariscos.
- Espárcelo por encima de las masas del pan, las tortitas o los bollos redondos.
- Coloca un cuenco pequeño de anís como condimento en las bandejas de quesos.

ANÍS ESTRELLADO *Bello y saludable*

El anís estrellado luce la tiara de la ganadora en el certamen de belleza de las especias: de piel caoba, cuerpo firme, curvas en los lugares adecuados y una atractiva fragancia. Su aspecto literalmente estelar —una estrella de ocho puntas con carpelos alargados que contienen una semilla en su interior— la convierten en la especia más admirada del mundo. Y su hermosura no se queda en la superficie.

El medicamento oficial para la gripe

Durante miles de años la medicina tradicional china ha utilizado esta especia con sabor a regaliz para limpiar el tracto respiratorio de mucosidades (el anís estrellado es un clásico *expectorante* que favorece la expulsión de mucosidades, diluyéndolas y licuándolas), así como para tratar la artritis, mejorar la digestión, aliviar la hinchazón y los gases, y estimular el apetito.

En la actualidad, *el ácido shikímico*, un compuesto abundante en el anís estrellado, es el «ingrediente estrella» del oseltamivir (Tamiflu), el medicamento que normalmente se receta para la gripe; por esta razón, el precio de esta especia —ya de por sí elevado— se disparó durante la pandemia de gripe porcina. Para obtener 450 g (1 libra) de ácido shikímico hacen falta unos 13 kg (30 libras) de anís estrellado.

Pero el ácido shikímico es solo uno de entre los muchos compuestos que los científicos han descubierto (y continúan haciéndolo) en esta especia. Al igual que el ácido shikímico, estos compuestos pueden combatir los procesos infecciosos —virales, bacterianos o fúngicos—, así como la inflamación que dejan a su paso las infecciones. El más importante de todos ellos es el *anetol*, el aceite volátil (y reconocido antioxidante) que aporta a la especia su sabor a regaliz. (El anetol es el mismo compuesto que da sabor al anís, aunque estas especias pertenecen a distintas familias botánicas).

He aquí algunos de los descubrimientos de laboratorio sobre su capacidad de combatir los microbios:

Virus de Epstein-Barr. Unos investigadores japoneses descubrieron que el anís estrellado podía inhibir el crecimiento del virus responsable de la mononucleosis.

Choque séptico. Unos científicos coreanos observaron en un experimento en animales que los compuestos del anís estrellado podían reducir la mortalidad por choque séptico, una infección bacteriana —a menudo letal— que se extiende por todo el cuerpo.

E. corrodens. Esta bacteria —presente en la boca y el sistema respiratorio— es responsable de infecciones provocadas por mordeduras y también puede infectar a los pacientes de cáncer de cabeza y cuello. Pero un equipo de científicos italianos observó que unos compuestos del anís estrellado lograban frenar su crecimiento.

Herpes simple tipo 1. Unos investigadores alemanes que estudiaron el virus causante del herpes labial hallaron que un compuesto del anís estrellado podía limitar la «infectividad viral» en un 99 por ciento.

VIH. Unos científicos chinos y alemanes descubrieron que los compuestos del anís estrellado son activos frente al virus responsable del VIH/sida.

Hepatitis B. Un equipo de investigadores chinos observó que los compuestos del anís estrellado podrían derrotar al virus causante de esta enfermedad hepática.

Streptococcus mutans. Otro grupo de científicos chinos halló nuevos compuestos en el anís estrellado que mostraban «actividad significativa» frente a las bacterias orales responsables de las caries.

En otra investigación de laboratorio, se observó que los compuestos del anís estrellado pueden destruir las células cancerosas y reducir los daños neuronales en el cerebro.

La estrella caída

Hace algunos años el anís estrellado se retiró del mercado en varios países después de que se detectaran varios casos de intoxicación —en Estados Unidos, Italia y España— en niños y bebes que habían tomado infusiones de anís estrellado para el tratamiento de enfermedades respiratorias y los cólicos de la lactancia. Si bien se registraron setenta casos con síntomas graves, incluyendo convulsiones, estos remitieron al cabo de dos o tres días y no se registró ningún caso de enfermedad prolongada.

Pero una investigación internacional descubrió al impostor: el anís estrellado japonés —un venenoso doble— había contaminado una partida de infusiones de auténtico anís estrellado. Así que esta especie quedó libre de toda sospecha y la FDA volvió a calificarla como segura para el consumo humano.

Conoce el anís estrellado

El anís estrellado se obtiene del fruto de un árbol perenne originario de China, y no es exagerado afirmar que constituye uno de los ingredientes más importantes de la gastronomía china, el sello distintivo de casi todas las cocinas regionales del país. Esta especia aporta un inigualable sabor al pato pequinés y a las costillas chinas.

En la cocina tradicional china esta especia se mete en un saquito de muselina y se añade al «caldo maestro», un caldo de cocción pro-

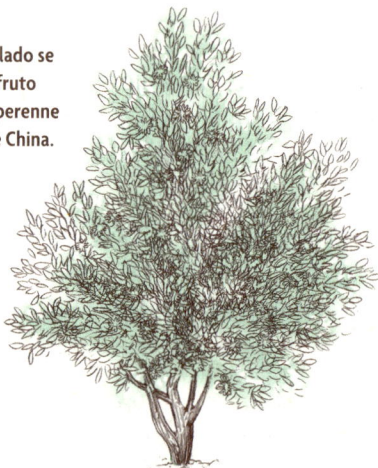

El anís estrellado se obtiene del fruto de un árbol perenne originario de China.

El anís estrellado podría ayudar a prevenir y/o tratar:

Cáncer	Herpes labial
Caries	Demencia, no de tipo Alzheimer
Choque séptico	
Gripe	Mononucleosis
Hepatitis B	VIH/sida

El anís estrellado combina bien con las siguientes especias:

Canela	Menta
Cardamomo	Nuez moscada
Comino	Pimienta de Jamaica
Guindilla	Pimienta negra
Hoja de curry	Semilla de hinojo
Jengibre	Vainilla

y complementa recetas de:

Cazuelas de pescado	Pato
Cerdo	Pollo
Fritos	Postres a base de fruta
Natillas	Siropes
Mango	Sopas

Advertencia: Si bien la FDA considera seguro el anís estrellado, desaconseja su consumo en niños pequeños o bebés que padezcan cólicos o en madres lactantes que deseen prevenir los cólicos en sus bebés. Cuando adquieras una infusión de anís estrellado, asegúrate de que no esté adulterada con anís estrellado japonés. Lo mejor es comprarla en una tienda de confianza.

Otras recetas que contienen anís estrellado:

Cinco especias chinas (pág. 297)	Pasta de curry caribeña (pág. 317)

longada al que van añadiéndose nuevos ingredientes. De hecho, un caldo maestro puede usarse durante meses o incluso años. (También se conoce como salsa de mil años). Muchas familias chinas tienen una receta propia de este caldo, cuyos ingredientes son mantenidos en secreto.

El anís estrellado es, junto con la canela, un ingrediente esencial de la famosa técnica de braseado de Shangái denominada cocción roja, así como de las conocidas cinco especias chinas y de otras mezclas de especias asiáticas.

Igualmente, las cocinas vietnamita y malasia suelen utilizar esta especia de forma cotidiana en sopas, marinadas y guisos; también acostumbran a molerla junto con otras especias y utilizar la mezcla para frotar las carnes de barbacoa y otros tipos de carnes. Además, constituye un ingrediente fundamental de la sopa de carne vietnamita denominada *pho*.

En Tailandia suelen mezclarlo con otras especias para elaborar infusiones.

Y también es una especia popular en la cocina cachemir de la India.

Esta especia no llegó a Europa hasta el siglo XVII, donde hoy en día se usa principalmente como saborizante en dulces, mermeladas, siropes y licores.

Cómo comprar anís estrellado

El peculiar aspecto del anís estrellado lo hace fácilmente identificable: ocho carpelos en forma de estrella. Puede adquirirse entero, troceado o bien molido.

Decántate por estrellas intactas, aunque se trata de una cuestión estética más que de sabor o frescura, ya que las estrellas partidas no necesariamente están estropeadas y lo más probable es que se hayan roto en el proceso de transporte y empaquetado.

Para comprobar su frescura, puedes romper uno de los carpelos y apretarlo entre los dedos hasta que salga la semilla, que emanará un aroma bien perceptible. La ausencia de olor indica que está pasada.

Si bien hasta hace poco tiempo el anís estrellado se consideraba una especia sofisticada y era difícil de encontrar en los supermercados, en la

Peras al Oporto con anís estrellado

Esta receta produce un delicioso sirope espeso. Aparta un poco para servirlo, bien caliente o bien a temperatura ambiente, sobre helado o yogur helado.

4 tazas de peras Bosc maduras
2 tazas de vino Oporto Ruby
$1/_3$ de taza de azúcar
$1/_2$ taza (125 ml) de agua
4 estrellas de anís
Una pizca de canela

1. Pela las peras dejando los tallos intactos. Combina el Oporto, el azúcar, el agua, el anís estrellado y la canela en una cacerola donde quepan bien las peras. Hierve a fuego lento, tapa y sigue cocinando durante 10 minutos.

2. Agrega las peras con una espumadera y cuece a fuego lento, sin tapar, durante 20 minutos. Dales la vuelta de vez en cuando para que se tornen rojas homogéneamente. El líquido irá adquiriendo una consistencia espesa. Deja enfriar las peras junto con el sirope.

3. Distribuye el sirope en cuatro platos de postre y añade las peras enteras junto con una cucharada de helado de vainilla o de canela, o bien córtalas en rodajas a modo de abanico en un plato y rocíalas con el sirope.

Resultan 4 raciones.

actualidad es posible adquirirlo en un número creciente de establecimientos. También suele estar disponible en los comercios indios y asiáticos. Un frasco de unos 110 g (4 oz) puede costar entre alrededor de 3,60 y 9 euros (4 y 10 dólares) dependiendo de la tienda.

El anís estrellado entero se conserva durante mucho tiempo y guardado en un recipiente hermético puede mantenerse durante cinco años. En cuanto al molido, puede conservarse durante un año en las mismas condiciones.

El anís estrellado japonés, llamado «hierba loca» por los chinos, no se comercializa debido a su toxicidad. No obstante, se han detectado casos de partidas de anís estrellado contaminadas con anís estrellado japonés. (Véase el recuadro de la página 58). Así pues asegúrate de comprar esta especia en una tienda de confianza. De todos modos es fácil distinguirlos: el auténtico anís estrellado tiene ocho carpelos, pero el japonés tiene diez o más y huele a trementina o a alcohol desnaturalizado.

El anís estrellado en la cocina

El dulzor del anís estrellado se debe a su gran contenido en anetol, un compuesto que resulta 13 veces más dulce que el azúcar. Su sabor es fuerte —a regaliz con ligeras notas de canela y clavo—, por lo que ha de usarse con moderación, ya que un poquito da mucho de sí. Basta con una estrella, o bien una pizca si está molido, para aromatizar un sofrito de verduras. Usar demasiado puede volver el plato amargo.

Uno de los secretos de la cocina china es el modo en que los cocineros utilizan esta especia al cocinar la carne, hirviéndolo a fuego lento junto con cebolla y salsa de soja, lo cual produce compuestos sulfurosos y fenólicos que intensifican su sabor.

Si bien la estrella en sí no es comestible (a excepción de molida), hay muchos cocineros que una vez finalizada la preparación la sacan de la olla y la colocan en una fuente o plato como decoración. De todos modos, las semillas —que sí son comestibles— presentan un interesante sabor a frutos secos. Al molerlo conviene incluir tanto los carpelos como las semillas.

He aquí algunas ideas para aumentar el consumo de anís estrellado:

- Úsalo en sopas, guisos y cazuelas que requieran cocción prolongada.
- Añádelo a la cazuela cuando hagas pollo o pato asado.
- Enriquece el jugo de las carnes o pescados braseados con esta especia.

- Agrégalo a la compota de manzana o de ciruelas.
- Incorpóralo al caldo del pollo o el pescado escalfados.
- Prepara una mezcla para frotar carnes de ave o caza combinando 2 estrellas molidas

con una cucharada de azúcar, una cucharadita de semillas de mostaza negra, 10 granos de pimienta negra y una cucharadita de sal. Resulta alrededor de ¼ de taza, lo suficiente para cubrir un ave.

ASAFÉTIDA   *Un fabuloso remedio antigripal*

Decir que puede llevar un tiempo acostumbrarse a la asafétida sería expresarlo muy suavemente, o bien estar haciendo un comentario mordaz. De hecho, su penetrante olor a azufre (piensa en un intenso aroma a ajo y cebolla) es tan intenso que abrir un frasco de asafétida en polvo deja un aroma acre en el aire durante varias horas. (Afortunadamente, al cocinarla desaparece su desagradable perfume).

Pero ese mismo olor (*foetida* es una voz latina que significa «apestoso») llevó a esta especie a desempeñar un papel protagonista en Estados Unidos durante la pandemia de gripe de 1918. Por aquel entonces la gripe española —también conocida como la gran gripe— arrasó el mundo durante veinte meses, matando a cerca de cien millones de personas. En Estados Unidos fallecían alrededor de diez mil personas a la semana. Con semejante panorama, miles de estadounidenses se acostumbraron a salir a la calle con una bolsita de asafétida atada alrededor del cuello como medida preventiva. La Farmacopea de Estados Unidos —una organización que establece los estándares de los medicamentos— aprobó el uso de esta especie como remedio para la gripe, adelantándose a 2009 y a los hallazgos efectuados en los laboratorios de Egipto y Taiwán…

Hacer frente a la gripe

Aunque la gripe española infectó al mundo hace casi un siglo, su poder de devastación volvió a captar la atención de los medios en la primavera de 2009, cuando una nueva pandemia de gripe —la gripe porcina— estalló en México y se extendió por el resto del mundo rápidamente.

Si bien el grado de infección y muerte causado por la gripe porcina ha sido minúsculo en comparación con el de la gripe española, ambas comparten varias características: en las dos el grupo de población más afectado fueron los adultos jóvenes y no las personas mayores, y en ambos casos fue producida por el virus influenza tipo A (clasificación que denota el grado de gravedad, siendo el A el más extremo), subtipo H1N1 (es decir, el tipo de virus de que se trata).

¿Es la asafétida una solución?

Varios investigadores de Egipto y Taiwán decidieron analizar esta olorosa especie para descubrir si podría combatir la gripe porcina. Y así fue, al menos en el laboratorio, donde la asafétida acabó con el virus causante de la gripe porcina más eficazmente que la amantadina, uno de los antivirales que fueron prescritos para tratar la gripe porcina. Los compuestos de la asafétida «podrían ser prometedores componentes principales en el desarrollo de nuevos medicamentos» frente a la gripe porcina, explicaron los investigadores taiwaneses en la revista *Journal of Natural Products*, una publicación de la Sociedad Americana de Química.

Acorralar al cáncer

Si bien la carta de presentación olorosa de la asafétida se debe a sus abundantes compuestos sulfúricos, los científicos —siguiendo la pista al tradicional uso medicinal de esta especie en numerosas partes del mundo— han conseguido aislar *cientos* de ingredientes activos y están descifrando cuáles poseen propiedades preventivas y curativas. De lo que no hay duda es de que estos componentes se muestran activos contra el cáncer.

La campaña antitabaco de un médico

El olor acre del collar de asafétida que llevó puesto durante la pandemia de gripe española todavía persistía en la memoria de este otorrinolaringólogo de Filadelfia, cuando en 1975 se le ocurrió una novedosa idea para ayudar a la gente a dejar de fumar: impregnar los cigarros con el sabor de esta especia.

Su hipótesis estaba fundamentada en la teoría del reflejo condicionado del método de Pavlov: si los cigarros supieran a asafétida en lugar de a tabaco, la gente comenzaría a aborrecerlos. ¡Y así ocurrió!

Para su experimento reunió a 21 fumadores de edades comprendidas entre los 23 y los 60 años que llevaban fumando alrededor de un paquete diario durante una media de 36 años. Las instrucciones eran simples: justo antes de encender un cigarro debían colocarse debajo de la lengua una pastilla de asafétida y mantenerla ahí mientras fumaban. A cada participante se le dio cien pastillas, cantidad suficiente para cinco paquetes. Al cabo de una semana, el 82 por ciento había dejado de fumar. Acercar un cigarrillo a los labios «provoca una sensación de náusea y [el paciente] ni siquiera llega a encenderlo», explicó el Dr. Albert P. Seltzer en la revista *Journal of the National Medical Association*.

Cuatro años más tarde ninguno de los exfumadores había vuelto a probar el tabaco.

Uno de los equipos de investigación que estudió los efectos de la asafétida frente a la peste porcina llevó a cabo otro estudio sobre la capacidad de esta especia de combatir el cáncer. Al mezclar asafétida con células de cáncer de pulmón, mama, hígado y bucal se detuvo la actividad cancerosa en un 50 por ciento. Según este equipo, los polifenoles —poderosos antioxidantes presentes en la asafétida semejantes a los del té verde, el vino tinto y el chocolate negro— podrían ser los factores que acorralan al cáncer.

Además, en otro estudio realizado en la India en el que los científicos analizaron la eficacia de la especia frente al cáncer, se observó que ralentizaba la formación de cáncer de piel en los animales de laboratorio. Asimismo, incrementó los niveles de antioxidantes en sangre, unas sustancias con propiedades protectoras frente al cáncer.

Y en un estudio sobre el cáncer de mama efectuado también por unos científicos indios se descubrió que alimentar con asafétida a los animales de laboratorio «conllevó una reducción significativa» del número y el tamaño de los cánceres de mama inducidos por el tratamiento con una sustancia tóxica. «Estos hallazgos apuntan al potencial [preventivo] de la asafétida [frente al cáncer]», concluía el artículo publicado en la revista *Breast Cancer Research and Treatment*.

Favorecer la digestión

La asafétida es un ingrediente habitual de la gastronomía de la India y una de las razones por las que las lentejas, las judías y otros alimentos flatulentos que forman parte de la dieta india se toleran tan bien. En un estudio publicado en la revista *Journal of Ethnopharmacology*, un equipo de científicos de Oriente Próximo explicaba que esta especia relaja los músculos del tracto gastrointestinal y otros dos estudios han demostrado que su ingesta regular puede ayudar a aliviar los síntomas del síndrome del intestino irritable, incluyendo los retortijones, la hinchazón y los gases.

DURANTE LA PANDEMIA DE 1918 LA GENTE UTILIZÓ ASAFÉTIDA PARA PROTEGERSE DE LA ENFERMEDAD.

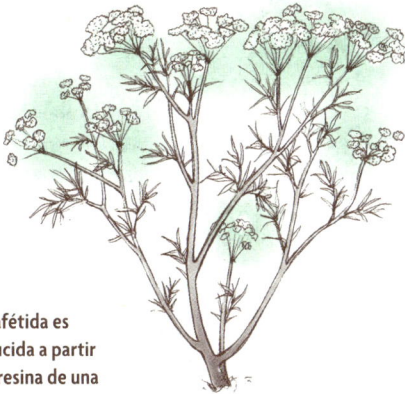

La asafétida es producida a partir de la resina de una planta nativa de Oriente Próximo.

Conoce la asafétida

La asafétida es una especia que se produce a partir de la resina (*sap*) de una planta nativa de Irán y Afganistán. Sus otras denominaciones: «estiércol del diablo» y «alimento de los dioses», indican que ha recibido una consideración muy diferente por unos y por otros, debido a que resulta repugnante cruda, pero bastante sabrosa cocinada, con un agradable aroma parecido al de ajos y cebollas cocinados.

Su aroma está presente diariamente en las cocinas de la India, Nepal y algunas zonas de Oriente Próximo. En estos lugares es habitual encontrar un pedacito de asafétida del tamaño de una canica al destapar la tapa de una olla de lentejas, repollo, coliflor, coles de Bruselas u otros alimentos con fama de resultar flatulentos. También suele emplearse para aromatizar los curries, las *koftas* —albóndigas típicas de la India— y el *papadum* o pan frito. Asimismo, constituye un ingrediente esencial de la mezcla de especias *chaat masala*, que suele emplearse en guarniciones y aperitivos.

Los iraníes frotan con ella los platos —previamente calentados— antes de servir la carne, y en Afganistán esparcen sal y asafétida sobre la carne para ablandarla.

Aunque se trata de una especia prácticamente desconocida en las artes culinarias occidentales, es posible que la tengas en el armario de la cocina, ya que corren rumores de que se trata de un ingrediente de la salsa Worcester, un condi-

La asafétida podría ayudar a prevenir y/o tratar:

Cáncer	Gripe
Flatulencia	Síndrome del intestino irritable

La asafétida combina bien con las siguientes especias:

Ajowan	Pimienta negra
Cardamomo	Semilla de hinojo
Cilantro	Semilla de mostaza
Cúrcuma	Tamarindo
Jengibre	

y complementa las recetas de:

Carnes rojas	Frutos secos
Chutney	Judías
Coliflor	Lentejas
Curries	Repollo
Encurtidos	

Otras recetas que contienen asafétida:

Chaat masala (pág. 294)	*Kulambu* de coles de Bruselas (pág. 132)
Chutney de cebolla y tomate (pág. 161)	*Sambaar masala* (pág. 294)

mento que goza de gran popularidad en Estados Unidos.

Cómo comprar asafétida

Si bien la asafétida se comercializa en forma de resina sólida, pasta o polvo, te recomiendo encarecidamente que la adquieras en polvo, ya que, de otro modo, puede resultar difícil de manejar para los principiantes. (Incluso en polvo debe manejarse con cuidado, como explicaré seguidamente).

La asafétida en polvo puede ser de color marrón clarito o amarillo. Esta última contiene un poquito de cúrcuma —una especia de color ama-

Buñuelos de verduras con especias

Los bhajis *son buñuelos de verduras fritos típicos de la India que se sirven calientes como aperitivo aderezados con chutney. Esta receta se la debo a Alamelu Vairavan, una excepcional cocinera autora del libro* Healthy South Indian Cooking (Hippocrene Books). *Recomiendo servirlos con el chutney de cebolla y tomate (pág. 161), otra receta de Alamelu que también contiene asafétida. La* besan *(harina de garbanzo) está disponible en los comercios indios. En caso de no encontrarla, podrías usar una mezcla instantánea para hacer pakoras, sal y bicarbonato de sodio. Esta mezcla puede encontrarse en comercios indios, en tiendas especializadas, así como en algunos supermercados que comercializan productos exóticos.*

1 taza de besan (harina de garbanzo)
¼ de taza de harina de arroz
1 cucharadita de sal
¼ de cucharadita de polvo de hornear
½ cucharadita de cayena
½ cucharadita de asafétida en polvo
¼ de cucharadita de cúrcuma
30 rodajas finas de berenjena, patata o cebolla blanca
Aceite de colza para freír

1. Combina todos los ingredientes secos con las manos en un cuenco mediano.

2. Añade una taza de agua a la mezcla, removiendo hasta obtener una masa suave y espesa. Resérvala durante 30 minutos.

3. Calienta suficiente aceite para freír en una sartén honda o wok. Ve cubriendo una a una las rodajas de verdura con la masa e incorporándolas a la sartén. Fríe unas cuantas rodajas cada vez durante alrededor de dos o tres minutos, hasta que estén doradas por ambos lados. Retira el exceso de aceite con un papel de cocina. Repite el mismo proceso hasta freír toda la verdura.

Resultan 6 raciones.

rillo dorado—, por lo que resulta más suave y se fusiona mejor con otros ingredientes.

En cuanto a la resina, presenta una gama de tonos que van desde el rojo oscuro al marrón. Cuando la resina es casi negra no conviene adquirirla, ya que significa que ha perdido su frescura.

Existen dos variedades de asafétida denominadas *hing* y *hingra*. La primera es considerada de calidad superior por su mayor intensidad aromática.

Como descubrirás muy rápidamente, el reto no consiste tanto en *adquirir* esta especia, como en *conservarla*, ya que si no se guarda adecuadamente su acre olor puede invadir el armario y contaminar otros ingredientes. Para contener el olor puedes doblar las medidas de seguridad, guardándola en un recipiente hermético metido

a su vez en *otro* recipiente de las mismas características o en una bolsa de plástico con autocierre. ¡Otra opción podría ser guardarla en el garaje!

La asafétida en la cocina

Como he mencionado antes, a pesar de su mala fama debido al hedor inaguantable que emana en estado crudo *fuera* de la olla, esta especia se suaviza cuando se cocina y aporta un ligero sabor dulzón a los alimentos. Sin embargo, conviene que tengas en cuenta que para lograr este efecto basta con añadir una pizca, incluso si estás preparando una gran olla de curry o un estofado para varias personas.

El mejor modo de usarla en polvo consiste en freírla en un poco de aceite al principio de los preparativos; de este modo, su olor se habrá disipado antes de que añadas otros alimentos.

AZAFRÁN *Levanta el ánimo*

El azafrán es la especia más costosa y exquisita del mundo. Sus hebras de color rojo anaranjado, tan brillantes como una puesta de sol estival, valen su peso en oro, o casi. Unos 450 g (1 libra) de azafrán seco cuesta unos 4.500 euros (5.000 dólares), alrededor de un 25 por ciento de lo que costaría la misma cantidad de oro. ¡Por fortuna, esta especia se comercializa en pequeñas cantidades!

El *estigma* es la parte encargada de recibir el polen en las flores. Pues bien, el azafrán es el estigma seco de la flor de la planta *Crocus sativus*. Teniendo en cuenta que para producir unos 450 g (1 libra) de azafrán se necesitan alrededor de 80.000 flores y unos 250.000 estigmas, es fácil entender por qué se trata de la especia más cara que existe.

Los estigmas se recogen a mano durante el otoño, la época de floración de la planta, una tarea de grandes proporciones que tiene lugar durante las dos o tres semanas de cosecha en Irán, la región de Cachemira en la India y la zona de La Mancha en España, donde se cultiva una gran parte del azafrán comercializado en el mundo. El cultivo de esta especia suele estar en manos de empresas familiares donde todos los miembros participan y trabajan día y noche en la recogida, desbrizne y secado de los estigmas, así como preparándolos para su comercialización. El fin de tan arduo trabajo suele celebrarse con una alegre fiesta. ¡Quizá la euforia se deba a la capacidad de mejorar el estado de ánimo de esta especia!

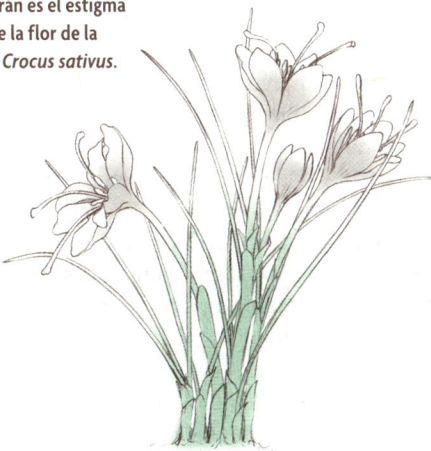

El azafrán es el estigma seco de la flor de la planta *Crocus sativus*.

El Prozac de la Madre Naturaleza

«En la medicina tradicional persa el azafrán se utiliza en el tratamiento de la depresión», escribió un equipo de psiquiatras del Centro Médico de la Universidad de Teherán en la revista *Journal of Ethnopharmacology*.

Por esta razón, el equipo decidió evaluar la especia para determinar si resultaba eficaz frente a la depresión, pues suponían que podría funcionar mucho mejor que los fármacos antidepresivos.

«Aunque existe una gran variedad de agentes farmacológicos para el tratamiento de la depresión, un gran número de pacientes no toleran los efectos secundarios, no responden adecuadamente a la medicación o dejan de responder en un momento dado», señalaron los investigadores.

Y resultó que el azafrán posee propiedades antidepresivas.

Tan eficaz como la fluoxetina (Prozac). Los investigadores realizaron un estudio con 40 personas con síntomas depresivos de leve a moderados a las que dividieron en dos grupos: un grupo tomó fluoxetina y el otro grupo, azafrán (15 mg, dos veces al día). Al cabo de dos meses, se observó que el azafrán resultaba tan efectivo como la fluoxetina y había conseguido atenuar la depresión a un 25 por ciento de los participantes.

Un tratamiento efectivo. En un segundo estudio llevado a cabo en Irán, los psiquiatras estudiaron de nuevo a 40 personas con síntomas depresivos de leve a moderados a los que dividieron en dos grupos: un grupo recibió 30 mg de azafrán, y el otro grupo, un placebo. Al cabo de seis meses, el grupo tratado con azafrán presentaba unas puntuaciones mucho más bajas en la prueba estándar con la que suele evaluarse la depresión (la escala de valoración Hamilton). Los resultados fueron publicados en la revista *Phytomedicine*.

Otro equipo de científicos iraníes que llevó a cabo un estudio con 40 personas durante seis semanas que tomaron azafrán, o bien un placebo, observó incluso mayores efectos en la especia. Las conclusiones de este estudio aparecieron en la revista *Phytotherapy Research*.

Tan eficaz como la imipramina. En otro estudio efectuado en Irán, unos científicos compararon el azafrán con el fármaco antidepresivo imipramina, un *antidepresivo tricíclico*. Dividieron a 30 personas —con síntomas depresivos de leve a moderados— en dos grupos: un grupo tomó azafrán y el otro grupo, imipramina; pues bien, el azafrán resultó ser tan efectivo como este medicamento. Los resultados fueron publicados en la revista *BMC Complementary and Alternative Medicine*.

El ingrediente activo. Según los investigadores iraníes, la especia podría funcionar exactamente igual que muchos medicamentos antidepresivos. Dos compuestos del azafrán (la *crocina* y el *safranal*) ejercen una función protectora en los niveles de diversas sustancias químicas cerebrales (*serotonina, dopamina* y *norepirefrina*) encargadas de estimular y estabilizar el estado de ánimo.

Unos investigadores chinos investigaron el mecanismo antidepresivo del azafrán con animales experimentales. Se concluyó que la *crocina* era el ingrediente activo de la especia y que este compuesto «debería considerarse como un nuevo material vegetal para el tratamiento de la depresión». Este hallazgo fue publicado en la revista *Journal of Natural Medicine*.

Continúan las propiedades curativas

He aquí otras maneras en las que el azafrán podría ayudarte a estar sano o sentirte mejor.

Aterosclerosis. En un estudio se administró 100 mg al día de azafrán a 20 personas —la mitad sanas y la otra mitad con afecciones cardiacas—. Al cabo de seis semanas, se observó una reducción de la oxidación del colesterol (un proceso clave en la formación de placa que puede llegar a obstruir las arterias) de un 43 por ciento en los individuos sanos y de un 36 por ciento en los pacientes cardiacos.

Alzheimer. Unos investigadores efectuaron un estudio con 54 personas afectadas de Alzheimer con síntomas de leves a moderados, a las que dividieron en dos grupos: un grupo recibió 30 mg de azafrán al día y el otro grupo, donepezilo, un fármaco que suele prescribirse para retardar esta enfermedad. Al cabo de cinco meses, el azafrán resultó ser tan eficaz como este medicamento a la hora de retrasar el deterioro mental de los pacientes, pero sin efectos secundarios. El estudio fue publicado en la revista *Psychopharmacology*.

Dolores menstruales. Un equipo de investigadores estudió a 180 mujeres aquejadas de dolores menstruales, de edades comprendidas entre los 18 y los 27 años, a las que dividieron en tres grupos. Del primer al tercer día durante tres menstruaciones un grupo recibió una dosis diaria de un remedio que contenía 500 mg de azafrán, otro grupo tomó ácido mefenámico, un fármaco antinflamatorio no esteroideo similar al ibuprofeno, y el tercer grupo, un placebo. Los grupos que tomaron azafrán o bien el medicamento presentaron una «disminución significativa» en cuanto a la intensidad y duración del dolor durante las reglas y, concretamente, se observó una mayor reducción en el grupo tratado con azafrán. El estudio fue publicado en la revista *Journal of Midwifery and Women's Health*.

Síndrome premenstrual (SPM). Se estima que del 70 al 90 por ciento de las mujeres experimentan el SPM; por otro lado, del 10 al 40 por ciento de las afectadas afirman que los síntomas —molestias mentales, emocionales y físicas de todo tipo, que comienzan a mitad del ciclo y continúan hasta la menstruación— interfieren en su vida diaria. Pues bien, unos científicos llevaron a cabo un estudio con mujeres afectadas de SPM, de edades comprendidas entre los 20 y los 45 años, a las que dividieron en dos grupos: durante dos ciclos menstruales un grupo tomó una dosis diaria de 30 mg de azafrán, mientras que el otro grupo no tomó la especia. «El azafrán ha resultado ser efectivo en el alivio de los síntomas del SPM», escribieron los investigadores en la revista *BJOG: An International Journal of Obstetrics and Gynecology*.

Esterilidad (masculina). En otro estudio, 52 hombres tomaron una dosis diaria de 50 mg de azafrán. Al cabo de tres meses, el esperma con forma normal (morfología) presentaba un incremento de un 21 por ciento y se había doblado el esperma con movimiento normal (motilidad). El hallazgo fue publicado en la revista *Urology Journal*. Es probable que la crocina —el poderoso antioxidante del azafrán— proteja y regenere el semen y a ello se deban estos «prometedores resultados», afirmaron los investigadores en la revista *Urology Journal*.

Disfunción eréctil. Unos científicos llevaron a cabo un estudio con 20 hombres afectados de disfunción eréctil, a los que dieron una dosis diaria de 200 mg de azafrán. Al cabo de diez días, los participantes presentaban una mejoría de un 44 por ciento en las puntuaciones del Índice Internacional de Función Eréctil, un cuestionario estándar diseñado para determinar el grado de gravedad de este trastorno. El hallazgo fue publicado en la revista *Phytomedicine*.

Cáncer. El azafrán ha sido capaz de cerrar el paso a muchos tipos de cáncer en estudios preclínicos, *in vitro* y en animales, incluyendo el cáncer de pulmón, de colon, de mama, de hígado, de páncreas, de vejiga, cervical y leucemia. El azafrán «podría tener potencial a la hora de prevenir y/o tratar ciertos tipos de cáncer», concluyó un equipo de investigadores en la revista *Acta Horticulturae*, tras revisar más de treinta estudios sobre azafrán y cáncer.

Ansiedad e insomnio. «El azafrán se emplea para el tratamiento de la ansiedad y el insomnio en la medicina tradicional», explicó un grupo de científicos en la revista *Phytotherapy Research*. Estos investigadores descubrieron en un experimento en animales que los extractos de azafrán reducen los síntomas relacionados con la ansiedad y aumentan el tiempo total de sueño.

Pérdida de memoria. Unos investigadores griegos hallaron que los compuestos del azafrán mejoraban la memoria en los animales de laboratorio. El descubrimiento fue publicado en la revista *Behavioral Brain Research*.

Degeneración macular asociada a la edad. Esta destrucción gradual de la mácula —zona central de la retina— es la causa principal de ceguera en Estados Unidos. Unos médicos de la Facultad de Medicina Texas A&M observaron que los compuestos derivados de la crocina podrían «au-

mentar significativamente el flujo sanguíneo en la retina» y «podrían utilizarse para tratar […] la degeneración macular asociada a la edad». Los resultados fueron publicados en la revista *Journal of Ocular Pharmacology and Therapeutics*.

Parkinson. En esta enfermedad neurodegenerativa se origina una destrucción gradual y progresiva del área del cerebro que produce dopamina, lo cual genera diversos síntomas, como temblores, rigidez muscular, apatía y demencia.

El azafrán podría ayudar a prevenir y/o tratar:

Alzheimer	Infertilidad masculina
Ansiedad	Insomnio
Aterosclerosis	Parkinson
Cáncer	Pérdida de memoria
Degeneración macular asociada a la edad	(deterioro cognitivo leve relacionado con el envejecimiento)
Depresión	
Disfunción eréctil	Presión arterial alta (hipertensión)
Dolores menstruales	
Esclerosis múltiple	Síndrome premenstrual (SPM)
Fatiga	

El azafrán combina bien con las siguientes especias:

Almendra	Menta
Canela	Nuez moscada
Clavo	Semilla de cilantro
Comino	

y complementa las recetas de:

Arroz	Polenta
Cordero	Pollo
Curries	Púdines
Cuscús	Sopas
Frutos secos	Flan
Marisco	

Unos científicos indios descubrieron en un experimento en animales que la crocetina del azafrán protegía las células cerebrales responsables de la producción de dopamina y estabilizaba los niveles de esta sustancia. La crocetina, escribieron los investigadores, «es útil en la prevención del Parkinson y tiene potencial terapéutico a la hora de combatir esta devastadora enfermedad neurológica». Los resultados fueron publicados en la revista *Pharmacology Biochemistry and Behavior.*

Esclerosis múltiple. Unos investigadores paquistaníes utilizaron azafrán para disminuir los síntomas en animales a los que se había inducido esclerosis múltiple; esta enfermedad autoinmune destruye la envoltura de los nervios y va acompañada de una gran variedad de síntomas neuromusculares, como la dificultad para caminar. El azafrán «podría ser potencialmente útil en el tratamiento de la esclerosis múltiple», concluyeron los científicos.

Conoce el azafrán

Si bien existen casi cien variedades de *Crocus,* solamente una contiene los estigmas que se convierten en el azafrán: el *Crocus sativus* o rosa del azafrán. Los estigmas rojo-anaranjados están unidos en la base por un filamento denominado estilo. La cosecha tiene lugar en otoño coincidiendo con el período de floración, y las flores se desbriznan a mano con sumo cuidado, ya que la calidad y el precio se resienten cuando se incluye con los estigmas una cantidad excesiva de restos florales. Una vez secos, los estigmas se convierten en una masa enmarañada de finas hebras, tan ligeras que un poco de brisa podría alzarlas del suelo.

Debido a que los estigmas han de recolectarse durante el breve período de floración, la cosecha suele tener lugar en unos pocos días de trabajo duro e intenso. Si bien esta planta es originaria de Irán, en la actualidad se cultiva en diversos países (Irán, la India, España, Grecia e Inglaterra son unos de los más productivos); por lo general, en plantaciones familiares.

El azafrán es tan antiguo como nuestra civilización: los griegos lo empleaban para aromatizar y purificar los templos; los romanos se bañaban en agua de azafrán y Cleopatra lo usaba como mascarilla facial (o eso cuenta la leyenda. A veces me pregunto si habrá alguna especia que *no* usara Cleopatra en sus mascarillas faciales).

Durante la época medieval tuvo una gran importancia comercial en Europa, sobre todo como tinte para los tejidos usados por la monarquía y la nobleza.

Como especia culinaria el azafrán es especialmente popular en los países donde se cultiva. En España y Portugal se utiliza abundantemente y su revelador color está presente en un sinnúmero de recetas de caldo de pescado y marisco. La paella, el famoso plato español, debe al azafrán su color dorado.

En la cocina provenzal el azafrán es un ingrediente esencial en la sopa denominada *bouillabaise* y en la *rouille,* una mayonesa de ajo enriquecida con azafrán y guindilla roja.

Lo cierto es que el azafrán da color a los platos de arroz en todas partes del mundo, incluyendo los *biryanis* y el arroz con leche denominado *kheer,* en la India, y los *pilafs* y el *shola* (arroz con leche), en Irán. Esta especia constituye, asimismo, un ingrediente fundamental del clásico *rissotto* a la milanesa.

El azafrán también es utilizado en la cocina mogol de la India en la preparación del laborioso plato denominado *shahi raan* (real pierna de cordero asada con salsa de uvas pasas y azafrán), en el que la carne se deja marinar en esta salsa durante tres días.

Los árabes utilizan azafrán y cardamomo para aromatizar los cafés.

Los escandinavos celebran el 13 de diciembre la fiesta de Santa Lucía con unos bollitos de azafrán denominados *Lusseskatter* (los gatitos de Lucy), tradicionalmente servidos por una de las hijas de la familia ataviada con un delantal blanco y una corona de frutos del bosque, y sosteniendo una vela blanca.

Los descendientes de los emigrantes alemanes que se instalaron en la zona este de Pensilvania emplean azafrán para dar color y aromatizar su famoso *potpie,* pollo cubierto de fideos cuadrados. Los antiguos colonos alemanes llevaron azafrán a Estados Unidos y lo cultivaron en sus jardines.

Cómo comprar azafrán

Debido a su elevado coste, el azafrán es una de las especias que más adulteraciones y falsificaciones ha sufrido. En la Alemania del siglo XVI la falsificación del azafrán con alazor, cúrcuma y otras sustancias de bajo costo era un gran negocio, además de un crimen. De hecho, se formó un comité de inquisidores denominado *Safranschau*, con el objetivo de perseguir, juzgar y castigar a los «adulteradores».

Si bien esta especia se cultiva en muchas zonas del planeta (se producen 220 toneladas al año), el azafrán de La Mancha está considerado como el de mejor calidad del mundo, seguido de cerca por el proveniente de Cachemira en la India. Por otro lado, el azafrán de Tasmania (Australia) es un nuevo competidor en el comercio del azafrán de calidad superior y, posiblemente, el más caro. No obstante, el 90 por ciento de la producción mundial de esta especia se cultiva en Irán.

Existen básicamente dos calidades de azafrán: estigmas con estilo y estigmas desprovistos de estilo (azafrán de primera calidad). Los términos *coupé* (España), *morga* (la India), *poshal* (Irán) y *stigmata* (Grecia) identifican a este último, que también se clasifica según su contenido en crocina: un alto contenido de este pigmento —que se traduce en tonos más oscuros— es sinónimo de una mejor calidad (el azafrán puede presentar diversas tonalidades que van del amarillo-naranja al vino). El procedente de Krokos (Grecia) está sometido a estrictos controles y según sus productores es el de mayor contenido en crocina. El más económico es el cultivado en México.

Por su parte, los estigmas con estilo son fácilmente reconocibles por presentar una coloración más clara o amarilla (el estilo) en uno de los

Marisco al azafrán

Este plato es un clásico guiso de marisco de Cataluña. Es mejor prepararlo con antelación para que los sabores se armonicen.

2 docenas de almejas o mejillones, o una mezcla de ambos
½ taza de vino blanco
½ taza de cebolla cortada en trozos
½ pimiento rojo, cortado en trozos
2 dientes de ajo, picados
1 zanahoria, cortada en juliana
1 ramita de apio, cortada en juliana
1 patata roja, pelada y cortada en cubitos
2 cucharadas de mantequilla o aceite de oliva

2 tazas de caldo de pollo
Una pizca de azafrán, desmenuzado y disuelto en ¼ de taza de agua caliente
8 langostinos grandes
8 vieiras, cortadas en rodajas
115 g (4 oz) de salmón, cortado en pedacitos
1 cucharadita de albahaca seca
1 cucharadita de menta seca
1 cucharadita de perejil seco
1 cucharada de cebolleta cortada en dados

1. Pon a hervir el vino blanco a fuego suave en una sartén onda. Añade las almejas y los mejillones y cuécelos removiendo la sartén de vez en cuando hasta que se abran. Reserva las almejas y el líquido de cocción.
2. En un horno holandés mediano saltea en mantequilla o aceite la cebolla, el pimiento rojo, el ajo, la zanahoria, el apio y la patata a fuego medio, durante alrededor de 10 minutos, hasta que estén tiernos.
3. Vierte el caldo de pollo y la mezcla de azafrán y deja que hierva ligeramente. Incorpora los langostinos, las vieiras y el salmón. Tapa y guisa durante alrededor de 3 minutos, hasta que los langostinos y el salmón adquieran una coloración rosada. Agrega las almejas con su concha, tapa y prosigue la cocción a fuego lento durante 5 minutos. Añade la albahaca, la menta y el perejil y cocina durante un minuto más. Distribuye en cuencos con un cucharón y esparce por encima la cebolleta.

Resultan 4 raciones.

extremos. Este azafrán también incluye diferentes tipos según el porcentaje de presencia de restos florales, el cual determina la calidad del producto. Por lo general, resulta un 20 por ciento más barato que el azafrán puro. Por ejemplo, el *sargoal* iraní puede llegar a venderse a dos terceras partes del precio del azafrán de primera calidad.

Esta especie suele estar disponible en pequeñas cantidades —unos 1,5 g (1/20 de una onza), alrededor de una cucharada—, envasada en un frasco de cristal, o bien en una cajita de plástico. La mayor parte del azafrán comercializado en Estados Unidos procede de La Mancha.

Si bien también se comercializa molido, a menos que estés completamente seguro de su autenticidad, lo mejor es comprarlo en hebra.

Un típico frasco de azafrán puede venir a costar entre 9 y 18 euros (10 y 20 dólares) o más. El azafrán barato es cuanto menos sospechoso. A menudo la cúrcuma —una especia muy asequible— se vende camuflada como azafrán, especialmente para los turistas que visitan los mercados de especias. Por otro lado, el alazor —que carece de sabor—, ha sido tan empleado en las imitaciones que también es conocido como «azafrán bastardo».

Hay un modo seguro de comprobar la autenticidad de esta especie: el azafrán es soluble en agua y, agregado a un cuenco con agua tibia, comienza a teñirla casi de inmediato.

Guardado en un lugar oscuro y seco, el azafrán puede conservarse durante tres años o incluso más. No debe refrigerarse y no soporta bien la congelación.

El azafrán en la cocina

El sabor del azafrán varía dependiendo de su lugar de procedencia y la cantidad de crocina. A menudo su aroma es comparado con el del vino criado en barrica de roble y su sabor, al de la miel con un persistente regusto amargo. Su sabor se intensifica en contacto con el agua, de modo que con una pizca es suficiente para condimentar un plato para cuatro personas.

Esta especia debe disolverse en agua o leche caliente antes de añadirla a la receta. Si bien proporciona la mayor parte de su color en los primeros diez minutos, no hay inconveniente en dejarlo más tiempo, incluso horas. No debe disolverse en aceite, ya que los aceites volátiles quedarán atrapados en las hebras y estas no darán color.

Conviene partir o moler las hebras en un mortero antes de añadirlas a un líquido. Un ligero tueste en seco previo facilita la tarea.

El azafrán se utiliza tradicionalmente en platos de marisco, guisos, sopas, curries, arroces y salsas a base de nata. No hay razón para excederse en la dosis, ya que una mayor cantidad no incrementa su sabor.

BAYA DE ENEBRO *Un diurético natural*

La baya de enebro (que en realidad no se trata de una baya, sino de un diminuto cono que produce el árbol y arbusto denominado enebro) es conocida por ser la especia que define el sabor de la ginebra, de modo que si ayer asististe a una fiesta nocturna y te tomaste un Martini, un *gin-tonic*, un té helado Long Island y un Tom Collins, y hoy (además de padecer la consabida resaca) tienes la sensación de estar yendo al baño más de lo normal, es debido a que la baya de enebro es un destacado *diurético* que aumenta la excreción de la orina.

Beneficiosa para los riñones

Un gran número de medicamentos modernos destinados al tratamiento de los problemas urinarios contienen uno o más compuestos extraídos de las bayas de enebro. Estos compuestos no solo estimulan la producción de orina en los riñones, sino también tienen acción antibacteriana, por lo que son ideales para combatir las infecciones de la vejiga y del tracto urinario. De hecho, la baya de enebro resulta tan beneficiosa para los riñones que, según observó un grupo de investigadores de la Universidad de California, puede ayudar incluso a prevenir el rechazo en los animales de laboratorio sometidos a un trasplante de riñón.

Curación perenne

He aquí otros ámbitos donde pueden resultar útiles las bayas de enebro:

Dolor de estómago. Las Monografías de la Comisión E —una guía terapéutica de plantas medicinales destinada a los médicos y otros profesionales de la salud alemanes— aprobó el uso de las bayas de enebro para el tratamiento de la indigestión.

Enfermedades cardiacas. En un estudio en animales publicado en la revista *Phytotherapy Research*, los investigadores observaron que los preparados a base de bayas de enebro ejercían una acción similar a la amilorida, un diurético empleado para controlar la presión arterial alta y la insuficiencia cardiaca congestiva.

Inflamación e infección. Las bayas de enebro se han empleado para el tratamiento de «diversas enfermedades inflamatorias e infecciosas tales como bronquitis, resfriados, catarros, infecciones fúngicas, hemorroides, afecciones ginecológicas y heridas en la medicina tradicional de Turquía», escribió un equipo de investigadores turcos en la revista *Journal of Ethnopharmacology*. También añadieron que las bayas de enebro se usan en *todo el mundo* para tratar muchos de esos trastornos, así como para la artritis reumatoide, para regular el período y para aliviar el dolor menstrual. Cuando evaluaron un extracto de esta especie en un experimento en animales descubrieron que mostraba una actividad antinflamatoria y analgésica «destacable» igual a la de la indometacina, un medicamento antinflamatorio no esteroideo (AINE) que se prescribe para el tratamiento de la artritis y otros problemas que generan dolor.

Diabetes. Diversos estudios han revelado que la baya de enebro resulta eficaz en la reducción de los niveles de azúcar en sangre.

Cáncer de mama. En un estudio de laboratorio dado a conocer en la revista *Oncology Reports,* el extracto de baya de enebro «redujo significativamente» el crecimiento de las células de cáncer de mama humano. Según los autores del estudio,

La baya de enebro podría ayudar a prevenir y/o tratar:

Bronquitis	Heridas
Cáncer de mama	Herpes labial
Diabetes tipo II	Indigestión
Dolor	Infección fúngica
Dolor menstrual	Infección urinaria
Enfermedades hepáticas	Insuficiencia cardiaca
Enfermedades renales	Osteoartritis y artritis reumatoide
Gripe	Presión arterial alta (hipertensión)
Hemorroides	Resfriados

La baya de enebro combina bien con las siguientes especias:

Alcaravea	Perejil
Cebolla	Pimienta de Jamaica
Laurel	Pimienta negra
Mejorana	Romero
Nuez moscada	Salvia
Orégano	Tomillo

y complementa las recetas de:

Adobos	Verduras encurtidas
Caza	Jamón
Cerdo	Vodka
Chucrut	

el extracto «podría resultar útil en el tratamiento del cáncer».

Daños hepáticos. Unos investigadores de la Universidad de Carolina del Norte de Chapel Hill descubrieron en un estudio en animales que el extracto de baya de enebro ayudaba a prevenir los daños hepáticos asociados al alcoholismo.

Herpes labial. Diversos estudios *in vitro* han revelado que los compuestos de la baya de enebro logran inhibir el virus responsable del herpes labial.

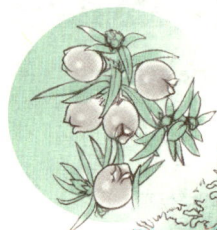

Existen más de 70 especies de enebro entre árboles y arbustos.

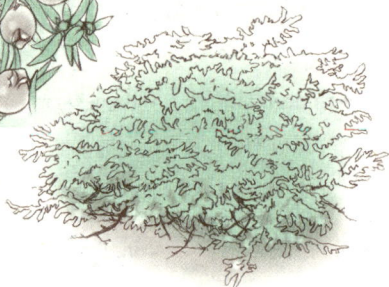

Conoce la baya de enebro

Existen más de 70 especies de enebro entre árboles y arbustos. Las «bayas» de enebro tardan tres años en madurar; su coloración es verde cuando son jóvenes y va transformándose en azul hasta llegar al morado oscuro cuando han alcanzado la plena madurez. En estado seco adquieren un tono negro azulado.

Suelen recolectarse en otoño, operación que puede causar algún *rasguño* debido al follaje espinoso del enebro. Es recomendable el uso el guantes y estar seguro de que las bayas en cuestión sean *comestibles*, ya que algunas variedades de enebro son venenosas.

El enebro prolifera en el hemisferio norte, de modo que no es de extrañar que esta especia esté presente en las cocinas norteuropeas, especialmente la escandinava y alemana, caracterizadas por una marcada presencia de la carne. (Allí donde hay un plato de caza también está la baya de enebro: se emplea para suavizar el sabor del venado, el ganso, el pato y el jabalí). Los escandinavos la utilizan en los asados de reno y también la añaden al *gravlax*, una especialidad a base de salmón ahumado curado con sal, azúcar y eneldo. Los alemanes incorporan la baya de enebro en estofados y en verduras fermentadas como el chucrut; asimismo, constituye un aromatizante esencial del popular licor Schnapps y es la principal especia del famoso plato germanofrancés cerdo con chucrut a la alsaciana. Por su parte, los franceses añaden esta especia a los patés y fiambres.

Su fragancia —acre, con aroma a pino— es popular en los ambientadores y artículos de per-

Cerdo con chucrut a la alsaciana

Este plato es un clásico de la cocina de la región francesa de Alsacia-Lorena que presenta influencias de la cocina alemana. En esta última es frecuente añadir bayas de enebro, alcaravea y laurel para condimentar el chucrut.

900 g (2 libras) de chucrut, preferiblemente alemán
1 taza de vino blanco
1,800 kg (4 libras) de costillar o lomo de cerdo
2 cucharadas de aceite de colza u otro aceite vegetal
1 taza de cebolla cortada en dados
2 manzanas grandes, peladas, sin corazón y cortadas en trozos
8 bayas de enebro
1 cucharadita de semillas de alcaravea
1 hoja de laurel

1. Escurre el chucrut con un colador apretando para extraer todo el jugo y vierte el líquido en un cuenco grande. Añade el vino blanco y reserva.

2. Calienta el aceite en una sartén grande y saltea la carne hasta que se haya dorado ligeramente por todos los lados. Reserva. Agrega la cebolla y las manzanas a la sartén y saltéalas durante alrededor de 10 minutos hasta que se hayan ablandado sin llegar a dorarse. Vierte el chucrut, remuévelo para mezclarlo bien y sigue cocinando durante cinco minutos. Incorpora las bayas de enebro y las semillas de alcaravea y mézclalas.

3. Coloca la mezcla del chucrut en el fondo de una fuente de horno, sitúa encima la carne y vierte el líquido del chucrut por encima. Añade la hoja de laurel al chucrut y asa en el horno (precalentado) a 180 °C (350 °F), durante una hora y media o hasta que la carne alcance la temperatura deseada.

Resultan 6 raciones.

fumería, y hubo un tiempo en que los suizos añadían bayas de enebro en el combustible de la calefacción de los colegios para sanear las aulas.

Cómo comprar bayas de enebro

Las bayas de enebro secas suelen encontrarse en algunos supermercados. Deberían resultar húmedas y flexibles al tacto y poder aplastarse fácilmente entre los dedos.

Si detectas la presencia de moho en la piel de algunas bayas, no has de preocuparte, ya que es algo bastante frecuente pues retienen la humedad. De todos modos, conviene evitar las bayas con excesivo moho.

Se conservan bien en un recipiente hermético protegido de la luz y el calor. Las bayas duras deberían desecharse, pues se han echado a perder.

Las bayas de enebro en la cocina

Las bayas de enebro son fáciles de manejar en la cocina y conviene machacarlas en lugar de usarlas enteras; como son un tanto blandas puedes hacerlo con los dedos, o bien usando un mortero. Es recomendable no machacarlas o molerlas hasta el momento de usarlas, ya que ello hace que se liberen sus sustancias aromáticas.

Si bien han venido usándose tradicionalmente para condimentar carnes de caza, pueden realzar cualquier tipo de carne, incluido el pollo asado y el rosbif. Hay incluso quien las emplea para aderezar los guisos de marisco.

He aquí algunas ideas para aumentar el consumo de bayas de enebro:

- Inclúyelas en las mezclas de especias para frotar carne de faisán, pato o pichón junto con clavos, laurel, romero, tomillo, nuez moscada y ajo.
- Prepara un adobo para carne de caza y brochetas, combinando sidra y aceite de oliva con bayas de enebro machacadas, granos de pimienta negra, ajo y laurel.
- Las bayas de enebro van bien con todo tipo de frutas moradas: ciruelas, moras y arándanos.
- Añade esta especia al ganso o pato asado para atenuar el sabor a grasa solidificada.
- Agrega bayas de enebro molidas a los rellenos de pan rallado.
- Incorpora unas cuantas bayas a la cazuela cuando prepares un *coq au vin,* la clásica receta francesa de pollo al vino.

CACAO   *¡Una dosis de dulzor!*

Cuando salió a la luz hace más de una década parecía una noticia demasiado buena para ser cierta: el chocolate, un dulce considerado nefasto para la salud, resultaba ser *beneficioso*.

Uno por uno, comenzaron a desfilar por las revistas médicas estudios tan deliciosamente provocativos que ocuparon los titulares de todo el mundo. «¿El chocolate, un alimento saludable?», preguntaba el periódico *The New York Times* en 2000. «El chocolate es bueno para la salud», anunciaba la publicación inglesa *Sunday Mirror* en 2003. «El chocolate: el sexto grupo de alimentos básicos», declaraba una publicación semanal de Washington D.C. en 2008. Un año más tarde, el tema de portada de una revista especializada en el sector de los dulces describía cómo las tabletas de chocolate estaban desapa-

reciendo de las estanterías de todo Estados Unidos. Realmente, los titulares que retrataban al chocolate como «el nuevo alimento saludable» sacudieron las mentes, los corazones y las papilas gustativas de muchas personas.

De todos modos, no conviene tomar en sentido literal estos titulares: no es que el chocolate sea bueno en sí mismo, es el *cacao* —la especia que confiere al chocolate su peculiar sabor— el que resulta beneficioso. *Todas* las bondades de una tableta de chocolate están concentradas en el cacao y es el contenido en cacao el que determina que un pedazo de chocolate resulte saludable.

El cacao —la especia— es una las fuentes más ricas de *flavanoles*, compuestos vegetales que ayudan a proteger el corazón de varias maneras.

Diversos estudios han demostrado que los flavanoles del cacao pueden desarmar a los perjudiciales radicales libres, proteger las membranas celulares y el ADN, prevenir la formación de placa que puede llegar a obstruir las arterias, mejorar la circulación de retorno, hacer descender la presión arterial alta y prevenir los coágulos sanguíneos que pueden provocar un infarto o un derrame cerebral.

Los indios kuna: amantes del cacao

Seguiríamos sintiéndonos culpables al comer chocolate de no ser por los indios kuna, que habitan en la isla de San Blas, cerca de la costa de Panamá. En 1997 unos investigadores del Hospital Brigham and Women de Boston (perteneciente a la Facultad de Medicina de Harvard) fueron los primeros en observar que la presión arterial alta es casi inexistente en San Blas, donde el árbol del cacao crece silvestre y el cacao —que se obtiene del fruto del árbol— es un ingrediente básico de la alimentación. ¡Lo más normal es que un kuna de 65 años o incluso mayor presente una presión arterial propia de un joven de 20 o 30 años! Y esto no se debe a unos genes a prueba de hipertensión, ya que los kunas que se han ido a vivir al continente y han adoptado la típica alimentación panameña acaban presentando los mismos índices de presión arterial alta y afecciones cardiacas que sus conciudadanos.

¿Cuál es la razón de la buena salud de los kunas? Su elevado consumo de cacao; de hecho, presentan la mayor ingesta de flavanoles del mundo. ¡Un indio kuna suele beber entre cuatro o cinco tazas de cacao al día como media! Y eso sin contar el cacao que añaden a las comidas. Los científicos creen que esta alimentación rica en cacao también contribuye a otro dato espectacular sobre su salud: los índices de mortalidad por enfermedad cardiaca, derrame cerebral, diabetes y cáncer de la isla de San Blas son claramente inferiores que los de Panamá continental y la mayor parte del mundo.

Esta información se dio a conocer hace pocos años cuando el grupo de investigadores de la Facultad de Medicina de Harvard regresó a la isla con objeto de comparar las principales causas de muerte de los isleños que habían fallecido en los últimos años en la isla con las de los panameños del continente; pues bien, la incidencia de muerte por infarto era seis veces más alta, por derrame cerebral, diecisiete veces más alta, y por cáncer, dieciocho veces más alta en estos últimos. De hecho, ¡es más probable que un habitante de San Blas muera de malaria, tuberculosis o gripe que de una de las seis causas principales de muerte de los países industrializados! Y en gran medida esto se debe al cacao.

Por qué tus arterias adoran el cacao

La abundancia de flavanoles del cacao protege las *células epiteliales* que recubren las arterias. Estas células producen óxido nítrico, un compuesto clave en el cuidado y nutrición de las arterias. El óxido nítrico relaja y ensancha los vasos sanguíneos, por lo que aumenta el flujo sanguíneo y disminuye la presión arterial; asimismo, evita la adhesión *plaquetaria* y, de este modo, contribuye a prevenir la formación de coágulos sanguíneos que provocan la mayor parte de los infartos y derrames cerebrales.

También evita que las células musculares lisas de las paredes arteriales produzcan placa e incluso ayuda a disminuir la placa una vez formada.

Y el óxido nítrico no solo es importante para el corazón, sino que también contribuye a regular la hormona insulina, que transporta la glucosa al interior de las células. Unos niveles normales de insulina son un requisito imprescindible para la prevención de la diabetes tipo II (la prediabetes, etapa previa al diagnóstico de diabetes que se caracteriza por una concentración de azúcar en sangre ligeramente por encima de lo normal, también se denomina *resistencia a la insulina*). Además, el óxido nítrico ayuda a eliminar las células cancerosas antes de que proliferen.

Así pues, los niveles altos de óxido nítrico aumentan la esperanza de vida y una abundante ingesta de cacao estimula su producción.

Curación del corazón

Numerosos estudios han demostrado que las personas que consumen cacao con alto contenido en flavanoles —en polvo mezclado con agua, o bien como chocolate negro (con un 74 por ciento de cacao en la mayoría de los estudios)— disfrutan de bastante mejor salud cardiovascular que las que no lo hacen. He aquí unos cuantos ejemplos representativos de los cerca de 200 estudios que se han llevado a cabo en la última década sobre el cacao y la salud cardiovascular:

Reducción del colesterol. Unos investigadores japoneses suministraron bebidas de cacao (con una mayor o menor concentración de flavanoles) a 160 personas; pues bien, las que tomaron el cacao rico en flavanoles presentaron una sustancial reducción del colesterol LDL «malo» y un considerable aumento del colesterol HDL «bueno».

Reducción de la oxidación del colesterol LDL. La formación de placa —que se adhiere a las paredes arteriales y las obstruye— se produce por la oxidación del colesterol LDL. Unos investigadores de la Universidad Estatal de Pensilvania descubrieron que la adición de chocolate negro a la «dieta estándar norteamericana» lograba disminuir la oxidación del LDL en un 8 por ciento.

Reducción de la presión arterial. Unos investigadores alemanes analizaron diez estudios sobre cacao con alto contenido en flavanoles y presión arterial alta, que implicó a 300 participantes, y hallaron que su consumo regular conseguía reducir la presión arterial sistólica una media de 4,5 mm Hg (lectura superior) y la presión arterial diastólica una media de 2,5 mm Hg (lectura inferior).

Mejor circulación. Varios científicos japoneses efectuaron un estudio con 39 hombres sanos a los que dividieron en dos grupos. Un grupo tomó chocolate negro con alto contenido en flavanoles y el otro grupo, chocolate blanco sin flavanoles. Al cabo de dos semanas, el grupo del chocolate negro presentaba un incremento del flujo sanguíneo arterial de un 22 por ciento. «La ingesta de chocolate negro mejoró significativamente la circulación coronaria en adultos sanos», escribieron los investigadores en un artículo publicado en la revista *International Journal of Cardiology*.

Sangre más fluida. Unos médicos del Centro de Investigación de la Trombosis de la Universidad Johns Hopkins efectuaron un estudio en el que evaluaron la actividad plaquetaria —la tendencia de la sangre a formar coágulos que puedan obstruir las arterias— de 28 personas sanas que tomaron chocolate negro durante siete días. Pues bien, la actividad plaquetaria se redujo un 27 por ciento. (El consumo de chocolate negro también produjo una reducción del colesterol LDL del 6 por ciento y un incremento del colesterol HDL del 9 por ciento).

Aumento del óxido nítrico. Un equipo de investigadores alemanes administró pequeñas cantidades de chocolate negro a 44 personas de ambos sexos de edades comprendidas entre los 56 y los 73 años. El resultado fue un «aumento sostenido» de un biomarcador de los niveles de óxido nítrico. Al cabo de 18 semanas, el porcentaje de participantes con presión arterial alta se redujo un 18 por ciento (pasó de un 86 a un 68 por ciento).

Arterias más flexibles. La enfermedad cardiaca solía denominarse «endurecimiento de las arterias», pues unas arterias rígidas son unas arterias enfermas. Unos investigadores griegos llevaron a cabo un estudio con cerca de 200 personas y descubrieron que una mayor ingesta de cacao estaba relacionada con una «menor rigidez arterial». Los resultados fueron publicados en la revista *American Journal of Cardiology*.

Reducción de la proteína C reactiva (PCR). Este biomarcador de la inflamación ha sido asociado a las afecciones cardiacas. Cuando unos investigadores italianos analizaron los datos recopilados durante un año en un estudio sobre alimentación y salud efectuado con cerca de cinco mil personas, descubrieron que las que consumían chocolate regularmente presentaban menores niveles de PCR. «El consumo regular de pequeñas dosis de chocolate negro podría reducir la inflamación», señalaron en la revista *Journal of Nutrition*.

Menor riesgo de afecciones cardiacas. Estos datos tan alentadores para la salud cardiaca cuentan con otros resultados positivos. Unos científicos de los Países Bajos analizaron los datos recabados durante 15 años en un estudio sobre alimentación y salud realizado con 470 personas de 65 años en adelante, y hallaron que el riesgo de morir por una enfermedad cardiovascular se reducía a la *mitad* en las personas con una alimentación rica en cacao, en comparación con las personas que lo tomaban poco o nada.

Asimismo, cuando un equipo de investigadores de la Facultad de Salud Pública de Harvard analizó 136 estudios sobre flavanoles y enfermedades cardiovasculares, observó que las personas con mayor consumo de flavanoles procedentes del chocolate reducían su riesgo de contraer enfermedades coronarias en un 19 por ciento, en comparación con las personas que los consumían poco o nada.

Supervivencia tras un infarto. El chocolate ejerce una función protectora incluso *después* de haber sufrido un infarto. Unos científicos suecos analizaron datos dietéticos obtenidos durante ocho años en el marco del Programa de Salud Cardiovascular de Estocolmo y observaron algo sorprendente: de los 1.169 participantes que habían sufrido un infarto, los que habían consumido chocolate al menos dos veces por semana *antes* del ataque reducían su riesgo de morir en los ocho años siguientes en un 27 por ciento, en comparación con los que no comían chocolate. «En cambio», añadieron, «no se estableció relación entre la ingesta de otros dulces y la mortalidad cardiaca».

Reducción del riesgo de derrame cerebral. Tras analizar diversos estudios, unos investigadores canadienses descubrieron que las personas que comían chocolate una vez por semana reducían su riesgo de sufrir un derrame cerebral en un 22 por ciento en comparación con las personas que no comían chocolate, y que el consumo regular de chocolate disminuía el riesgo de muerte tras padecer un derrame cerebral en un 46 por ciento.

El chocolate se te sube a la cabeza

El flujo sanguíneo no solo resulta vital para el corazón, también es necesario para un *cerebro* saludable.

Nutrir la materia gris. En un estudio se administró a 16 personas sanas una bebida de cacao con alto contenido en flavanoles y posteriormente se les sometió a una prueba de agudeza mental; mientras tanto, unos investigadores visualizaban la actividad de sus cerebros mediante imágenes por resonancia magnética funcional (IRMf), y lo que detectaron fue un gran aumento del flujo sanguíneo. «El cacao con alto contenido en flavanoles puede aumentar el flujo sanguíneo en la materia gris cerebral, lo cual apunta al potencial de los flavanoles del cacao para el tratamiento de […] la demencia y los derrames cerebrales», concluyeron los científicos en la revista *Journal of Cardiovascular Pharmacology*.

«La perspectiva de aumentar la perfusión cerebral [flujo sanguíneo en el cerebro] con los flavanoles del cacao es sumamente prometedora», afirmaron estos investigadores de la Facultad de Medicina de Harvard en otro artículo aparecido en el mismo número de la revista.

Más energía mental. En otro estudio, 30 personas tomaron una bebida de cacao rico en flavanoles antes de ser sometidas durante una hora a seis pruebas de agudeza mental de diez minutos; pues bien, se observó un mejor rendimiento en algunas de las pruebas y menos fatiga mental.

Ancianos más agudos. Unos investigadores noruegos repartieron varias pruebas estandarizadas de agilidad mental y memoria entre más de dos mil personas de edades comprendidas entre los 70 y los 74 años que estaban participando en un prolongado estudio sobre sus hábitos dietéticos; pues bien, las personas que incluían más chocolate en su alimentación obtuvieron los mejores resultados.

Más remedios de chocolate

¿Pero el chocolate será bueno para todo? ¡Mucha gente respondería afirmativamente sin contar con ninguna evidencia científica! Podrían no andar muy desencaminados…

Diabetes. Las personas sanas que comieron unos 30 g (1 onza) de chocolate con alto contenido en flavanoles todos los días durante una semana mejoraron la «sensibilidad a la insulina», la habilidad de las células para responder a las acciones de la insulina. Como he mencionado previamente, la *resistencia a la insulina* es la antesala de la diabetes tipo II.

Arrugas. «Fotoenvejecimiento» es la denominación científica para las arrugas, manchas y otras lesiones cutáneas provocadas por la exposición a la radiación solar ultravioleta (UV). En un estudio en el que 30 personas consumieron chocolate rico en flavanoles durante tres meses, la resistencia cutánea de los participantes frente a las agresiones de los rayos UV *aumentó más del doble*. «Nuestro estudio demuestra que el consumo regular de chocolate con alto contenido en flavanoles produce una significativa fotoprotección y, por lo tanto, puede resultar eficaz en la protección de la piel humana frente a los efectos dañinos de la radiación UV», concluyeron los investigadores en la revista *Journal of Cosmetic Dermatology,* y añadieron que «el chocolate convencional no provoca este efecto».

Piel más suave. En otro estudio sobre los efectos del cacao en la piel, las mujeres que tomaron una bebida de cacao en polvo rico en flavanoles durante tres meses presentaban menos aspereza y descamación en comparación con las que consumieron una bebida de cacao con bajo contenido en flavanoles.

Preeclampsia. La presión arterial alta durante el embarazo afecta a un 5 por ciento de las mujeres y puede poner en peligro tanto sus vidas como las de sus bebés. Unos investigadores de la Universidad de Yale efectuaron un estudio con casi tres mil mujeres embarazadas y observaron que las que consumían chocolate regularmente reducían el riesgo de desarrollar esta complicación (en un 19 por ciento durante el primer trimestre de embarazo y en un 40 por ciento durante el tercer trimestre) que las que no lo incluían en su alimentación.

Resistencia. En un estudio en el que se pidió a nueve ciclistas de élite que pedalearan hasta el agotamiento en una bicicleta estática, los que bebieron leche con cacao antes de la prueba aumentaron su resistencia hasta un 51 por ciento con respecto a los ciclistas que tomaron otros tipos de bebidas deportivas.

Mejor el chocolate negro

¿Deseas proteger el corazón, nutrir el cerebro, equilibrar los niveles de azúcar e iluminar la piel? Entonces *no* consumas chocolate blanco o con leche. Recuerda que los flavanoles son los responsables de las propiedades beneficiosas del chocolate y que el cacao en polvo o el chocolate negro con alto contenido en flavanoles (el tipo que contiene al *menos* un 60 por ciento de cacao

e idealmente no menos de un 74 por ciento) es el único modo de obtener flavanoles a través de la alimentación.

Unos investigadores de la Universidad Estatal de Pensilvania demostraron lo anterior cuando midieron la cantidad de flavanoles presentes en la sangre de dos grupos de amantes del chocolate: un grupo tomó unos 100 g (3 ½ oz) de chocolate negro al día, y el otro grupo, la misma cantidad de chocolate con leche. Al cabo de dos semanas, los niveles de flavanoles en sangre del grupo del chocolate negro habían aumentado un 20 por ciento, mientras que permanecieron inalterados en el grupo del chocolate con leche.

El contenido lácteo del chocolate con leche podría llegar a neutralizar los flavanoles. Este es el hallazgo de unos científicos italianos y escoceses tras observar que la concentración de flavanoles en sangre *no aumentaba* en las personas que tomaban un vaso de leche después de consumir chocolate negro; los investigadores descubrieron que la leche que se añade al cacao para hacerlo más suave y cremoso se une a los flavanoles e interfiere en su absorción.

Por otro lado, el cacao aporta flavanoles concentrados sin las calorías ni las grasas presentes en una tableta de chocolate. Unos 30 g (una ración) de chocolate negro puede contener 155 calorías, 9 gramos de grasa y 185 mg de flavanoles, mientras que una cucharada del cacao en polvo empleado en muchos de los estudios de investigación contenía unas 20 calorías, menos de un gramo de grasa y aproximadamente 1,8 g de flavanoles. Al igual que otras especias, el cacao no aporta casi ninguna caloría pero sí saludables nutrientes en grades cantidades.

En otras palabras, ¡puedes tomar chocolate sin engordar! En un estudio llevado a cabo por investigadores de la Facultad de Medicina de la Universidad de Yale, 44 personas con sobrepeso tomaron una bebida de cacao, con o sin azúcar, durante seis semanas y no aumentaron de peso. «Nuestro estudio sugiere que los adultos sanos con sobrepeso pueden consumir cacao regularmente sin que se produzcan reacciones adversas en el peso corporal», explicaron los investigadores en la revista *International Journal of Cardiology.*

Conoce el cacao

A lo largo de este libro encontrarás una exposición resumida de la historia de las especias, la cual se halla ligada a antiguas civilizaciones como la egipcia, griega, romana, india y china. Pero los mayas, los aztecas y otros antiguos habitantes de México y América Central y del Sur también fueron prósperas civilizaciones y la especia que reverenciaban era, precisamente, el *cacao*.

Los aztecas lo denominaban «alimento de los dioses» y honraban a sus deidades con una bebida conocida como *tchacahoua*. La preparación de esta bebida requería un sofisticado ritual: las semillas se extraían de las vainas de cacao, se tostaban y se molían con piedras gigantes; después, el cacao en polvo se introducía en agua hirviendo junto con miel, maíz molido, achiote y chiles rojos. La mezcla se cocinaba, removiéndola lentamente, hasta que se volvía espumosa. Se dice que el emperador azteca Moctezuma llegó a tomar en una ocasión 50 tazas de esta bebida en una copa de oro.

El chocolate fue importado en Europa por los españoles en el siglo XVI (quedando reservado para la realeza y la aristocracia). En el siglo XVII comenzaron a abrirse en Inglaterra las primeras tiendas de chocolate, donde se vendía cacao a todo aquel que pudiera permitírselo.

En la Armada Real Británica se preparaba una bebida de cacao denominada *kye* para mantener despiertos a los marineros que se encargaban de la guardia nocturna. Su elaboración era todo un arte que requería de un cuidadoso aprendizaje. La bebida se consideraba lista para

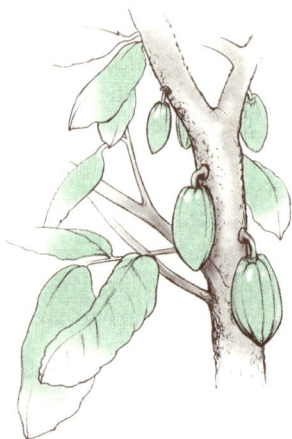

El cacao procede de los granos que albergan las habas del árbol del cacao.

El cacao podría ayudar a prevenir y/o tratar:

Afecciones cardiacas	Problemas de colesterol (colesterol LDL «malo» alto, colesterol HDL «bueno» bajo)
Alzheimer	
Arrugas y envejecimiento de la piel	
Demencia, no de tipo Alzheimer	Pérdida de memoria (deterioro cognitivo leve relacionado con el envejecimiento)
Derrame cerebral	
Diabetes tipo II	Resistencia a la insulina (prediabetes)
Fatiga, mental y física	
Presión arterial alta (hipertensión)	Preeclampsia

El cacao combina bien con las siguientes especias:

Ajo	Hoja de curry
Almendra	Jengibre
Anís	Menta
Canela	Nuez moscada
Clavo	Pimienta de Jamaica
Cebolla	Vainilla
Hierba limón	

y complementa las recetas de:

Boniatos	Queso
Carne picada	Salsas dulces
Frutos secos	Salsas saladas
Naranjas	Zanahorias
Pescado	

Otras recetas que contienen cacao:

Chile con carne al estilo norteamericano (pág. 113)	Mezcla de especias de cacao (pág. 300)

tomar tras haber adquirido la densidad suficiente como para que una cuchara pudiera mantenerse de pie.

Algunos de los primeros bebedores europeos de cacao elogiaron sus beneficiosas propiedades. De él llegó a afirmarse que «vigorizaba el hígado, favorecía la digestión y aportaba alegría y fortaleza», según el libro *The True History of Chocolate,* que además profetizaba que el cacao puede curar los «dolores cardiacos».

También otros europeos comenzaron a explorar el potencial culinario de esta especia. Una antigua receta siciliana de lasaña, por ejemplo, incluye chocolate desmenuzado sin azúcar en la salsa de carne. Los españoles cocinan el conejo y el pichón con vino y chocolate; asimismo, confeccionan una mezcla a base de chocolate, leche y mantequilla que vierten sobre langosta hervida.

Ni que decir tiene que el cacao sigue gozando de una inmensa popularidad en América Central y del Sur; el cacao con canela es una de las bebidas más populares de México y muchas personas la toman cotidianamente. Los mexicanos lo añaden a las sopas de pescado, de maíz, a los sofritos y a las mezclas de especias denominadas *recados.* También constituye un ingrediente esencial del *mole,* una tradicional salsa caliente. El mole negro —una salsa típica de la ciudad mexicana de Oaxaca— es uno de los más laboriosos, ya que contiene más de veinte ingredientes y se precisan varias horas para su preparación.

En Estados Unidos el cacao está presente en innumerables dulces, pero el secreto de las numerosas recetas de chile con carne galardonadas en los concursos que tienen lugar cada año por todo el país es una pizca —o más— de cacao en polvo.

Cómo comprar cacao

El árbol del cacao —un pequeño árbol cuyos grandes frutos contienen los granos de cacao— es originario de México y América Central y del Sur, y en la actualidad también se cultiva en el oeste de África, Sri Lanka, Java y Malasia.

Los granos de cacao no procesados resultan sumamente amargos y prácticamente incomestibles. Para transformarlos en chocolate son sometidos a un proceso de fermentación, secado y tostado. Después, se extrae la cáscara y los *granos descortezados* son molidos y licuados hasta obtener una masa o licor de cacao que es nuevamente refinado y convertido en sólidos de cacao, o bien en manteca de cacao, un ingrediente presente en la mayor parte de los dulces de chocolate.

El sabor astringente del chocolate proviene de los flavanoles del cacao, por esta razón a un mayor porcentaje de cacao en el chocolate implica también un mayor nivel de flavanoles y un sabor más intenso.

Pero la adición de leche y azúcar interfiere el beneficioso efecto de los flavanoles; así pues, el chocolate *negro* es el chocolate más puro y saludable. Y entre ellos, el más saludable de todos es el que contiene en su composición un 74 por ciento de sólidos de cacao o incluso más; de modo que si estás interesado en preservar la salud de tu corazón, no compres chocolate con un contenido de cacao menor de un 60 por ciento.

Muchas marcas europeas (y algunas norteamericanas) elaboran el chocolate mediante el *proceso holandés,* una técnica con la que se suaviza el sabor del cacao que tiene la desventaja de reducir el número de flavanoles. El cacao sometido al proceso holandés puede ser marrón clarito, marrón oscuro o casi negro; en general, este tipo de cacao, cuanto más oscuro, más suave resulta y menos flavanoles conserva.

He aquí una regla general para la compra y uso del cacao: a mayor porcentaje de cacao, mayor intensidad de sabor.

El cacao en la cocina

Aunque el cacao crudo resulta astringente e intenso, adquiere un sutil dulzor al cocinarse y se fusiona agradablemente con otras especias en las recetas saladas. Algunos cocineros de Italia y España añaden un poco de cacao sin azúcar al sofrito de ajo y cebolla que acompaña a los platos de carne y pescado.

Puedes sustituir el chocolate por cacao en polvo sin azúcar en la mayoría de las recetas que lo contengan para así obtener más beneficios de los flavanoles e ingerir un menor número de calorías. Agrega 4 cucharadas de cacao por cada onza de chocolate.

Brownies bajos en calorías Los Banos

Esta receta tradicional de brownies *reduce las grasas saturadas al sustituir la mantequilla por aceite de colza monoinsaturado y las onzas de chocolate por cacao.*

1 taza de harina blanca
1 cucharadita de polvo de hornear
1 pizca de sal marina
1 taza de azúcar
2 huevos grandes, a temperatura ambiente
$^2/_3$ de taza (160 ml) de aceite de colza
$^1/_2$ taza de cacao en polvo sin azúcar
$^1/_4$ de taza de jengibre confitado, cortado en dados
1 cucharadita de amchur (opcional)
$^1/_2$ cucharadita de cardamomo molido
1 cucharadita de extracto de vainilla
$^1/_4$ de taza de almendras tostadas, cortadas

1. Precalienta el horno a 180 °C (350 °F) y rocía un molde de 20 x 20 cm (8 x 8 pulgadas) con espray antiadherente.

2. Combina la harina, la levadura y la sal en un cuenco pequeño; por otro lado, bate el azúcar y los huevos en un cuenco grande e incorpora el aceite, el cacao, el jengibre, el amchur, el cardamomo y la vainilla, removiendo bien. Añade la mezcla de la harina y remueve para combinar todos los ingredientes. Agrega las almendras y procesa en una batidora o un robot de cocina.

3. Coloca la masa en el molde y hornea durante 20 minutos o hasta que un palillo de dientes salga casi limpio al pincharlo. Deja que se temple a temperatura ambiente antes de servir.

Resultan alrededor de 16 *brownies*.

Los científicos de alimentos solían pensar que la mayor parte de los flavanoles se perdían durante el horneado. Sin embargo, recientes estudios han demostrado que cuando se usa polvo de hornear en la receta, la concentración de flavanoles permanece inalterada, mientras que si se emplea bicarbonato sódico sí se produce alguna pérdida. Debido a que este último es necesario para hacer subir la masa de los pasteles, puede sustituirse la mitad por polvo de hornear, con lo que obtendremos un pastel bien alto conservando casi todos los flavanoles, según un estudio aparecido en la revista *Journal of Food Science*.

He aquí algunas ideas para aumentar el consumo de cacao:

- El cacao va bien con verduras y tubérculos dulces, tales como zanahorias y boniatos. Añade una cucharadita de cacao en polvo sin azúcar cuando elabores glaseados para acompañarlos.
- Agrega una cucharada de cacao en polvo sin azúcar al chile con carne.
- Prepara un saludable chocolate caliente mexicano mezclando una cucharada y media de cacao en polvo sin azúcar, una cucharada de azúcar, ½ cucharadita de extracto de vainilla, ¼ de cucharadita de canela y una pizca de clavo en unos 235 ml (8 oz) de agua caliente.
- Confecciona un glaseado de chocolate bajo en calorías para *cupcakes* combinando en una cacerola ½ taza de cacao en polvo sin azúcar con una taza de azúcar granulado y ½ taza de agua, removiendo constantemente hasta formar un remolino. Retira del fuego, añade una cucharada de mantequilla y remueve hasta obtener una mezcla suave y espesa.

CANELA *Equilibra el azúcar en sangre*

Tal vez resulte irónico que la canela —la especia preferida por los cocineros para realzar el sabor de los dulces— pueda contribuir a controlar los problemas de azúcar en sangre, o, teniendo en cuenta que 24 millones de estadounidenses padecen diabetes tipo II y 57 millones son prediabéticos, quizá se trate de un gesto de benevolencia de la Madre Naturaleza.

Vencer la diabetes

La incidencia de la diabetes tipo II entre los estadounidenses se ha *duplicado* en las últimas dos décadas; la padecen entre un 5 y un 10 por ciento de los adultos y se suman 1,3 millones de nuevos casos al año. Esta enfermedad crónica caracterizada por el alto nivel de glucosa en la sangre (niveles de azúcar por encima de 125 miligramos por decilitro, o mg/dl), ataca las venas y las arterias e incrementa seis veces el riesgo de afecciones cardiacas. De hecho, ¡estos pacientes son tratados médicamente *como si* ya hubieran sufrido un infarto! Lo cierto es que esta patología eleva el riesgo cardiovascular y está asociada a complicaciones tales como dolorosas neuropatías, úlceras en la piel de difícil cicatrización,

pérdida de visión y ceguera, fallo renal e incluso amputación de dedos, pies y piernas gangrenados, debido a la falta de flujo sanguíneo.

Esta enfermedad requiere un tratamiento integral que suele hacer hincapié en la necesidad de adelgazar, consumir alimentos integrales, hacer ejercicio regularmente y tomar (o inyectarse) medicamentos que ayuden a controlar la glucosa, tales como la insulina, una hormona producida por el páncreas que contribuye a controlar la concentración de azúcar en sangre. Es posible prevenir la diabetes o superar una prediabetes (niveles de azúcar entre 100 y 125) simplemente modificando el estilo de vida, y este tipo de cambios resultan *más* efectivos que los fármacos preventivos, como demostró el estudio de diez años realizado por el Programa de Prevención de la Diabetes. Asimismo, diversos estudios han demostrado que la canela puede cumplir un importante papel en el control cotidiano de los niveles de azúcar (glucosa) en sangre y otros factores de riesgo de las enfermedades cardiovasculares (ECV).

Control a largo plazo del azúcar en sangre. En un reciente estudio llevado a cabo en Estados

¿Podría identificarse la auténtica canela, por favor?

¿Y si ese polvillo que esparces en el desayuno sobre la tostada o los copos de avena no fuera verdadera canela, sino casia?

Tanto la casia (Cinnamomun cassia) como la verdadera canela (*Cinnamomum verum*) pertenecen a la misma familia botánica y presentan similar aspecto: se necesita experiencia para distinguirlas, pero su sabor es diferente. La casia es más dulce e intensa y es la variedad preferida en la mayor parte del mundo (incluyendo Estados Unidos) como especia culinaria. También es el objeto de estudio de la totalidad de las investigaciones mencionadas en este capítulo.

La casia se utiliza de forma habitual en Estados Unidos, Europa, China y sudeste asiático, y la verdadera canela está presente en las gastronomías de México, Latinoamérica, la India y otros países del sur de Asia.

En algunos países es ilegal referirse a la casia como canela. En Gran Bretaña y Australia, por ejemplo, *Cinnamomun cassia* solo puede venderse como casia y *Cinnamomum verum* como canela, mientras que en Estados Unidos ambas se comercializan como canela.

En Francia se ha solventado el asunto con elegancia llamando *cannelle* tanto a la casia como a la verdadera canela.

La casia también es denominada canela china, mientras que la «canela de Ceilán» y la «canela de Sri Lanka» se refieren a la verdadera canela. Si bien la casia es una especia ampliamente disponible en Estados Unidos, la verdadera canela puede conseguirse en comercios indios, tiendas especializadas, o bien a través de Internet.

Unidos, 109 personas afectadas de diabetes tipo II fueron divididas en dos grupos a los que se asignó tratamientos diferentes: un grupo recibió un gramo de canela diario y el otro grupo, un placebo. Al cabo de tres meses, el grupo tratado con canela presentaba una reducción de un 0,83 por ciento de la A1C o hemoglobina glucosilada, es decir, la cantidad de glucosa adherida a los glóbulos rojos; una prueba que permite el mejor control del azúcar en sangre a largo plazo (7 por ciento o menos significa que la diabetes está bajo control y una reducción de entre 0,5 y 1,0 por ciento se considera una notable mejoría). Por su parte, la reducción en el grupo placebo fue de un 0,37 por ciento. «La ingesta de canela podría resultar útil […] en combinación con el tratamiento habitual» de la diabetes, concluyó el investigador principal en la revista *Journal of The American Board of Family Medicine*.

No obstante, es posible que la canela no funcione en el caso de la diabetes tipo I, una enfermedad autoinmune que ataca al páncreas, el órgano productor de insulina. En un estudio efectuado por investigadores del Dartmouth College en New Hampshire con 72 adolescentes aquejados de diabetes tipo I, a una parte de los participantes se suministró canela y a otra parte, un placebo. Al cabo de tres meses no se observaron diferencias en ninguno de los dos grupos ni en los niveles de la A1C ni en la dosis de insulina que los adolescentes debían administrarse para controlar la enfermedad.

Protege el corazón. En otro estudio, 30 personas afectadas de diabetes tipo II tomaron de uno a seis gramos de canela al día (de ¼ a ½ cucharadita aproximadamente). Al cabo de cuarenta días, los niveles de azúcar en sangre en ayunas habían disminuido hasta un 29 por ciento, el colesterol LDL «malo» —que puede llegar a obstruir las arterias— hasta un 27 por ciento, el colesterol total hasta un 26 por ciento y los triglicéridos hasta un 30 por ciento (otra grasa presente en la sangre que en exceso está relacionada con las afecciones cardiacas). «Las personas que padecen diabetes tipo II o que presentan niveles altos de glucosa, triglicéridos o colesterol total podrían beneficiarse de la ingesta regular de canela como parte de su alimentación diaria»,

concluyeron los científicos en la revista *Diabetes Care*.

Además, los investigadores observaron que los pacientes seguían manteniendo la reducción de las grasas y los niveles de azúcar en sangre incluso después de 20 días de haber abandonado el consumo de canela, «lo cual indica que no sería necesario una ingesta diaria de canela» para beneficiarse de sus propiedades.

También añadieron que la canela funcionó en una dosis de uno a seis gramos en todos los niveles y que «probablemente la ingesta diaria de menos de un gramo sea beneficiosa para el control de los niveles de azúcar en sangre y lípidos (grasas)».

Y finalmente insistieron en que la inclusión regular de canela en la dieta posiblemente sea una buena idea, no solo para los afectados de diabetes tipo II, sino para todo el mundo. «La canela podría resultar beneficiosa para todos a la hora de *prevenir* […] los niveles altos de glucosa y lípidos en sangre». Un gran número de estudios confirman este planteamiento.

Reduce los factores de riesgo de la prediabetes. Un equipo de investigadores franceses estudió a 22 personas que padecían sobrepeso y prediabetes a los que dividieron en dos grupos. Un grupo tomó un suplemento que contenía 250 mg de un extracto de canela soluble en agua y el otro grupo, un placebo. Al cabo de tres meses, el primer grupo presentaba niveles considerablemente menores de varios biomarcadores de *oxidación*, un proceso que destruye las células y que contribuye tanto al desarrollo de la diabetes como de las enfermedades cardiovasculares. Y los bajos niveles de oxidación se corresponden con niveles más estables de azúcar en sangre. «La inclusión en la alimentación de compuestos de canela solubles en agua podría reducir los factores de riesgo asociados a la diabetes y las enfermedades cardiovasculares», afirmaron los científicos en la revista *Journal of The American College of Nutrition*.

Ayuda a superar el síndrome metabólico. Esta enfermedad —también conocida como síndrome de resistencia a la insulina y síndrome X— se caracteriza por problemas de azúcar en sangre, sobrepeso (especialmente en el abdomen) y presión arterial alta y triglicéridos (pero no necesariamente colesterol LDL) altos. Constituye una forma de prediabetes y, por supuesto, es un factor de riesgo de la diabetes tipo II y las enfermedades cardiacas. Pues bien, la canela puede contribuir a controlarla.

En un estudio se dividió a 22 personas aquejadas de síndrome metabólico en dos grupos. A un grupo se le asignó una dosis diaria de 500 mg de un suplemento de canela y al otro grupo, un placebo. Al cabo de tres meses el grupo tratado con canela presentaba una reducción significativa de los niveles de azúcar en sangre en ayunas (disminuyendo un 8,4 por ciento, hasta un nivel de 106) y de la presión arterial sistólica (disminuyendo 4 puntos, hasta un nivel de 128), así como un incremento de la musculatura o masa corporal magra, lo cual es muy positivo, ya que un aumento de la musculatura equivale a una mayor capacidad de quemar el exceso de azúcar en sangre. Asimismo, presentó una ligera disminución de grasa corporal. «Esta especia natural puede reducir el riesgo de los factores asociados con la diabetes y las enfermedades cardiovasculares», sugirieron los investigadores.

Impide los picos de azúcar en sangre después de las comidas. Unos científicos suecos llevaron a cabo un estudio con 14 personas que debían consumir arroz con leche dos veces al día, con y sin canela. Se comprobó que la canela reducía considerablemente los niveles de azúcar en sangre después de la comida.

También funciona con los sanos. Un grupo de investigadores británicos realizó un estudio con varios jóvenes sanos a los que dividieron en dos grupos. Durante dos semanas un grupo tomó tres gramos de canela al día y el otro grupo, un placebo. Al cabo de dos semanas el grupo tratado con canela presentaba mejores resultados en la «prueba de tolerancia a la glucosa», que mide la capacidad del cuerpo de procesar y almacenar glucosa. También había mejorado la «sensibilidad a la insulina» o la capacidad de esta hormona para regular el transporte de glucosa a las células desde el torrente sanguíneo.

El Dr. Richard Anderson —un científico del Centro de Investigación en Nutrición Humana de Beltsville (Departamento de Agricultura de Estados Unidos), que ha llevado a cabo diversos estudios sobre la canela y la diabetes— sugiere que la especia podría imitar la acción de la insulina, la hormona que regula el azúcar en sangre. Según este investigador, la canela podría estimular los receptores de la insulina en las células grasas y musculares del mismo modo en que lo hace la insulina y permitir así que el exceso de azúcar salga del torrente sanguíneo y penetre en las células.

Y un equipo de investigadores indios elogió al *cinamaldehído* —el ingrediente activo de la canela— en la revista *Phytomedicine* por los resultados obtenidos con este compuesto en su estudio sobre la diabetes con animales de laboratorio, consiguiendo reducir el azúcar en sangre, la A1C, el colesterol total y los triglicéridos, así como aumentar la insulina y el colesterol HDL «bueno».

Controlar el síndrome de ovario poliquístico (SOP)

El síndrome de ovario poliquístico (SOP) —otra enfermedad donde la insulina y los niveles de azúcar están fuera de control— puede derivar en diabetes tipo II, afecciones cardiacas y derrames cerebrales. Este trastorno hormonal —que en Estados Unidos afecta del 5 al 10 por ciento de las mujeres en edad reproductiva— recubre los ovarios de pequeños quistes. Los síntomas incluyen reglas irregulares, hirsutismo, acné y sobrepeso. También constituye la causa más común de infertilidad femenina.

En un estudio realizado por un equipo de investigadores de la Universidad de Columbia, la Universidad de Hawái y el Departamento de Agricultura de Estados Unidos, trece mujeres aquejadas de la enfermedad tomaron un suplemento diario de canela (333 mg, tres veces al día), o bien un placebo. Al cabo de ocho semanas el grupo tratado con canela presentaba una disminución de la glucosa en ayunas de un 17 por ciento y de los niveles de azúcar en sangre de un 21 por ciento, así como una reducción significativa de la resistencia a la insulina tras someterse a una prueba de tolerancia a la glucosa. Los científicos calificaron sus hallazgos como «interesantes» y animaron a otros científicos a iniciar nuevas investigaciones para confirmar los resultados obtenidos. El estudio fue publicado en la revista *Fertility and Sterility.*

Neutralizar los microbios

La canela es capaz de combatir los microbios causantes de enfermedades tales como bacterias y hongos.

Conserva los alimentos. Un grupo de científicos demostró que la canela puede conservar los alimentos y contribuir a evitar las intoxicaciones alimentarias con un experimento realizado con dos ollas de caldo vegetal: agregaron aceite de canela a una de ellas, pero no a la otra, y las guardaron en un frigorífico ¡durante dos meses! Cuando levantaron la tapa de la olla sin canela esta estaba atestada de bacterias. ¿Y qué paso con la otra olla? ¡Todavía era apta para el consumo! De hecho, según estos investigadores, ¡la canela incluso había realzado el sabor del caldo! (Mejor no hagas la prueba en tu casa).

Combate los hongos. La canela también resulta eficaz contra la *Candida albicans,* el hongo que provoca la mayor parte de las infecciones fúngicas de la vagina. En las pruebas de laboratorio los extractos de canela consiguieron detener el crecimiento de las cepas de *Candida albicans* resistentes al fluconazol, un fármaco que suele usarse para tratar las infecciones de hongos.

Vence a las bacterias. Unos investigadores italianos hallaron que la canela resulta efectiva para eliminar las infecciones de *Helicobacter pylori,* la bacteria responsable de la formación de la mayoría de las úlceras estomacales. De hecho, la investigación reveló que la canela es *más* eficaz que la amoxicilina en la lucha contra *H. pylori.* Y la bacteria no mostró resistencia alguna a esta especie, un dato muy importante teniendo en cuenta que ha desarrollado una creciente resistencia al tratamiento con antibióticos.

La canela, fuente inagotable de salud

Existen otras interesantes áreas de investigación en torno a esta especie.

Cáncer. Unos investigadores estadounidenses descubrieron que la canela podía frenar la *angiogénesis* o la formación de nuevos vasos sanguíneos para nutrir un tumor; de este modo,

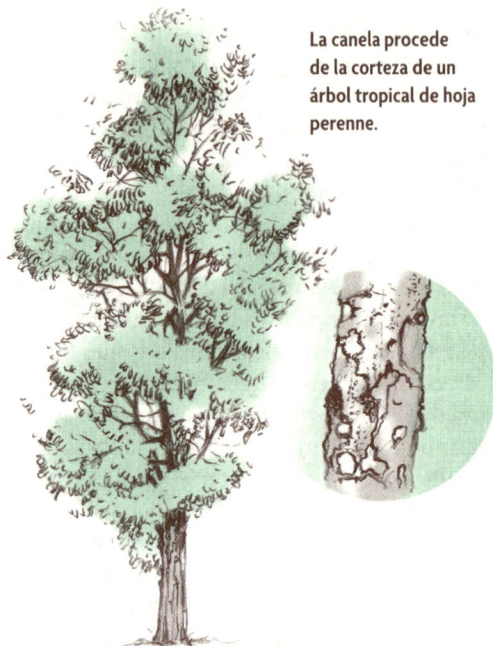

La canela procede de la corteza de un árbol tropical de hoja perenne.

concluyeron que la especie «podría ser potencialmente útil en la prevención del cáncer y/o su tratamiento». Los resultados de este estudio fueron publicados en la revista *Carcinogenesis.*

Protección post-derrame cerebral. Un estudio de investigación de unos científicos coreanos reveló que la canela protegía las células cerebrales del tipo de lesión causada por el derrame cerebral.

Lesión cerebral causada por fallo hepático. Igualmente, la canela protege las células cerebrales del tipo de alteraciones que acompañan a la *encefalopatía hepática*, un tipo de lesión cerebral causado por un daño hepático crónico.

Curación de heridas. En un estudio llevado a cabo por un grupo de investigadores indios, los extractos de canela mejoraron el proceso de cicatrización en animales de laboratorio.

Conoce la canela

La canela procede de la corteza de un árbol tropical de hoja perenne del que obtiene su sabor ligeramente dulce y ligeramente picante.

Su delicioso y aromático sabor ha sido apreciado desde los comienzos de la historia humana: Dios ordenó a Moisés que incluyera canela en una receta de aceite de unción sagrado; los salmos de Salomón alaban su perfume, y los griegos y romanos las ofrecían a sus dioses.

Las antiguas culturas de la India y China también usaron esta especia como medicina. Los médicos ayurvédicos de la India la empleaban (y continúan haciéndolo hoy en día) para tratar las enfermedades respiratorias, el malestar de estómago, los espasmos musculares y, como no podía ser de otro modo, la diabetes.

Igualmente la utilizaban (y continúan haciéndolo hoy en día) los médicos tradicionales chinos, por su capacidad de «calentar», particularmente en el tratamiento de problemas respiratorios y dolores musculares. Es también un ingrediente esencial del Bálsamo de Tigre, el popular ungüento chino empleado para aliviar el dolor.

Además de una medicina, la canela es un apreciado ingrediente en las gastronomías de todo el mundo. Tanto en Estados Unidos como en Europa suele emplearse en la elaboración de platos dulces como tartas de manzana, bizcochos, compotas, bollos, *muffins*, donuts, pasteles y galletas. Constituye un ingrediente esencial de las mezclas de especias para tartas de manzana y bebidas. También se esparce sobre tostadas y crema montada. Además suelen añadirse ramitas de canela a bebidas como la sidra y el vino calientes.

En Inglaterra son muy aficionados a la casia (véase la página 81). En muchos hogares disponen de un tarro grande de plata esterlina relleno de esta especia para espolvorear dulces y bebidas, y constituye un ingrediente esencial de las tartas de fruta, compotas y repostería inglesas.

En tierras españolas es bastante habitual añadirla a los postres y dulces de chocolate, mientras que en Alemania se utiliza en la elaboración del *apple struddle,* en recetas dulces y ácidas, y en platos que contienen pasas. En los Países Bajos, la canela constituye el sabor dominante de las galletas especiadas navideñas denominadas *speculaas*.

Por su parte, los italianos añaden ramitas de canela a la *mostarda*, un condimento clásico parecido al *chutney*.

Los franceses prefieren usarla en recetas de aves y caza tales como el pato Montmorency, un plato clásico aromatizado con canela, rematado con salsa de cerezas. Esta especia también forma parte de los cuatro ingredientes de la mezcla de especias *quatre épices* que suele usarse para condimentar platos de caza.

En Asia, la canela se utiliza casi exclusivamente en platos salados. En China se emplea en estofados y braseados elaborados en ollas de barro, una técnica también conocida como «cocción roja» que consiste en hervir a fuego lento una mezcla de canela, anís estrellado, cáscara de naranja, agua, vino de arroz y salsa de soja, añadir un pollo con la pechuga boca abajo y cocinarlo hasta que esté listo y haya adquirido un tono rojizo.

En Oriente Próximo se emplea la canela para aromatizar los guisos de carne; además, es un ingrediente habitual de muchas mezclas de es-

¿Masticar chicle puede volverte más inteligente?

Tal vez, si lo que masticas es chicle de canela. De hecho, ni siquiera has de masticarla: basta con olerla para estimular tus capacidades cognitivas.

Esta es la conclusión del estudio dirigido por el Dr. Philip R. Zoladz, un profesor asistente de psicología de la Universidad de Ohio, que descubrió que los estudiantes obtenían mejores resultados en varias pruebas de rendimiento tras oler o degustar esta especia.

En la primera parte del estudio, el Dr. Zoladz dio a los estudiantes un chicle de canela, menta, cereza o de sabor neutro, y en la segunda parte pidió a los estudiantes que olieran canela, menta, jazmín o bien un olor neutro.

En ambas partes del estudio, los estudiantes que masticaron u olieron canela obtuvieron los mejores resultados: mejor memoria, mayor concentración, así como mayor agilidad de reflejos en respuesta a los estímulos visuales.

El Dr. Zoladz y sus colegas concluyeron que la canela tiene potencial para reducir la ansiedad asociada a los exámenes e iincluso para prevenir la pérdida de memoria relacionada con el proceso de envejecimiento!

pecias marroquíes, tales como la famosa *ras el hanout*. Asimismo, da un toque se sabor a los estofados marroquíes denominados *tajines*. Es una de las dos únicas especias de la cocina siria

La canela podría ayudar a prevenir y/o tratar:

Afecciones cardiacas	(colesterol total alto, colesterol LDL «malo» alto, colesterol HDL «bueno» bajo)
Cáncer	
Derrame cerebral	
Diabetes tipo II	
Heridas	Resistencia a la insulina (prediabetes)
Hongos vaginales	
Intoxicación alimentaria	Síndrome de ovario poliquístico (SOP)
Presión arterial alta (hipertensión)	Síndrome metabólico
	Triglicéridos altos
Problemas de colesterol	Úlcera

La canela combina bien con las siguientes especias:

Alcaravea	Cúrcuma
Anís estrellado	Jengibre
Cacao	Menta
Cardamomo	Nuez moscada
Clavo	Pimienta de Jamaica
Cilantro	Tamarindo
Comino	Tomate seco

y complementa las recetas de:

Calabaza de invierno	Manzanas
Cerdo	Melón cantalupo
Chocolate	Naranjas
Coliflor	Plátanos
Curries	Pollo
Fruta al horno o compotas	Ponches calientes
Maíz	Repostería
	Uvas

(la otra es la pimienta de Jamaica). En Irán constituye un ingrediente esencial del *joresht*, un guiso espeso y ácido elaborado con zumo de granada.

En la India es un elemento habitual de los curries y los sustanciosos platos de arroz llamados *byrianis*. Los cocineros indios suelen freír una ramita entera en aceite caliente para que desprenda su aroma y después la añaden al curry o arroz que estén preparando. También forma parte de muchas mezclas de especias indias, y constituye un ingrediente esencial de la omnipresente *garam masala*.

Los vietnamitas la usan en *pho bos*, sopas de carne de cocción prolongada que se sirven con fideos.

Y los mexicanos son aficionados al té de canela, que se elabora con pedacitos de canela en rama. También está presente en los moles.

Pero además la canela se utiliza en una gran variedad de productos no comestibles. Se emplea, por ejemplo, en las pastas de dientes para enmascarar el sabor del pirofosfato, un compuesto de desagradable sabor que inhibe la formación de placa. También se usa en la elaboración de artículos de perfumería, de productos farmacéuticos e incluso de tabaco.

Cómo comprar canela

Prácticamente toda la canela que se importa en Estados Unidos es casia (véase la página 81). La especia procedente del *Cinnamomum cassia* se conoce popularmente como casia, canela bastarda y canela china, mientras que la del *Cinnamomum verum* suele denominarse canela, verdadera canela, canela de Ceilán o canela de Sri Lanka, si bien en Estados Unidos se aplica el término *canela* indistintamente.

Ambas variedades se obtienen a partir de corteza seca curvada y enrollada para formar los canutillos de canela conocidos como canela (o casia) en rama.

Normalmente los canutillos de casia se cortan en pedazos de 10 o 12 cm para que quepan en los botes de especias. Suelen ser gruesos, de color pardo rojizo y desprenden un aroma dulce e intenso. Esta especia se cultiva en China, Vietnam e Indonesia.

La verdadera canela se corta del mismo modo, pero las ramitas suelen ser más largas, de aspecto más quebradizo y de color marrón clarito. Su sabor es suave, delicado y dulce. Aunque esta variedad crece silvestre en el sur de India, la más valorada es la que procede de Sri Lanka, a poca distancia de la costa del sur de India.

La canela de mejor calidad es la que se ha extraído del propio tronco y se clasifica dependiendo de su anchura, longitud y grosor.

La canela de categoría superior se presenta en ramitas compactas, de color homogéneo y sin manchas. Las que se quiebran durante el transporte se venden como canela de segunda categoría (*quillings*). Después vienen los cortes procedentes de la corteza interna de ramitas y vástagos (*featherings*), que no alcanzan la longitud suficiente para formar un canutillo completo. Por último están las *virutas de canela*. Estas dos calidades suelen proceder de las islas Seychelles, o bien de Madagascar, que acapara el mercado mundial de canela de inferior calidad.

Una vez molida, la canela comienza a perder la fragancia procedente de sus aceites volátiles, de modo que lo mejor es comprarla en rama y molerla en casa cuando se necesite. Los canutillos de canela son un poquito duros, por lo que te hará falta un molinillo potente.

Si por alguna razón hubieras de adquirirla molida, te recomiendo que escojas la de mejor calidad —que se obtiene de la canela en rama y se caracteriza por una textura fina— para garantizar la intensidad aromática, si bien también se comercializa canela molida procedente de calidades inferiores. Por su parte, la casia molida, también conocida como «canela del panadero», suele salir más económica que la verdadera canela.

La canela en rama puede conservarse durante tres años siempre que esté protegida del calor extremo. Sin embargo, la canela molida comienza a perder su sabor al cabo de pocos meses.

La canela en la cocina

La totalidad de los estudios expuestos sobre los beneficios de la canela se han efectuado con la variedad casia o canela china. En general, los expertos culinarios coinciden (con algunas excepciones) en que la casia posee mejor sabor —más fragante y contundente— que la verdadera canela. En general, la casia combina bien con sabores fuertes como la fruta seca, mientras que el delicado sabor de la canela acompaña mejor a la fruta fresca. ¡Pero no hay ninguna regla que diga que no puedas mezclarlas para obtener lo mejor de ambas!

En Estados Unidos se usa principalmente casia molida en la elaboración de productos horneados; las ramitas suelen utilizarse para aromatizar los platos salados caldosos y son desechadas al final de la cocción.

Tanto molida como en rama no conviene cocinarla en exceso, ya que se vuelve amarga.

Otras recetas que contienen canela:

Adobo de chile para carne de cerdo a la parrilla (pág. 152)
Adobo *jerk* (pág. 298)
Arroz con leche con vainilla y especias (pág. 284)
Baharat (pág. 297)
Berbere (pág. 296)
Bocadillos de cordero a la parrilla con salsa de pepino y menta (pág. 186)
Cinco especias chinas (pág. 297)
Condimento para marisco Chesapeake Bay (pág. 303)
Garam masala (pág. 293)
La kama (pág. 295)
Mezcla de especias para bebidas (pág. 302)
Mezcla de especias para encurtidos (pág. 302)
Mezcla de especias para tarta de manzana (pág. 301)
Mezcla de frutos secos con especias (pág. 104)
Pasta de curry de Malasia (pág. 317)
Peras al Oporto con anís estrellado (pág. 60)
Quatre épices (pág. 300)
Ras el hanout (pág. 295)
Sambaar masala (pág. 294)
Sopa de pescado con laurel (pág. 177)
Té con leche y especias (pág. 93)

Tostadas francesas con plátano y canela

La canela es todo un clásico sobre unas tostadas y sabe incluso mejor en un plato especial como las tostadas francesas.

2 plátanos maduros muy grandes
1 taza de leche
1 cucharadita de canela
¼ de cucharadita de nuez moscada
4 huevos, descascarillados
8 rebanadas gruesas de pan integral
3 cucharadas de azúcar
Sirope de arce

1. Coloca los plátanos, la leche, la canela y la nuez moscada en una batidora o un robot de cocina. Agrega los huevos y procesa hasta conseguir una textura suave. Traslada la mezcla a un molde grande. Incorpora las rebanadas de pan y dales la vuelta de vez en cuando hasta que hayan absorbido la mezcla casi por completo, lo que llevará alrededor de 30 minutos.
2. Funde la mantequilla en una sartén grande a fuego medio. Agrega el pan por tandas y cocínalo durante alrededor de 3 minutos por cada lado o hasta que se tueste. Sirve con sirope de arce.

Resultan 4 raciones.

He aquí algunas ideas para aumentar el consumo de canela:

- Coloca una ramita de canela en los guisos de carne o verduras, o bien en las sopas de lentejas.
- Prepara vino con especias: vierte el contenido de una botella de vino en una olla grande y hierve a fuego lento, junto con ½ taza de azúcar, una ramita de canela y un limón tachonado de clavos, durante 15 minutos.
- Elabora un té con especias: vierte alrededor de un litro (un cuarto de galón) de té en una olla, agrega dos tazas de zumo de manzana y hierve a fuego lento durante 10 minutos junto con una rodaja de limón y dos ramitas de canela.
- Espolvorea la masa de tartas y quiches con un poco de canela.
- Esparce canela sobre manzanas, plátanos, melones y naranjas.
- Mezcla canela, menta y perejil con la carne picada de las hamburguesas, o bien del pastel de carne.
- Combina canela, cardamomo y pimienta negra a partes iguales y frota el lomo de cerdo o la carne de cordero con la mezcla, impregnándolos y cubriéndolos bien, antes de hornearlos.
- Añade canela al arroz *pilaf.*
- Agrega canela al chocolate caliente para realzar su sabor.

CARDAMOMO *El centinela del estómago*

El cardamomo es una especia tan antigua como la civilización y una de las más costosas. Hacia finales del siglo XVI, cuando se habían disparado los precios de las especias, el cardamomo ya se hallaba entre las más caras. Un puñado de vainas de cardamomo costaba lo equivalente al sueldo de todo un año de un hombre de clase humilde, y los europeos adinerados pagaban de buen grado tan elevado precio debido a las propiedades culinarias y medicinales de esta especia. No es de extrañar que se la conozca como la «reina de las especias» (la pimienta es el rey).

El sabor del cardamomo —delicadamente agradable y único en su especie— procede de su rico y variado contenido en *aceites volátiles* (más de veinticinco), unos compuestos vegetales que le aportan su distintivo aroma; de todos ellos, el antioxidante *cineol* —también presente en el laurel— es el que cuenta con más propiedades medicinales.

En las medicinas tradicionales orientales el cardamomo se ha empleado para tratar una cantidad asombrosa de problemas de salud, tales como afecciones cardiacas, enfermedades respiratorias como asma, bronquitis, resfriados y gripe, así como toda clase de problemas digestivos, desde mal aliento y cólicos a estreñimiento y diarrea.

Después de varios siglos de uso como remedio eficaz en la medicina tradicional, en el siglo XX tuvo lugar la primera investigación científica sobre los beneficios para la salud de esta especia y en 1978 se estableció el Instituto Indio de Investigación sobre el Cardamomo, que se convirtió posteriormente en el Instituto Indio de Investigación sobre las Especias.

Si bien en la actualidad se realizan estudios sobre el cardamomo y el cineol en todo el mundo, la mayoría siguen llevándose a cabo en la India. He aquí los descubrimientos más relevantes:

Alivio digestivo

Si bien la capacidad del cardamomo para aplacar el estómago es un hecho conocido desde hace mucho tiempo, solo las recientes investigaciones han comenzado a mostrar *por qué* resulta tan eficaz. Un gran número de estudios han revelado en los últimos veinte años que los aceites volátiles del cardamomo son poderosos agentes antinflamatorios y antiespasmódicos que pueden trabajar conjuntamente para mejorar la digestión.

Calma el intestino. Un estudio llevado a cabo por un equipo de investigadores de Arabia Saudí demostró que los aceites volátiles del cardamomo podían calmar el intestino al bloquear los receptores de las células que regulan la contracción muscular. Y un grupo de científicos indios descubrió que el cardamomo actuaba como los fármacos de acción colinérgica y los antagonistas del calcio: los primeros estimulan el sistema nervioso parasimpático, responsable de la salivación, la digestión y la relajación muscular, y los

segundos también relajan los músculos al disminuir el ritmo de absorción del calcio en las células musculares.

Combate el mal aliento. El cineol es un antiséptico que elimina las bacterias que pueden causar mal aliento.

Detiene las úlceras. Varios estudios han puesto de manifiesto que el cineol puede ralentizar o incluso detener el desarrollo de úlceras estomacales inducidas por las aspirinas o el alcohol en los animales de laboratorio.

Previene el cáncer de colon. Un experimento con animales realizado en la India ha demostrado que el cardamomo puede combatir las células del cáncer de colon de varias formas: reduciendo la inflamación que favorece el desarrollo del cáncer, inhibiendo la división de las células cancerígenas y destruyendo las células malignas.

El cardamomo frente a las enfermedades cardiacas

Diversos estudios confirman que el cineol ayuda a proteger el sistema cardiovascular al:

Disminuir la presión arterial. Un estudio publicado en la revista *Journal of Ethnopharmacology* explica cómo el cardamomo reduce la presión arterial en los animales de laboratorio: a mayor dosis, mayor reducción. El mismo estudio revela cómo esta especia funciona como un diurético, un tipo de medicamento utilizado para tratar la hipertensión.

Prevenir los coágulos. Tanto los infartos como los derrames cerebrales suelen estar relacionados con los coágulos sanguíneos que bloquean las arterias. Unos científicos indios probaron el extracto de cardamomo en *plaquetas* humanas, unas estructuras que intervienen en la coagulación. El cardamomo redujo la *agregación plaquetaria*, el proceso por el cual las plaquetas se adhieren unas a otras y forman coágulos sanguíneos.

Respirar mejor

Además del intestino, el cardamomo también puede relajar las vías respiratorias y restablecer la respiración en pacientes aquejados de enfermedades respiratorias.

Mejora el asma grave. Unos científicos alemanes realizaron un estudio con 32 personas que

El cardamomo podría ayudar a prevenir y/o tratar:

Afecciones cardiacas	Estreñimiento
Asma	Indigestión
Cáncer de colon	Mal aliento
Coágulos sanguíneos	Presión arterial alta (hipertensión)
Cólicos	
Diarrea	Sinusitis
Dolor de estómago	Úlceras

Conoce el cardamomo

La India es la tierra del cardamomo y durante milenios los comerciantes de especias recorrieron los bosques montañosos de las Montañas Cardamomo, en el sur de la India, en busca de los preciosos frutos silvestres de los cardamomos.

A los antiguos romanos les encantaba esta especia y la importaban en ingentes cantidades. Al igual que suele hacerse hoy en día en la India, la empleaban como un cepillo de dientes natural, pues no en vano el cardamomo limpia los dientes y refresca el aliento. De hecho, es una de las pocas sustancias capaz de ayudarte a eliminar el «aliento a ajo» tras una comida muy especiada.

En la actualidad, el cardamomo es una especia popular de la gastronomía de la India, Irán, Marruecos y los países árabes. En la cocina árabe aporta un aroma dulce a curries salados y otros platos. Constituye un ingrediente esencial de la mezcla de especias marroquí *ras el hanout* y del conocido *garam masala*. También se emplea en la elaboración de los dulces indios llamados *halva*, así como en púdines, yogures, natillas y helados. Igualmente otorga su distintivo aroma a los populares *kormas* —un plato de la cocina india que a menudo se elabora con salsa de yogur—, así como a los *biryanis*, platos de arroz elaborados con una mezcla de especias. Asimismo, es un elemento importante del té especiado *chai masala*, que en los últimos años ha ganado terreno en Estados Unidos.

padecían asma grave y estaban siendo tratadas con antinflamatorios esteroideos, a las que dividieron en dos grupos. Un grupo añadió a la medicación un suplemento de cineol, mientras que el otro grupo permaneció con el mismo tratamiento de siempre. Al cabo de dos meses, el grupo tratado con cineol había reducido su necesidad de esteroides en un 36 por ciento, en comparación con un 7 por ciento del otro grupo.

Despeja la sinusitis. Dos estudios alemanes han revelado que el cineol alivia la sinusitis. En uno de ellos 152 pacientes que sufrían de sinusitis aguda tomaron dos cápsulas de 100 mg de cineol tres veces al día, o bien un placebo. Al cabo de cuatro días, el grupo tratado con cineol experimentaba una reducción de los dolores de cabeza y el malestar en los senos nasales, así como de la secreción y obstrucción nasales. «El tratamiento temprano de la sinusitis con cineol resulta eficaz y seguro», recomendaron los investigadores en la revista *Laryngoscope*. De hecho, aconsejaban a los pacientes con sinusitis aguda el tratamiento con cineol *antes* de recurrir a los antibióticos.

En un estudio similar en el que participaron 150 personas con sinusitis aguda, los científicos descubrieron que el tratamiento con cineol mitigaba el dolor de cabeza, aliviaba las molestias en los senos nasales, reducía las secreciones y disminuía la obstrucción nasal. El tratamiento con el extracto de cardamomo es «clínicamente relevante», concluyeron los investigadores.

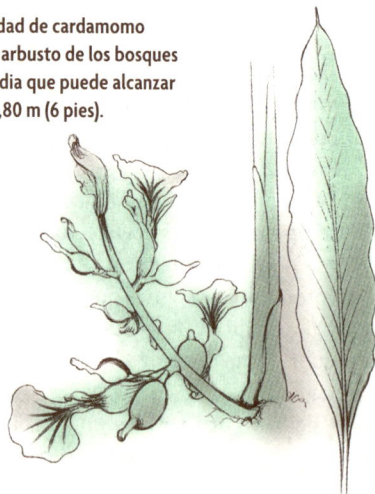

La mejor variedad de cardamomo procede de un arbusto de los bosques del sur de la India que puede alcanzar una altura de 1,80 m (6 pies).

A pesar de su extendido uso culinario, el 80 por ciento de la producción mundial de cardamomo se utiliza en las regiones de habla árabe para la elaboración de *café*. De hecho, en los hogares árabes existe la costumbre de servir a los invitados un café aromatizado con cardamomo denominado *gahira*, como señal de hospitalidad y generosidad. La técnica es sencilla: se coloca una vaina de cardamomo en el pico de la cafetera y se vierte el café, al que la especia aporta un refrescante sabor. Por otro lado, la fama mundial del café turco se debe al cardamomo.

Los vikingos introdujeron el cardamomo en Escandinavia, donde su uso está casi tan extendido como en el sur de Asia y Oriente Próximo. En Suecia, Dinamarca y Finlandia suele formar parte de pasteles, panes dulces, bollería (¡es el rasgo distintivo de los famosos bollos daneses!) y frutas y verduras encurtidas. Igualmente se emplea para aromatizar el *glögg*, un tradicional vino especiado que suele tomarse durante los fríos inviernos suecos.

En Alemania el *Kardamon* es una especia típica de los dulces navideños, especialmente de las galletas denominadas *lebkuchen*.

Cómo comprar cardamomo

Esta especia está disponible en algunos supermercados bien surtidos, así como en los comercios indios y las tiendas especializadas. También puede conseguirse a través de Internet.

Tanto las vainas como las semillas se utilizan para fines culinarios. Las vainas de mejor calidad son pequeñas, de forma ovalada, con una cáscara de textura fina semejante al papel de un color verde lima intenso y uniforme; no deberían ser pálidas ni blanquecinas. Conviene evitar las vainas con los extremos abiertos, ya que es señal de una recolección tardía y habrán perdido parte de sus aceites esenciales. Por otro lado, las vainas «blancas» de cardamomo son en realidad vainas verdes a las que se ha blanqueado, una costumbre que instauraron los ingleses. De todos modos, los entendidos en especias prefieren las verdes.

El cardamomo verdadero y el cardamomo falso

Aunque existen numerosas versiones de esta especia (cardamomo marrón de China, cardamomo verde de Tailandia, cardamomo grande o de Nepal, cardamomo de Java, etc.), todas ellas son «falsos» cardamomos. En realidad el auténtico cardamomo es solo uno: el cardamomo verde —la reina de las especias—, la especia culinaria conocida universalmente como cardamomo.

La India, no obstante, posee un segundo cardamomo que se halla en un término medio entre verdadero y falso; se trata del cardamomo marrón (o negro), denominado despectivamente cardamomo «bastardo». Constituye una especia esencial en algunos de los platos más famosos de la cocina india, incluyendo los que forman parte de la conocida cocina *tandoori*, que toma su nombre del *tandoor*, el horno subterráneo donde se elabora. El cardamomo marrón es el ingrediente que aporta un sabor y textura distintivos a dos especialidades indias: el pollo *tikka* y el pollo con mantequilla. En ocasiones también se añade a los *biryanis* o platos a base de arroz, así como a otras muchas recetas.

Posiblemente los únicos lugares donde pueda encontrarse cardamomo marrón sean los comercios indios, las tiendas especializadas o, por supuesto, Internet. Solo se vende entero y las vainas, si bien presentan una textura similar a las del cardamomo verde, son el doble de grandes y de color tostado.

El primer encuentro con el cardamomo marrón constituye toda una aventura culinaria. Al abrir la vaina, encontrarás unas semillas viscosas en una membrana pegajosa; al extraerlas se adhieren entre sí y se pegan a los dedos, por lo que conviene molerlas en un mortero junto con otras especias que absorberán su viscosidad; de este modo, estarán listas para ser mezcladas con otras especias.

Si bien no existen estudios acerca de sus propiedades terapéuticas, pertenece a la misma familia que el cardamomo verde y comparte algunos de sus aceites volátiles. Su sabor tiene reminiscencias a eucalipto y resulta bastante económico: alrededor de un tercio del precio del cardamomo verde (450 g [1 libra] puede llegar a costar más de 26,5 euros [30 dólares]), aunque en los comercios indios sale mucho mejor de precio.

El cardamomo combina bien con las siguientes especias:

Almendra	Cúrcuma
Anís estrellado	Guindilla
Canela	Jengibre
Cilantro	Pimienta de Jamaica
Clavo	Semilla de hinojo
Comino	Semilla de mostaza

y complementa las recetas de:

Arroz	especialmente mango
Cítricos	Helados
Cordero	Natillas
Frutos secos	Pollo
Fruta tropical,	Pudin

Otras recetas que contienen cardamomo:

Arroz con leche con vainilla y especias (pág. 284)	Condimento para marisco Chesapeake Bay (pág. 303)
Baharat (pág. 297)	Garam masala (pág. 293)
Berbere (pág. 296)	Mezcla de especias para tarta de manzana (pág. 301)
Brownies bajos en calorías Los Banos (pág. 80)	Ras el hanout (pág. 295)

Si por alguna razón no pudieras encontrar vainas de cardamomo, es mejor comprar las semillas que el cardamomo ya molido. Ten en cuenta que los aceites volátiles de las semillas son bastante sensibles y su agradable aroma se disipa muy rápidamente en contacto con el aire (de hecho, la fragancia comienza a desvanecerse tan pronto como las semillas se extraen de la vaina). Así pues, es preferible moler solo la cantidad de semillas que necesites cada vez en aras de preservar su sabor todo lo posible.

Aunque las semillas del cardamomo verde son de color pardo, suelen denominarse *carda-momo verde* (o simplemente *cardamomo*) debido al color de la vaina. Deberían ser ligeramente aceitosas al tacto y desprender un aroma que recuerda al del eucalipto con un toque de menta y pimienta.

El cardamomo de mejor calidad procede de los bosques del sur de la India, donde crece la planta que lo produce, un arbusto de flores azules y amarillas que puede alcanzar una altura de 1,80 m (6 pies). También se cultiva en Tailandia y América Central. La mayor parte del cardamomo que se importa en Estados Unidos proviene de Guatemala, seguido de la India y Sri Lanka.

Las vainas enteras pueden conservarse durante dos años si se guardan en un recipiente hermético protegido de la luz solar, y las semillas pueden durar hasta un año en esas mismas condiciones. Por su parte, el cardamomo molido se mantiene en buen estado alrededor de seis meses.

El cardamomo en la cocina

Si nunca has olido una vaina de cardamomo, entonces no has experimentado aún el verdadero aroma de esta especia. Resulta refrescantemente astringente y agradable al paladar. Se trata de una especia sumamente versátil y va bien con casi cualquier plato salado o dulce.

Es preferible utilizar las vainas en platos salados caldosos. Numerosas recetas de cocina étnica incluyen una vaina de cardamomo *estrujada*. Para ello, pásale un rodillo por encima o colócala bajo el mango de un cuchillo y aprieta suavemente. Esta acción libera los aceites y permite que su aroma se fusione con el resto de los ingredientes en las recetas que requieren vainas enteras. Al final de la cocción habrás de desechar las vainas, pero no así las semillas.

Por su parte, el cardamomo molido es un buen condimento para los platos dulces. Conviene usarlo con moderación, ya que tiende a resultar acre.

El cardamomo constituye un ingrediente esencial de muchas mezclas de especias tradicionales, ¿por qué no pruebas a incluirlo en las tuyas?

He aquí algunas ideas para aumentar el consumo de cardamomo:

Té con leche y especias

Conocida como chai masala *o simplemente* chai, *esta bebida especiada —que venden los* chai wallants *(vendedores de té) por toda la India— se ha hecho famosa en todo el mundo. Aunque posiblemente la encuentres en el supermercado, podrás obtener un sabor mucho más genuino preparando la mezcla tú mismo.*

10 vainas de cardamomo o ½ cucharadita de
  semillas de cardamomo
1 trocito de 2,5 cm (1 pulgada) de canela en rama
4 granos de pimienta blanca
¼ de cucharadita de semillas de hinojo
2 tazas de leche desnatada
3 cucharadas de azúcar moreno de caña
½ cucharadita de jengibre en polvo
2 tazas de agua
4 bolsitas de té negro

1. Extrae las semillas de cardamomo y desecha las vainas. Tuesta en seco en una sartén calentada previamente las semillas de cardamomo, la canela en rama, los granos de pimienta y las semillas de hinojo durante alrededor de cinco minutos, hasta que desprendan su aroma. Traslada las especias a un plato para que se enfríen y procesa en un molinillo de especias, o bien un minirrobot de cocina, hasta conseguir un polvo fino.

2. Vierte la leche en una cacerola mediana y hiérvela a fuego lento. Añade las especias molidas, el azúcar moreno y el jengibre.

3. Calienta el agua en otro recipiente y llévala a ebullición. Apaga el fuego, introduce las bolsitas de té y deja que reposen durante tres minutos. Vierte el té en la mezcla de leche y especias y cuece a fuego lento durante un minuto. Deja reposar el *chai* durante unos minutos. Por último, fíltralo y sírvelo.

Resultan 4 raciones.

- Aporta un toque especiado a tu café matutino como es costumbre en muchos países de habla árabe.
- Otra opción consiste en introducir una o dos vainas aplastadas a la cafetera y después colar el café antes de verterlo en la taza. Con una sola vaina será suficiente para aromatizar dos tazas de café.
- Incorpora una o dos vainas de cardamomo ligeramente estrujadas al agua de cocción del arroz, o bien agrega una pizca de cardamomo molido al arroz *pilaf.*
- Esparce cardamomo molido y un poquito de azúcar por encima de un pomelo.
- Añade media cucharadita de cardamomo molido a los ingredientes del pan de jengibre o del pastel de chocolate.
- Agrega semillas de cardamomo machacadas a las *bananas Foster* u otros postres dulces a base de fruta.
- Prueba a añadir una cucharadita de cardamomo molido a los *cupcakes* y los rellenos de la tarta de vainilla.
- Frota el cordero con una vaina de cardamomo, impregnándolo y cubriéndolo bien, antes de asarlo.

CEBOLLA *Demasiado potente para el cáncer*

No es de extrañar que una verdura tan potente como para hacerte llorar también pueda curarte. Las cebollas presentan un alto contenido en *quercetina*, un tipo de antioxidante denominado *flavonoide* que puede reducir el riesgo de cáncer.

Las cebollas pertenecen a la misma familia botánica que el ajo y, al igual que este, contiene *alicina*, una sustancia que se transforma en compuestos organosulfurados que pueden reducir los niveles de colesterol, diluir la sangre, mantener la flexibilidad de las arterias y destruir las células cancerosas. Las cebollas rojas y moradas contienen *antocianinas*, los mismos antioxidantes que convierten a las bayas en unas superestrellas nutricionales. En conjunto, tanto estos nutrientes como otros muchos compuestos convierten a la cebolla en una especia con un poder terapéutico único.

Las cebollas son anticancerígenas

La quercetina y el cáncer no hacen buenas migas. Se ha demostrado que este flavonoide puede retrasar el crecimiento de las células cancerosas, impedir que se extienda a otras partes del organismo (metástasis) y causarles la muerte cortándoles el suministro de sangre, activando genes anticancerígenos y de otras maneras. Los compuestos organosulfurados de la cebolla ejercen muchos de estos efectos. Y toda esa beneficiosa actividad celular nos ayuda a mantenernos vivos. Diversos estudios han relacionado el aumento de la ingesta de cebolla con una menor incidencia de cánceres mortales.

En un estudio publicado en la revista *American Journal of Clinical Nutrition,* unos investigadores italianos analizaron los datos relativos a la dieta y la salud de miles de personas y detectaron una correlación entre una mayor ingesta de cebolla y una menor incidencia de cáncer. Concretamente, observaron que en comparación con las personas que la consumían poco, las que tomaban cebolla en abundancia presentaban menor riesgo de desarrollar:

- Cáncer de colon: una reducción del 56 por ciento.
- Cáncer de mama: una reducción del 25 por ciento.
- Cáncer de próstata: una reducción del 71 por ciento.
- Cáncer de ovario: una reducción del 73 por ciento.
- Cáncer de esófago: una reducción del 82 por ciento.
- Cáncer de boca: una reducción del 84 por ciento.
- Cáncer de riñón: una reducción del 38 por ciento.

«Nuestros hallazgos confirman el papel protector de la cebolla con relación al riesgo de diversos cánceres comunes», concluyeron los científicos.

Cáncer de endometrio. Unos investigadores italianos descubrieron que las mujeres que consumían dos o más porciones de cebolla a la semana reducían su riesgo de padecer cáncer de endometrio en un 60 por ciento.

Cáncer de páncreas. Un equipo de científicos de la Universidad de California, San Francisco, analizó los datos relativos a la dieta y la salud de más de dos mil personas y observaron que quienes tomaban más cebollas (y ajos) reducían su riesgo de padecer cáncer de páncreas en un 54 por ciento, en comparación con quienes las consumían poco.

Cáncer de estómago. Unos investigadores de la Universidad de California del Sur analizaron los datos relativos a la dieta y la salud de más de 1.900 chinos y hallaron una correlación entre un mayor consumo de cebolla y un menor riesgo de cáncer de estómago.

La extraordinaria cebolla

He aquí otros ámbitos en los que esta especia resulta particularmente beneficiosa:

Infartos. Unos investigadores italianos analizaron los datos relativos a la dieta y la salud de más de 1.400 personas y observaron que las que consumían una o más porciones de cebolla a la semana reducían su riesgo de infarto en un 22 por ciento, en comparación con las personas que apenas las consumían. «Una alimentación rica en cebollas podría ejercer un efecto favorable con relación al riesgo de infarto agudo de miocardio [ataque al corazón]», concluyeron los científicos en la revista *European Journal of Nutrition.*

Colesterol alto. Las mujeres japonesas presentan una incidencia muy baja de infartos. ¿Por qué? Para descubrirlo, un equipo de investigadores analizó la alimentación de 115 mujeres japonesas y observó una correlación entre un mayor consumo de flavonoides (básicamente procedente de las cebollas) y menores niveles de colesterol total y LDL, dos factores de riesgo de las enfermedades cardiacas. El elevado consumo de flavonoides de las mujeres japonesas —principalmente la quercetina de las cebollas— «podría contribuir a su baja incidencia de enfermedades coronarias, en comparación con las mujeres de otros países», señalaron los científicos en la revista *Journal of Nutrition*.

Enfermedades cardiacas. En otro estudio, unos investigadores holandeses midieron la ingesta de flavonoides —fundamentalmente a partir del té, las cebollas y las manzanas— de 805 hombres y hallaron que los que tomaban más flavonoides reducían su riesgo de padecer afecciones cardiacas en un 58 por ciento, en comparación con los que los consumían menos. Los resultados fueron publicados en la revista *Lancet*.

Presión arterial alta. Un equipo de científicos de la Universidad de Utah realizó un estudio con 41 personas aquejadas de presión arterial alta a las que dividió en dos grupos: un grupo tomó una dosis diaria de 730 mg de quercetina y el otro grupo no la tomó. Al cabo de un mes, el grupo tratado con quercetina presentaba una reducción de la presión arterial sistólica (lectura superior) de 7 puntos y de la presión arterial diastólica (lectura inferior) de 5 puntos.

Osteoporosis. Unos investigadores de la Universidad Médica de Carolina del Sur analizaron los datos recabados en la Encuesta Nacional de Salud y Nutrición en la que participaron más de 35 millones de mujeres y observaron que las mujeres pre y postmenopáusicas que consumían una o más cebollas al día presentaban un incremento de la densidad ósea de un 5 por ciento en comparación con las que tomaban esta verdura una vez al mes o incluso menos. «El consumo de cebollas parece ejercer un efecto beneficioso en la densidad ósea», concluyeron los científicos. Y una mayor densidad ósea equivale a menos fracturas: «las mujeres mayores con un alto consumo de cebolla podrían reducir el riesgo de fractura de cadera en un 20 por ciento, con respecto a las que no la consumen en absoluto», escribieron los científicos en la revista *Menopause*.

Cicatrices quirúrgicas. Un equipo de investigadores observó que los pacientes que trataban las cicatrices quirúrgicas con un gel de extracto de cebolla presentaban cicatrices más suaves, menos rojizas, de textura más lisa y un mejor aspecto global. El hallazgo fue publicado en la revista *Journal of Cosmetic Dermatology*.

Alergias. Unos científicos de la Facultad de Medicina de Boston señalaron en un artículo sobre las alergias que la quercetina impide la segregación de histamina, una sustancia moduladora de la respuesta inmune que causa síntomas alérgicos tales como lagrimeo y goteo nasal. La quercetina es una «terapia natural y segura» para las alergias que puede usarse como «terapia principal o en combinación con los métodos convencionales», explicaron los investigadores.

Hipertrofia benigna de la próstata. Esta patología —conocida coloquialmente como «agrandamiento» de la próstata— afecta a decenas de millones de hombres de mediana edad y provoca dificultades urinarias. Unos investigadores italianos analizaron los datos relativos a la dieta y la salud de más de 1.800 hombres y hallaron que los que consumían más cebollas reducían su riesgo de desarrollar este problema en un 59 por ciento.

Diabetes. Dada la abundancia de estudios que demuestran que la cebolla ejerce un efecto reductor de los niveles de azúcar en sangre en animales experimentales con diabetes tipo II, unos científicos coreanos llevaron a cabo un metaanálisis en el que combinaron los datos de *todos* los estudios con el propósito de obtener resultados concluyentes y los hubo: las cebollas reducen los niveles de azúcar en sangre. El hallazgo fue

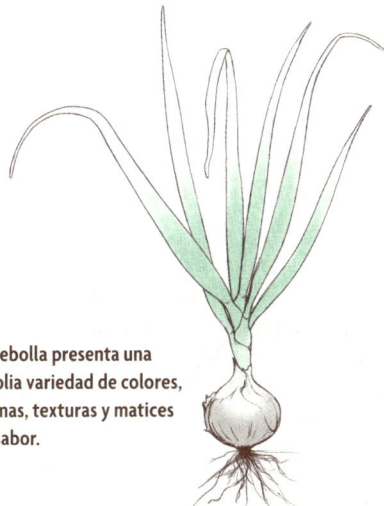

La cebolla presenta una amplia variedad de colores, formas, texturas y matices de sabor.

Las chalotas: la variedad de cebolla más saludable

El poder curativo de la pequeña chalota no debe subestimarse. Así lo confirma un estudio realizado por unos investigadores de la Universidad de Cornell en el que analizaron el valor nutricional de 13 variedades de cebollas comercializadas en Estados Unidos. Los científicos descubrieron que las chalotas presentan mayor actividad antioxidante que las cebollas amarillas —las más fuertes— y contienen seis veces más fenoles que las dulces cebollas Vidalia.

La chalotas pueden usarse tanto crudas como cocinadas y poseen un sabor fuerte con matices de ajo. Debido a su intenso sabor, conviene cortarlas en pedacitos cuando se consuman en crudo.

Consérvalas en un lugar fresco con suficiente espacio para que respiren. Evita comprar ejemplares magullados o usarlas una vez han germinado: no solo se vuelven amargas, sino que acaban estropeando a las demás.

Las chalotas asadas son un agradable complemento de otras verduras, especialmente en los platos de carne de vaca, cerdo, pato o pollo. Para asarlas, hiérvelas a fuego lento con piel y cubiertas de leche, durante alrededor de 10 minutos. Escurre la leche y ásalas en una cazuela pequeña con tapa durante 20 minutos aproximadamente, hasta que estén tiernas. Aderézalas con vinagreta mediterránea (página 181).

publicado en la revista *Journal of Medicinal Food.*

Conoce la cebolla

Las cebollas se cultivan en todas partes —incluso en jardines y huertas— y presentan una amplia variedad de colores, formas, texturas y matices de sabor. Las hay amarillas, rojas, moradas, verdes, blancas y marrones.

La cebolla de cóctel es la variedad de menor tamaño (el de una uña), mientras que la cebolla apta para almacenamiento —que puede llegar a alcanzar el tamaño de una pelota de béisbol— alcanza los mayores tamaños. Hay diferentes variedades: cebollas italianas, las cebollas Bermuda, las cebollas perla, las cebolletas y las chalotas, entre otras.

La cebolla es la especia más usada y constituye la base de todo tipo de platos: sopas, salsas, carnes, pescados y verduras. Ocupa un lugar destacado en la mayor parte de las gastronomías del mundo y se come cruda, frita, rebozada, al horno, con nata, asada, gratinada, cocida y encurtida.

En China, los cocineros tienen debilidad por las cebolletas suaves y dulces: las pican crudas —o las cortan en lonchas— y las añaden a las sopas, los rehogados y los platos de encurtidos. La cebolla suele coronar la sopa de fideos denominada *laksa*; también se añade a los arroces, a diversos condimentos, y se incorpora picada a las salsas.

En Indonesia suelen cortarla en rodajas y añadirla cruda a los condimentos picantes denominados *sambals*; también la sirven junto con *satays,* unas brochetas de carne marinada, la machacan y añaden a las mezclas de especias y condimentos, y elaboran salsas con ella. Además se fríe en aceite para obtener un sabor caramelizado y una textura crujiente, y sirve de guarnición al arroz y los fideos fritos.

En la India, la cebolla marrón —de forma redondeada y sabor acre— se emplea en prácticamente todos los platos y no solo es apreciada por su sabor, sino por la consistencia que aporta a los curries. Suele tomarse cruda en las populares salsas de encurtidos denominadas *kache piaz* y *kachoomar*, esta última con base de tomate. Para los indios es todo un placer comer cebolla de esta forma (resulta más seca que la cebolla marrón comercializada en Estados Unidos) rociada con limón, especialmente cuando notan los primeros síntomas de un resfriado.

En Turquía, las chalotas enteras acompañan tradicionalmente a la carne de cordero en el *kebob,* y en Túnez suele tomarse el cuscús con una pasta de cebolla fermentada denominada *hrous.*

Por su parte, los franceses tienen debilidad por el fuerte sabor de la delicada chalota y las emplean como base de numerosas salsas, tales como la *béarnaise.* Además, la sopa de cebolla a la francesa y la *pissaldière* —especialidad provenzal que consiste en una gruesa capa de cebolla caramelizada sobre una masa gruesa y crujiente parecida a una pizza— son famosas en el mundo entero. La tarta de cebolla es igualmente una especialidad de la región de Alsacia y Lorena, que cuenta con influencias culinarias francesas y alemanas.

Los alemanes son más aficionados a la cebolla que los franceses y la saltean en algún tipo de grasa como guarnición de muchos platos de carne y patatas. También la degustan sola como verdura, ya sea frita o bien cocinada con nata.

Los españoles disfrutan del *sofregit,* una popular salsa catalana a base de cebolla caramelizada y tomate. Los británicos tienen un plato de cebollas rellenas, y los rusos, en lugar de picar la cebolla, suelen rallarla en los adobos y otros platos para intensificar su sabor.

En Estados Unidos esta especia —cruda o frita— es un ingrediente básico como guarnición de perritos calientes, hamburguesas y toda clase de comida rápida. También son populares los aros de cebolla, un aperitivo que se ha hecho famoso en el mundo entero.

En el mercado estadounidense se diferencian dos clases de cebolla atendiendo a criterios de estación y recolección: las cebollas de primavera, que son suaves, húmedas y perecederas, y las cebollas de almacenamiento, que son secas, duraderas y de sabor acre.

Las cebollas de primavera —también conocidas como cebollas verdes, cebolletas o cebollas en rama— son cebollas que se han recogido antes de haber alcanzado la madurez. Algunas se cosechan antes de salir el bulbo e incluso existen variedades que ni siquiera lo forman. Resultan dulces y jugosas y pueden consumirse crudas. (Las generaciones pasadas las comían con sal como tentempié).

Por su parte, las cebollas que permiten el almacenamiento suelen crecer durante el verano y cosecharse en otoño. Sus abundantes compuestos sulfurosos le aportan su fuerte sabor. Al estar exentas de la humedad propia de las cebollas de primavera, son más resistentes y duraderas. Las cebollas amarillas, también denominadas cebollas españolas o cebollas redondas, son las de sabor más fuerte y acre, seguidas de las cebollas blancas, a menudo llamadas Texas o Vidalia (originarias de la ciudad homónima ubicada en Georgia).

Las cebollas secas o de almacenamiento se clasifican del siguiente modo:

- Las cebollas españolas son las cebollas de mayor tamaño. Si bien se trata de cebollas redondas, resultan algo más suaves que las preferidas en la India.
- Las cebollas Bermuda son también suaves y pueden ser rojas, blancas o amarillas.

La cebolla podría ayudar a prevenir y/o tratar:

Afecciones cardiacas	Osteoporosis
Alergias	Presión arterial alta (hipertensión)
Cáncer	
Cicatrices	Problemas de colesterol (colesterol total alto, colesterol LDL «malo» alto)
Diabetes tipo II	
Hipertrofia benigna de la próstata (HBP)	
Infarto	

La cebolla combina bien con las siguientes especias:

Ajo	Jengibre
Alcaravea	Mejorana
Coco	Orégano
Comino	Romero
Cúrcuma	Tomate seco
Kokum	Tomillo

y va bien con casi *todas* las recetas saladas, incluyendo:

Bocadillos	Manzanas
Carnes a la parrilla	Pizza
Curries	Salsas de encurtidos
Ensaladas	

- Las cebollas blancas Vidalia (Georgia) y Maui (Hawái) son híbridos y las más dulces de todas.

En lo que se refiere a las cebollas y la salud, solo has de tener en cuenta una cosa: cuanto más fuerte sea el sabor de la cebolla, mayor cantidad de compuestos sulfurosos tendrá y más se beneficiará tu salud.

Cómo comprar cebolla

Tanto tu salud como tus papilas gustativas se beneficiarán consumiendo cebolla fresca todos los días siempre que sea posible. De todos modos, también puede adquirirse seca de diferentes formas: granulada, en polvo, molida, picada, troceada y tostada. Suele estar disponible —tanto fresca como seca— en cualquier supermercado.

A la hora de comprar cebollas de otoño/invierno (de almacenamiento), es recomendable escoger bulbos firmes y color uniforme que presenten un gran número de capas externas secas y crujientes. Conviene evitar las piezas que presenten manchas negras, estén abiertas por el cuello, hayan cogido humedad, tengan puntos blandos o muestren signos de germinación o descomposición (manchas oscuras).

Por su parte, las cebolletas deberían presentar tallos verdes, frescos y firmes.

El sótano —donde la temperatura se mantiene fresca— es el mejor lugar para conservar las cebollas de almacenamiento. Otra opción es guardarlas a temperatura ambiente en una cesta de alambre u otro compartimento abierto donde puedan estar bien ventiladas. Es importante mantenerlas alejadas de las patatas, ya que cuando se almacenan juntas acaban pudriéndose.

Las cebollas frescas no deberían refrigerarse. Sin embargo, una vez cortadas, puedes guardarlas, bien envueltas, en el frigorífico durante una semana si se trata de rodajas y unos pocos días en el caso de haberlas cortado en trozos. De todos modos, lo mejor es evitar cortarla con demasiada antelación, ya que ello conlleva la pérdida de nutrientes.

En cuanto a las cebolletas, refrigeradas en una bolsa de plástico pueden conservarse alrededor de una semana.

Las cebollas de almacenamiento pueden durar desde unas semanas a unos cuantos meses, dependiendo del tipo y el estado de las piezas en el momento de la compra. En general, cuanto más acre es su sabor, mejor se conservan.

La cebolla seca se conserva cerca de un año si se mantiene en un recipiente hermético en un lugar oscuro y fresco.

Otras recetas que contienen cebolla:

Adobo *jerk* (pág. 298)

Arroz a la pimienta con almendras (pág. 210)

Atún sellado con rebozado de sésamo, jengibre encurtido y ensalada de col con vainilla (pág. 261)

Berbere (pág. 296)

Bocadillos de cordero a la parrilla con salsa de pepino y menta (pág. 186)

Boeuf bourguignon (pág. 279)

Cebollas rojas encurtidas al estilo de Yucatán (pág. 204)

Cerdo con chucrut a la alsaciana (pág. 72)

Chile con carne al estilo norteamericano (pág. 113)

Chutney de cebolla y tomate (pág. 161)

Curry de patatas con coliflor (pág. 126)

Curry de ternera Madrás (pág. 239)

Garbanzos con champiñones y almendras tostadas (pág. 53)

Guacamole de granada (pág. 143)

Gulash húngaro (pág. 43)

Kulambu de coles de Bruselas (pág. 132)

Marisco al azafrán (pág. 69)

Pasta de curry caribeña (pág. 317)

Pasta tailandesa de curry rojo (pág. 315)

Pollo con wasabi, naranja y almendras tostadas (pág. 289)

Relleno de salvia, salchichas y albaricoque (pág. 227)

Salsa de tamarindo (pág. 266)

Salsa verde de semillas de calabaza (pág. 234)

Sopa *bloody mary* con carne de cangrejo (p. 231)

Sopa de jengibre, zanahorias y calabaza (pág. 167)

Sopa de pescado con laurel (pág. 177)

Spaghettini con salsa de tomate y albahaca (pág. 40)

La cebolla en la cocina

Las cebollas son sinónimo de cocina casera: resultan tan indispensables como la sal y la pimienta. Aportan a los platos sabor, color y textura.

Las cebollas amarillas son ideales para guisos, sopas y salsas de cocción prolongada, mientras que las cebollas dulces, como las Vidalia, son las mejores para hacer cebollas asadas y aros de cebolla. Por su parte, las cebollas rojas van bien crudas en bocadillos, ensaladas, así como en platos de encurtidos, y las cebollas perla resultan adecuadas para la elaboración de cebollas glaseadas o encurtidos.

Para minimizar el lagrimeo que se produce al cortar las cebollas, prueba a refrigerarlas al menos una hora antes de cortarlas, ya que el frío retarda la volatilidad de la alicina. Aunque cortarlas bajo un chorro de agua fría también ayuda a evitar esta molestia, no resulta una opción del todo satisfactoria porque el agua se llevaría la beneficiosa alicina.

Para deshacerte del olor a cebolla en las manos tras haberlas pelado o cortado, enjuágatelas

Sopa de cebolla a la francesa

Esta es la clásica soupe à l'oignon *que se sirve en* Le Pied au Cochon (La Pata de Cerdo), *un restaurante que permanece abierto las 24 horas, donde muchos parisienses degustan esta sopa tras una noche de diversión para prevenir la resaca. Su sabor mejora preparándola con un día o dos de antelación. También admite bien la congelación.*

2 cucharadas de mantequilla
2 cucharadas de aceite vegetal
1,125 kg (2 libras y media) de cebollas amarillas, cortadas en rodajas finas
½ cucharadita de azúcar
2 cucharadas de harina
8 tazas de caldo de carne de vaca
½ taza de vermut seco
Bouquet garni (pág. 301)
⅓ cucharadita de sal
¼ de taza (60 ml) de coñac o brandy (opcional)
1 baguette pequeña
1 diente de ajo, partido en dos
½ cucharadita de aceite de oliva
1 taza de queso gruyer rallado

1. Calienta la mantequilla y el aceite a fuego medio en un horno holandés grande de fondo grueso. Baja el fuego, añade las cebollas y remuévelas para cubrirlas con la grasa. Tapa y póchalas durante 15 minutos, removiendo una o dos veces entretanto.
2. Destapa el horno, sube un poco el fuego y agrega el azúcar, removiéndolo para mezclarlo bien. Cocina durante 30 minutos removiendo a menudo. Si bien las cebollas deberían dorarse, no dejes que se quemen. Esparce la harina por encima y remueve constantemente durante 5 minutos.
3. Vierte el caldo y el vermut y añade el *bouquet garni* y la sal. Baja el fuego, tapa parcialmente y cocina a fuego suave durante 40 minutos. Incorpora el coñac o brandy si lo deseas. Deja enfriar durante al menos media hora.

   Hasta este punto la sopa puede prepararse con antelación y poco antes de servirla continúa como sigue:
4. Corta cuatro rebanadas gruesas de la baguette y colócalas en una bandeja de horno. Frota cada una de ellas con el ajo y pincela ligeramente con el aceite de oliva. Hornéalas a 200 °C (400 °F) durante siete minutos.
5. Reduce el calor del horno a 175 °C (350 °F). Sirve la sopa en cuencos individuales aptos para horno casi hasta los bordes. Sitúa una rebanada de pan encima de cada uno y cubre con queso toda la parte superior de los cuencos, incluidos los bordes. Coloca los cuencos en la bandeja superior del horno y hornea durante 15 minutos, o hasta que comiencen a burbujear. Gratina el queso bajo el grill del horno durante 30 segundos. Sirve los cuencos y distribuye el resto de la baguette a los lados.

Resultan 4 raciones como plato principal.

bajo el chorro de agua fría, o bien frótalas con sal y después lávalas con agua tibia y jabón.

He aquí algunas ideas para aumentar el consumo de cebolla:

- Prueba a servir la carne acompañada de un salteado de cebolla. La cebolla complementa bien la sequedad propia de la carne, en especial de la magra.
- Puedes complementar con cebolla los adobos para cortes de carne que necesiten ablandarse. Para ello, corta unas cebollas en trozos y colócalos encima de la carne. A continuación, vierte el adobo sobre las cebollas y alrededor de la carne. Dale la vuelta cada pocas horas, volviendo a colocar los trozos de cebolla por encima.
- Si te desagrada el fuerte sabor de la cebolla cruda, déjala en remojo toda la noche para rebajarlo en parte.
- Añade cebolla roja o Vidalia crudas a las ensaladas verdes, de pollo y de atún.
- Enriquece los bocadillos y las ensaladas con rodajas de cebolla roja o cebolleta.
- Agrega daditos de chalota a los aliños de ensalada.
- Saltea unas cebollas y sírvelas encima de hamburguesas a la parrilla. En un estudio se observó que servir hamburguesas asadas a la parrilla con un salteado de cebolla puede neutralizar el compuesto carcinogénico HCA que se forma en las carnes hechas a la parrilla y especialmente en la carne de vaca picada.
- No peles las cebollas al hacer caldo de verduras: la piel aporta color al caldo y no lo amarga.
- Cocina cebolla con aceite de oliva o de colza y no con mantequilla. Para evitar que absorba demasiada grasa y añadir al plato calorías no deseadas, baja el fuego y cúbrela con una tapa bien ajustada. De este modo saldrá crujiente y poco grasienta.
- Si no te gustan las cebollas demasiado fuertes, córtalas en rodajas o en trozos justo antes de añadirla a la preparación. El sabor de esta especia va intensificándose a medida que está en contacto con el aire.
- Puedes disponer de cebollino fresco todo el año de forma económica cultivándolo en una maceta en el alfeizar de la ventana. Córtale las puntas de vez en cuando para estimular su crecimiento.
- Prueba a preparar *cebollita* —cebollas encurtidas al estilo nicaragüense— combinando una taza de vinagre blanco destilado con dos cucharaditas de sal y una de azúcar y vierte la mezcla sobre una cebolla y tres guindillas rojas cortadas en rodajas finas. Deja reposar a temperatura ambiente durante una o dos horas y refrigera por lo menos durante un día antes de su consumo.

CLAVO *Al servicio del alivio del dolor*

«No es nada del otro mundo: simplemente aceite de clavo. Y sin embargo, ¡qué resultados tan sorprendentes! La vida puede ser tan sencilla…: malestar o alivio».

Aunque estas palabras podría haberlas dicho tu dentista, las pronunció Lawrence Olivier haciendo el papel de un dentista sádico en la película de 1976 *Marathon Man*, mientras taladraba repetidamente un diente de Dustin Hoffman y mitigaba el dolor con… aceite de clavo.

Afortunadamente, el aceite de clavo puede calmar el dolor dental —y otros problemas de salud— en la *vida real*.

TLC para dientes y encías

El nombre científico del aceite de clavo es *eugenol*. Y morder un clavo —el capullo seco de la flor de un árbol asiático y una especia culinaria apreciada en todo el mundo— revela la potencia de este aceite: repentinamente sentimos adormecida la zona. El eugenol y otras moléculas aromáticas hacen del clavo una de las especias más penetrantes que existen. Y tal vez es en la consulta del dentista donde esto se hace más evidente o ¡durante un fin de semana con dolor de muelas en espera de poder acudir a uno!

Lo cierto es que el aceite de clavo es un anestésico suave; de hecho, es tan potente como la benzocaína a la hora de anestesiar el tejido oral antes de insertar la aguja, según explicó un equipo de investigadores en la revista *Journal of Dentistry*. Y además puede favorecer la circulación: al frotarlo alrededor de un diente dolorido se produce una sensación de calor y alivio al dilatarse los vasos sanguíneos y llegar más sangre a la encía. *Asimismo*, tiene propiedades analgésicas (mitiga el dolor), antinflamatorias (reduce el enrojecimiento y la hinchazón alrededor de las heridas) y antibacterianas (elimina los gérmenes).

Sus formidables propiedades terapéuticas explican por qué el eugenol no solo es un remedio casero para el dolor de muelas, sino también una magnífica medicina para muchos problemas bucales. Puede combatir la *gingivitis* —la primera fase de la enfermedad de la encía en la que esta se inflama— y la *periodontitis* —la siguiente fase en la que se produce una retracción de la encía y los dientes se aflojan—. También resulta eficaz frente a la *estomatitis*, una dolorosa inflamación de la boca causada por factores como los medicamentos, una deficiente higiene dental o prótesis dentales mal ajustadas.

«El aceite de clavo ha venido utilizándose para tratar problemas dentales durante años» y es «parte integrante del equipo del dentista», afirmó el equipo de investigadores indios que llevó a cabo un estudio sobre un tratamiento de larga duración que incluía eugenol para combatir las enfermedades periodontales, cuyos resultados fueron publicados en la revista *Drug Development and Industrial Pharmacy*.

Combatir las infecciones

La capacidad del eugenol de combatir los gérmenes no se limita al ámbito dental, sino que, como veremos a continuación, puede luchar contra las bacterias (y los virus) en cualquier zona del cuerpo:

Helicobacter pylori. Estas bacterias provocan úlceras estomacales y están relacionadas con el cáncer de estómago. Un equipo internacional de investigadores de la India se percató de que el tratamiento médico convencional para eliminar esta bacteria presenta una eficacia limitada: del 80 al 90 por ciento, y que *H. pylori* estaba desarrollando una creciente resistencia frente a varios antibióticos. Debido a que el eugenol había demostrado ser efectivo como inhibidor del crecimiento de numerosas bacterias patógenas, incluyendo *E. coli* (intoxicaciones alimentarias), *Staphylococcus* (infección por estafilococos), *Proteus* (infecciones de la vejiga), *Klebsiella* (infecciones respiratorias), *Enterobacter* (infecciones intrahospitalarias) y *Pseudomonas* (infecciones del tracto urinario), decidieron probarlo también frente a *H. pylori* y observaron que el eugenol lograba detener el crecimiento de 30 cepas de esta bacteria 25 veces más rápido que la amoxicilina, un antibiótico común. También observaron que la bacteria no desarrolló resistencia alguna al eugenol.

Los investigadores señalaron en su informe que el eugenol está presente en la alimentación habitual de muchos países y posiblemente se trate de una sustancia «no tóxica»; también recordaron que ha venido utilizándose desde los años cincuenta por la medicina moderna en el tratamiento de úlceras y que «sus beneficios podrían ser múltiples», ya que es además un poderoso antioxidante. Y animaron a otros científicos a duplicar sus hallazgos para contribuir al establecimiento del eugenol como tratamiento eficaz frente a la *H. pylori,* para así superar los «fracasos en el tratamiento y la resistencia a los antibióticos de la *H. pylori*».

Herpes simple. Unos investigadores japoneses descubrieron que usar el fármaco antiviral acyclovir *en combinación con* eugenol resultaba más eficaz frente al virus responsable del herpes labial (HS-1) que utilizar solamente acyclovir, tanto en experimentación *in vitro* como en animales. Y un grupo de científicos tailandeses halló que el virus causante del herpes genital (HS-2) no podía reproducirse en presencia del eugenol. Además, unos investigadores norteamericanos observaron que el eugenol protegía a los animales frente a las infecciones por HS-2.

Hepatitis C. Millones de estadounidenses son infectados por el virus de la hepatitis C, una enfermedad que puede derivar en cirrosis y cáncer de hígado. Pero unos investigadores japoneses descubrieron que el eugenol conseguía una «inhibición» casi total del virus. Los «productos naturales» que incluyen eugenol «podrían desempeñar un importante papel como agentes antihepatitis C», concluyeron los científicos en la revista *Phytotherapy Research*.

El clavo te ama

Los estudios de investigación han revelado muchas otras formas en las que el eugenol protege el organismo.

Mosquito finito. Descarta las velas de citronela y saca el aceite de clavo: podría ser el mejor modo de prevenir las picaduras de mosquitos, según descubrieron unos investigadores tailandeses al probar 38 diferentes aceites esenciales frente a los mosquitos, incluyendo la popular citronela.

Los científicos pidieron a varios voluntarios que introdujeran el antebrazo en un área atestada de mosquitos. Solamente unos pocos aceites esenciales, incluyendo la citronela, el pachuli y el clavo, consiguieron evitar las picaduras durante dos horas de «repelencia completa». Cuando estos aceites se probaron de nuevo, solamente el clavo consiguió «una repelencia del cien por cien» durante cuatro horas.

Detener los coágulos. Los coágulos de sangre que obstruyen las arterias son los responsables de la mayor parte de los infartos y derrames cerebrales, y son causados en parte por la *agregación plaquetaria,* el proceso por el cual las plaquetas se aglutinan. Unos investigadores daneses probaron el eugenol frente a dos fármacos «anticoagulantes» que combaten la agregación plaquetaria, la aspirina y la indometacina, y hallaron que el eugenol resultaba más potente que la aspirina e igual a la indometacina.

Anticáncer. Los estudios efectuados en animales con cáncer de pulmón y de piel muestran que el eugenol puede detener la multiplicación de las células cancerosas.

Conoce el clavo

En la antigüedad, antes de que existieran los cepillos de dientes, el clavo se utilizaba para la higiene dental y para mantener un aliento fresco. En la antigua corte imperial china, durante la dinastía Han, estaba prohibido dirigirse al emperador sin tener un clavo en la boca. Y ese uso tradicional ha continuado en Asia hasta nuestros días.

Tanto el clavo como su aceite han sido utilizados en la medicina tradicional para el tratamiento de diversos problemas de salud tales como indigestión, náuseas, flatulencia, diarrea, hinchazón, cólicos, toda clase de infecciones, espasmos musculares, problemas cutáneos —incluyendo acné, úlceras y llagas—, y se ha empleado como tonificante muscular, potenciador de la memoria, afrodisiaco y, por supuesto, como analgésico para el dolor de muelas.

A partir de la Edad Media el clavo comenzó a estar presente también en la cocina y hoy en día es una especia habitual en prácticamente todos los hogares y se usa abundantemente en las

El codiciado clavo

El clavo cuenta con una historia sangrienta: era codiciado por sus aplicaciones medicinales y culinarias y enriqueció enormemente a los intrépidos exploradores que partieron en su busca. Incluso hubo países que lucharon entre sí para obtener su control.

En los momentos más críticos de la Guerra de las Especias, en 1605, los holandeses arrebataron a los portugueses las islas Molucas o «Islas de las Especias», poniendo fin al monopolio del comercio del clavo que había durado 60 años. Los holandeses derribaron y quemaron todos los claveros y restringieron su plantación a la remota isla de Ambon, manteniendo en secreto su ubicación y los precios elevados. Los curiosos exploradores que salían en su busca eran disuadidos de su empeño y el robo de plantones de este árbol se pagaba con la muerte. Llevó alrededor de 200 años romper este monopolio. A principios del siglo XIX un francés llamado Pierre Poivre se las arregló para sacar unos plantones de la isla y llevarlos a las Islas Occidentales francesas del Caribe, donde comenzó a cultivar el árbol. Con el tiempo, su cultivo se extendió a otros países con climas adecuados para su desarrollo y hoy en día el clavo se cultiva desde Sudamérica hasta el norte de África.

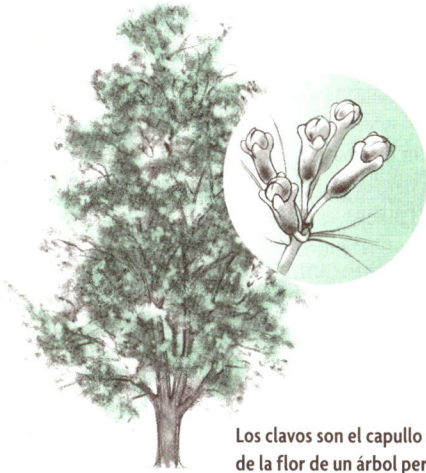

Los clavos son el capullo seco
de la flor de un árbol perenne.

El clavo podría ayudar a prevenir y/o tratar:

Cáncer	Herpes genital
Coágulos de sangre	Herpes labial
Dolor de muelas	Intoxicación alimentaria
Enfermedades de las encías (gingivitis y enfermedad periodontal)	Mal aliento
	Picaduras de mosquito
	Problemas bucales (estomatitis)
Hepatitis C	Úlcera

El clavo combina bien con las siguientes especias:

Amchur	Guindilla
Anís estrellado	Jengibre
Canela	Kokum
Cardamomo	Nuez moscada
Chocolate	Pimienta de Jamaica
Cilantro	Tamarindo
Cúrcuma	

y complementa las recetas de:

Calabaza	Rellenos de manzanas y frutas secas
Chocolate	Naranja
Col lombarda	Pasteles
Compota	Tarta de manzana
Jamón	
Huevos en salmuera	

Otras recetas que contienen clavo:

Adobo de chile para carne de cerdo a la parrilla (pág. 152)	Chesapeake Bay (pág. 303)
Arroz con leche con vainilla y especias (pág. 284)	*Garam masala* (pág. 293)
	Mezcla de especias para bebidas (pág. 302)
Baharat (pág. 297)	Mezcla de especias para encurtidos (pág. 302)
Berbere (pág. 296)	Mezcla de especias para tarta de manzana (pág. 301)
Cinco especias chinas (pág. 297)	Pasta de curry caribeña (pág. 317)
Colombo en polvo (pág. 299)	*Quatre épices* (pág. 300)
Condimento para marisco	*Ras el hanout* (pág. 295)

mezclas de especias de todo el mundo. En China, el clavo constituye un ingrediente esencial de las cinco especias chinas; también forma parte de muchos aderezos indios, incluyendo la famosa mezcla *garam masala,* y es una de las cuatro especias de las *quatre épices* francesas. Además, es un ingrediente clave del condimento marroquí *ras el hanout* y del etíope *baharat.*

El clavo es una especia popular en Estados Unidos —que importa más de mil toneladas cada año—, y se añade tanto a platos dulces como salados. Los estadounidenses tachonan con clavos los jamones, lo agregan a las mezclas de especias para compotas de manzana, lo incorporan a los huevos y a los filetes de arenque en salmuera y lo incluyen en la preparación de salchichas caseras y tartas de frutas navideñas.

Los franceses tachonan las cebollas con clavos para aportar su aroma a caldos y guisos, los alemanes suelen condimentar con ellos los estofados de carne y otros platos de cocción prolongada de carne y caza, y los británicos los incluyen en el pudin de Navidad y la tarta de manzana.

El clavo es un elemento esencial del vino caliente con especias y también está presente en muchas otras bebidas alcohólicas. Los alemanes los incorporan al popular ponche caliente *Feuerzangenbowle,* que se compone de vino, ron caliente, zumos de cítricos y azúcar. Por su parte, los franceses agregan clavos a un licor de naranja casero elaborado con granos de café y vodka. También se preparan versiones similares en Ita-

Mezcla de frutos secos con especias

Los nutricionistas recomiendan consumir todos los días un puñado de frutos secos —unos alimentos cardiosaludables ricos en polifenoles y grasas monoinsaturadas—, como un saludable tentempié. La adición de estas cinco especias curativas los hace más saludables si cabe. Son un bonito regalo para las Navidades.

½ **taza de azúcar**
1 cucharadita de canela molida
½ **cucharadita de clavos molidos**
¼ **de cucharadita de pimienta de Jamaica molida**
¼ **de cucharadita de jengibre molido**
¼ **de cucharadita de nuez moscada molida**
½ **cucharadita de sal (opcional)**
1 clara de huevo
2 cucharadas de agua
Unos 900 g (2 libras) de frutos secos como
almendras, anacardos, pacanas y nueces

1. Rocía dos bandejas de horno con espray antiadherente y precalienta el horno a 135 °C (275 °F).

2. Combina el azúcar, las especias y la sal (opcional) en un cuenco grande. Añade la clara de huevo y el agua y mézclalas bien hasta obtener una pasta suave. Agrega los frutos secos y remueve con cuidado hasta que estén completamente cubiertos por la mezcla de especias.

3. Extiende los frutos secos sobre las bandejas con espacio suficiente para que no se adhieran entre sí. Hornea durante 40 minutos o hasta que la cobertura esté crujiente y dorado. Déjalos enfriar y trasládalos a un recipiente hermético.

Resultan alrededor de 5 tazas.

lia y España. Además, algunos vermuts dulces incluyen esta especia entre sus ingredientes.

Pero a pesar de su popularidad culinaria la mayor parte del clavo que se produce en el mundo se emplea en la elaboración de los populares cigarrillos indonesios denominados *kretek;* estos cigarrillos contienen un 40 por ciento de clavo, el responsable del característico crujido que emiten mientras se fuman.

Cómo comprar clavo

El término *clavo* procede de la voz latina *clavus* y debe su nombre a su semejanza con un clavo. Esta especia es el capullo seco de la flor de un árbol perenne que florece dos veces al año. Su cultivo y recolección resultan complicados porque han de ser recogidos a mano en el momento adecuado.

Los clavos son originarios del archipiélago de las Molucas («Islas de las Especias»), en Indonesia, y según los entendidos el clavo de Penang (Malasia) es el de mejor calidad, seguido de los clavos de Zanzíbar y Madagascar. La mayor parte del clavo importado en Estados Unidos procede de Madagascar o Brasil.

Si deseas seleccionar su lugar de origen, habrás de adquirirlos en una tienda especializada, o bien a través de Internet (véase la guía de compra de la página 336).

Sin embargo, no es necesario que te tomes la molestia de comprar clavos exóticos. En lo que a su sabor se refiere lo importante es mantenerlos tan frescos como sea posible, para lo cual has de comprarlos enteros y molerlos tú mismo. Una vez molidos, comienzan a perder sus aceites volátiles y su aroma se atenúa.

Procura comprar clavos *grandes* en los que sea posible apreciarse claramente las cabezas y los tallos. (Los clavos procedentes de Penang son los de mayor tamaño). De hecho, deberías poder reconocer en la cabeza los cuatro incipientes pétalos del capullo así como los estambres. No es recomendable adquirir clavos que parezcan palitos, ya que se trata solo del tallo. Deberían presentar un tono marrón rojizo.

Los clavos enteros pueden conservarse durante un año o más en un recipiente hermético protegido de la luz y el calor.

El clavo en la cocina

Los clavos poseen un característico aroma —acre y a la vez como a bosque— y un sabor húmedo y dulce. Aunque la cocción los suaviza, pueden dominar muy fácilmente sobre los demás ingredientes de una receta.

Tom Stobart, escritor de temas culinarios y autor del libro *Cook's Encyclopedia,* advierte que «cuando se emplean para aromatizar los platos, lo mejor es que su sabor no llegue a ser reconocible». Tenlo presente cuando los utilices: unos *pocos* son suficientes para aderezar un guiso e igualmente solo hace falta moler unos *pocos* para condimentar las masas de panes y dulces.

Los clavos empleados en la elaboración de platos salados deberían retirarse antes de servir la comida, ya que masticarlos podría alterar el sabor de los alimentos o incluso romper un trocito de diente. Un buen truco consiste en añadir a la olla una cebolla pequeña tachonada de clavos que debe extraerse al final de la cocción.

COCO *La grasa «quemacalorías»*

Cuando hablamos del «coco» podemos estar refiriéndonos a un árbol, una fruta, un dulce o una especia.

Como *especia*, el coco es la pulpa rallada y seca del fruto de la majestuosa palmera que crece silvestre en las zonas tropicales y subtropicales del mundo. Si bien los nativos de estas regiones suelen usarlo en recetas saladas, nosotros lo asociamos a deliciosos dulces (y todas las calorías que nos aportan), un hábito dietético que podría ser responsable de la creencia generalizada de que el coco es perjudicial para la salud.

Lo cierto es que el coco presenta un *alto contenido* en grasas, concretamente un 82 por ciento, de las cuales un 76 por ciento son grasas saturadas, es decir, el tipo de grasas de las que suele aconsejarse minimizar su consumo debido a que pueden obstruir las arterias. Y he aquí la sorpresa: ¡es precisamente la grasa saturada la que convierte al coco en una superespecia!, por la sencilla razón de que la grasa saturada del coco *no es igual* que la grasa saturada de la carne o la leche.

En efecto, las grasas saturadas del coco se denominan triglicéridos de cadena media (TCM). Para comprender por qué este dato es importante, echemos un vistazo al mundo de las grasas.

Si miras una gotita de grasa a través de un potente microscopio que permita visualizar las moléculas y los átomos, lo que verás serán *triglicéridos*: tres (tri) ácidos grasos unidos a una molécula de glicerol. Los ácidos grasos son cadenas de átomos de carbono unidos entre sí. Según el número de carbonos que contienen, pueden clasificarse en ácidos grasos de cadena corta, que contienen entre 4 y 6 carbonos; ácidos grasos de cadena larga, que contienen 24 carbonos, y ácidos grasos de cadena media, que contienen entre 8 y 12 carbonos.

El noventa por ciento de las grasas —como sucede con las de la carne y la leche— son ácidos grasos de cadena larga (TCL). Para ser transportados por el torrente sanguíneo se asocian con proteínas formando unas estructuras que se denominan quilomicrones y de este modo pueden llegar a todas las células. Sin embargo, los TCM no se procesan de esa forma: el organismo los envía directamente del estómago al hígado, donde son metabolizados en un abrir y cerrar de ojos, y este proceso metabólico superrápido *quema más calorías* que las contenidas en los ácidos grasos. Se ha demostrado que las personas que consumen una gran cantidad de TCM en su alimentación diaria queman una media de *cien calorías extra al día,* en comparación con las personas que no lo hacen; pues bien, el coco contiene más TCM que ningún otro alimento.

Sí, has entendido bien: la grasa del coco puede *ayudarte* a quemar calorías y, por ende, a mantener tu peso o incluso adelgazar. ¿Demasiado bueno para ser cierto? Los científicos no opinan lo mismo.

La grasa amiga de la cintura

Unos investigadores canadienses dividieron a 12 mujeres sanas en dos grupos y les asignaron dos dietas diferenciadas durante dos semanas.

Ambas opciones contenían un 15 por ciento de proteínas, un 45 por ciento de carbohidratos y un 40 por ciento de grasas; hasta aquí todo normal. Sin embargo, el 80 por ciento de la grasa consumida por la mitad de las participantes provenía de sebo de vaca, mientras que la otra mitad tomó una mezcla de mantequilla con aceite de coco; así pues, ambos grupos consumieron grandes cantidades de grasas saturadas de cadena larga (TCL), pero solo uno de ellos incluyó además triglicéridos de cadena media (TCM).

¡Al cabo de dos semanas, el grupo del coco había quemado alrededor de un 45 por ciento más de TCL!

Las participantes no subieron ni bajaron de peso; el estudio no estaba diseñado como un experimento sobre el adelgazamiento, sino para probar la hipótesis de que los TCM son poderosos quemadores de grasas, y realmente consiguió su objetivo.

«La capacidad de los TCM» de aumentar la quema de ácidos grasos saturados de cadena larga «sugiere que pueden desempeñar un papel en el control de peso a largo plazo», concluyeron los investigadores en la revista *International Journal of Obesity and Related Metabolic Disorders.*

Y en un estudio aparecido en la revista *Lipids,* unos científicos brasileños realizaron un estudio con 40 mujeres, a las que dividieron en dos grupos: un grupo tomó suplementos de aceite de soja, y el otro grupo, aceite de coco. Al cabo de tres meses, ambos grupos habían perdido algo de peso, pero solo el grupo del coco presentaba una cintura mucho más estilizada (además de resultar antiestética, la grasa abdominal tiene la mala costumbre de liberar compuestos inflamatorios que aumentan el riesgo de derrame cerebral y enfermedades cardiacas). El coco, explicaron los investigadores, podría «promover la reducción de la obesidad abdominal».

Es importante señalar que los investigadores observaron que el aceite de coco *no* incrementaba los niveles del perjudicial colesterol LDL y *sí* aumentaba los niveles del saludable colesterol HDL.

Coco & Co.: una empresa hacia una salud óptima

El coco no solo te ayuda a mantener la línea, sino que además ofrece otros muchos beneficios para la salud:

Antibacteriano. La leche de coco contiene ácido láurico que el organismo descompone en *monolaurín.* En un estudio llevado a cabo por investigadores filipinos, el monolaurín logró eliminar diversos tipos de bacterias patógenas, incluyendo el *Staphilococcus aureus,* el *Streptococcus,* el *Enterobacte*r y el *Enterococcus.*

El monolaurín «podría resultar útil en la prevención y tratamiento de infecciones bacterianas graves, especialmente aquellas que son difíciles de tratar y/o son resistentes a los antibióticos», afirmó un equipo de investigadores del Centro Médico de la Universidad de Georgetown, que también investigó este compuesto.

Acné. Unos científicos de la Universidad de San Diego en California descubrieron que un compuesto que contenía ácido láurico resultaba excepcionalmente efectivo en destruir las bacterias responsables del acné. Este compuesto presenta un «gran potencial para convertirse en una medicación terapéutica segura y eficaz para el acné», afirmaron los investigadores.

Antifúngico. Un equipo de científicos islandeses hallaron que el ácido láurico y el ácido cáprico (otro TCM del coco) lograban acabar con la *Candida albicans,* un hongo causante de infecciones fúngicas.

Cáncer de colon. El coco es rico en *catequinas*, unos antioxidantes que combaten el cáncer. En un estudio efectuado en la India, la adición de coco a la dieta de animales de laboratorio «redujo notablemente» el desarrollo del cáncer de colon inducido químicamente.

Alzheimer. Un equipo internacional de investigadores dividió en cuatro grupos a animales de laboratorio a los que se había inducido la menopausia. Uno de los grupos fue alimentado con agua de coco. Pues bien, al cabo de cinco semanas hallaron que el grupo tratado con coco presentaba un aumento de los niveles de estrógenos en sangre *y* una menor destrucción de células cerebrales, lo cual muestra que el agua de coco tiene «características similares a los estrógenos» y podría desempeñar un papel en la prevención del Alzheimer y otros tipos de demencia después de la menopausia.

Enfermedad de Crohn (enfermedad inflamatoria intestinal). Un grupo de investigadores españoles empleó aceite de coco para tratar a animales de laboratorio a los que se había inducido la enfermedad de Crohn con un resultado positivo: el aceite consiguió reducir la inflamación intestinal. «Los TCM podrían ejercer un efecto terapéutico fundamental» en la enfermedad de Crohn en humanos», escribieron estos científicos en la revista *Journal of Nutrition*.

Alivio del dolor. Una popular infusión del noreste de Brasil elaborada con fibras de cáscara de coco se emplea tradicionalmente para «tratar varios trastornos inflamatorios», según explicaron unos investigadores brasileños. Cuando estos investigadores probaron la bebida en animales, hallaron que no solo reducía la inflamación, sino también aliviaba el dolor del mismo modo que la morfina. El estudio «confirma» el uso de esta infusión para disminuir la inflamación, afirmaron los científicos en la revista *Journal of Ethnopharmacology*.

Conoce el coco

No es de extrañar que el cocotero se conozca como el «árbol de la vida». Este árbol suele producir entre 60 y 180 cocos al año, un alimento

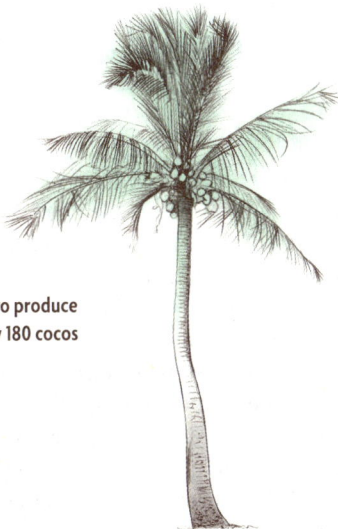

El cocotero produce entre 60 y 180 cocos al año.

El coco podría ayudar a prevenir y/o tratar:

Acné	(enfermedad
Alzheimer	inflamatoria intestinal)
Cáncer	Hongos vaginales
Dolor	Infección bacteriana
Enfermedad de Crohn	Sobrepeso

El coco combina bien con las siguientes especias:

Albahaca	Hierba limón
Ajo	Hoja de curry
Asafétida	Jengibre
Cacao	Pimienta de Jamaica
Comino	Pimienta negra
Cúrcuma	Tomate seco
Galanga	Vainilla

y complementa las recetas de:

Carne	Patatas
Chocolate	Pescado y marisco
Chutney	Pollo
Curries	Verduras
Lentejas	

Otras recetas que contienen coco:

Chutney negro de mango (pág. 245)	tailandesa de curry rojo (pág. 157)
Curry de ternera Madrás (pág. 239)	Sopa tailandesa de pollo y leche de coco (pág. 135)
Mejillones con salsa	

básico en la alimentación de millones de personas en el sur y sudeste de Asia, sur del Pacífico y el Caribe, donde se consume el equivalente a un coco al día en forma de agua, leche, aceite y especia.

El agua de coco es el jugo que contienen los cocos jóvenes (no los maduros). Constituye una

Albóndigas de coco con salsa de cacahuete

Estas albóndigas están basadas en el saté lalat, *un plato típico de la isla indonesia de Java. (Aunque es originario de la isla de Madura, situada cerca de la costa de Java). Constituyen un agradable* hors d'oeuvre. *Aunque la salsa de cacahuete aporta a las albóndigas un sabor tropical, estas quedan lo suficientemente jugosas como para prescindir de ella.*

Salsa de cacahuete:

1 taza de leche de coco sin azúcar
½ taza de mantequilla de cacahuete
1 cucharada y media de azúcar moreno de caña
1 cucharada de salsa de pescado asiática
1 cucharada de salsa de soja
1 cucharada de pasta de curry tailandesa (opcional)
½ cucharadita de curry en polvo Madrás (pág. 314), o bien curry en polvo comercial
½ taza de agua templada

Albóndigas:

450 g (1 libra) de carne picada (90 por ciento magra)
1 taza de coco rallado, fresco o seco, con o sin azúcar
2 cucharadas de jengibre fresco picado
2 cucharadas de vinagre de arroz negro o 1 cucharada de vinagre balsámico
1 cucharadita de cúrcuma
1 cucharadita de pimienta de Jamaica molida
1 cucharadita de comino molido
2 cucharadas de aceite de coco o de oliva virgen extra
2 cucharaditas de zumo de lima fresco
½ cucharadita de pimienta negra recién molida
Sal al gusto

1. Para preparar la salsa de cacahuete: combina la leche de coco, la mantequilla de cacahuete, el azúcar moreno, la salsa de pescado, la salsa de soja, la pasta de curry (opcional) y el curry en polvo y cocínalos en una cacerola mediana a fuego lento. Remuévelos con una cuchara de madera hasta obtener una crema suave.

2. Añade el agua tibia poco a poco, removiéndola para mezclarla bien, y cuece a fuego lento, removiendo de vez en cuando, durante 15 minutos. Retírala del fuego para que se enfríe y sírvela a temperatura ambiente.

3. Para elaborar las albóndigas: combina la carne picada, el coco, el jengibre, el vinagre, la cúrcuma, la pimienta de Jamaica, el comino, una cucharada de aceite, el zumo de lima, la pimienta y la sal en un cuenco grande. Forma albóndigas de alrededor de 2,5 cm (1 pulgada), manteniendo las manos húmedas.

4. Calienta el resto del aceite en una sartén grande a fuego medio y fríe las albóndigas, dándoles la vuelta a menudo durante alrededor de 10 minutos, hasta que estén completamente hechas y se hayan tostado ligeramente.

**Resultan alrededor de 30 albóndigas
y 2 tazas de salsa.**

popular bebida del trópico. En Brasil, por ejemplo, solo le gana en popularidad el zumo de naranja.

La leche de coco se elabora vertiendo agua —o bien agua de coco— caliente sobre coco rallado y exprimiendo para extraer la leche. Es tan blanca como la leche de vaca y su dulce sabor recuerda al de la almendra. Es ampliamente utilizada en el sudeste de Asia, sur de la India, Indonesia, Sudamérica, las islas del Pacífico y el Caribe.

La leche de coco aporta su distintivo sabor a las *saté lalat,* unas albóndigas a la parrilla muy populares en la isla de Madura, cerca de Java (Indonesia). También suele emplearse en la cocina de Bahía, un tipo de cocina brasileña similar a la Cajún, y constituye la base de la apreciada salsa de cacahuete bahiana, que también contiene ajo, tomate y cilantro.

En Sri Lanka se añade leche de coco a los curries picantes junto con especias tostadas para suavizarlos y darles cuerpo, y también constituye un ingrediente esencial de los *hoppers,* panes fermentados y cocidos elaborados con harina de arroz que suelen tomarse durante el desayuno.

La crema de coco es una versión más espesa de la leche de coco. Se emplea frecuentemente en Kerala, un estado del sur de la India conocido por sus maravillosos curries de pescado.

El coco como especia (seco y rallado) constituye, junto con la leche de coco, un ingrediente esencial de los curries y verduras de Indonesia y Malasia. Asimismo, se usa en el *rendang*, un plato de ternera, y se emplea para elaborar arroz con leche y *dadar*, unas tortitas rellenas de coco.

La alimentación cotidiana de los habitantes de la costa de Malabar de la India se compone básicamente de pescado y marisco cocinados con arroz y coco seco rallado. Además, el coco seco se utiliza ampliamente en la cocina del sur de la India especialmente en la elaboración de curries. (El sur de la India es famoso por su *chutney* de coco). Por otro lado, los platos vegetarianos suelen incluir coco desecado tostado.

El aceite de coco es el aceite más empleado para freír los alimentos en la cocina del sur de la India.

Cómo comprar coco

La mayoría de nosotros solo tenemos oportunidad de probar cocos frescos y beber agua de coco durante un viaje a los trópicos. Pero el coco rallado (fresco o seco) sí puede encontrarse en algunos supermercados; se comercializa desecado, tostado, con azúcar añadido o sin azúcar y está disponible en tres diferentes texturas: fina, media y gruesa.

Los comercios asiáticos e indios presentan la selección más amplia de coco rallado. También puedes conseguirlo a través de Internet.

Por su parte, la leche de coco suele venderse en lata (con o sin azúcar), o bien como concentrado, en la sección de productos asiáticos de la mayoría de los supermercados bien surtidos y tiendas asiáticas e indias. Si no vas a usar todo el contenido de una lata, puedes congelar lo que te sobre, ya que la leche de coco soporta bien la congelación y puede conservarse de este modo durante varios meses.

El aceite de coco no suele usarse para cocinar en Estados Unidos porque se conoce poco y por su elevado contenido en grasas saturadas, pero a medida que se conozca la capacidad de quemar grasa de los TCM, el aceite de coco podría convertirse en un «alimento funcional» como el aceite de oliva, que sabe bien *y* además resulta beneficioso para la salud. El aceite de coco virgen se considera mejor para cocinar que el aceite común.

El coco en la cocina

Muchas personas asocian el coco a la mezcla de azúcar de caña y crema de coco que constituye un ingrediente esencial de la piña colada, una bebida tropical a base de ron. En Estados Unidos, suele emplearse en la elaboración de pasteles, golosinas y otros dulces.

En los países que lo producen, el coco se utiliza sobre todo en platos salados. (Quizá los langostinos fritos con coco, un popular aperitivo, sea el plato salado más conocido entre los norteamericanos). No dudes en concederle una oportunidad: combina bien con casi todo, especialmente con carnes rojas, aves y pescados.

He aquí algunas ideas para ampliar el consumo de coco un poco más allá de las galletas y los pasteles:

- Esparce coco tostado en los curries al final de la cocción y añade coco rallado a la carne, los guisos de pescado y los curries.
- Esparce coco sobre chocolate caliente, o mejor aún, prepara un chocolate caliente con leche de coco en lugar de leche de vaca. Incorpora una ramita de canela para removerlo.

COMINO   *Mantiene bajo control la diabetes*

El comino es una especia «plebeya» de tonos apagados que carece de atractivo visual dentro del frasco. Tampoco es agradable al tacto, ya que resulta un tanto oleaginosa; en cuanto a su sabor, no es nada del otro mundo, pues resulta amargo y rancio, y su aroma recuerda al de la madera de pino húmeda y mohosa.

Pero una vez introducido en la olla se transforma cual Cenicienta y su olor acre y amargo se convierte en un intenso aroma a frutos secos que evoca una cantina mexicana: así como el chile aporta picor a la comida mexicana, el comino le da sabor: de hecho, se trata de *la* especia más popular de la cocina mexicana.

El inigualable sabor de esta especia se debe a su contenido en *cuminaldehído*, un compuesto de cualidades medicinales tan activas como los frijoles saltarines mexicanos.

Combatir la diabetes

La diabetes es una enfermedad crónica que se caracteriza por unos elevados niveles de azúcar (glucosa) en sangre, lo cual daña los vasos sanguíneos e incrementa el riesgo de afecciones cardiacas y derrames cerebrales (la causa de muerte del 75 por ciento de los diabéticos), así como de ceguera e insuficiencia renal. Y aquí es donde el comino entra en acción…

En un estudio llevado a cabo en la India, un equipo de científicos trató a animales de laboratorio afectados de diabetes tipo II con comino, o bien con glibenclamida —un medicamento antidiabético—, y observó que ambos funcionaban igualmente bien a la hora de reducir los niveles de colesterol y triglicéridos, un tipo de grasa presente en la sangre —que suele alcanzar niveles altos entre los diabéticos— y que puede resultar perjudicial para el corazón. Los animales también presentaban una «reducción significativa» del azúcar en sangre, menores niveles de A1C (la cantidad de glucosa adherida a los glóbulos rojos; una prueba que permite el control del azúcar en sangre a largo plazo) y menores niveles de grasas dañinas e inflamación en las células del páncreas, el órgano productor de insulina (hormona que regula los niveles de azúcar en sangre).

«El suplemento» de comino «resultó ser más efectivo que la glibenclamida en el tratamiento de la diabetes mellitus», concluyeron los investigadores en la revista *Pharmacological Research*.

Los diabéticos presentan un riesgo de cataratas —la pérdida de transparencia del cristalino— un 60 por ciento más alto que las personas sanas. Pues bien, en otro estudio en animales realizado en la India, unos investigadores probaron el efecto del comino frente a esta enfermedad de la vista y hallaron que el comino en polvo frenaba la progresión de cataratas en las ratas, al prevenir las modificaciones derivadas de los niveles elevados del azúcar en sangre en el cristalino. El comino consumido a través de la alimentación «fue capaz de retardar tanto el progreso como la

---

¿Podría identificarse el comino auténtico, por favor?

El comino sufre una pequeña crisis de identidad...

No es alcaravea. En Europa su popularidad se ha visto ensombrecida por la alcaravea; sin embargo, esta no puede sustituir al comino en platos como los chiles con carne o los curries.

No es comino negro. El comino negro —que se corresponde con la especie india *kolongi*— ni es la misma especie ni puede sustituir al comino. Las semillas del comino negro son de color negro azabache y a veces son denominadas *comino imperial*, debido a que resultan más caras que el comino.

No es curcumina. El comino no tiene relación alguna con la curcumina, el principal componente de la cúrcuma.

---

maduración de cataratas diabéticas», afirmaron los investigadores.

Por otro lado, unos científicos del Instituto Nacional de Nutrición de la India descubrieron que el comino (junto con la canela, la pimienta negra y el té verde) podían reducir la formación de los productos finales de glucosilación avanzada (AGE, sus siglas en inglés) de un 40 a un 90 por ciento. Los AGE se forman cuando hay un exceso de glucosa que se une a las proteínas, y acaban siendo tóxicos para la célula. «Se cree que la inhibición de la formación de los AGE desempeña un papel en la prevención de las complicaciones diabéticas», escribieron los investigadores en la revista *British Journal of Nutrition*.

Proteger los huesos

Aumentar el consumo de proteína de soja, bien a través de la alimentación, bien por medio de suplementos, es una de las medidas que suelen recomendarse para prevenir, retrasar o incluso curar la osteoporosis, una enfermedad que provoca un adelgazamiento del tejido óseo que afecta a decenas de millones de estadounidenses. Lo cierto es que la soja es un *fitoestrógeno*, un compuesto vegetal que ayuda a fijar el calcio en los huesos, y dado su alto contenido en fitoestrógenos, ahora los científicos también están estudiando el comino como posible protector de los huesos.

En un estudio efectuado en la India, unos investigadores probaron la capacidad del comino de frenar la pérdida ósea en animales a los que se había inducido osteoporosis y hallaron que los animales que tomaron la especia presentaban mayor densidad ósea que los que no la tomaron. De hecho, el «efecto osteoprotector» del comino era comparable con el del estradiol, una hormona que solía recetarse para prevenir la osteoporosis antes de que se descubriera que además incrementaba el riesgo de enfermedades cardiacas y de cáncer de mama.

La excepcional conclusión de los científicos afirmaba que «el comino puede ayudar a evitar la pérdida ósea en las mujeres postmenopáusicas y parece un potencial candidato para el desarrollo de nuevos enfoques fitoterapéuticos para el tratamiento de la osteoporosis sin efectos secundarios serios».

Combatir el cáncer

El aceite volátil del comino y su elevado contenido en vitaminas A y C lo convierten en un potente antioxidante y un potencial anticancerígeno. En diversos estudios en animales el comino:

- Previno la formación de tumores de colon en las ratas alimentadas con sustancias causantes de cáncer.
- Redujo el riesgo de cáncer cervical en un 82 por ciento, con respecto a los animales a los que no se administró la especia.
- Disminuyó significativamente la incidencia de cáncer de estómago y de hígado.

Comino al máximo

El comino puede ayudar a tratar otros problemas:

Epilepsia. Unos investigadores de Oriente Próximo descubrieron que el comino inhibía las convulsiones en animales con epilepsia inducida químicamente.

El comino podría ayudar a prevenir y/o tratar:

Cáncer	Intoxicación alimentaria
Diabetes tipo II	Osteoporosis
Epilepsia	Tuberculosis

El comino combina bien con las siguientes especias:

Ajo	Guindilla
Ajowan	Fenogreco
Albahaca	Jengibre
Alcaravea	Orégano
Azafrán	Pimienta de Jamaica
Cacao	Pimienta negra
Canela	Semilla de calabaza
Cebolla	Semilla de hinojo
Cilantro	Semilla de mostaza
Cúrcuma	Tamarindo

y complementa las recetas de:

Chile con carne	Patatas
Comida mexicana	Platos Tex-Mex
Curries	Tomates
Frijoles negros	

Otras recetas que contienen comino:

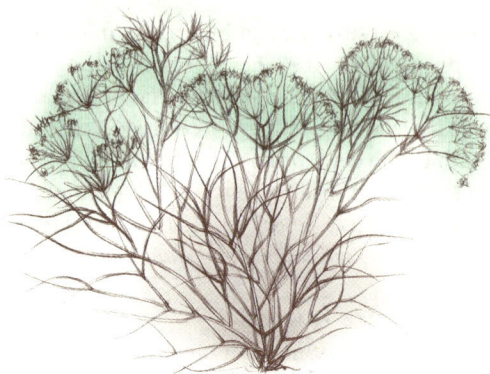

El comino procede de una planta con flores que prospera en tierras cálidas y áridas.

Intoxicación alimentaria. Un equipo de investigadores indios comprobó que el comino era la especia más efectiva a la hora de bloquear la acción de una bacteria responsable de intoxicaciones alimentarias.

Tuberculosis. El comino potencia el poder bactericida de la *rifampicina*, un antibiótico empleado en el tratamiento de la tuberculosis.

Conoce el comino

Al igual que las especias más populares, el comino cuenta con una larga trayectoria histórica. Los antiguos griegos tenían una cajita de comino en la mesa del comedor, al igual que hacían con la pimienta, y los romanos lo usaron como moneda para el pago de impuestos. (¡Ojalá pudiéramos hacer lo mismo en nuestros días!).

En la actualidad el comino es un ingrediente habitual en las cocinas del norte de África, Asia occidental, la India, Grecia, Turquía y, por supuesto, México y Latinoamérica. Sin embargo, en Latinoamérica el comino era una especia desconocida antes de que lo introdujeran los mercaderes indios.

En la India, el comino es apreciado desde hace milenios tanto por su aroma como por sus propiedades medicinales. Esta especia constituye uno de los ingredientes esenciales del curry en polvo y de la mayor parte de las mezclas de especias que forman parte de los curries. Es también un elemento fundamental del *garam masala*, la mezcla de especias más habitual en la India. Y las mezclas *chaat masala* y *panch phoron* incluyen semillas enteras de esta especia.

En México se emplea en los tacos, las enchiladas y los burritos entre otros platos populares. Es tan importante como el polvo de chile para la elaboración del chile mexicano (y del chile con carne de Texas).

En el Caribe, las semillas de comino constituyen un ingrediente esencial del curry Colombo, una mezcla de especias sumamente picante.

Los alemanes confeccionan un queso aromatizado con comino y el pan de comino es una especialidad regional en Francia. Por otra parte, en España se combina hábilmente con cane-

Chile con carne al estilo norteamericano

Esta receta debe su nombre a que combina lo mejor de los chiles con carne estadounidenses, desde Texas y Arizona a Cincinnati (Ohio), que afirma tener más restaurantes especializados en este plato que ninguna otra ciudad de Estados Unidos (el ingrediente secreto del chile con carne de Cincinnati es la pimienta de Jamaica). Prepara este plato con unas cuantas horas de antelación como mínimo para que los aromas se fusionen. Recaliéntalo antes de servirlo.

2 cucharadas de aceite de oliva
2 cebollas grandes, picadas
5 dientes de ajo, picados
1,125 kg (2 libras y media) de carne picada extra
    magra de vaca o pavo
3 cucharadas de polvo de chile
1 cucharada de comino molido
1 cucharada de orégano seco mexicano, o bien
    otra clase de orégano
2 cucharadas de albahaca seca
1 cucharadita de pimienta de Jamaica molida
1 cucharadita de cacao en polvo sin azúcar
1 cucharadita de cúrcuma
½ cucharadita de sal
½ cucharadita de pimienta negra recién molida
1 lata de 790 g (28 oz) de tomate triturado
½ taza de vinagre de vino tinto
3 latas de judías rojas
2 o más chiles jalapeños, despepitados
    y cortados en dados
½ taza de queso Monterey Jack (opcional)
½ taza de crema agria (opcional)

½ taza de cubitos de cebolla o rodajas de
    cebolleta (opcional)

1. Calienta el aceite de oliva en una cazuela grande de fondo grueso. Añade las cebollas y cocínalas hasta que se ablanden sin que lleguen a dorarse. Agrega el ajo y sigue cocinando durante un minuto más, removiendo bien.
2. Incorpora la carne y parte los trozos con una cuchara de madera hasta que se doren. Combina el polvo de chile, el comino, el orégano, la albahaca, la pimienta de Jamaica, el cacao, la cúrcuma, la sal y la pimienta y agrega el conjunto a la carne. Mézclalo bien y cocina durante un minuto.
3. Añade el tomate triturado, el vinagre, las judías y los jalapeños removiendo para mezclarlos; deja que hierva ligeramente, reduce el calor y cocina a fuego suave con la tapa puesta durante 30 minutos. Sirve con los ingredientes opcionales como guarnición.

Resultan 8 raciones.

la y azafrán para sazonar diversos platos horneados.

En Marruecos se añade al cuscús (sémola de trigo cocinada con especias) y es un elemento fundamental del *ras el hanout*, la famosa mezcla de especias marroquí. Por otra parte, los iraníes lo emplean para la elaboración de encurtidos.

Cómo comprar comino

Para los estadounidenses el comino suele ser sinónimo de un polvillo oscuro ligeramente graso al tacto. Sin embargo, el comino es ante todo una semilla, y así se vende en los comercios indios, donde se denomina *jeera*. La cocina india, al igual que otras cocinas asiáticas, emplean las semillas enteras.

Si bien es mejor comprar las semillas enteras que molidas, en los supermercados pueden encontrarse ambas opciones. Si deseas preparar platos de cocina étnica, lo más probable es que te haga falta tener a mano un bote de semillas enteras. Una vez molidas, el sabor comienza a deteriorarse, de modo que si llevas usando el mismo bote desde hace más de un año, lo mejor es que lo deseches, ya que el comino molido conserva sus cualidades durante unos pocos meses.

Es recomendable tostar las semillas antes de molerlas para intensificar su sabor (véase la página 19).

Las semillas son ovoides, de color café amarillento, y son parecidas a las de su pariente, la alcaravea. Si no puedes conseguirlas en el supermercado, podrás adquirirlas en los comercios indios, o bien a través de Internet (véase la guía de compra de la página 336).

El comino en la cocina

El comino está presente en la mayoría de los hogares y es una de las especias más usadas del mundo gracias a su versatilidad. Aunque una vez molido exhala un olor bastante acre, su aroma se suaviza al cocinarlo.

Empléalo en guisos, platos horneados y cualquier receta de cocción prolongada que requiera líquido. Combina bien con otras especias de sabores intensos, especialmente con el polvo de chile, y es útil a la hora de rectificar errores culinarios: cuando un plato te haya salido demasiado fuerte o con un aroma no deseado, añadir una

pizca de comino te ayudará a equilibrar el sabor. He aquí otras ideas para disfrutar del comino:

- Prepara un glaseado para verduras asadas combinando ½ taza de aceite de colza con ½ taza de zumo de limón y una cucharada de comino molido. Sazónalo con sal y pimienta negra recién molida.
- Empléalo para aromatizar las salsas de queso.
- Espárcelo sobre la tortilla de queso.
- Agrega semillas tostadas a los adobos.
- Elabora una mezcla de especias con una parte de comino y otra parte de polvo de chile.
- Utiliza comino para condimentar las salsas para mojar.
- Agrega semillas tostadas a las lentejas y el arroz *pilaf.*

CÚRCUMA *Una destacada especia en la lucha contra las enfermedades*

Considerada en el pasado el azafrán de los pobres por su color amarillo brillante, en la actualidad la cúrcuma es el oro indio, una superestrella de las especias, debido a la buena salud de la gente que la consume a diario y la fama que está adquiriendo en el ámbito científico como uno de los agentes curativos más potentes de la naturaleza.

La cúrcuma es un ingrediente habitual en la India y está presente en prácticamente todos los platos, un hecho que no ha pasado inadvertido para los científicos, que ya hace 30 años observaron que la incidencia de enfermedades crónicas en la población india es significativamente menor que en la mayoría de los países occidentales, especialmente Estados Unidos.

Las propiedades preventivas y curativas de esta especia proceden de su ingrediente activo, la *curcumina*, un compuesto de múltiples propiedades, sumamente rico en antioxidantes y de gran acción antinflamatoria que, según se ha demostrado, protege y mejora la salud de prácticamente todos los órganos. Hasta la fecha, miles de estudios en animales y humanos en todo el mundo han puesto en evidencia que la curcu-

mina puede combatir más de 70 enfermedades, incluyendo algunas de las más grandes amenazas para la salud, tales como el cáncer, las afecciones cardiacas, la diabetes tipo II y el Alzheimer. Y la lista continúa aumentando.

De hecho, las investigaciones realizadas en todo el mundo muestran que el consumo de cúrcuma —a través de los suplementos de curcumina— es *tan* efectivo y, en algunos casos, incluso *más* eficaz que los medicamentos, sin producir efectos secundarios. Recientemente, mis colegas y yo llevamos a cabo en el MD Anderson Cancer Center de la Universidad de Texas un estudio comparativo entre la curcumina y los fármacos antinflamatorios, los analgésicos y los medicamentos para el tratamiento del cáncer, evaluando su efectividad a la hora de reducir la inflamación y detener la multiplicación de las células cancerígenas. Pues bien, la curcumina resultó ser *más* eficaz en disminuir la inflamación que la aspirina o el ibuprofeno, y *tan* efectiva como celecoxib, un fármaco más potente comercializado bajo receta médica. Además, demostró ser tan eficaz en inhibir la proliferación del cáncer de mama como el tamoxifen, un medicamento ampliamente utilizado para detener el desarrollo o la reincidencia del cáncer de mama. Estos resultados son, cuanto menos, sorprendentes.

El Dr. David Frawley, fundador y director del Instituto Americano de Estudios Védicos en Santa Fe, Nuevo México, ha llegado a afirmar que «si tuviera que quedarme con una única hierba para cubrir mis necesidades dietéticas y de salud, elegiría una especia india: la cúrcuma». Según Frawley, la cúrcuma es una especia que todo el mundo «debería conocer y usar habitualmente».

Estoy completamente de acuerdo. no hay ninguna especia que esté siendo tan estudiada en todo el mundo y con tanto potencial terapéutico como la cúrcuma.

¿Cómo funciona la cúrcuma?

La cúrcuma ejerce más de 50 acciones curativas, desde aliviar el dolor hasta mejorar la circulación, por ello las medicinas tradicionales de la India y China han venido utilizándola desde hace más de dos mil años para tratar diversas dolencias:

- Como antiácido para mitigar los problemas digestivos.
- Como antiséptico para acelerar la curación de las heridas y evitar que se infecten (las vendas de la India suelen contener cúrcuma).

- Como analgésico para aliviar el dolor de cabeza.
- Como estimulante para mejorar el riego sanguíneo.
- Como una pasta de uso tópico para resolver problemas cutáneos.
- Como descongestivo para limpiar los conductos nasales (algunos espráis nasales contienen curcumina).

La cúrcuma se ha empleado tradicionalmente para el tratamiento de unas 60 enfermedades, desde el sarampión, la varicela y los cólicos a los problemas periodontales, la flatulencia, la indigestión y el estrés.

Pero su clasificación como especia superestrella se debe a que se trata de un *antioxidante* de potentes efectos *antiinflamatorios*. ¿Por qué es esto tan importante?

La oxidación es una especie de óxido interno causado por lo que los científicos denominan *especies reactivas al oxígeno* (ERO), unas moléculas a las que les falta un electrón, por lo que tienden a captar electrones de otras moléculas creando *daño* o *estrés oxidativo*. La formación de las ERO obedece a diversos factores como la luz solar, la contaminación, una dieta rica en grasas e incluso el propio proceso de envejecimiento. A su vez, el estrés oxidativo produce una inflamación crónica de baja intensidad, una insidiosa versión del enrojecimiento, el ardor y la hinchazón propios de la respuesta inflamatoria del sistema inmunitario ante una herida. Se ha demostrado que la inflamación crónica origina o promueve muchas de las enfermedades de la vida moderna, incluidas las enfermedades cardiovasculares (ECV), responsables de los infartos y los derrames cerebrales; la diabetes tipo II, que cuadruplica el riesgo de ECV y puede derivar en fallo renal, ceguera y amputación de las extremidades; el Alzheimer y el Parkinson; el asma, y diversas enfermedades autoinmunes tales como la artritis reumatoide y la psoriasis. Pues bien, tanto los cultivos celulares como los estudios en animales y humanos han revelado que las propiedades antioxidantes y antiinflamatorias de la curcumina son efectivas frente a todas estas afecciones.

La cúrcuma podría ayudar a prevenir y/o tratar:

Acné	Gota
Alergias	Heridas
Alzheimer	Manchas cutáneas
Asma	Infección ocular, uveítis
Cáncer	Osteoartritis y artritis reumatoide
Colitis (enfermedad inflamatoria intestinal)	
	Parkinson
Degeneración macular asociada a la edad	Patologías de la vesícula biliar
Depresión	Picazón
Dermatitis de contacto	Presión arterial alta (hipertensión)
Derrame cerebral	
Diabetes tipo II	Problemas de colesterol (colesterol LDL «malo» alto, colesterol HDL «bueno» bajo)
Dolor	
Eccema (dermatitis atópica)	
Enfermedades de las encías	Psoriasis
	Sarpullido
Enfermedades hepáticas	Secuelas de la contaminación
Escleroderma	Sobrepeso
Fibrosis quística	
Flatulencia	

Pero, sobre todo, el poder antioxidante de la cúrcuma ha captado la atención de la investigación médica en Estados Unidos y, en general, en todo el mundo por su capacidad probada para combatir el *cáncer*.

La especia anticáncer

Incluso el más acérrimo escéptico se vería en un aprieto para cuestionar los más de mil estudios que han obtenido idénticos resultados: la curcumina es un agente anticancerígeno. Se ha demostrado que la curcumina presente en la cúrcuma es capaz de combatir el cáncer de múltiples formas:

- Inhibe la activación de los genes responsables del cáncer.
- Impide la proliferación de las células tumorales.
- Frena la transformación de las células sanas en células cancerígenas.
- Elimina las células mutantes que se convierten en cancerosas.
- Disminuye las células tumorales.
- Evita que los tumores se propaguen a otras partes del cuerpo.
- Evita el suministro de sangre necesario para la formación y multiplicación de las células cancerosas.
- Potencia los efectos anticancerígenos de la quimioterapia y la radiación.

La curcumina ejerce algunas de estas acciones, o incluso todas, frente a 22 diferentes tipos de cáncer, incluyendo los más mortíferos: el cáncer de mama, de colon, de pulmón y de próstata. También retarda el avance de algunos de los cánceres más resistentes, tales como el cáncer cerebral, óseo, de sangre, de esófago, de hígado, de páncreas, de estómago, de útero y el melanoma (el cáncer de piel más letal). No se conoce ninguna otra sustancia natural que posea semejantes propiedades anticancerígenas. He aquí algunos de los resultados obtenidos en los estudios sobre los efectos de la curcumina en el cáncer.

Cáncer de mama. Algunos de los resultados más destacables de la curcumina se han conseguido con el cáncer de mama, y se muestra prometedora frente a las formas de la enfermedad más resistentes a los medicamentos. En un estudio se observó que la combinación de la curcumina con paclitaxel, un fármaco de uso habitual en quimioterapia, no solo aumentaba los efectos del medicamento, sino que también disminuía los efectos secundarios —lo cual hacía el tratamiento más tolerable para las pacientes—. En otro estudio publicado en la revista *Menopause*, los investigadores descubrieron que la curcumina disminuía el riesgo de cáncer de mama en mujeres que recibían un tratamiento de terapia de sustitución hormonal (TSH), un probado factor de riesgo de la enfermedad.

Cáncer de colon. Numerosos estudios en animales han revelado que la curcumina puede contribuir a prevenir y retrasar el desarrollo del cáncer de colon y los estudios en humanos están comenzando a arrojar los mismos resultados. En un estudio llevado a cabo por científicos de la Universidad de California, Los Ángeles (UCLA), se observó que la curcumina prevenía la formación de pólipos (crecimientos anormales de tejido que se forman en la membrana mucosa del intestino grueso) en personas afectadas de poliposis adenomatosa familiar (PAF), una enfermedad hereditaria que puede derivar en cáncer de colon. En otro estudio, se detectó una reducción del número y tamaño de los pólipos en pacientes de PAF que tomaron 480 mg de curcumina y 20 mg de quercetina (el fitoquímico activo de las cebollas).

Cáncer cervical. Se ha descubierto que la curcumina es capaz de destruir el virus del papiloma humano, la principal causa del cáncer cervical. También se ha observado que combate las modificaciones celulares precancerosas que suelen preceder a la enfermedad.

Cáncer de pulmón. Diversos estudios en animales han puesto en evidencia que la curcumina podría ejercer un efecto protector frente al cáncer de pulmón inducido por el tabaco. En un estudio se pidió a 16 fumadores que tomaran 1.500 mg de curcumina al día. Al cabo de 30 días, las muestras de orina mostraron que habían excretado una cantidad significativamente mayor de toxinas relacionadas con el tabaco que otros seis participantes en el estudio, también fumadores, que no fueron tratados con este compuesto.

Cáncer de páncreas. Se ha observado, tanto en estudios en animales como en humanos, que la curcumina es una sustancia prometedora en la lucha contra el cáncer de páncreas, un tipo de cáncer particularmente mortífero que no suele responder bien al tratamiento de quimioterapia. En nuestros laboratorios del MD Anderson hemos descubierto que la administración de curcumina en combinación con gemcitabina, un medicamento de quimioterapia, potencia la acción de este fármaco en animales de laboratorio. En otro estudio, 34 pacientes con cáncer de páncreas avanzado —generalmente letal en el transcurso de un año— tomaron dosis elevadas de curcumina diariamente y la especia logró ralentizar la progresión normal de la enfermedad en un 64 por ciento de los enfermos.

Cáncer de próstata. En un estudio publicado en la revista *Cancer Research* realizado con ratones a los que se había inducido cáncer de próstata, los investigadores dividieron a los animales en cuatro grupos que recibieron diferentes tratamientos. El primer grupo tomó curcumina, el segundo grupo, un medicamento de quimioterapia, el tercer grupo fue tratado con radiación y el cuarto grupo no recibió ningún tratamiento. Pues bien, de las cuatro alternativas la curcumina resultó ser la más eficaz en controlar el avance de la enfermedad. En otro estudio, unos investigadores de la Universidad de Rutgers observaron que la combinación de curcumina e isotiocianato (un compuesto anticancerígeno presente en las verduras crucíferas, tales como la coliflor, el repollo y la col rizada) conseguía revertir el crecimiento de los tumores prostáticos en ratones.

Cáncer de piel. En nuestros laboratorios del MD Anderson Cancer Center llevamos a cabo un estudio con ratones a los que se había inducido melanoma previamente. Una mitad fue tratada mediante la adición de curcumina en la comida y a la otra mitad le aplicamos una pasta de curcumina en las lesiones cancerosas. En ambos casos esta sustancia frenó el avance de la enfermedad en la mayoría de los animales. En otro experimento probamos la curcumina en células de melanoma cultivadas en laboratorio con la intención de ver si era capaz de impedir la supervivencia y reproducción de estas células, y observamos que cuanta más curcumina añadíamos al melanoma, más células cancerosas morían.

Además, se ha constatado que los índices de cáncer son menores en los países con mayor consumo diario de cúrcuma. En mi opinión, no es una coincidencia que los niveles de los tipos de cáncer más habituales (pulmón, mama, colon y próstata) sean diez veces menores en la India —un país amante de la cúrcuma— que en Estados Unidos.

Protección frente a la contaminación asociada al cáncer

La incidencia de leucemia infantil ha aumentado un 50 por ciento desde 1950 y muchos investigadores sospechan que podría deberse, entre otros factores, a la exposición prenatal y posnatal a contaminantes como el benceno, un carcinógeno presente en los residuos industriales. Afortunadamente, la cúrcuma puede hacer algo al respecto…

En una reciente conferencia sobre la leucemia infantil unos investigadores del Centro Médico de la Universidad de Loyola de Chicago expusieron datos que sugieren que el consumo de alimentos condimentados con cúrcuma podría reducir el riesgo de leucemia infantil. En opinión de estos científicos —que llevan 20 años estudiando la cúrcuma— esta especia puede proteger a los niños frente a los contaminantes ambientales.

También se ha puesto en evidencia que la cúrcuma es capaz de:

- Inhibir la toxicidad de los hidrocarbonos aromáticos policíclicos (HAP), unas sustancias químicas cancerígenas presentes en el medio ambiente. Los HAP también se forman en las carnes, las aves y los pescados, ya sea fritos o asados a la parrilla, a temperaturas superiores a los 177 °C (352 °F).
- Impedir los daños causados por la radiación ionizante proveniente del sol, los rayos X y otros dispositivos médicos.
- Prevenir la formación de compuestos potencialmente cancerígenos presentes en los alimentos procesados y curados.

He aquí un sabroso consejo para mantener un buen estado de salud: para potenciar el efecto protector de esta especia frente a los peligros medioambientales, esparce cúrcuma *y* pimienta negra sobre los alimentos. Se ha demostrado que tanto la curcumina presente en la cúrcuma como la piperina de la pimienta negra combaten las sustancias nocivas de medio ambiente, pero además la piperina potencia la absorción de la curcumina.

Atenúa las arrugas con la cúrcuma

La cúrcuma es usada por las mujeres indias como un producto de belleza para mantener el cutis suave, radiante y libre de arrugas y manchas. La señora Aggarwal te propone una fórmula para preparar una mascarilla facial, que podrás utilizar tan a menudo como desees (muchas mujeres indias se la aplican diariamente).

Si bien suele emplearse aceite de sésamo para su elaboración, vale cualquier aceite vegetal inodoro; si prefieres utilizar aceite de sésamo, conviene que lo adquieras en un comercio indio, ya que el comercializado en los supermercados, además de resultar caro, suele tener un fuerte aroma.

La siguiente receta resulta tan refrescante como el tratamiento facial de un *spa* ia un precio mucho más reducido! Hay suficiente cantidad para varios usos.

½ taza de harina de garbanzos
1 cucharada y media de cúrcuma
Aceite inodoro
Agua

Mezcla la harina y la cúrcuma en un recipiente con tapa hermética. Colócalo en un lugar seco situado en el baño o cerca de este.

Para preparar la mascarilla, combina una cucharada de la mezcla anterior con 5 gotas de aceite en un platito y añade suficiente agua como para formar una pasta con una textura semejante a la de la masa de un pastel.

Apártate el pelo, o bien cúbrelo con una toalla, y extiende la mascarilla por el rostro y el cuello con los dedos, evitando el contorno de los ojos. Déjatela puesta durante alrededor de 15 minutos hasta que se seque. Retírala en la ducha.

Una especia prometedora frente al Alzheimer

El índice de Alzheimer —una enfermedad que implica una progresiva pérdida de memoria— se ha doblado en Estados Unidos durante los últimos 25 años. De hecho, los casos están aumentando en todas partes del mundo, salvo en la India, donde afecta a menos de un uno por ciento de la población, posiblemente debido a la cúrcuma y la curcumina.

El Alzheimer está causado por una acumulación de placas seniles, depósitos extracelulares que interfieren en la comunicación neuronal. Los científicos no saben con certeza *por qué* se forman esas placas, lo que *sí* saben es cómo se desarrollan, y una proteína llamada amiloide (A) resulta clave en este proceso. Mientras que en un cerebro normal esta proteína es descompuesta y eliminada, en un cerebro con Alzheimer se acumula en forma de placas. Pero diversos estudios en animales han revelado que la curcumina se une a la proteína amiloide (A) e impide que se acumule y ejerza un impacto negativo en la actividad neuronal.

Si bien los medicamentos para el Alzheimer logran reducir ligeramente los síntomas y retardar el avance de la enfermedad, ningún fármaco es considerado realmente efectivo. Pues bien, la curcumina tal vez sea la medicina del futuro, ya que según los resultados de las investigaciones, no solo es capaz de desarmar a la amiloide (A), sino también de ralentizar el daño oxidativo a las neuronas, reducir los daños a las sinapsis neuronales —las vías de comunicación entre las células del cerebro— y disminuir los niveles de metales tóxicos en el cerebro, que podrían contribuir al desarrollo de la enfermedad de Alzheimer.

La ingesta regular de cúrcuma ha demostrado ser una protección natural frente al deterioro de la memoria y las funciones cerebrales relacionadas con el envejecimiento. Unos científicos asiáticos llevaron a cabo un estudio sobre el consumo de cúrcuma y la agudeza mental en personas mayores no afectadas de Alzheimer y descubrieron que las que incluían más cúrcuma en su alimentación obtenían mejores puntuaciones en diversas pruebas estandarizadas de habilidades mentales que las que la tomaban rara vez o nunca.

Una ayuda para el Parkinson

El Parkinson es una enfermedad degenerativa causada por la pérdida de las células cerebrales que producen *dopamina*, una sustancia química del cerebro (neurotransmisor) que controla múltiples funciones, incluyendo la conexión entre el sistema nervioso central y los músculos. Dado que en este trastorno están implicados tanto el daño oxidativo como la inflamación, unos investigadores de la Facultad de Medicina de la Universidad Johns Hopkins decidieron investigar si la curcumina podría impedir la muerte de estas neuronas.

Para ello, los científicos desarrollaron un modelo de laboratorio de Parkinson en el que unas células semejantes a las neuronas producían una proteína que destruía el 50 por ciento de las células. Pues bien, la adición de curcumina redujo los niveles de muerte celular en un 19 por ciento y también disminuyó considerablemente el índice de daño oxidativo en las células. «Estos resultados sugieren que la curcumina es un potencial agente capaz de inhibir el daño oxidativo que conduce a la enfermedad de Parkinson», afirmó el Dr. Wanli Smith, profesor asistente de psiquiatría y ciencias de la conducta de la Universidad Johns Hopkins. «Esta especia de uso corriente podría ser un arma que proteja el cerebro».

Alivio de la artritis

La inflamación es el sello distintivo de la mayoría de las formas comunes de artritis: la osteoartritis (el desgaste del cartílago que cubre y protege los extremos de los huesos), la artritis reumatoide (una enfermedad autoinmune que ataca las articulaciones) y la gota (un exceso de afilados cristales de ácido úrico que va destruyendo las articulaciones).

Muchos pacientes son tratados con fármacos antinflamatorios no esteroideos (AINE) como la aspirina, el naxopreno y el ibuprofeno para combatir la inflamación. Si bien contribuyen a reducir la inflamación, estos fármacos pueden irritar la mucosa gastrointestinal; de hecho, se estima que en Estados Unidos uno de cada tres pacientes de los 13 millones de personas que toman algún tipo de AINE sufre problemas gastrointestinales, los cuales son la causa de hospitalización de 103.000 personas al año y provocan la muerte de 16.000 personas por hemorragia digestiva por úlcera. Para empeorar las cosas, la nueva clase de AINE llamados inhibidores de la COX-2 se desarrollaron en un intento de no dañar el tracto gastrointestinal, pero ¡acabaron incrementando espectacularmente la incidencia de enfermedades cardiacas y derrames cerebrales!

No es de extrañar que los pacientes artríticos anhelen un agente antinflamatorio *seguro* y efectivo. Pues bien, la curcumina podría ser lo que buscan.

Recientemente, unos investigadores tailandeses demostraron la capacidad antinflamatoria de la curcumina cuando examinaron este ingrediente activo de la cúrcuma frente al ibuprofeno en un experimento en el que participaron 107 personas mayores que padecían una osteoartritis grave de rodilla. La mitad de los participantes tomó 800 mg de ibuprofeno, mientras que la otra mitad recibió 2.000 mg de un extracto que contenía curcumina. Cada dos semanas en el transcurso de seis semanas, los científicos midieron el grado de dolor, la flexibilidad de las rodillas, su capacidad para subir y bajar escaleras y el tiempo que les llevaba recorrer unos 100 m (328 pies).

Se observó que la curcumina «podría resultar tan eficaz como el ibuprofeno en aliviar el dolor de rodilla y mejorar la función de esta».

En un estudio en el que participaron 18 personas aquejadas de artritis reumatoide, los investigadores hallaron que el tratamiento con 1.200 mg de curcumina durante dos semanas era tan efectivo en reducir los síntomas de la artritis como la fenilbutazona, un potente AINE. Los participantes en el estudio presentaron una reducción de la hinchazón y rigidez matutinas, así como una mejoría en la capacidad de ejecutar las tareas cotidianas.

Por otro lado, un estudio en animales llevado a cabo en la Universidad de Arizona ha desvelado cómo trabaja la curcumina. Los investigadores observaron que la administración de cúrcuma *antes* de inducir artritis en los animales prevenía la inflamación de las articulaciones. «La cúrcuma [...] demostró inhibir la artritis inducida de un modo poco común», afirmó la médica Janet L. Funk, investigadora principal del proyecto. Por otro lado, la cúrcuma redujo la destrucción del cartílago en un 66 por ciento y la destrucción ósea en un 57 por ciento en los animales con artritis que tomaron la especia, en comparación con los animales que no la tomaron.

Cuando estos científicos investigaron el *mecanismo de acción* de la cúrcuma, descubrieron que neutralizaba los mecanismos genéticos y

La cúrcuma frente al curry en polvo

La cúrcuma no es lo mismo que el curry, una «especia» que puede encontrarse en todas partes, con la excepción de la India y la mayor parte de Asia.

En realidad, el curry en polvo no es una especia, sino una combinación de especias que inventaron los ingleses en el siglo XVIII para facilitar la aparentemente ardua tarea de crear diversas mezclas de especias para realzar el sabor de los diferentes platos de curry. Si bien el curry en polvo permite ahorrar tiempo, el sabor es siempre el mismo, de modo que si todos tus platos de curry te saben igual, el culpable es el curry en polvo.

Por lo general, esta mezcla suele contener semillas de cilantro, comino, fenogreco, pimienta negra y, por supuesto, cúrcuma, la especia que le confiere el color amarillo.

El curry en polvo se ha hecho famoso en todo el mundo, e incluso algunos países como Francia y Dinamarca llegaron a crear su propia versión. Pero esta forma estandarizada nunca cuajó en la India ni en otras regiones del mundo donde la elaboración de curries es todo un arte y el empleo de una única mezcla de especias se considera todo menos creativo. En la gastronomía asiática se utilizan distintas combinaciones de especias para cada receta (lo descubrirás por ti mismo cuando prepares los curries de la parte III del libro).

Por otro lado, suele afirmarse erróneamente que el curry en polvo constituye una buena fuente de curcumina: todo depende de la cantidad de cúrcuma presente en la mezcla, la cual es variable.

Además, el curry en polvo no tiene nada que ver con la verdadera especia del mismo nombre, derivada de la hoja de curry, que no tiene relación botánica con los componentes del curry en polvo y no posee curcumina.

moleculares de la artritis. En concreto, la especia influyó en la acción del *factor nuclear kappa B*, un «factor de transcripción» que controla y regula la expresión de distintos genes. En este caso, la cúrcuma contribuyó a que este factor de transcripción desactivara los genes implicados en la inflamación que ocasiona la destrucción ósea y cartilaginosa.

Combate las cardiopatías y los derrames cerebrales

Las especies reactivas al oxígeno (ERO) pueden dañar las arterias sanas, pero según ha revelado un estudio de unos investigadores franceses, la curcumina contribuye a prevenir la obstrucción arterial, un factor de riesgo de los infartos y derrames cerebrales. Los científicos alimentaron a dos grupos de ratones con una dieta que favorecía la obstrucción de los vasos sanguíneos, administrando además un suplemento de curcumina a uno de los grupos. Al cabo de 16 semanas, los científicos advirtieron una reducción de depósitos de grasa en las arterias de un 26 por ciento en el grupo tratado con curcumina. También confirmaron lo que había sido descubierto en estudios previos: la curcumina es capaz de modificar las señales genéticas implicadas en la acumulación de placa.

Pero el efecto protector de la curcumina no termina ahí. En otro estudio en animales realizado en el Medical College de Georgia, se observó que la curcumina disminuía el tamaño de los coágulos sanguíneos responsables del tipo de accidentes cerebrovasculares hemorrágicos causados por la ruptura de un vaso sanguíneo en el cerebro. En el experimento, los científicos indujeron un derrame cerebral en los animales y les inyectaron curcumina cada hora durante un período de tres horas. El resultado: la curcumina «redujo significativamente» el tamaño de los coágulos.

En otro estudio en animales, este mismo equipo de investigadores halló que la cúrcuma reducía el riesgo de vasoespasmo cerebral, el estrechamiento de una arteria que a veces se produce como consecuencia de un derrame cerebral o un traumatismo craneoencefálico (TCE). A raíz del estudio, los científicos recomendaron el consumo de cúrcuma como posible terapia adicional «tanto para prevenir el desarrollo de un vasoespasmo cerebral como para reducir los daños oxidativos cerebrales» en las personas que han padecido un derrame cerebral o bien un TCE.

Asimismo, la curcumina combate el exceso de colesterol LDL, que puede llegar a obstruir las arterias. Unos investigadores indios pidieron a diez hombres sanos que tomaran 500 mg de curcumina cada mañana. Al cabo de tan solo una semana, se observó una reducción del colesterol LDL «malo» en una media de un 33 por ciento y un incremento del colesterol HDL «bueno» de un 29 por ciento.

Una de las razones por las que la curcumina es un protector estelar frente al colesterol es que este compuesto trabaja en el hígado aumentando la producción de proteínas que se unen a las partículas de LDL y facilitan su expulsión. Igualmente, la cúrcuma estimula la secreción de bilis en este órgano, la cual contribuye a la descomposición y eliminación del exceso de colesterol.

Además, diversos estudios en animales han revelado que la curcumina puede ayudar a:

- Disminuir los triglicéridos, otros lípidos de la sangre relacionados con la obstrucción arterial.
- Bloquear la producción de homocisteína, un aminoácido asociado a un incremento en los niveles de enfermedades cardiacas y derrames cerebrales.
- Regular la presión arterial.
- Reducir los daños producidos por un infarto.

Guardián del hígado

Prácticamente toda sustancia que se mueve por el organismo recala en el hígado. Cuando funciona a pleno rendimiento, este órgano puede filtrar casi 2 litros (2 cuartos de galón) de sangre por minuto y desarticular toxinas. Sin embargo, ha de soportar muchos abusos: el alcohol, la contaminación, el humo de los cigarrillos, una alimentación deficiente e incluso el estrés pueden pasarle factura y volverlo lento. Pero la curcumina puede ayudarte a mantener un hígado saludable de dos modos: potenciando la producción de enzimas que purifican el hígado y estimulando el flujo de la bilis, que contribuye a limpiar el hígado y rejuvenecer sus células.

Pero la cúrcuma no solo ayuda al hígado a mantenerse en perfectas condiciones, diversos estudios realizados en Estados Unidos, Finlandia y China sugieren que la cúrcuma es capaz de prevenir la cirrosis etílica y el cáncer de hígado.

Ayuda en los problemas de piel

En la India, la cúrcuma es considerada el secreto para disfrutar de una piel suave y radiante, y tradicionalmente los novios se aplican una mascarilla a base de leche y cúrcuma antes del matrimonio para aportar luminosidad al rostro. Por otro lado, las mujeres usan una pasta de cúrcuma como mascarilla facial diaria para prevenir las arrugas y las manchas, y al igual que en otras muchas partes del mundo, la cúrcuma es un ingrediente habitual de los productos cosméticos.

Pues bien, la ciencia moderna está confirmando lo que los médicos ayurvédicos han sabido durante siglos: la cúrcuma es un remedio eficaz frente a toda clase de enfermedades cutáneas, incluyendo el acné, las manchas, la picazón y los sarpullidos; enfermedades rebeldes como la dermatitis de contacto —una reacción alérgica— y enfermedades crónicas serias como la psoriasis y la esclerodermia.

Además, en un experimento con animales se observó que las heridas se curaban más rápido y dejaban menos cicatrices en los animales tratados tópicamente con curcumina.

Una especie quemadora de grasas

Un estudio llevado a cabo en la Universidad de Tufts ha puesto de manifiesto que la cúrcuma podría desempeñar un papel en la prevención del sobrepeso.

En el experimento, los investigadores administraron a dos grupos de ratones una alimentación rica en grasas diseñada para favorecer el aumento de peso, pero uno de los grupos recibió además un suplemento diario de curcumina. Al cabo de 12 semanas, los ratones que tomaron curcumina habían engordado menos y habían acumulado menos células grasas; asimismo, presentaban niveles más bajos de colesterol, frente al grupo de control.

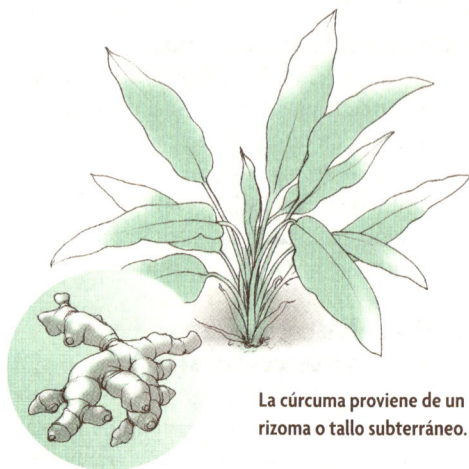

La cúrcuma proviene de un rizoma o tallo subterráneo.

«El aumento de peso es el resultado del crecimiento y expansión del tejido adiposo, lo cual no puede ocurrir a menos que se formen nuevos vasos sanguíneos, un proceso denominado angiogénesis», explicó el Dr. Mohsen Meydani, uno de los investigadores. «Según nuestros datos, la curcumina parece inhibir la actividad angiogénica en el tejido adiposo de los ratones alimentados con dietas ricas en grasas». La conclusión de estos científicos fue que la cúrcuma y la curcumina se muestran prometedoras para prevenir el aumento de peso en los humanos.

La cornucopia de la curación

Existen otras muchas enfermedades que la cúrcuma y la curcumina —su ingrediente activo— podrían ayudar a combatir. Entre ellas:

Enfermedad inflamatoria intestinal (enfermedad de Crohn o colitis). Diversos experimentos con animales y estudios preliminares en humanos señalan que la curcumina es eficaz frente a la enfermedad de Crohn y puede contribuir a mantener la remisión en los pacientes con colitis ulcerosa. En un estudio la curcumina mejoró significativamente los síntomas de 207 personas afectadas de enfermedad inflamatoria intestinal.

Fibrosis quística. Esta enfermedad mortal que afecta principalmente a niños y adultos jóvenes ocasiona la acumulación de mucosidad espesa en los pulmones. En un estudio en animales, unos científicos de la Universidad de Yale hallaron que la curcumina corregía el defecto responsable de la excesiva mucosidad. Según los investigadores, una dosis protectora sería bien tolerada por los humanos.

Depresión. Diversos estudios en animales han revelado que la curcumina reduce la conducta asociada a la depresión en ratones e incrementa los niveles de serotonina y dopamina, dos sustancias químicas cerebrales que presentan niveles bajos en la depresión.

Diabetes tipo II. Diversos estudios en animales y humanos han puesto de manifiesto que la curcumina contribuye a controlar los niveles de azúcar en sangre y reduce el riesgo de complicaciones asociadas a esta enfermedad, como la retinopatía diabética, una enfermedad causada por el deterioro de los vasos sanguíneos de la retina que puede conducir a la ceguera.

Enfermedades oculares. La uveítis es una seria infección ocular que puede provocar graves pérdidas de visión. En un estudio en el que participaron 32 personas, la curcumina se mostró tan efectiva como los corticoides en el tratamiento de esta patología. Y en un estudio publicado en la revista *Phytotherapy Research,* unas gotas oculares que contenían extracto de cúrcuma resultaron eficaces en el tratamiento de una serie de problemas oculares, tales como la conjuntivitis, el síndrome del ojo seco y diversas complicaciones del postoperatorio de cataratas.

Patologías de la vesícula biliar. En un estudio realizado en personas aquejadas de problemas en la vesícula se observó que el consumo de 20 mg de curcumina al día reducía la formación de cálculos biliares y mejora la salud de este órgano.

Degeneración macular asociada a la edad (DMAE). Esta enfermedad va destruyendo gradualmente la mácula, el área central de la retina responsable de la capacidad de enfoque y la agudeza visual. Afecta a un 20 por ciento de los estadounidenses entre los 65 y los 74 años y a un 35 por ciento de los mayores de 75 años, siendo la *causa principal* de ceguera. Diversos experimentos con animales llevados a cabo en el Centro de Ciencias de la Salud de la Universidad de Oklahoma han mostrado que la curcumina podría ofrecer una protección natural frente a la DMAE, al proteger la retina de los daños causados por la luz y el estrés oxidativo. Y según los resultados de diversos estudios en animales, la curcumina podría ejercer el mismo efecto protector frente a las cataratas.

Dolor. Numerosos estudios han puesto en evidencia que la cúrcuma reduce el dolor y la inflamación. En uno de ellos se administró a 45 pacientes de cirugía, divididos en tres grupos, 400 mg de curcumina, 100 mg de fenilbutazona —un antinflamatorio— o bien un placebo. Se observó que la curcumina aportaba un alivio considerable sin los efectos secundarios del fármaco.

¿Cuánto necesitas?

Consumir una gran cantidad de alimentos condimentados con cúrcuma es un gran modo de promover la salud. En la India se consume alrededor de una cucharadita de cúrcuma al día distribuida entre las tres comidas principales, lo suficiente para que sus habitantes presenten una incidencia notablemente baja de Alzheimer, cáncer y diabetes tipo II.

También recomiendo tomar un suplemento de 500 mg de curcumina cada día para favorecer la salud general. (Véase la parte IV, *Las especias como medicinas naturales*, para consultar las dosis recomendadas para problemas específicos).

Los suplementos de curcumina se consideran seguros, ya que no se han detectado efectos

La cúrcuma combina bien con las siguientes especias:

Ajo	Galanga
Alcaravea	Jengibre
Canela	Pimienta de Jamaica
Cardamomo	Semilla de hinojo
Cebolla	Semilla de mostaza
Coco	Tomate seco
Comino	

y complementa las recetas de:

Arroz	Sopas
Curries	Verduras, especialmente, la coliflor y las cebollas
Lentejas	
Salsas de tomate	

secundarios serios ni toxicidad con la ingesta de hasta 16 g al día. ¡En el ámbito culinario sería como tomarse una taza de cúrcuma diariamente!

Conviene tomarlos con el estómago vacío alrededor de una hora antes de comer. Para mejorar su absorción pueden tomarse junto con zumo de pomelo, zumo de piña, leche, piperina (un suplemento de pimienta negra), o bien con un alimento que contenga aceite (como, por ejemplo, aceite de oliva) o productos lácteos (como los yogures).

Conoce la cúrcuma

Aunque resulte sorprendente, la cúrcuma está presente en algunos de los alimentos más populares entre los estadounidenses; sin ir más lejos, es el ingrediente que aporta un color amarillo brillante al queso amarillo, así como a la mostaza de los perritos calientes; también se emplea como colorante en las mantequillas, las margarinas, el caldo de pollo en lata, los pepinillos, el pastel amarillo y las palomitas de maíz.

Pero la cúrcuma es sobre todo conocida por ser un ingrediente fundamental de los curries, los platos especiados que suelen formar parte de todas las comidas en la India. De hecho, la cúrcuma es tan apreciada en la India que se añade a casi *todo* y es un ingrediente común de numerosas mezclas de especias conocidas como *masalas*.

En Marruecos combinan la cúrcuma y el azafrán para la elaboración de la *harira*, una sopa que suele tomarse al final del Ramadán; además esta especia constituye un elemento esencial de la mezcla de especias *ras el hanout*. Por su parte, los libaneses la incluyen en un pastel amarillo denominado *sfouf* y, en Oriente Próximo, esta especia es un ingrediente fundamental en el *chermoula*, un adobo utilizado como saborizante de pescados y otros alimentos.

Los japoneses también son aficionados a la cúrcuma y la añaden a los tés, los vinagres, los fideos e incluso a la comida para perros. Asimismo, suele formar parte de sopas, lociones y cremas.

En Inglaterra la cúrcuma está presente en los productos lácteos, los caramelos para la tos e incluso en los fármacos veterinarios. Además, constituye el ingrediente principal del famoso *piccalillo*, una guarnición de verduras encurtidas parecida al *chutney* con la que se acompañan las carnes, especialmente durante la época navideña.

Igualmente la cúrcuma es el ingrediente estrella en el pollo capitán, un suave curry popular en Malasia.

En la cocina tailandesa suele usarse *zedoary*, una especia también conocida como cúrcuma blanca, que si bien pertenece a la misma familia botánica que la cúrcuma, no se parece mucho a esta; se emplea como espesante en lugar del arruruz y presenta un contenido muy bajo de curcumina.

En Nepal la cúrcuma se emplea para dar sabor a las *momas,* una especie de empanadillas al vapor.

Cómo comprar cúrcuma

La mayor parte de la producción mundial de cúrcuma proviene de Allepey y Madrás, en la India. Si es posible, te recomiendo que consumas la procedente de Allepey, ya que según se ha demostrado contiene casi el doble de curcumina que la de Madrás. La cúrcuma de Allepey es de un amarillo más intenso y su sabor es más suave.

Otras recetas que contienen cúrcuma:

Albóndigas de coco
con salsa de cacahuete
(pág. 108)

Buñuelos de verduras
con especias (pág. 64)

Chile con carne al estilo
norteamericano (pág. 113)

Colombo en polvo
(pág. 299)

Curry en polvo picante
(pág. 314)

Kulambu de coles de
Bruselas (pág. 132)

La kama (pág. 295)

Parathas de ajowan
(pág. 33)

Pasta de curry caribeña
(pág. 317)

Pasta de curry de
Malasia (pág. 317)

Pasta de curry *vindaloo*
(pág. 315)

Ras el hanout (pág. 295)

Sambaar masala
(pág. 294)

Sopa de jengibre,
zanahorias y calabaza
(pág. 167)

La cúrcuma está disponible en la sección de especias de casi todos los supermercados. Si la adquieres en un mercado de especias tal vez observes diferencias de color entre una bolsita y otra, pero puedes quedarte tranquilo pues no son un signo de deterioro.

Dado que la cúrcuma proviene de un *rizoma* (el tallo subterráneo de una planta herbácea perenne) y resulta complicado molerla, suele comercializarse en polvo. A veces es posible encontrar el rizoma fresco en algunos comercios indios y asiáticos.

Si es posible, lo mejor es que la compres en cantidades reducidas que puedas usar en los próximos meses, ya que tiende a perder su aromático sabor con el tiempo.

La cúrcuma en la cocina

La cúrcuma es la única fuente comestible de curcumina, de modo que es conveniente incorporarla a la alimentación tanto como sea posible. Cocinada posee un sabor suave que recuerda un poco al jengibre y la naranja con un ligero toque a pimienta.

Esta especia es relativamente nueva en la cocina occidental y se usa todavía con mucha mo-

deración; de hecho, lo normal es no haber terminado el bote una vez alcanzada la fecha de caducidad. Pero probablemente esto cambiará cuando te hayas familiarizado con su uso. La cúrcuma cruda resulta demasiado fuerte incluso para los indios; por esta razón siempre la *cocinan*. Su sabor va suavizándose al cocinarla. Solo has de calentar un poco de aceite en una cacerola, esparcir un poco de cúrcuma y removerla con una cuchara de madera para evitar que se queme. En cuestión de segundos, disfrutarás de su perfume deliciosamente aromático y descubrirás por qué los indios aprecian tanto esta especia. La ausencia de fragancia es señal de que ha perdido la frescura.

He aquí algunas ideas para aumentar el consumo de cúrcuma:

- Calienta aceite en una cacerola, añade cúrcuma tal y como acabamos de describir e incorpora algunas verduras para elaborar un sofrito.
- Repite la propuesta anterior sustituyendo las verduras por manzanas cortadas en rodajas.
- Agrega cúrcuma a los platos de carne, aves o pecado que requieran un salteado o sellado.
- Añade una o dos cucharaditas de esta especia a los guisos de carne o de verduras para un máximo de cuatro comensales. Aumenta la cantidad si la preparación es para más personas.
- Condimenta la cebolla frita con cúrcuma. Uno de los estudios sobre cúrcuma y cáncer descubrió que las cebollas y la cúrcuma trabajan de forma sinérgica contra el cáncer.
- Emplea cúrcuma en los platos de crucíferas para obtener una protección extra frente a los cánceres de mama, próstata y otros tipos de cáncer. Además de sus beneficios frente el cáncer de próstata, la ingesta de crucíferas —repollo, coliflor, brócoli, coles de Bruselas, col rizada y berros— está asociada con menores niveles de toda clase de enfermedades.
- Aumenta el consumo de mostaza amarilla.

Curry de patatas con coliflor

Este popular plato —originario del norte de la India y conocido como aloo gobi— se prepara en todos los hogares de este país. La combinación de cúrcuma, pimienta, ajo, jengibre y verduras crucíferas la convierten en una potente receta anticancerígena.

2 cucharadas de aceite vegetal
2 cucharaditas de cúrcuma
1 cucharadita de comino
1 cebolla mediana, cortada en rodajas finas
3 dientes de ajo, cortados en trocitos
1 lata de 790 g (28 oz) de tomate en dados
Media cabeza de coliflor, cortada en ramilletes
675 g (1 libra y media) de patatas Russet (de asar), peladas y cortadas en trozos grandes
½ cucharadita de jengibre fresco, cortado en dados
½ cucharadita de polvo de chile
¼ de pimienta negra recién molida
1 cucharada de *garam masala* (pág. 293)
Sal al gusto
¼ de taza de cilantro, cortado en trozos (opcional)

1. Calienta el aceite en una olla grande a fuego medio. Añade la cúrcuma y el comino y pasados unos 30 segundos, una vez comiencen a emanar su aroma, incorpora el ajo y la cebolla y saltéalos, removiendo frecuentemente durante alrededor de 8 minutos, hasta que las cebollas se ablanden.
2. Agrega el tomate, la coliflor, las patatas, el jengibre, el polvo de chile y la pimienta molida. Reduce el calor, tapa parcialmente y cocina durante 40 minutos, removiendo a menudo. Si el curry comienza a secarse y las verduras se pegan a la olla, añade más agua.
3. Condimenta con *garam masala* y sigue cocinando durante 5 minutos. Apaga el fuego y deja la olla tapada hasta el momento de servir. Esparce el cilantro, en caso de usarlo, y sirve.

Resultan 6 raciones.

- Adereza con cúrcuma los huevos revueltos y otros platos de huevo. Realzará su sabor y les aportará un intenso color amarillo.
- Utilízala en los platos de lentejas, como hacen en la India.
- Incorpora cúrcuma a los aliños y las salsas para mojar.
- Mézclala con mantequilla derretida para coronar los platos de verduras.
- Añade una cucharada de cúrcuma a una olla grande de sopa de pollo con fideos.
- Calienta cúrcuma en un poco de aceite antes de agregar el agua para hacer arroz basmati.
- Añade 2 cucharaditas de cúrcuma al chile con carne casero.
- Empléala como saborizante en los guisos de marisco y los platos con leche de coco.

No se recomienda usarla en los platos que contengan ingredientes lácteos, ya que estos enmascaran su delicado sabor.

Advertencia: Esta especia se empleaba en la antigüedad como tinte para confeccionar coloridos ropajes para los ricos, de modo que ten cuidado con las salpicaduras, ya que pueden ser difíciles de quitar de la ropa e incluso dejar una mancha en la encimera de la cocina.

FENOGRECO *Ayuda a vencer la diabetes*

A los neoyorquinos les gusta decir que están de vuelta todo, pero, por lo visto, no lo han *olido* todo. Hace unos años ocurrió un suceso inesperado: una noche el teléfono de emergencias de la ciudad se vio desbordado por las llamadas de los ciudadanos que informaban de un misterioso olor a sirope de arce que flotaba en el aire del extremo oeste del sur de Manhattan. No era la primera vez que se tenía constancia de dicho «incidente» y el alcalde prometió que esta vez llegaría al fondo del asunto.

Y así fue. Unos días más tarde el alcalde convocó una conferencia de prensa. Durante los siguientes veinte minutos, con un puntero en mano, fue señalando en un mapa los lugares donde se había detectado el olor y las flechas que mostraban los patrones del viento que llega hasta el río Hudson procedente del norte de Nueva York. El olor era perceptible en días en los que la velocidad del viento era moderada y había algo de humedad en el ambiente. Los investigadores encargados de resolver el misterio le habían seguido la pista hasta una fábrica del norte de Nueva York dedicada a elaborar aromatizantes para la industria de la alimentación, las bebidas y el perfume. El aroma a sirope de arce, reveló el alcalde, procedía del procesamiento de *semillas de fenogreco*.

«Podría haber sido mucho peor que el sirope de arce», declaró el alcalde a un periodista. «Se trata simplemente de uno de los aromas con los que vamos a tener que convivir en una ciudad como Nueva York».

De la medicina tradicional a la medicina del futuro

¿Qué es el fenogreco? Lo más probable es que el término suene a chino a cualquier occidental, incluidos los neoyorquinos, pero es una especie culinaria habitual en el sur y este de Asia, así como en Oriente Próximo. También cuenta con una nutrida historia como especie curativa: desde la antigüedad (y hasta nuestros días), el fenogreco ha venido utilizándose como remedio tradicional para una lista de enfermedades asombrosamente larga.

Esta especia es un afrodisiaco legendario. Los hombres la han usado para favorecer el crecimiento del cabello y las mujeres para aumentar el tamaño del pecho. (Probablemente, su elevado contenido en el fitoestrógeno *diosgenina* sea el responsable de los efectos favorables sobre la libido y el crecimiento mamario de esta especia). Se ha utilizado para ayudar a regular los ciclos menstruales, atenuar los dolores del parto y estimular la producción de leche durante la lactancia. Dejadas en remojo, las semillas se ablandan e hinchan y se emplean para normalizar la digestión, ya que hacen frente tanto al estreñimiento como a la diarrea. También ha combatido el asma, las alergias y otras enfermedades respiratorias. Y en el *ayurveda*, el sistema de medicina tradicional de la India es un «remedio» clásico para el control del azúcar (glucosa) en sangre, un uso que la medicina moderna ha respaldado totalmente.

Buenas noticias para el control de la glucosa

El cuerpo funciona mejor con un suministro constante de azúcar en sangre: ni mucho ni poco, lo suficiente. La hormona insulina —secretada por el páncreas— mantiene bajo control los niveles de glucemia y favorece la entrada de glucosa en las células hepáticas para su procesamiento, en las células musculares para la obtención de energía y en las células adiposas, donde se almacena. Sin embargo, la dieta típica norteamericana —repleta de azúcares y carbohidratos refinados que se convierten en una riada de glucosa— sobrecarga la capacidad del páncreas de producir insulina. Además, las grasas saturadas de esta dieta obstruyen los receptores de insulina de las células. El resultado final son unos niveles elevados de azúcar en sangre de forma crónica: 57 millones de estadounidenses padecen *prediabetes* (niveles de azúcar en sangre en ayunas de 100 a 125 mg/dl), y otros 24 millones tienen diabetes tipo II (niveles de azúcar en sangre en ayunas por encima de 125 mg/dl). Las consecuencias a largo plazo de la diabetes son desastrosas: año tras año, el exceso de azúcar en sangre daña los vasos sanguíneos y provoca afecciones cardiacas, derrames cerebrales, ceguera (como consecuencia del daño ocasionado a los vasos sanguíneos de la retina), enfermedades del riñón (como resultado del daño ocasionado a los numerosos vasos sanguíneos de este órgano), dolor nervioso (como consecuencia del daño ocasionado a los finos vasos sanguíneos o capilares que nutren a los nervios) y amputaciones (debido a la mala circulación en las piernas y en los pies).

Pero el fenogreco puede ayudar a mejorar esta situación. Más de cien estudios científicos —la mayoría realizados en animales con diabetes inducida experimentalmente— muestran que el fenogreco posee la capacidad de regular el azúcar en sangre. De hecho esta especie puede equilibrar los niveles diarios de azúcar en sangre, reducir la A1C (el porcentaje de glucosa adherida a los glóbulos rojos; una prueba que permite el mejor control del azúcar en sangre a largo plazo), incrementa el número de enzimas que ayudan a regular el azúcar en sangre y activa la señalización de la insulina en las células. Asimismo, el fenogreco puede ayudar a controlar las secuelas circulatorias de los elevados niveles de azúcar en sangre: colesterol total alto, colesterol LDL «malo» alto, triglicéridos altos y colesterol HDL «bueno» bajo.

En el estudio más reciente llevado a cabo en humanos, unos investigadores del Departamento de Ciencia y Tecnología de los Alimentos de la Universidad Estatal de Luisiana (LSU, sus siglas en inglés) hicieron harina a partir de semillas de fenogreco, cocieron una hornada de pan de fenogreco en el horno y dieron dos rebanadas al día a pacientes afectados de diabetes tipo II. Pues bien, el pan consiguió reducir la *resistencia a la insulina* —la incapacidad de las células de usar la hormona insulina—. Otra demostración, afirmaron los científicos en la revista *Journal of Medicinal Foods*, de que el fenogreco «puede reducir la resistencia a la insulina y tratar la diabetes tipo II».

En otro estudio reciente dado a conocer en la revista *International Journal of Vitamin and Nutrition Research*, un grupo de científicos trabajó con 18 personas aquejadas de diabetes tipo II a las que suministró semillas de fenogreco en polvo junto con yogur o agua caliente. Al cabo de dos meses, se observó una reducción del azúcar en sangre en ayunas de un 25 por ciento, una reducción de los triglicéridos de un 30 por ciento y una reducción del colesterol LDL «malo» de un 30 por ciento. «Las semillas de fenogreco pueden utilizarse [...] para el control de la diabetes tipo II», concluyeron los investigadores.

Por otro lado, unos investigadores chinos llevaron a cabo un estudio con 69 personas afectadas de diabetes tipo II que no respondían bien al tratamiento estándar de esta enfermedad. Los dividieron en dos grupos: un grupo continuó tomando el fármaco habitual y el otro grupo tomó el fármaco *y* semillas de fenogreco. Al cabo de tres meses, el grupo tratado con fenogreco había obtenido unos «excelentes» resultados, según los científicos: una considerable reducción del azúcar en sangre en ayunas, reducción de los niveles de azúcar en sangre después de las comidas, reducción de la A1C y menos síntomas de diabetes (como la fatiga). La terapia combinada de un fármaco antidiabético y fenogreco «podría disminuir la glucosa en sangre y mejorar los síntomas clínicos en el tratamiento de la diabetes tipo II», afirmaron los científicos en la revista *Chinese Journal of Integrative Medicine*.

Un equipo de investigadores indios administró un preparado que contenía semillas de fenogreco a 60 personas afectadas de diabetes tipo II. Pues bien, al cabo de tres meses, muchas de ellas habían disminuido la dosis de medicación o habían dejado de medicarse por completo.

En otro estudio llevado a cabo en la India, unos médicos del Centro de Investigación de la Diabetes de Jaipur efectuaron un estudio con 25 personas a quienes se les había diagnosticado recientemente esta enfermedad. Dividieron a los participantes en dos grupos. Un grupo recibió un extracto de fenogreco y el otro grupo fue tratado con dieta y ejercicio. Al cabo de dos meses, el grupo tratado con fenogreco presentaba niveles más normalizados de glucosa e insulina, una mayor reducción de los triglicéridos y un mayor incremento de colesterol HDL. «La utilización de semillas de fenogreco mejora el control glu-

El fenogreco podría ayudar a prevenir y/o tratar:

Cáncer

Cálculos biliares

Cálculos renales

Cataratas

Diabetes tipo II

Enfermedades hepáticas

Infección bacteriana y viral

Problemas de colesterol (colesterol total alto, colesterol LDL «malo» alto, colesterol HDL «bueno» bajo)

Resistencia a la insulina (prediabetes)

Sobrepeso

Triglicéridos altos

cémico y reduce la resistencia a la insulina en los pacientes con diabetes tipo II leve», concluyeron los investigadores.

¿A qué es debida la eficacia del fenogreco en el control de la diabetes tipo II? «El fenogreco estimula la vía de señalización de la insulina», afirmaron los investigadores de la Universidad Estatal de Luisiana (LSU). En otras palabras, ayuda a las células a responder a la hormona que saca la glucosa de la sangre, aclararon los científicos. El fenogreco también estimula la secreción de insulina por el páncreas, ralentiza la absorción de glucosa por el intestino y ayuda a generar enzimas que regulan el suministro de glucosa para la actividad muscular. Igualmente apuntaron que «el fenogreco es sumamente seguro».

El fenogreco, una medicina natural multitareas

Los científicos de la LSU señalan que «además de su impacto sobre la diabetes, el fenogreco presenta otros beneficios adicionales», tales como prevenir los cálculos renales, favorecer la pérdida de peso y controlar la enfermedad del hígado graso. Veamos más en detalle estos y otros beneficios que nos aporta esta especia.

Pérdida de peso. Unos investigadores de la Universidad de Minnesota llevaron a cabo un estudio con 18 personas obesas (índice de masa corporal superior a 30) a las que dividieron en tres grupos: durante el desayuno, un grupo tomó cuatro gramos de fibra de fenogreco en polvo diluida en zumo de naranja, otro grupo recibió ocho gramos, y un tercer grupo no consumió fenogreco. Entre el desayuno y la comida el grupo que había tomado ocho gramos sentía mayor sensación de saciedad y menos hambre ¡y redujo el consumo de calorías a la hora de la comida en un 10 por ciento! «La fibra de fenogreco puede desempeñar un papel en el control de la ingesta de alimentos en las personas obesas», señalaron los científicos en la revista *Phytotherapy Research*. La fibra de fenogreco en polvo —también denominada *galactomanano*— está disponible en forma de suplemento.

En otro experimento sobre el fenogreco y el consumo de alimentos, unos investigadores franceses descubrieron que las personas que tomaron extracto de semilla de fenogreco (unos 600 mg al día) redujeron el consumo de grasa un 17 por ciento y disminuyeron la ingesta de calorías en un 12 por ciento. El extracto de semilla de fenogreco podría contribuir al «adelgazamiento a largo plazo, particularmente en algunos [...] pacientes con sobrepeso u obesos para quienes es recomendable una dieta pobre en grasas», concluyeron los científicos en la revista *European Journal of Clinical Pharmacology*.

Cáncer. En un artículo titulado «Fenogreco: una especia natural comestible como agente anticancerígeno», varios científicos del Centro Oncológico Integral Sidney Kimmel de la Universidad Johns Hopkins exponen que los resultados de sus investigaciones han revelado que el extracto de semilla de fenogreco puede frenar o detener el crecimiento de las células de cáncer de mama, de páncreas y de próstata. «Estos estudios incorporan otro agente biológicamente activo a nuestro arsenal de agentes naturales con potencial terapéutico», afirmaron los científicos en la revista *Cancer Biology and Therapy*.

Colesterol alto. El fenogreco no solo reduce el colesterol en los pacientes de diabetes tipo II; así lo han demostrado unos médicos indios que realizaron un estudio con 20 personas a las que dividieron en dos grupos: un grupo tomó semillas de fenogreco en polvo, mientras que el otro grupo no lo hizo. Al cabo de un mes, se observó una «reducción significativa en los niveles de colesterol total y colesterol LDL», escribieron los investigadores en la revista *Plant Foods in Human Nutrition*.

Enfermedad del hígado graso. Se estima que un tercio de los estadounidenses padecen la *enfermedad del hígado graso no alcohólico* (EHGNA), en la que al menos el 20 por ciento de las células hepáticas están llenas de glóbulos de grasa debido al sobrepeso, la resistencia a la insulina y la diabetes. Otro 10 por ciento de los estadounidenses sufre la *enfermedad del hígado graso alcohólico*, provocada por el exceso de alcohol (más de dos bebidas alcohólicas al día en las mujeres y más de tres bebidas al día en los hombres). El hígado graso puede derivar en cirrosis y cáncer de hígado. Pues bien, un estudio en animales realizado por un equipo de científicos canadienses reveló que las semillas de fenogreco prevenían o revertían la enfermedad del hígado graso. «Estos hallazgos [...] suponen un gran impulso para explorar los beneficios terapéuticos del fenogreco y sus componentes activos en [la enfermedad del hígado graso] asociada con la obesidad y la resistencia a la insulina», explicaron los científicos en la revista *International Journal of Obesity*.

Cataratas. Unos investigadores indios llevaron a cabo un estudio con dos grupos animales a los que se había inducido cataratas. Un grupo tomó semillas de fenogreco, mientras que el otro grupo no lo hizo. Se observó que la semilla de fenogreco *prevenía por completo* el desarrollo de cataratas; el 72 por ciento de los animales que no recibieron esta especie desarrolló la enfermedad, mientras que los científicos hallaron un alto nivel de actividad antioxidante en los ojos de los animales que habían sido alimentados con fenogreco.

Cálculos renales. El ochenta por ciento de los cálculos renales están compuestos por oxalato cálcico. Dado que las semillas de fenogreco «se utilizan ampliamente en Marruecos» para prevenir la formación de cálculos renales en las personas propensas a ellos, unos científicos marroquíes probaron las semillas en animales y descubrieron que el fenogreco reducía la acumu-

El fenogreco combina bien con las siguientes especias:

Ajo	Hoja de curry
Anís estrellado	Jengibre
Asafétida	Pimienta negra
Clavo	Semilla de comino negro
Cebolla	
Coriandro	Semilla de mostaza
Cúrcuma	Tamarindo
Guindilla	

y complementa las recetas de:

Chutney	Patatas
Encurtidos	Tomates
Pan	Verduras

Advertencia: Las mujeres embarazadas no deberían tomar semillas de fenogreco debido a su contenido en saponinas, un compuesto activo que se encuentra en los anticonceptivos orales. Las investigaciones apuntan a que esta especie podría inducir el aborto.

Otras recetas que contienen fenogreco:

Berbere (pág. 296)	y almendras tostadas (pág. 53)
Colombo en polvo (pág. 299)	*Panch phoron* (pág. 295)
Curry en polvo picante (pág. 314)	Pasta de curry caribeña (pág. 317)
Garbanzos con champiñones	*Sambaar masala* (pág. 294)

lación de oxalato cálcico en el riñón en un 27 por ciento.

Cálculos biliares. Unos investigadores indios realizaron un estudio con tres grupos de animales a los que se había inducido cálculos biliares previamente: un grupo recibió una elevada dosis de semillas de fenogreco en polvo, otro grupo una dosis menor, y el tercer grupo no tomó la especie. El fenogreco redujo las piedras en la vesícula en un 64 por ciento en los animales que habían recibido la dosis mayor y en un 61 por ciento, en los animales que tomaron una dosis más reducida. Sin embargo, no hubo mejoría en el tercer grupo. En opinión de los científicos, el fenogreco podría ayudar a prevenir los cálculos biliares, disminuir los ya existentes y evitar la recurrencia.

Infecciones. Un equipo de investigadores de la India realizó un experimento en el que alimentó con extracto de fenogreco a animales de laboratorio y descubrió que la especia aumentaba la actividad de los *macrófagos*, glóbulos blancos que engullen a las bacterias y los virus. «En términos generales, el fenogreco mostró un efecto estimulador de las funciones inmunitarias», escribieron los científicos, añadiendo que es un resultado que «refuerza la razón de su uso en diversos remedios ayurvédicos».

Conoce el fenogreco

El fenogreco —conocido por los botánicos como *Trigonella foenum-graecum*— es una planta de flores blancas y amarillas parecida a la alfalfa; de hecho el término latino significa «heno griego» y los antiguos egipcios lo cultivaban como forraje para los animales. En la actualidad el fenogreco se cultiva en todo el mundo: en el sur de Asia, Oriente Próximo, Sudamérica, Europa y China.

El fenogreco es popular como especia en la India, Egipto, Arabia Saudí, Armenia, Irán y Turquía, donde se emplea en la elaboración de curries, *chutneys,* escabeches, salsas de encurtidos y una gran variedad de platos vegetarianos.

En la India, las semillas se tuestan secas, o bien se fríen en aceite caliente y se usan enteras para aderezar curries (especialmente los de pescado), *sambars* (guisos vegetarianos) y panes planos fermentados como las *dosas* y los *idlis.* También forman parte de muchas mezclas de especias, incluyendo el curry en polvo. Además, suelen añadirse a las verduras feculentas y legumbres difíciles de digerir, especialmente cuando no se dispone de asafétida.

En Oriente Próximo las semillas se dejan en remojo durante la noche en agua fría y se mezclan con otras especias para la elaboración de un condimento denominado *hilbeh,* así como un dulce conocido como *halva.* Además, elaboran una pasta a base de fenogreco molido con la que se frota la carne salada, que es sometida posteriormente a un proceso de secado.

En Yemen, el fenogreco se mezcla con otras especias para preparar *zhug,* un condimento que se esparce por encima de los guisos. Los armenios lo combinan con ajo y guindilla roja en la confección del *chemen,* una mezcla de especias picante usada para aderezar la carne. Por su parte, los griegos hierven las semillas y las toman acompañadas con miel.

Cómo comprar semillas de fenogreco

Las semillas de fenogreco son de color amarillo-marrón, y son duras y ovaladas como diminutos guijarros. Pueden reconocerse por el surco profundo que las divide en dos mitades desiguales. Suelen venderse, tanto enteras como molidas, en los comercios indios. También puede conseguirse en tiendas especializadas, o bien a través de Internet, generalmente molidas (véase la guía de compra de la página 336).

Si bien todas las semillas suelen ser de calidad parecida, presta especial atención en lo relativo a la limpieza: como *parecen* piedras, no es raro encontrarse con piedras pequeñitas o sustancias extrañas. Por ello conviene que las examines con cuidado antes de molerlas, para evitar dañar el molinillo.

Las semillas enteras se conservan frescas durante tres años siempre que se guarden en un recipiente hermético protegido de la luz solar.

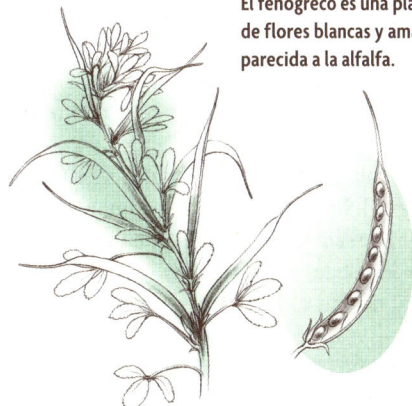

El fenogreco es una planta de flores blancas y amarillas parecida a la alfalfa.

Kulambu de coles de Bruselas

El kulambu es un guiso agridulce popular de la India. Esta auténtica receta india, cortesía de Alamelu Vairavan, autora del libro Healthy South Indian Cooking, *es un plato principal que se sirve sobre un lecho de arroz. También puede emplearse como guarnición en los asados. Puedes consultar la guía de compra facilitada al final del libro para adquirir los ingredientes poco comunes.*

2 cucharadas de aceite de colza

¼ de cucharadita de asafétida en polvo

De 4 a 6 hojas de curry (opcional)

½ cucharadita de semillas de fenogreco

1 cucharadita de semillas de mostaza negra

1 cucharadita de *urad dal* (lentejas blancas partidas)

½ taza de cebolla troceada

½ taza de tomate troceado

¼ de cucharadita de cúrcuma

2 cucharaditas de *sambaar masala* (pág. 294), o bien de curry en polvo

1 taza de salsa de tomate

1 cucharadita de sal

¼ de cucharadita de pasta de tamarindo

1 taza y media de coles de Bruselas, cortadas por la mitad (divididas en cuatro si son grandes)

1. Calienta el aceite en una cacerola a fuego medio. Una vez caliente, pero no humeante, añade la asafétida, las hojas de curry, las semillas de fenogreco, las semillas de mostaza y el *urad dal*. Tapa y fríe a fuego medio durante alrededor de 30 segundos, hasta que las semillas de mostaza comiencen a saltar y el *urad dal* se haya dorado.

2. Añade las cebollas, el tomate y la cúrcuma, sin dejar de remover.

3. Agrega el *sambaar masala*, la salsa de tomate y la sal, y remuévelos bien. Vierte dos tazas de agua templada a la cacerola y sigue cocinando durante unos minutos, removiendo constantemente.

4. Incorpora la pasta de tamarindo y mézclala a fondo.

5. Cuando la mezcla comience a hervir, añade las coles de Bruselas. Tapa y cocina a fuego lento durante unos 10 minutos, hasta que estén tiernas, teniendo cuidado de no cocinarlas en exceso.

Resultan 4 raciones.

Una vez molidas, su sabor va disipándose, y se conservan tan solo unos pocos meses.

El fenogreco en la cocina

No es recomendable tomar estas semillas crudas, pues son duras como rocas e imposibles de masticar. Sin embargo, al cocinarlas su sabor acre y ligeramente amargo se convierte en un sabor a frutos secos que recuerda al sirope de arce. De este modo, también se ablandan, por lo que resultan más fáciles de moler. Es suficiente con tostarlas ligeramente durante uno o dos minutos (véase la página 19). Procura que no se quemen, ya que se vuelven tan amargas que resultan incomestibles. También puedes dejarlas en remojo por la noche: así se ablandan y se vuelven gelatinosas.

Usa esta especia con *precaución*, ya que su intenso sabor podría dominar sobre el resto.

He aquí algunas ideas para aumentar el consumo de fenogreco:

- Espolvorea el pan rallado para rebozar con fenogreco en polvo.
- Esparce unas cuantas semillas en las verduras al horno.
- Añade una pizca de fenogreco molido a las recetas de galletas.
- Agrega una pizca a la mayonesa para darle un toque a mostaza.
- Combina semillas tostadas y molidas con guindillas secas molidas y otras especias, y utiliza la mezcla a modo de salsa para mojar.
- Incorpora semillas tostadas y partidas a las ensaladas para aportar una nota crujiente.

GALANGA *Una mejor salud por cortesía de Tailandia*

Si te gusta la comida tailandesa, entonces conoces la galanga, incluso aunque no hayas oído hablar de ella. Este nudoso rizoma —de la misma familia del jengibre— es a la cocina tailandesa lo que el chile es a la mexicana: los platos tailandeses no sabrían igual sin esta especia.

Así como los chinos se decantan por el jengibre, los tailandeses prefieren el sabor de la galanga, que es parecido al del jengibre, pero con una sensación picante que penetra por los senos nasales. Se ha asociado su «sensación en boca» a la del picor fulminante de la guindilla sin sus persistentes secuelas.

Si bien la galanga es bastante desconocida en Occidente, en Tailandia, Indonesia y otras zonas del sudeste asiático llevan confiando en ella durante siglos y no solo por sus cualidades culinarias; en realidad, en Asia, la galanga es más conocida como medicina y ha sido empleada por la medicina tradicional para el tratamiento de la artritis, los problemas cutáneos, la enfermedades digestivas, la diabetes e incluso el cáncer.

Aliviar la artritis

El poder terapéutico de la galanga procede de un grupo de excepcionales compuestos antinflamatorios conocido como *acetato de galangal*. De modo que no es de extrañar que resulte eficaz frente a una enfermedad inflamatoria común como la artritis.

Unos investigadores de la Universidad de Miami realizaron un estudio con 261 personas aquejadas de osteoartritis con dolor de rodilla de «moderado a grave» a las que dieron una fórmula con jengibre-galanga, o bien un placebo. Al cabo de seis semanas el grupo tratado con galanga sentía menos dolor al permanecer de pie y después de caminar, tomaban menos medicamentos para el tratamiento del dolor agudo de la artritis, presentaban menor rigidez y funcionaban mejor durante el día. Estos hallazgos fueron publicados en la revista *Arthritis and Rheumatism.*

En otro estudio, unos científicos de la Universidad Johns Hopkins probaron el poder de una fórmula de jengibre-galanga en los *sinoviocitos* —las células constituyentes del fluido sinovial que se encuentra en el interior de las articulaciones— y descubrieron que la fórmula reducía la producción de *quimiocinas*, uno de los componentes del sistema inmunitario que representa un importante papel en la inflamación. «Esta fórmula podría resultar de utilidad para la supresión de la inflamación derivada de la artritis», concluyeron los investigadores en un artículo publicado en la revista *Journal of Alternative and Complementary Medicine.*

Por otro lado, unos investigadores tailandeses probaron un extracto de galanga en *condrocitos*, las células del cartílago (la parte de la articulación que se desgasta con la artritis y provoca dolor por la fricción de un hueso contra otro). El extracto estimuló la liberación de tres compuestos asociados a un cartílago más fuerte y sano (ácido hialurónico, glicosoaminoglicanos y metaloproteinasas). El extracto de galanga es «un potencial agente terapéutico para el tratamiento de la osteoartritis», explicaron los científicos en la revista *Phytochemistry.*

Acabar con el cáncer

Científicos de todo el mundo —incluyéndome a mí y a mis colegas del MD Anderson Cancer Center— están investigando el potencial de la galanga como agente anticancerígeno.

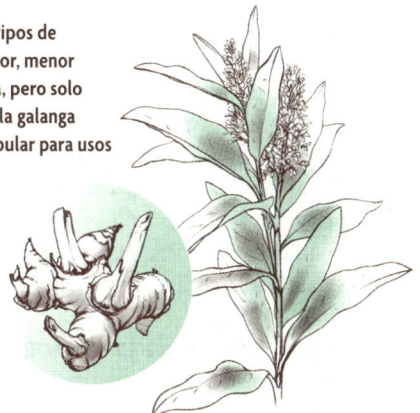

Existen tres tipos de galanga: mayor, menor y kaempferia, pero solo el rizoma de la galanga mayor es popular para usos culinarios.

En mi laboratorio descubrimos que el *acetato de acetoxichavicol,* un compuesto de la galanga, neutralizaba los genes causantes del cáncer y limitaba el crecimiento celular del cáncer de mama, piel y pulmón, así como de la leucemia.

Por otro lado, unos investigadores japoneses hallaron que el extracto de galanga prevenía el cáncer de piel en los animales de laboratorio. «La galanga podría ser potencialmente importante para la quimioprevención [prevención mediante un compuesto natural] del cáncer», concluyeron los investigadores en la revista *Journal of Natural Medicine.*

El neuroblastoma es una forma de cáncer infantil. Unos científicos taiwaneses descubrieron que un extracto de galanga destruía estas células cancerígenas. La galanga «podría resultar de utilidad en el tratamiento de los pacientes con neuroblastoma», señalaron los investigadores en la revista *Anticancer Research.*

Un grupo de investigadores tailandeses llevó a cabo una investigación sobre las causas del *alto* índice de infección por *Helicobacter pylori* (HP) —una bacteria que vive en el estómago que puede causar úlceras y cáncer de estómago— y del *bajo* índice de cáncer de estómago entre la población tailandesa, en comparación con otros países en desarrollo donde las infecciones por HP son también comunes, y detectó que diversas plantas y especias típicas de la cocina y medicina tailandesas —incluyendo la galanga— son poderosos inhibidores de esta bacteria.

Por su parte, unos científicos ingleses hallaron que la galanga estimulaba la producción de enzimas que ayudaban a las células a desembarazarse de los carcinógenos y destruía las células del cáncer de mama y de pulmón. «Esta acción dual es bastante rara entre las medicinas anticancerígenas tradicionales», afirmó el Dr. Peter Houghton, el investigador principal del estudio. «Normalmente, los extractos aumentan las defensas naturales de las células sanas *o* destruyen las células cancerosas, pero la galanga parece hacer ambas cosas a la vez».

Más protección de la galanga

He aquí otras enfermedades que la galanga podría ayudar a prevenir y/o tratar:

Diabetes. Un equipo de investigadores de Pakistán observó que la galanga en polvo reducía los niveles de azúcar (glucosa) en sangre en los animales de laboratorio con tanta eficacia como el fármaco antidiabético gliclazida. Los científicos creen que los antioxidantes presentes en la especia estimulan la secreción de insulina—la hormona que reduce la glucosa en sangre— en el páncreas.

Úlceras. Unos investigadores japoneses descubrieron que la galanga «inhibía por completo» las úlceras de estómago en animales de laboratorio y resultaba más eficaz que tres fármacos antiulcerosos: omeprazol, cimetidina e hidrocloruro de cetraxato.

La galanga podría ayudar a prevenir y/o tratar:

Alergias	Osteoartritis
Cáncer	Úlcera
Diabetes tipo II	

La galanga combina bien con las siguientes especias:

Ajo	Fenogreco
Canela	Guindilla
Cardamomo	Hierba limón
Cebolla	Pimienta de Jamaica
Cilantro	Semilla de comino
Clavo	negro
Coco	Semilla de mostaza
Cúrcuma	Tamarindo

y complementa las recetas de:

Guisos	*Sambals*
Mezclas de curry	Sopas
Pollo	Sofritos asiáticos

Otras recetas que contienen galanga:

Pasta tailandesa de curry rojo (pág. 315)	*Ras el hanout* (pág. 295)

Sopa tailandesa de pollo y leche de coco

Esta sopa es denominada en Tailandia kha kai *(kha significa galanga) y es considerado uno de los platos nacionales; de hecho, forma parte del menú de la mayoría de los restaurantes tailandeses. Podrás encontrar los ingredientes específicos en las tiendas asiáticas.*

2 tazas de leche de coco

1 pedazo de galanga de unos 5 cm (2 pulgadas), cortado en rodajas finas, o bien 1 cucharada de polvo de Laos (galanga en polvo).

2 tallos de hierba limón cortada en trozos de 2,5 cm (1 pulgada)

5 hojas frescas de kaffir (lima), cortadas en trozos

450 g (1 libra) de pechuga de pollo deshuesada, cortada en rodajas finas

1 taza de caldo de pollo

2 cucharaditas de guindilla roja fresca cortada en dados

¼ de taza (60 ml) de salsa de pescado asiática

2 cucharadas de azúcar

½ taza de zumo de lima

1 cucharadita de pasta de chile negro

½ taza de hojas de cilantro, picadas

1. Combina, la galanga, la hierba limón y las hojas de kaffir con una taza de leche de coco en una cacerola grande y hierve a fuego lento.
2. Añade el pollo, el caldo, la guindilla, la salsa de pescado y el azúcar. Cuece durante 10 minutos o hasta que se haya hecho el pollo.
3. Vierte el resto de la leche de coco y caliéntala hasta que esté a punto de hervir sin que llegue a hacerlo. Incorpora el zumo de lima y la pasta de chile y deja cocinar a fuego suave durante unos minutos. Sirve la sopa con cilantro por encima.

Resultan 4 raciones.

Alergias. Unos científicos japoneses hallaron que un extracto de galanga obstaculizaba el proceso celular que causa síntomas alérgicos como la congestión nasal.

Conoce la galanga

Existen tres tipos de galanga: mayor, menor y kaempferia, pero solo el rizoma de la galanga mayor es popular para usos culinarios, debido a que posee un sabor más suave que los otros (de sabor áspero y empleados sobre todo para la elaboración de remedios medicinales).

La galanga mayor se emplea abundantemente en las cocinas de Tailandia, Malasia, Vietnam, Singapur, Camboya e Indonesia en la preparación de curries, sopas, sofritos y platos de arroz. Está presente, fresca o en polvo, en la mayoría de las recetas tailandesas y constituye un ingrediente esencial de las pastas de curry verde y roja, así como de la *tom kha gai*, la famosa sopa de pollo y leche de coco cuya receta encontrarás en este capítulo. También es un elemento fundamental del *rendang* indonesio, un guiso sumamente picante de cocción prolongada a base

de carne y leche de coco que suele prepararse en los días festivos.

El efecto calorífico de la galanga la convierte en el ingrediente perfecto para dejar una sensación en boca semejante a la del alcohol en las bebidas que no lo contienen o son de baja graduación. En una prueba de sabor la adición de galanga a una bebida alcohólica creó la sensación de una mayor graduación y en otra prueba la especia hizo que una bebida sin alcohol pareciera lo contrario.

La galanga es una planta originaria de Java de alrededor de 1,80 m (6 pies), de bellas flores de color blanco verdoso con forma de orquídea, que se cultiva en numerosos países del sudeste asiático, incluyendo Tailandia, Indonesia y Filipinas, así como en China e India. También se conoce como galangal, galingal, calangal y jengibre tailandés.

Cómo comprar galanga

La galanga parece una versión gigante de su conocido primo, el jengibre, pero resulta mucho más fibrosa y densa. Puede adquirirse fresca, congelada, en lata, encurtida, seca, o bien entera, en rodajas o en polvo…, si bien te resultará casi imposible encontrarla en *cualquiera* de sus formas, excepto en los comercios asiáticos, o bien a través de Internet en páginas especializadas en productos tailandeses.

A la hora de comprar galanga fresca es importante que esté *tierna*, ya que el rizoma tierno aporta un sabor y textura óptimos y resulta más fácil de cortar y manipular. La galanga tierna presenta una piel de color marrón clarito con matices rojizos y su interior es beige. Conviene que el rizoma sea firme y la piel suave, ya que una piel arrugada es una señal clara de falta de frescura.

La galanga fresca no se estropea fácilmente, de modo que no hay ningún problema en pedirla a través de Internet. Guardada en el frigorífico envuelta en plástico se conserva alrededor de dos semanas y congelada puede mantenerse en buen estado unos dos meses.

La galanga deshidratada suele venderse troceada en paquetes —da la impresión de tratarse de pedazos de madera vieja— y es *sumamente* dura, por ello es recomendable dejarla en remojo en agua hirviendo de 20 a 30 minutos antes de usarla. La galanga deshidratada se conserva durante varios años siempre que esté protegida de la humedad y el calor.

Si no estás acostumbrado a cocinar con galanga, quizá lo mejor sea adquirirla en polvo, que a menudo se comercializa como polvo de Laos. ¡Pero ten cuidado al manejarlo! La galanga en polvo resulta más fuerte que la fresca y realmente puede castigarte los senos nasales si llegas a inhalarla; cuando la utilices reduce la dosis a la mitad con relación a la galanga fresca. Se conserva alrededor de un año.

La galanga en la cocina

Por sí misma, esta especia no se caracteriza ni por su atractivo visual ni por su sabor, pero una vez que se junta con otras especias e ingredientes en una receta, produce un sabor inimitable.

En Tailandia suelen cortarla con piel en rodajas finas, pero puedes retirar la piel si lo prefieres. También es posible rallarla.

Utiliza esta especia como lo harías con el jengibre, en curries, guisos y sopas. Aporta un excepcional sabor picante a la mayonesa, la crema agria y el kétchup. Pero has de prestar atención en no pasarte con las cantidades, ya que en exceso puede dar un sabor a medicina a tus platos.

Hay opiniones divergentes sobre si el jengibre podría sustituir a la galanga en las recetas. Ambas especias ofrecen características aromáticas diferentes, pero debido a que ambos sabores son distintivos, yo prefiero remplazar la galanga por jengibre si es necesario, en lugar de no sustituirla en absoluto.

GRANADA   *«Una farmacia en sí misma»*

Los granos escurridizos y encarnados de la granada (deshidratados y usados como especia en la India) comenzaron a adquirir popularidad como una exquisitez saludable en los años noventa, cuando aparecieron los primeros estudios que los relacionaban con la salud cardiaca y de la próstata. Hoy en día la granada es un ingrediente de moda empleado para aromatizar agua, polos, cócteles, etc. Además, toda ella es una fruta supersaludable: los granos, la pulpa, la piel, la raíz, la flor e incluso la corteza del granado están repletos de *polifenoles*, unos antioxidantes vegetales que combaten las enfermedades. (El zumo y los extractos de esta fruta llegan a doblar o incluso a triplicar la acción antioxidante del vino tinto y del té verde, unas superestrellas antioxidantes).

Si bien es cierto que numerosos alimentos y especias son ricos en polifenoles, la singularidad de la granada reside en que es rica en *diversas* variedades de estos antioxidantes: flavonoides, antocianinas, ácido elágico, ácido punígico y otros muchos. Cientos de estudios han demostrado que esta farmacia natural de polifenoles podría ayudar a prevenir o tratar un gran número de enfermedades, incluyendo las tres principales causas de muerte entre los estadounidenses: las enfermedades cardiacas, el cáncer y los derrames cerebrales.

Estos hallazgos científicos no sorprenderían a un médico ayurvédico practicante del antiguo sistema de curación natural de la India: un texto ayurvédico se refiere a esta fruta como «una farmacia en sí misma».

Vasos sanguíneos dilatados

Los infartos y los derrames cerebrales acaban con la vida de más estadounidenses que cualquier otro problema de salud. Estas enfermedades se producen debido a la obstrucción de las arterias relacionadas con el corazón y el cerebro causada por la formación de *placa,* un cóctel letal de colesterol y células deterioradas, potenciado por la inflamación y la oxidación. La *aterosclerosis* es el término médico empleado para este desastre circulatorio. ¿Y el nombre de la planta capaz de prevenir *y* revertir este problema? Precisamente, la granada.

Revierte la placa arterial. Unos investigadores israelíes realizaron un estudio con 20 personas que padecían aterosclerosis en la *carótida,* una arteria situada en el cuello que suministra sangre al cerebro (su obstrucción provoca un derrame cerebral). La mitad de los participantes bebió zumo de granada y la otra mitad no lo bebió. Al cabo de un año, el grupo tratado con granada presentaba una *reducción* de la placa arterial de un 30 por ciento, mientras que el otro grupo mostraba un incremento del 9 por ciento. Los resultados se publicaron en la revista *Clinical Nutrition.*

Además, unos científicos de la Universidad de Chicago llevaron a cabo un estudio con 189 personas de edades comprendidas entre los 45 y los 74 años que presentaban uno o más factores de riesgo de enfermedad cardiaca, tales como colesterol y presión arterial altos. Los participantes fueron divididos en dos grupos: un grupo bebió unos 235 ml (8 oz) de zumo de granada al día y el otro grupo no lo bebió. Al cabo de un año, los participantes del estudio que tenían un mayor riesgo de enfermedad cardiaca —los niveles más elevados de colesterol total, colesterol LDL, triglicéridos y otros factores de

riesgo— presentaban un crecimiento mucho más lento de la placa arterial *si* se hallaban en el grupo tratado con zumo de granada. El hallazgo fue publicado en la revista *American Journal of Cardiology.*

Reanima los corazones dañados. Unos médicos de la Universidad de San Francisco (UCSF) efectuaron un estudio con 45 personas —con una media de edad de 69 años— aquejadas de problemas cardiacos. Casi la mitad había sufrido un infarto, la mayoría tenía la presión arterial alta y casi todas presentaban altos niveles de colesterol. Todas ellas estaban recibiendo un tratamiento farmacológico que incluía estatinas —reductoras del colesterol—, anticoagulantes y medicamentos antihipertensivos.

Los investigadores las dividieron en dos grupos. Durante los siguientes tres meses, un grupo bebió unos 235 ml (8 oz) de zumo de granada al día y el otro grupo, un zumo placebo.

Al principio y final de los tres meses, los médicos les realizaron un *test de perfusión miocárdica,* un tipo de «prueba de esfuerzo cardiaco» que emplea la tomografía axial computarizada (TAC) para evaluar el suministro de sangre (detección de isquemia) que llega al corazón durante el ejercicio.

Al cabo de tres meses, el grupo que tomó zumo de granada presentaba un *incremento* de la irrigación sanguínea del corazón de un 17 por ciento, mientras que el grupo placebo mostraba una *reducción* de un 18 por ciento.

Estos resultados son de considerable importancia, ya que se ha demostrado que el mejor indicador de riesgo de infarto en los pacientes aquejados de enfermedades cardiacas es la cantidad de sangre que llega al corazón, un dato que mide el test de perfusión miocárdica.

Previene la angina de pecho. Estos investigadores también observaron que los episodios de angina de pecho (intenso dolor torácico) disminuyeron en un 50 por ciento en el grupo tratado con granada y se incrementaron en un 38 por ciento en el grupo placebo. Estos hallazgos fueron publicados en la revista *American Journal of Cardiology.*

Incrementa el óxido nítrico. El delicado recubrimiento interior de las arterias se denomina *endotelio;* allí una fina capa de *células endotelia-les* produce *óxido nítrico* (ON), un compuesto que combate la oxidación y la inflamación, y mantiene las arterias jóvenes y flexibles. En opinión de algunos expertos, *la* principal causa de la aterosclerosis son los niveles bajos de óxido nítrico.

Unos investigadores de la Universidad de Nápoles y de la UCLA llevaron a cabo diversos estudios en los que evaluaron el efecto de la granada sobre el óxido nítrico y descubrieron que:

- El zumo de granada se mostró mucho más potente que el zumo de uva Concord, el zumo de arándanos, el vino tinto, la vitamina C y la vitamina E (todos ellos poderosos antioxidantes) a la hora de proteger el óxido nítrico frente a la destrucción oxidativa. «El zumo de granada posee una potente actividad antioxidante que ejerce una protección notable del ON frente a la destrucción oxidativa», concluyeron los científicos en la revista *Nitric Oxide.*
- En el laboratorio, el zumo de granada redujo la actividad de los genes que predisponen a las células endoteliales a la oxidación e incrementó la producción de la enzima óxido nítrico sintetasa, la cual cumple un papel fundamental en la producción de ON. La granada, concluyeron los científicos en la revista *Proceedings of the National Academy of Sciences*, podría desempeñar un papel en la «prevención y tratamiento de la aterosclerosis».

Reduce la presión arterial alta. Un equipo de investigadores israelíes pidió a un grupo de personas que padecían presión arterial alta que bebieran una pequeña cantidad de zumo de granada cada día. Al cabo de dos semanas, se observó una disminución de la presión arterial sistólica (lectura superior) de un 5 por ciento, así como una reducción de la actividad de la enzima convertidora de angiotensina o ECA —a la que apuntan los inhibidores de la ECA en el tratamiento de la hipertensión— de un 31 por ciento. «El zumo de granada puede ofrecer [...] protección» frente a las enfermedades cardiovascula-

res, concluyeron los científicos en la revista *Atherosclerosis.*

Protección circulatoria en la diabetes

La diabetes, un trastorno caracterizado por altos niveles de azúcar en sangre, también daña los vasos sanguíneos; de hecho, el 75 por ciento de los diabéticos mueren de aterosclerosis. Y casi todas las «complicaciones» asociadas a la diabetes (que también podrían considerarse enfermedades) son causadas por problemas circulatorios: en el caso de la ceguera, debido al deterioro de la circulación de la retina; en el caso del fallo renal, debido a la lesión de los vasos sanguíneos de los riñones; en el caso del ardor y hormigueo de las extremidades por problemas nerviosos, debido a una disminución del flujo sanguíneo en los nervios, y en el caso de las amputaciones (la diabetes es la causa más común de amputaciones no traumáticas), debido a la mala circulación en los miembros inferiores. Pues bien, la granada puede proteger los vasos sanguíneos de los diabéticos.

Protege el HDL de la oxidación. El colesterol HDL «bueno» reduce los depósitos de placa que pueden llegar a obstruir las arterias. Unos investigadores israelíes trataron a diez personas aquejadas de diabetes con zumo de granada, o bien con extracto de granada. Al cabo de un mes, se observó un incremento de las enzimas que protegen el HDL de la oxidación de un 40 por ciento. «Estos beneficiosos efectos [...] podrían retrasar el desarrollo de la aterosclerosis en los pacientes diabéticos», señalaron los científicos en la revista *Journal of Agricultural and Food Chemistry.*

Reduce el colesterol. Unos científicos iraníes suministraron zumo concentrado de granada a 22 diabéticos. Al cabo de un mes, advirtieron una reducción significativa tanto en los niveles de colesterol total como de LDL. El consumo de granada «podría modificar los factores de riesgo de las patologías cardiacas» en pacientes diabéticos, escribieron los investigadores en la revista *International Journal of Vitamin and Nutrition Research.*

Detiene la oxidación en las arterias. Otro equipo de investigadores israelíes administró zumo de granada a diez personas afectadas de diabetes durante tres meses; al medir los niveles de oxidación en sangre, se observó una reducción de la cantidad de lípidos oxidados de un 58 por ciento y una disminución del nivel global de oxidación celular de un 71 por ciento. «El consumo de zumo de granada […] podría contribuir a atenuar la aterosclerosis» en los pacientes diabéticos, concluyeron los científicos en la revista *Atherosclerosis*.

Controla la diabetes. En diversos estudios en animales llevados a cabo en Estados Unidos, Australia y la India, la granada (flores y aceite de semillas de granada) consiguió controlar o revertir la propia diabetes.

Detiene al incurable cáncer de próstata

El cáncer de próstata acaba con la vida de más hombres que cualquier otro tipo de cáncer, con la excepción del cáncer de pulmón. Afortunadamente, en los últimos cinco años se han llevado a cabo un gran número de investigaciones que muestran que la granada es capaz de combatir esta enfermedad.

Primero, unos investigadores alemanes y estadounidenses (Universidad de Wisconsin) hallaron que los extractos de granada podían detener el crecimiento de las células del cáncer de próstata y destruirlas, así como prevenir su expansión en los animales de laboratorio. «El consumo de granada podría retrasar la progresión del cáncer de próstata, lo cual podría mejorar tanto la esperanza como la calidad de vida» de los pacientes de cáncer de próstata, concluyeron los investigadores estadounidenses en la revista *Cell Cycle*.

Después, unos científicos de la UCLA suministraron 235 ml (8 oz) de zumo de granada al día a hombres afectados de cáncer de próstata que a pesar de haberse tratado con radiación o con cirugía (extracción de la próstata o prostatectomía radical) seguían presentando niveles crecientes del antígeno prostático específico (APE), un biomarcador de crecimiento tumoral.

Antes del tratamiento, el promedio de «tiempo de doblaje» de APE (el tiempo que se tarda en doblar los niveles de APE) de estos pacientes era de 15 meses, ¡pero después del tratamiento era de 54 meses!

Otras pruebas mostraron una reducción del crecimiento de las células cancerosas de un 12 por ciento, un incremento de la muerte de células cancerosas de un 17 por ciento y un incremento de los niveles de óxido nítrico —un compuesto que combate el cáncer— en sangre de un 23 por ciento.

«Existen opciones limitadas de tratamiento para los pacientes de cáncer de próstata que, a pesar de haber sido sometidos a una terapia primaria como la prostatectomía radical, presentan un progresivo incremento de APE», escribieron los científicos en la revista *Cancer Letters*. «Nuestros datos indican que el zumo de granada administrado diariamente a 40 pacientes de cáncer de próstata con crecientes niveles de APE es una opción no tóxica para la prevención o dilación de la carcinogénesis prostática. Resulta sorprendente que el 85 por ciento de los pacientes respondieran positivamente al zumo de granada en el estudio».

Estos investigadores efectuaron posteriormente otros estudios adicionales con el objetivo de descubrir el principal mecanismo por el que la granada combate el cáncer y, en su opinión, esta fruta bloquea la actividad del *factor nuclear kappa B*, un complejo proteico presente en el núcleo de las células que favorece la proliferación tumoral en el cáncer de próstata.

Los estudios preclínicos, *in vitro* y en animales han demostrado que la granada podría combatir además otros tipos de cáncer. He aquí unos cuantos ejemplos de los más de ochenta estudios sobre la granada y el cáncer:

Cáncer de mama. La granada redujo el crecimiento de células humanas de cáncer de mama en animales experimentales hasta un 87 por ciento, según un estudio publicado en la revista *Breast Cancer Research and Treatment*.

Cáncer de colon. Un extracto de aceite de semilla de granada redujo el índice de cáncer de colon en un 44 por ciento en animales de laboratorio, según un estudio realizado por investigadores japoneses aparecido en la revista *Cancer Science*.

Cáncer de pulmón. La administración de extracto de granada produjo una disminución del índice de cáncer de colon de un 61 por ciento en animales experimentales, según un estudio publicado en la revista *Cancer Research*.

Cáncer de piel. Una loción tópica de granada logró reducir significativamente tanto los tumores como la expansión del cáncer de piel en animales de laboratorio, según un estudio publicado en la revista *International Journal of Cancer*.

Leucemia. El extracto de granada detuvo el crecimiento de las células de leucemia en una investigación *in vitro* llevada a cabo en Japón y publicada en la revista *Journal of Medicinal Food*.

La promesa de la granada

La granada se muestra igualmente prometedora a la hora de prevenir y tratar otras enfermedades.

Problemas dentales. Unos investigadores italianos realizaron un estudio con 60 personas y descubrieron que realizar un enjuague bucal con un extracto que contenía granada reducía las bacterias causantes de la placa bacteriana dental en un 84 por ciento *más* que un colutorio comercial.

Unos científicos tailandeses que trataron los problemas de encía (periodontales) con extracto de granada observaron una reducción de la placa dental y de la erosión de las encías.

Y una fórmula de granada contribuyó a eliminar la *estomatitis protésica*, una infección fúngica que puede producirse en personas con dentadura postiza.

Disfunción eréctil. Un estudio realizado en la Clínica para Hombres de Beverly Hills descubrió que los hombres que bebieron zumo de granada durante dos semanas presentaban una mejoría en las dificultades de erección. Los resultados fueron publicados en la revista *International Journal of Impotence Research*.

Arrugas y envejecimiento de la piel. Las mujeres que tomaron un extracto de granada diariamente durante cuatro semanas experimentaron menos daños producidos por la radiación ultravioleta, también responsable de la aparición de arrugas. En otro estudio, el ácido elágico previno la destrucción de colágeno producida por la radiación ultravioleta. El ácido elágico «podría ser un prometedor tratamiento» para las arrugas,

afirmaron los investigadores en la revista *Experimental Dermatology*.

Recuperación deportiva. Los deportistas que tomaron un extracto de granada lograron recuperarse más rápidamente tras una exigente rutina de levantamiento de pesas, frente a los que no lo tomaron. El estudio —ejecutado por unos investigadores de la Universidad de Texas— fue publicado en la revista *Medicine & Science in Sports & Exercise*.

Artritis. Unos científicos de la Universidad Case Western de Cleveland, Ohio, hallaron en un estudio en animales que el extracto de granada retardaba el desarrollo y reducía la gravedad (inflamación y destrucción ósea) de la artritis reumatoide inducida químicamente. El extracto podría «resultar útil a la hora de prevenir la aparición y gravedad de la artritis inflamatoria», concluyeron los investigadores en la revista *Nutrition*.

Un grupo de científicos iraníes observó que el zumo de granada ejercía un efecto protector sobre el cartílago y reducía el daño producido por la osteoartritis inducida químicamente en animales de laboratorio. El hallazgo fue publicado por la revista *Phytotherapy Research*.

Alzheimer. Un equipo de científicos de la Universidad Loma Linda de California que habían administrado extracto de granada a animales experimentales desde su nacimiento descubrieron que se mantenían más alerta a medida que envejecían y sus cerebros presentaban un 50 por

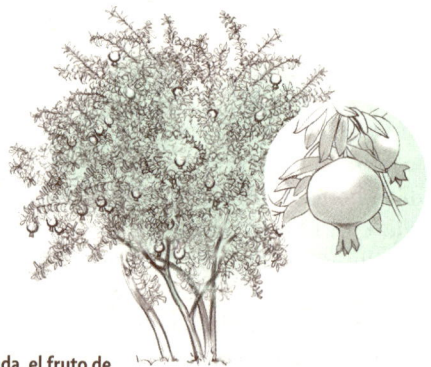

La granada, el fruto de un árbol de corteza gris de entre 3,5 y 5 m (12 a 16 pies) de altura, ha sido un símbolo de la salud, la suerte, la fertilidad y la inmortalidad.

ciento menos del péptido amiloide (A), una proteína relacionada con el Alzheimer.

Sobrepeso. Los animales obesos alimentados con un extracto de granada comían menos y perdían peso y grasa corporal. Los resultados fueron publicados en la revista *International Journal of Obesity*.

Esterilidad masculina. Los animales macho tratados con granada presentaban un esperma de mejor calidad (forma y movimiento normales) y en mayor cantidad, y niveles de testosterona más elevados.

Gripe. Unos investigadores del Centro de Ciencias de la Salud de la Universidad de Texas observaron que el extracto de granada era capaz de eliminar los virus de la gripe. «La investigación sobre el extracto de granada debería continuarse debido a su potencial terapéutico y profiláctico [preventivo] [...] de cara a las epidemias y pandemias de gripe», escribieron los científicos en la revista *Phytomedicine*.

Colitis ulcerosa. Unos científicos indios descubrieron en un experimento en animales que la granada reducía la inflamación del colon que se produce en esta enfermedad digestiva.

Conoce la granada

Crecía en los Jardines Colgantes de Babilonia, una de las «Siete Maravillas del Mundo Antiguo». Es elogiada en el Antiguo Testamento y fue sumamente apreciada por los antiguos egipcios y griegos. Ha sido un símbolo de la salud, la suerte, la fertilidad y la inmortalidad. La ciudad española de Granada lleva su nombre y aparece en el escudo heráldico de la ciudad. Según un artículo publicado en la revista *Alternative Medicine Review*, la granada es una «fruta antigua, mística y sumamente peculiar».

¡Y una de sus peculiaridades es ser aparentemente incomestible! Sin embargo, al abrirla encuentras cientos de granos encarnados brillantes como granates, separados por tabiques membranosos como las celdas de una colmena. Una granada suele contener alrededor de 500 granos. Si bien no son especialmente aromáticas, una vez en la boca resultan jugosas, refrescantes, de un sabor agridulce con notas de arándanos y agua de rosas.

La granada podría ayudar a prevenir y/o tratar:

Alzheimer	Esterilidad masculina
Angina de pecho	Fatiga física
Arrugas	Osteoartritis y artritis reumatoide
Aterosclerosis	
Cáncer	Presión arterial alta (hipertensión)
Colitis (enfermedad inflamatoria intestinal)	Problemas de prótesis dentales
Diabetes tipo II	Sobrepeso
Disfunción eréctil	
Enfermedades de las encías (periodontales)	

La granada combina bien con las siguientes especias:

Ajo	Fenogreco
Ajowan	Guindilla
Canela	Jengibre
Cardamomo	Menta
Cebolla	Pimienta de Jamaica
Comino	Semilla de hinojo
Cúrcuma	Semilla de mostaza

y complementa las recetas de:

Caza	Pollo
Cerdo	Postres
Ensaladas	

Los granados son originarios de la zona que abarca desde los Himalayas —al norte de la India— hasta Irán, y en la actualidad se cultiva en todos los países mediterráneos, así como en el sudeste asiático, las Indias Orientales y África tropical.

Incluso es posible encontrar este árbol de entre 3,5 y 5 m (12 a 16 pies) de altura y corteza gris en Arizona y California, ya que fue introducido por los españoles en el siglo XVIII. Sin embargo, ha tardado bastante en adquirir popularidad entre los estadounidenses debido a la engorrosa tarea de sacar los granos para comerlos. En realidad, ha ido ganando terreno *muy* lentamente. Está disponible en el mercado desde hace solo alrededor de una década, cuando se puso de moda como alimento saludable. Pero en la actualidad sus probados beneficios para la salud la han convertido en uno de los superhéroes del supermercado. De todos modos, la gente sigue preguntándose: «¿Pero qué se supone que he de *hacer* con esta fruta?».

Lo cierto es que si no sabes cómo manejarla, comerla puede crear un escenario que parece haber salido de una película de terror, pues los granos dejan su impronta de color sangre en todo lo que tocan: la piel, la ropa y ¡quizá incluso el pelo!

En la India —donde la granada es una fruta muy popular— se secan los granos para la elaboración de una especia denominada *anardana*, que posee un delicioso sabor ácido y frutal. Los indios utilizan esta especia tanto entera como molida y la añaden a curries, *chutneys,* a los rellenos de las *pakoras* —unos buñuelos que suelen servirse como aperitivo— y a los *parathas,* unos panes planos. Si bien el uso de la *anardana* como condimento es muy similar al del *amchur,* la especia ácida que se obtiene del mango verde, a menudo se prefiere la primera por aportar un sabor que incluye notas ácidas y dulces al mismo tiempo.

En Turquía y algunas zonas de Oriente Próximo, tanto el zumo como los granos frescos se consideran un aromatizante esencial para aportar un toque frutal agridulce a las carnes y las verduras. Se usan en la elaboración de marinadas, salsas y postres, y los granos —frescos o secos— se esparcen sobre las ensaladas y el *hummus* (crema de garbanzos). También constituyen un ingrediente esencial de la conocida receta persa denominada *fesenjan,* un guiso ácido de pollo o caza espesado con zumo de granada y nueces.

La melaza de granada es popular en Oriente Próximo. Se confecciona machacando los granos hasta hacerlos zumo y cocinando este hasta que se oscurece y adquiere una textura espesa. Esta melaza posee un sabor a frutas del bosque con un toque cítrico. Resulta un tanto parecida a la granadina, una mezcla de zumo de granada con almíbar que se emplea bastante como aromatizante en coctelería (hoy en día no todas las «granadinas» son auténticas granadinas).

Además, los granos de granada son un ingrediente muy habitual en la cocina mexicana. El *chile en nogada* es una receta de la localidad mexicana de Puebla que consiste en chile poblado relleno bañado en salsa de nuez, con granos de granada por encima.

La granada también es popular en Rusia. La *kupati* es una salchicha condimentada con granada y especias tales como la pimienta de Jamaica y las semillas de cilantro.

Respecto a Estados Unidos, esta fruta suele comercializarse sobre todo en forma de zumo. También se emplea para aromatizar el agua, los tés, las bebidas energéticas, los refrescos y las bebidas combinadas. Por otro lado, el martini de granada es uno de los «cócteles de moda» del momento.

Cómo comprar granada

Entre los meses de octubre y enero es posible disfrutar de la granada fresca. Esta fruta se recoge madura del árbol y su tamaño puede variar desde el de una manzana al de una naranja grande. Por lo general, las más grandes y pesadas contienen los granos más jugosos. Conviene escoger piezas de color brillante (que puede oscilar entre el rosa y el rojo), y libres de grietas y puntos blandos.

Si bien esta fruta puede conservarse durante varias semanas a temperatura ambiente antes de marchitarse, refrigerada mantiene la humedad mejor y durante más tiempo. Además, los granos pueden congelarse y, de este modo, se conservan de seis a nueve meses. Fuera de temporada resulta complicado comprarla fresca.

En cuanto a la *anardana*, solamente podrás encontrarla en comercios indios o tiendas especializadas. Está disponible seca o molida. Las semillas secas son de color morado con un matiz negro y se mantienen indefinidamente. Conviene ponerlas en remojo antes de usarlas para ablandarlas. Las semillas molidas pueden conservarse durante un año o incluso más si se guardan en un recipiente hermético protegidas de la humedad y el calor.

La melaza de granada se comercializa en los comercios indios, armenios o de Oriente Próximo; se conserva bien y no necesita refrigerarse. Si se vuelve muy espesa, deja la botella en agua caliente durante unos minutos.

La granada en la cocina

El interior de la granada se compone básicamente de granos separados en secciones por medio de una membrana. La clave para degustar estas deliciosas semillas es evitar tanto la membrana como el amargo tejido interno de la cáscara.

El método tradicional que consistía en ir cogiendo cada grano con un alfiler ha caído en desuso. La forma más sencilla de abrirla y extraer los granos sin mancharse es llevar a cabo esta operación bajo el agua en el fregadero. El primer paso consiste en ponerse un delantal, a continuación coloca la fruta encima de un papel de cocina y haz un corte superficial con un cuchillo afilado alrededor de la circunferencia, teniendo cuidado de no sobrepasar la piel. Introdúcela en un cuenco lleno de agua, ábrela y desgránala bajo el agua; los granos irán quedándose en el fondo a medida que salgan. Desecha los restos de membrana, recupera los granos con un colador y deposítalos en un cuenco.

Los granos han de molerse en un mortero, ya que podrían obstruir el molinillo de especias.

Para elaborar un zumo, coloca los granos en una batidora o un robot de cocina y procésalos hasta obtener una textura suave. Después pasa el líquido por un colador para retirar la fibra. Con una granada mediana puede obtenerse alrededor de 1 taza de semillas y ½ taza de zumo.

Por otro lado, resulta sencillo elaborar melaza de granada: introduce los granos en una olla y hiérvelas hasta que se vuelvan líquido y se espesen.

Puedes esparcir sus granos en cualquier plato que pueda beneficiarse de su dulce sabor y crujiente textura.

He aquí algunas ideas para disfrutar de esta fruta:

- El zumo de granada es un gran ablandador de carnes y una buena adición a los adobos.
- Añade un poco de granada fresca o de melaza a los *gravies* y salsas de carne mientras se cocinan.
- Pincela el pollo o el cerdo con melaza de granada, a modo de marinada, antes de prepararlos.
- Agrega un poco de melaza de granada a la vinagreta.
- Enriquece los helados o los yogures helados con granos o melaza de granada.
- Esparce algunos granos en las ensaladas o agrégalos a las macedonias.
- Mezcla melaza de granada con agua con gas para obtener una bebida refrescante.

Guacamole de granada

Una variación de esta salsa para mojar mexicana. ¡Va muy bien con un martini de granada!

2 aguacates maduros
1 lima
1 taza de cebolleta, cortada en rodajas
4 dientes de ajo, cortados en dados
2-3 chiles jalapeños o serranos, cortados en dados
¼ de taza de cilantro cortado en trozos
2 cucharadas de zumo de granada
¼ de taza de granos de granada

1. Pela y deshuesa los aguacates y, a continuación, colócalos en un cuenco mediano. Rocíalos con el zumo de lima y aplástalos hasta formar una crema gruesa.

2. Añade la cebolleta, el ajo, los chiles, el cilantro y el zumo de granada y continúa aplastando hasta mezclarlos bien, manteniendo una textura gruesa. Para acabar, esparce los granos de granada y combínalos bien.

Resultan alrededor de 2 tazas.

- Espolvorea los platos de verduras con *anardana* molida, o bien añádela a sopas o guisos.
- Añade un chorro de melaza de granada sobre las brochetas de ternera o cordero justo después de sacarlas de la parrilla, cuando estén todavía calientes.

- Esparce algunos granos en las lentejas y otros platos vegetarianos.
- Combina unos 60 ml (2 oz) de vodka con 15 ml (½ onza) de zumo de limón, 7,5 ml (¼ de onza) de zumo de granada y una pizca de sirope de azúcar.

GUINDILLA   *Una medicina muy picante*

La guindilla o chile, una especia famosamente picante, produce en el paladar una sensación de ardor persistente que puede oscilar entre un ligero picor y un picor extremo.

La *capsaicina* —un alcaloide que se concentra principalmente en la membrana y semillas del interior—, es la responsable del distintivo picor de esta especia. La cantidad de capsaicina determina el grado de intensidad de la sensación de calor que produce la guindilla, de modo que sin capsaicina no habría guindilla.

La capsaicina es una sustancia indestructible y su fuego no se apaga ni con el frío ni con el calor ni con el agua; se trata de un fuego tan intenso que es capaz de incinerar un gran número de enfermedades, y cuanto más picante resulta la guindilla, mayores son sus propiedades terapéuticas. Pero no has de inquietarte: no es necesario que tengas un alto umbral del dolor para beneficiarte de esta especia, pues *todas* las guindillas poseen propiedades curativas.

Por si fuera poco, la saludable capsaicina está acompañada por una gran abundancia de vitaminas antioxidantes. Una guindilla contiene nueve veces más vitamina A que un pimiento verde y el doble de vitamina C que una naranja, y también es rica en minerales, incluyendo potasio y magnesio.

En los últimos 20 años se han publicado miles de estudios científicos que describen los beneficios de la guindilla. Seguidamente veremos las investigaciones más «candentes».

Un analgésico de probada eficacia

Al morder una guindilla la capsaicina produce la liberación de un neurotransmisor denominado sustancia P, que participa en la transmisión del dolor a través de las fibras nerviosas. Sin embargo, la capsaicina incrementa la tolerancia a esta sustancia: a medida que aumenta el consumo de guindillas, la capsaicina reduce y previene la acumulación de la sustancia P, al mismo tiempo que origina la segregación de *somatostatina*, una hormona que reduce la inflamación. Por esta razón, los amantes del chile pueden tomarse con tranquilidad una salsa habanera extrapicante que puede dejar agonizando a los neófitos. Lo que sucede es que las papilas gustativas se vuelven insensibles al ardor.

Pues bien, las personas que sufren de un dolor muy intenso presentan una gran acumulación de sustancia P y parece que la capsaicina también aquí funciona de un modo similar: al frotar la zona dolorida con capsaicina se siente una sensación de calor y ardor causada por la sustancia P. Sin embargo, con el uso regular, por lo general, después de tres días, la capsaicina reduce y bloquea la transmisión del impulso doloroso, anestesia la zona e impulsa la segregación de somatostatina, que favorece el proceso curativo.

Se ha demostrado que las cremas de capsaicina —las cuales han sido aprobadas por la Administración de Medicamentos y Alimentos (FDA, sus siglas en inglés)— pueden ejercer un efecto espectacular y duradero en diversas enfermedades dolorosas. La mayoría de los estudios muestran que la capsaicina consigue aliviar el dolor de casi un 75 por ciento de los usuarios. Incluso funciona en casos de dolor extremos. Existe, por ejemplo, una crema de capsaicina destinada a los episodios más dolorosos, como el dolor asociado a la mastectomía o el postoperatorio de las amputaciones.

El inconveniente de la crema de capsaicina es que el calor inicial puede causar enrojecimiento e irritación en algunas personas. No obstante, un estudio publicado en la revista *Archives of Internal Medicine* informaba de que la crema de capsaicina había sido elegida el tratamiento preferido entre cien personas mayores aquejadas de osteoartritis grave en las rodillas.

Las cremas de capsaicina son especialmente beneficiosas para las siguientes dolencias:

Artritis. La capsaicina no solo mitiga el dolor relacionado con la osteoartritis, también se ha demostrado que incrementa los niveles del *fluido sinovial*, que lubrica las articulaciones y ayuda a prevenir la ruptura del cartílago; como resultado, se siente menos dolor y aumenta la flexibilidad.

En un estudio llevado a cabo por unos investigadores de la Facultad de Medicina de la Universidad de Miami, una parte de los participantes se aplicaron una solución de capsaicina al 0,025 % en la rodilla, cuatro veces al día, y la otra parte, una crema placebo. Al cabo de tres meses, el 81 por ciento de los integrantes del grupo tratado con capsaicina confirmó una reducción de los síntomas, incluyendo la rigidez matutina. Por el contrario, solo un 54 por ciento del grupo placebo afirmó sentirse mejor. El estudio fue publicado en la revista *Seminars in Arthritis and Rheumatism*.

Dolor nervioso. Un estudio realizado en la Universidad de California, San Francisco, descubrió que una alta dosis de crema de capsaicina reducía el dolor crónico y debilitador asociado a diversas enfermedades. Siete de cada diez pacientes mejoró al menos en un 50 por ciento.

Por otro lado, un estudio efectuado con 200 pacientes con lesiones nerviosas, publicado en la revista *British Journal of Clinical Pharmacology,* reveló que la crema de capsaicina «reducía significativamente» el dolor punzante y mitigaba la sensación de hormigueo.

Neuralgia postherpética (NPH). La culebrilla (herpes zóster) es una erupción cutánea en forma de ampollas —típica de la madurez o la senectud— provocada por el mismo virus que causa la varicela en los niños. En muchos casos, la reactivación del virus origina un dolor terrible

que puede prolongarse durante semanas (y a veces años), denominado neuralgia postherpética (NPH). La FDA ha aprobado un parche cutáneo —que precisa de receta médica— a base de capsaicina destinado a aliviar la NPH.

Neuropatía diabética. En un estudio, los investigadores asignaron al azar una crema de capsaicina, o bien un placebo, a 250 pacientes afectados por una dolorosa neuropatía diabética, una complicación común de la diabetes que suele dañar los nervios de las piernas y los pies. Pues bien, los pacientes que usaron la crema experimentaron una reducción de los síntomas de casi un 70 por ciento.

«Con la excepción de la sensación de ardor inicial, la capsaicina presenta diversas ventajas frente a los analgésicos orales [calmantes para el dolor]», escribieron los científicos en la revista *Archives of Internal Medicine*. Las ventajas incluían una mayor seguridad, menos efectos secundarios y menos interacciones medicamentosas.

Dolor de cuello. Unos médicos del Centro Médico Militar Walter Reed de Washington D.C. trataron a 23 personas aquejadas de dolor de cuello crónico con capsaicina al 0,025 % cuatro veces al día. Al cabo de un mes, los pacientes contestaron a una serie de cuestiones relacionadas con el tratamiento y ante la pregunta: «En caso de sentir dolor de nuevo, ¿volverías a optar por la crema de capsaicina?», un 75 por ciento de los participantes contestaron afirmativamente. El estudio fue publicado en la revista *American Journal of Physical Medicine & Rehabilitation*.

Dolores de cabeza. El uso de capsaicina por vía nasal disminuyó enormemente los síntomas de 52 personas que padecían cefalea en racimos. Los investigadores observaron que el 70 por ciento de los pacientes mejoraba con la aplicación de capsaicina en el orificio nasal situado en el mismo lado que el dolor de cabeza. Los resultados fueron publicados en la revista *Pain*.

Quemar grasas

La ardorosa capsaicina eleva la temperatura corporal, incrementa la sudoración y mejora el metabolismo, efectos de los que se han beneficiado muchas personas tanto para adelgazar como para mantener la línea. El consumo de guindilla puede contribuir a la pérdida de peso de múltiples maneras:

Incrementa el metabolismo. Diversos estudios han demostrado que la ingesta de guindilla acelera el proceso de quemar calorías. Este efecto puede prolongarse desde veinte minutos hasta seis horas.

Disminuye el apetito. En un estudio efectuado por unos científicos holandeses se observó que las personas que tomaban un suplemento de capsaicina antes de las comidas ingerían una menor cantidad de grasas y de calorías, según publicó la revista *International Journal of Obesity*.

En otro estudio, esta vez publicado en la revista *British Journal of Nutrition,* las personas que consumían capsaicina durante el desayuno tenían menos apetito y comían moderadamente durante la comida, mientras que las que tomaban unas guindillas como aperitivo antes de cenar ingerían una menor cantidad de calorías y grasas durante la cena.

Favorece la quema de calorías durante el ejercicio. Tomar un suplemento de capsaicina una hora antes de realizar un ejercicio aeróbico incrementa la quema de calorías, según un estudio llevado a cabo en Japón y publicado en la revista *Journal of Nutritional Science and Vitaminology*.

Disuelve las células adiposas. La experimentación con animales ha revelado que el consumo de guindilla reduce el número de células adiposas y previene su formación incluso en animales con una alimentación rica en grasas.

Previene las complicaciones asociadas a la obesidad. Un equipo de investigadores descubrió que la capsaicina podía reducir la resistencia a la insulina y prevenir el hígado graso en animales, dos síntomas prediabéticos muy comunes entre los estadounidenses, cuya dieta suele ser alta en grasas y azúcar.

Una especia que calienta el corazón

Diversos estudios poblacionales efectuados en todo el mundo han demostrado que los países donde es habitual el consumo de guindilla presentan menores índices de enfermedades cardio-vasculares que los demás países. Un mayor consumo de guindilla puede ayudar de las siguientes maneras:

Previene la formación de coágulos. Las historias médicas de los países donde la guindilla forma parte de la alimentación diaria revelan una menor incidencia de embolia, un accidente vascular en el que un coágulo potencialmente peligroso puede producir un infarto, o bien un derrame cerebral. Se ha demostrado que la capsaicina funciona como un anticoagulante, ya que contribuye a disolver la fibrina, una sustancia crucial en la formación de coágulos.

Mejora el colesterol. Unos investigadores australianos descubrieron que los adultos sanos que incorporaban unos 30 g (1 onza) de guindilla a la dieta diaria mejoraban la resistencia a los lípidos oxidados que recubren y engrosan las paredes arteriales, según un estudio publicado en la revista *British Journal of Nutrition*. Por otra parte, otro estudio aparecido en la revista *Phytotherapy* explica que los suplementos de capsaicina redujeron el peligroso colesterol LDL e incrementaron el beneficioso colesterol HDL en experimentos realizados con animales.

Reduce la frecuencia cardiaca. Varios hombres sanos que consumieron unos 30 g (1 onza) de guindilla cada día durante un mes presentaban una menor frecuencia cardiaca en reposo (una señal de un corazón más fuerte y saludable) que los que no la tomaron, según informa un estudio publicado en la revista *European Journal of Clinical Nutrition*. Además, también obtuvieron mejores resultados en una prueba de estrés que mide la función muscular cardiaca.

Previene las arritmias. Diversos estudios en animales han puesto de manifiesto que la capsaicina disminuye tanto la taquicardia como la fibrilación ventricular, dos tipos de arritmias sumamente graves. Según estos estudios —que fueron publicados en la revista *European Journal of Pharmacology*— la capsaicina funcionó como los bloqueadores de los canales de calcio, unos fármacos que precisan de receta médica empleados para tratar estos trastornos.

Atenúa el daño producido por los infartos. Un equipo de investigadores observó en un experimento con animales que la capsaicina disminuía

Pasión por el dolor

Son raras las personas que pueden repetir un plato de pollo con costillas bañadas de una salsa de guindilla extremadamente picante o probar un *naga jolokia*, el chile más picante del mundo, y seguir sonriendo.

Se dice que lleva un tiempo acostumbrarse al sabor de la guindilla. Por otro lado, el gusto por aumentar el efecto picante puede llegar a ser adictivo, y dan fe de ello los *miles* de fans de las guindillas que se desafían, tanto mutuamente como a sí mismos, probando variedades cada vez más picantes como si se tratara de conquistar el Everest. Incluso se ha desarrollado un método científico —la escala Scoville— que las clasifica según su grado de picor.

Esta escala mide los niveles de capsaicina de un pimiento picante según la cantidad de agua azucarada necesaria para eliminar totalmente su picor. Así, un millón de gotas de agua equivalen a 1,5 unidades. El pimiento dulce obtiene 0 en la escala, mientras que la capsaicina pura obtendría 16 millones de unidades. El picor extremo comienza con 100.000 unidades y puede llegar a ascender a 750.000. Un chile jalapeño, por ejemplo, se sitúa entre 2.500 y 8.000 unidades. El chile Tabasco (ingrediente principal de la salsa homónima) y la pimienta de cayena llegan a alcanzar de 30.000 a 50.000 unidades. (La cayena es el tipo de guindilla que más se emplea en la investigación médica).

Por su parte, el chile *Scotch Bonnet* —un ingrediente del *jerk* jamaicano—, oscila entre 150.000 y 325.000 unidades. El chile ojo de pájaro, que forma parte de la salsa portuguesa *piri-piri* y de la *harissa* tunecina, está entre 100.000 y 225.000 unidades.

Como hemos visto antes, se cree que el *naga jolokia* —originario de la India— es el chile más picante que existe, con una puntuación de más de un millón de unidades. Entre los chiles más comunes, el habanero naranja es uno de los más picantes (de 150.000 a 325.000 unidades). Sin embargo, hace poco se desarrolló un híbrido denominado habanero *savina* rojo que supera las 500.000 unidades, ¡una de las puntuaciones más altas!

el daño ocasionado a las células cardiacas después de un ataque al corazón. En opinión de estos científicos, esta sustancia protegió el corazón mediante la estimulación de los nervios de la médula espinal, que a su vez activaron los nervios relacionados con la supervivencia de los músculos cardiacos. Los investigadores expusieron sus resultados en la revista *Circulation*.

La capsaicina y la prevención del cáncer

Numerosos estudios, incluidos los realizados en mi laboratorio del MD Anderson Cancer Center, han descubierto que la capsaicina destruye las células cancerosas tanto en los experimentos efectuados en animales como en los cultivos de células humanas. No obstante, algunos estudios precedentes habían arrojado resultados contradictorios y otros llegaban a sugerir que el consumo de guindilla *causa* ciertos tipos de cáncer, incluido el cáncer de colon. Con relación a este asunto, existen indicios de que la capsaicina comercial empleada en dichos estudios podría haberse contaminado con impurezas potencialmente carcinógenas, mientras que en los estudios que se llevan a cabo en la actualidad se utiliza solamente capsaicina en estado puro.

Por otro lado, unos investigadores de la Universidad de Utah desataron una nueva polémica al establecer una correlación entre el consumo de guindillas y la elevada incidencia de cáncer de estómago en los mexicano-estadounidenses y las poblaciones cajún y criollas de Estados Unidos. Sin embargo, este dato no es aplicable a *todos* los países donde se consume guindilla habitualmente, lo que me hace pensar (y también a otros científicos) que debe haber algún otro factor que esté aumentando el riesgo de cáncer en esas poblaciones. Además, como veremos a continuación, en realidad la guindilla resulta beneficiosa para el estómago.

Lo que es cierto es que a lo largo de la última década cerca de cien experimentos preclínicos, *in vitro* y en animales, han demostrado la estrecha relación existente entre la ingesta de guindilla y la *prevención* del cáncer, incluyendo el cáncer de mama, de esófago, de estómago, de hígado, de próstata, de cerebro y la leucemia. Algunos de los estudios más amplios y prometedores realizados hasta la fecha han girado en torno al cáncer de próstata.

Cáncer de próstata. Unos investigadores del Centro Médico Cedars-Sinai de Los Ángeles observaron que la capsaicina destruía el 80 por ciento de células cancerosas en ratones a los que se había inducido cáncer de próstata. Además, el tamaño de los tumores se redujo cinco veces con respecto a los de los ratones no tratados con esta sustancia. Asimismo, la capsaicina disminuyó el antígeno prostático específico (PSA, sus siglas en inglés), un biomarcador que puede indicar la presencia de cáncer. A juicio del Dr. H. Philip Koefler, director de la sección de hematología y oncología del Cedars-Sinai, es posible que algún día se emplee la capsaicina para prevenir la recidiva del cáncer de próstata.

Cáncer de mama. El Cedars-Sinai está teniendo un éxito similar con el cáncer de mama. Según la revista *Oncogene*, la capsaicina bloqueó las células humanas de cáncer de mama en la investigación *in vitro* y redujo el tamaño de los tumores en un 50 por ciento en los animales experimentales. La capsaicina posee «un papel potencial en el tratamiento y prevención del cáncer de mama en humanos», explicaron los científicos.

Beneficiosa para el estómago

La guindilla tiene la mala —e inmerecida— fama de reproducir en el estómago y otras zonas el mismo fuego que provoca en la boca, pero diversos estudios han demostrado lo contrario. Realmente esta especia no causa ni úlceras ni hemorroides. Esto es lo que sabemos:

Úlceras. ¡Sorpresa! La guindilla no solo no produce úlceras, sino que en realidad posiblemente las *prevenga*.

«Las últimas investigaciones realizadas han revelado que la guindilla y su [ingrediente activo] la capsaicina no es un factor causante de la formación de úlceras, sino un factor benefactor», informaron unos científicos indios en el artículo publicado en la revista *Critical Reviews in Food Science and Nutrition*. «La capsaicina no favorece las secreciones ácidas, sino que las inhibe y estimula la secreción mucosa alcalina, particularmente el flujo sanguíneo de la mucosa gástrica que contribuye a la prevención y curación de las úlceras».

Las personas sanas consumen 2,6 veces más guindilla que las que acaban desarrollando úlceras, aclararon los científicos malasios en la revista *Digestive Diseases and Sciences*. Además, unos científicos coreanos descubrieron que la capsaicina es suficientemente potente como para eliminar la *H. pylori*, la bacteria causante de las úlceras estomacales.

Un estudio en animales llevado a cabo en Singapur descubrió que una dosis similar de guindilla a la consumida normalmente por los seres humanos protegía el revestimiento gástrico de los daños derivados del consumo de alcohol. Otro estudio obtuvo los mismos resultados con los problemas estomacales causados por un uso excesivo de la aspirina.

Un equipo de investigadores de Singapur halló que la ingesta prolongada de guindilla protegía a los animales de la úlcera aguda por estrés, una seria complicación que se presenta en pa-

---

Cómo aplacar el fuego

Tomarte un vaso de agua es lo peor que puedes hacer ante un episodio de «boca de fuego», ya que la guindilla no es soluble en agua. De hecho, el agua puede empeorar las cosas incluso.

Las grasas y el alcohol son las únicas sustancias que pueden atenuar el picor y, aun así, resultan parcialmente eficaces. Los mejores antídotos son la cerveza, la leche, el yogur, la mantequilla de cacahuete y el helado.

No es recomendable frotarse los ojos o el rostro tras haber manipulado una guindilla; ten en cuenta que contiene un aceite irritante que puede provocar escozor durante horas. Si una guindilla te produjera irritación ocular, enjuágalos repetidamente con agua fría o una solución salina hasta que desaparezca la molestia.

Si al manipular una guindilla sufrieras algún tipo de reacción cutánea, lava la zona afectada con agua y jabón, o bien frótala con alcohol y a continuación aplícale leche entera con pequeños toques.

cientes muy graves que suele causar hemorragias estomacales, según un estudio aparecido en la revista *Journal of Gastroenterology and Hepatology*.

Indigestión. Un estudio efectuado por científicos italianos publicado en la revista *New England Journal of Medicine* reveló que el consumo de 2,5 g de guindilla roja al día disminuía los síntomas de la dispepsia funcional, un trastorno digestivo crónico de causa desconocida que produce síntomas similares a los de la indigestión. Después de tres semanas de tratamiento, los pacientes experimentaron una mejoría de los síntomas de un 60 por ciento.

Más descubrimientos calientes

Psoriasis. Diversos estudios han puesto de manifiesto que la crema de capsaicina puede contribuir a mitigar el picor y enrojecimiento cutáneo de los pacientes aquejados de psoriasis, una enfermedad inflamatoria de la piel para la que no existe curación.

En un estudio, varios pacientes que padecían psoriasis con distintos grados de intensidad (de moderado a grave) fueron tratados en una parte de sus cuerpos con crema de capsaicina al 0,01 % o al 0,025 % durante varias veces al día, y con una crema placebo en la otra parte. Al cabo de seis semanas, la crema de capsaicina había conseguido una reducción de la descamación, el enrojecimiento y la hinchazón de un 68 por ciento, en comparación con un 44 por ciento de la crema placebo. El estudio fue publicado en la revista *Journal of the American Academy of Dermatology*.

Diabetes tipo II. La cantidad de insulina requerida para disminuir los niveles de azúcar en sangre después de la comida fue menor en las personas que incluyeron guindilla en su menú con respecto a las que no la incluyeron, según un estudio realizado en Australia publicado en la revista *American Journal of Clinical Nutrition*.

Conoce la guindilla

Las guindillas son las especies más consumidas en el mundo. De hecho, ¡las tomamos veinte veces más que cualquier otra especia!

Los apasionados de esta especie de fuego se cuentan por millones y existen cientos de clubes

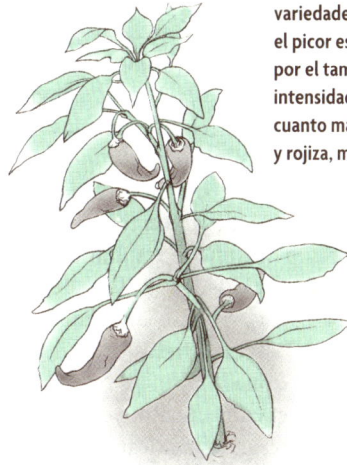

Existen más de tres mil variedades de guindillas; el picor es determinado por el tamaño y por la intensidad del color: cuanto más pequeña y rojiza, más picante.

y páginas web donde los amantes de la guindilla comparten recetas y todo tipo de información; también hay dos revistas monográficas, una minindustria de salsas destinadas a incendiar la boca del comensal e incluso una organización internacional sin ánimo de lucro dedicada a preservar los códigos genéticos de todas las especies y a la investigación de nuevas variedades más picantes. ¡Aunque resulte alucinante, existen más de tres mil variedades de guindillas!

Resulta tan difícil imaginar la cocina india sin guindilla que suele creerse que proviene de este país. Sin embargo, las guindillas proceden de América y fue Cristóbal Colón quien las «descubrió» en el viaje que le llevó hasta esos lares en su búsqueda del lugar de origen de la pimienta negra —que los árabes habían mantenido oculto a los europeos durante siglos—. Aunque no encontró pimienta negra —esta se hallaba a unos 8.045 km (5.000 millas), en la India—, se topó con el «pimiento rojo», la guindilla. A su regreso, Colón dio a conocer la guindilla en España, donde hizo furor como la «pimienta de los pobres». ¡Posiblemente constituya uno de los mejores regalos del Nuevo Mundo!

En el siglo XVII las guindillas ya eran conocidas en todo el mundo y hoy en día constituye un ingrediente esencial en la cocina de la India, África, Asia, el Caribe, México, América Central y el sur y sudoeste de Estados Unidos. La guindilla aporta picor a los curries del sur de Asia, los *jerks* jamaicanos, las salsas y moles mexicanos, el *sambal* malasio, el *kimchi* coreano, los *rendangs* indonesios, la *nam prik* tailandesa, la *harissa* norteafricana y la *piri-piri* portuguesa. También se utiliza en mezclas de especias, salsas de encurtidos y concentrados.

Los cajunes, criollos y jamaicanos (así como otros muchos) pueden llegar a crear salsas de un picor tan extremo que puede resultar doloroso. Existen cientos de variedades y grados de intensidad de picor y se usan como condimento por todo el Caribe y el sur de Estados Unidos, desde Luisiana hasta Arizona.

Por otro lado, el chile constituye uno de los pilares de la gastronomía mexicana. De hecho, México alberga la cultura más avanzada en torno a esta especia y se considera que el paladar mexicano es el más refinado del mundo para el desarrollo de nuevas recetas. Los mexicanos son maestros a la hora de usar una extraordinaria variedad de chiles frescos y secos para conseguir característicos sabores, aromas, sensación en boca, color e intensidad de picor para una gama completa de platos. Solamente en México existen más de 150 variedades de chiles. (Y gracias a la proliferación de los restaurantes mexicanos en Estados Unidos, en los años ochenta la salsa mexicana superó al kétchup como condimento favorito de los estadounidenses).

La India posee una infinita variedad de guindillas, con distintivos aromas, sabores e intensidad de picor. Para la elaboración de la exquisitez denominada *mirchi ki bhaji,* se cocinan guindillas verdes moderadamente picantes en mantequilla junto con tomates, melaza y otras especias. Además, las guindillas se rellenan con especias tostadas y se marinan en aceite de mostaza para la elaboración de *mirch ka achar,* una receta muy popular que se toma con pan frito. Por su parte, los curries negros de Sri Lanka contienen chiltepín, posiblemente una de las guindillas más picantes, y cayena. Los indios templan el fuego con las *raitas,* unas ensaladas que suelen contener pepino y yogur, así como con arroz.

Asimismo, la guindilla aporta su toque picante en China en las cocinas de Sichuan y Hunan. El pollo *kung pao* es uno de los platos más picantes de la gastronomía de Sichuan y la salsa de

La guindilla podría ayudar a prevenir y/o tratar:

Afecciones cardiacas	Neuralgia postherpética
Cáncer	Neuropatía diabética
Coágulos de sangre	Osteoartritis
Derrame cerebral	Problemas de colesterol (colesterol LDL «malo» alto, colesterol HDL «bueno» bajo)
Diabetes tipo II	
Dolor de cabeza, tensión	
Dolor de cuello	
Dolor nervioso	Psoriasis
Indigestión	Sobrepeso
Infarto	Úlcera

La guindilla combina bien con las siguientes especias:

Ajo	Cúrcuma
Amchur	Fenogreco
Cacao	Galanga
Cardamomo	Jengibre
Cebolla	Kokum
Coco	Pimienta de Jamaica
Comino	Semilla de calabaza

y complementa las recetas de:

Encurtidos	Salsas
Salsa mexicana	Salsas de encurtidos

judías que lo acompaña contiene suficientes guindillas como para presentar un desafío a las papilas gustativas de los más curtidos amantes de la guindilla.

Igualmente, las guindillas aportan carácter a los típicos ingredientes feculentos de la cocina caribeña como el arroz con guisantes, las judías, los cereales y la yuca. Además, la guindilla estimula la sudoración y de este modo funciona como un aire acondicionado natural frente al calor implacable de la zona.

Cómo comprar guindilla

Las guindillas son frutos de piel brillante que albergan en su interior hueco unas membranas repletas de semillas. Esta especia presenta una variedad infinita de formas, colores y grados de intensidad de picor. Las variaciones de tamaño también son considerables: desde menos de 2,5 cm (1 pulgada) a 20 cm (8 pulgadas) o incluso más. Pero el dato más importante es que cuanto más pequeña y rojiza, más picante.

Puede conseguirse fresca, seca (entera), machacada (en escamas), en polvo, enlatada y encurtida. Podrás encontrar unas u otras variedades —tanto frescas como secas— dependiendo del lugar donde vivas, así como el tipo de población étnica y los comercios que haya.

Las guindillas frescas son de color verde hasta que maduran, tras lo cual se vuelven rojas, amarillas, marrones, violetas o negras.

A la hora de comprarlas, escoge las que presenten una piel firme, suave, brillante y de buen color. Deberían ser secas y pesadas, y no blandas, apagadas o descoloridas. Has de tener en cuenta que la piel arrugada indica que han empezado a marchitarse o que no han llegado a madurar en la planta.

Las guindillas frescas pueden conservarse en el frigorífico durante alrededor de dos semanas. Es recomendable envolverlas con un papel de cocina sin apretarlas, o bien meterlas en una bolsa de plástico parcialmente abierta. También pueden congelarse en una bolsa de congelador con cierre hermético.

En la medida de lo posible, procura comprar el tipo de guindilla que requiera cada receta: aunque pueden sustituirse entre sí sin problema, cada una aporta un sabor distintivo que se notará en el resultado final.

Es importante tener presente que aunque el picor es el mismo, el sabor de las guindillas frescas es bien diferente al de las secas. Hay quienes lo comparan con la diferencia que existe entre el tomate fresco y el seco. El proceso de secado carameliza los azúcares y otras sustancias presentes en la guindilla y por esta razón desarrolla un sabor más complejo al secarse. Así pues, si en una receta sustituyes guindillas frescas por secas o viceversa, obtendrás un sabor distinto.

Otras recetas que contienen guindilla:

Adobo (pág. 299)

Adobo *jerk* (pág. 298)

Arroz a la pimienta con almendras (pág. 210)

Atún sellado con rebozado de sésamo, jengibre encurtido y ensalada de col con vainilla (pág. 261)

Berbere (pág. 296)

Bocadillos de cordero a la parrilla con salsa de pepino y menta (pág. 186)

Buñuelos de verduras con especias (pág. 64)

Chaat masala (pág. 294)

Chile con carne al estilo norteamericano (pág. 113)

Chutney de cebolla y tomate (pág. 161)

Chutney negro de mango (pág. 245)

Condimento para marisco Chesapeake Bay (pág. 303)

Curry de patatas con coliflor (pág. 126)

Curry en polvo picante (pág. 314)

Garbanzos con champiñones y almendras tostadas (pág. 53)

Guacamole de granada (pág. 143)

Langostinos con salsa picante de almendras (pág. 49)

Mezcla de especias de cacao (pág. 300)

Mezcla de especias para barbacoa (pág. 302)

Mezcla de especias para encurtidos (pág. 302)

Parathas de ajowan (pág. 33)

Pasta de curry caribeña (pág. 317)

Pasta de curry Madrás (pág. 315)

Pasta de curry *vindaloo* (pág. 315)

Pasta tailandesa de curry rojo (pág. 315)

Patatas fritas especiadas (pág. 171)

Ras el hanout (pág. 295)

Salsa chimichurri (pág. 200)

Salsa de tamarindo (pág. 266)

Salsa verde de semillas de calabaza (pág. 234)

Sambaar masala (pág. 294)

Sol kadhi (pág. 172)

Sopa *bloody mary* con carne de cangrejo (pág. 231)

Sopa de pescado con laurel (pág. 177)

Sopa tailandesa de pollo y leche de coco (pág. 135)

Tabil (pág. 296)

Adobo de chile para carne de cerdo a la parrilla

He aquí uno de los numerosos adobos mexicanos, un versátil aderezo de vinagre diseñado para realzar el sabor de las carnes a la parrilla. Este adobo no resulta extremadamente picante y puede usarse con cualquier tipo de carne de cerdo. Tradicionalmente, se sirve con guacamole, salsa mexicana y nachos.

¼ de taza de polvo de chile

½ taza de vinagre de vino blanco

4 dientes de ajo

1 cucharadita de orégano seco, preferiblemente mexicano

1 cucharadita de sal

1 cucharadita de pimienta negra recién molida

½ cucharadita de clavos molidos

½ cucharadita de canela en polvo

4 chuletas de lomo de cerdo gruesas

½ taza de cilantro fresco picado

1. Procesa en una batidora el polvo de chile, el vinagre, el ajo, el orégano, la sal, la pimienta, los clavos y la canela hasta obtener una pasta suave.
2. Extiende las chuletas en un recipiente de cristal o cerámica. Esparce el adobo por encima y refrigéralas durante al menos ocho horas, dándoles la vuelta cada pocas horas.
3. Extrae el adobo y asa las chuletas a la parrilla a fuego medio-alto, tres o cuatro minutos por cada lado. Adórnalas con cilantro y sírvelas.

Resultan 4 raciones.

Concretamente en México confieren tanto valor a estas variaciones de sabor que denominan diferentemente a las versiones fresca y seca del mismo tipo de chile. Por ejemplo, el chile poblano se denomina *ancho* cuando se ha dejado madurar y secar, y el jalapeño, *chipotle*.

Probablemente encontrarás una oferta más amplia de guindillas secas que de frescas. Algunas tiendas bien surtidas venden una variedad infinita en bolsas de celofán. Incluso puede que topes con toda una ristra de guindillas secas. Si bien las guindillas secas presentan diferentes aspectos dependiendo de la variedad, puede aplicarse el mismo criterio para todas ellas: escoge las que presenten colores intensos, ya que la pérdida de color podría indicar que también se ha atenuado su sabor. Pueden conservarse indefinidamente en un lugar oscuro y seco.

Respecto a la guindilla molida, se usa principalmente como ingrediente de diversas mezclas de especias y como una manera cómoda de usar esta especia. Los supermercados suelen disponer de dos variedades: el polvo de chile y la cayena.

El polvo de chile suele contener otras especias, tales como comino, orégano y sal. Es conocida, sobre todo, por aportar una nota picante al chile con carne. A la hora de comprarlo, te recomiendo que no des por sentado que se trata de chile puro a menos que esté indicado en la etiqueta.

Por su parte, la cayena en polvo consiste en guindilla roja molida y resulta extremadamente picante. Está disponible en la sección de especias de la mayor parte de los supermercados. Además muchas tiendas de especias comercializan diversas versiones de guindilla pura en polvo con diferentes grados de intensidad. Por ejemplo, el chile ancho en polvo —una variedad popular de la cocina mexicana— resulta más suave que la cayena. La intensidad está determinada por el número de semillas presentes durante la molienda, y las variedades más picantes presentan un tono más bien anaranjado. Los comercios asiáticos, indios y latinos suelen venderlas en grandes cantidades.

Asimismo, puedes encontrar prácticamente cualquier tipo de guindilla seca a través de Internet (véase la guía de compra de la página 336).

Aunque se cultiva en todo el mundo, las principales plantaciones de guindilla se sitúan en México, California, Texas, Nuevo México, Arizona, Tailandia, la India, el Caribe, África y Asia. (Se estima que la India es el mayor productor de guindilla del mundo). En Estados Unidos los más populares son los chiles mexicanos jalapeño y ancho, así como el Anaheim, proveniente de Nuevo México.

La guindilla en la cocina

A pesar de su fama como especia picante, no cabe duda de que la guindilla aporta un *sabor* importante a las comidas. Sin embargo, no debería usarse sola, sino combinada con otras especias: combina bien con prácticamente cualquier mezcla de especias.

Si bien no es posible eliminar su picor, puedes suavizarlo desechando las semillas y la membrana interior, los puntos neurálgicos del ardor. Ten presente que la membrana resulta más picante que las propias semillas, y que el tallo, al tener más membrana, es la parte más picante de toda la guindilla. Si deseas mitigar la intensidad, lava y seca la guindilla, extrae el tallo y córtala a lo largo con un cuchillo de cocina afilado bajo el chorro de agua corriente.

En cuanto a las guindillas secas, deberían dejarse en remojo en agua templada durante alrededor de 20 minutos o hasta que estén blandas y flexibles; después córtalas y úsalas como sea oportuno. Para extraer las semillas de una guindilla seca puedes abrirla en dos y dar golpecitos para que se desprendan.

Una advertencia: la capsaicina es una sustancia volátil y puede causar reacciones cutáneas. Por esta razón, es recomendable que te pongas guantes de plástico o caucho para su manipulación y evitar el contacto de las manos con la piel o los ojos. El picor de un chile habanero puede resultar tan intenso que ha llegado a causar ampollas en personas sensibles. También conviene evitar inhalar sus vapores.

Lo mejor es disponer de un cuchillo y una tabla de cortar específicos para el manejo de las guindillas, ya que quedarán trazas de capsaicina en los utensilios incluso después de fregarlos. Si echas las semillas y otros restos de la guindilla en el triturador de basura, asegúrate de cargarlo con agua bien fría, ya que de otro modo inhalarías esta sustancia a través del vapor (esta es la razón por la que la capsaicina es un ingrediente del gas pimienta).

Si no tienes mucha experiencia en cocinar con guindilla, es preferible que te quedes corto a que te excedas: siempre podrás aumentar la intensidad del picor, pero resulta bastante complicado (aunque no imposible) disminuirlo una vez presente. Si un plato te resulta demasiado picante, prueba a agregar un poco de azúcar, leche o nata. Se dice que incorporar una patata entera en la olla durante media hora consigue atenuar el picor.

Las guindillas secas pueden cocinarse enteras en recetas de cocción prolongada, ya que el picor irá penetrando en el plato lentamente. También puedes dejarlas en remojo hasta que se ablanden y perforarlas con un cuchillo afilado antes de incorporarlas a la cazuela.

Puedes tostarlas en seco según el método expuesto en la página 19 antes del remojo para así intensificar su sabor; también obtendrás el mismo efecto con el grill del horno.

Si deseas aportar un ligero sabor picante a los platos de cocción prolongada realiza unos cuantos cortes en una guindilla fresca entera e incorpórala a la olla durante la cocción. Extráela antes de servir.

La experimentación con la guindilla no deja espacio al aburrimiento; sus múltiples variedades nos aseguran una aventura culinaria interminable.

HIERBA LIMÓN *La especia calmante*

Existe un dicho que dice: si la vida te da limones haz limonada; del mismo modo, cuando la vida te dé hierba limón, haz una infusión con ella y te sentirás mucho mejor.

Cuando se sienten estresados, los brasileños acostumbran a beber *abafado*, una infusión de hierba limón a la que se le atribuyen propiedades calmantes y relajantes. La medicina tradicional nigeriana utiliza esta especia para aliviar el dolor de garganta, bajar la fiebre y controlar la diabetes tipo II, mientras que en Vietnam y Tailandia —donde se usa mucho en la cocina— la medicina tradicional la emplea para mejorar la circulación.

El *citral*, un aceite antioxidante presente en la hierba limón con propiedades antinflamatorias, antibacterianas y antifúngicas, podría ser el responsable de la efectividad de estos remedios. Este aceite también es rico en *fitoesteroles*, unos compuestos similares al colesterol que reducen la absorción del colesterol dietético.

Capaz de reducir el colesterol

Unos investigadores del Departamento de Ciencias Nutricionales de la Universidad de Wisconsin llevaron a cabo un estudio con 22 personas aquejadas de niveles altos de colesterol total (una media de 315 mg/dl; 200 o menos es el valor normal). Los participantes tomaron 140 mg al día de aceite de hierba limón. Al cabo de tres meses, ocho de ellos mostraron una reducción significativa del colesterol total de hasta 38 mg/dl.

En otro estudio sobre la hierba limón y el colesterol, unos científicos chilenos hallaron que un compuesto de la hierba limón detenía la oxidación del colesterol LDL «malo», el mismo proceso por el que se forman los depósitos de placa que pueden llegar a obstruir las arterias. «Debido a que el daño oxidativo al LDL es clave en la formación de lesiones ateroscleróticas, el uso de este antioxidante natural podría resultar beneficioso para prevenir o atenuar la aterosclerosis», afirmaron los científicos en la revista *Molecules*.

El colesterol alto es común en las personas que padecen diabetes tipo II, el 75 por ciento de las cuales fallecen a causa de una enfermedad cardiaca. Dado que los curanderos yoruba del sudoeste de Nigeria utilizan hierba limón para tratar la diabetes tipo II (así como fiebre, icteria, infecciones de garganta y pecho, dolor de moderado a grave, hipertensión y obesidad), varios científicos nigerianos probaron un extracto de la especia en animales de laboratorio y descubrieron que reducía los niveles de colesterol LDL, colesterol total, triglicéridos y azúcar en sangre, así como aumentaba el colesterol HDL «bueno», «confirmando su uso tradicional y su seguridad en el tratamiento de la diabetes tipo II».

Insiste con la hierba limón

La hierba limón puede beneficiarte de muchas otras formas.

Cáncer. Un equipo de investigadores del Instituto Indio de Medicina Integrativa estudió el poder del aceite de hierba limón frente a 12 tipos de células cancerosas humanas, y a mayor dosis de aceite, peor les fue a estas células: la hierba limón destruyó las estructuras —semejantes a proyectiles— presentes en la superficie de las células cancerosas, por lo que bloqueó la primera fase del proceso de división celular y acabó con estas células. El aceite de hierba limón «tiene una prometedora actividad anticancerígena y reduce la viabilidad de las células tumorales», concluyeron los científicos en la revista *Chemical and Biological Interactions.*

Por otro lado, cuando unos investigadores israelíes investigaron «el potencial anticancerígeno» del citral —la cantidad contenida en una taza de infusión de esta especia— observaron que puede eliminar las células cancerígenas humanas.

Además, un grupo de investigadores del Departamento de Dermatología de la Facultad de Medicina de la UCLA descubrieron que el citral protegía a los animales frente al cáncer de piel y ejerce un «posible papel como [agente] antitumoral», y unos investigadores japoneses igualmente observaron que el citral activaba unos antioxidantes que podían proteger frente al cáncer de piel.

Otro equipo de investigadores japoneses descubrió que el extracto de hierba limón protegía a los animales de laboratorio frente al cáncer de hígado inducido químicamente; sus resultados fueron publicados en la revista *Cancer Letters,* y según otro estudio aparecido en la revista *Carcinogenesis*, un grupo de científicos japoneses halló que el extracto de hierba limón protegía a los animales de laboratorio frente al cáncer de colon.

Igualmente, unos investigadores indios hallaron que el extracto de hierba limón protegía a los animales de laboratorio frente a los efectos de la exposición a radiaciones ionizantes —las cuales pueden dañar el ADN—, el mismo tipo de radiación cancerígena que absorbemos a través del sol, así como de procedimientos de exploración como la tomografía computarizada y los rayos X.

Ansiedad. Unos investigadores brasileños llevaron a cabo un estudio en el que probaron un extracto de esta especie en ratones para confirmar el uso de la infusión de hierba limón como calmante en la medicina tradicional brasileña. Valiéndose de un laberinto estándar, descubrieron que la infusión lograba tranquilizar a los ratones de forma significativa.

Insomnio. Asimismo, estos científicos observaron que el extracto de hierba limón reducía la actividad física e inducía a los ratones al sueño de manera tan eficaz como un sedante.

Epilepsia. Además, la especie disminuyó el número de ataques de epilepsia inducidos químicamente en los animales.

Infecciones de hongos y levaduras. Unos médicos surafricanos descubrieron que la hierba limón mezclada con zumo de limón era un tratamiento efectivo de la candidiasis oral (una infección localizada en la boca y la lengua causada por el hongo *Candida albicans*) en los pacientes de VIH/sida. Sus resultados fueron publicados en la revista *Phytomedicine*.

Asimismo, un grupo de científicos brasileños observaron que tanto el aceite de hierba limón como el citral presentaban una «potente» actividad frente a la cándida, y unos investigadores japoneses que llegaron a la misma conclusión

afirmaron que estos resultados «proporcionan una evidencia experimental que sugiere el valor potencial del aceite de hierba limón en el tratamiento de la candidiasis oral o vaginal».

Conoce la hierba limón

La hierba limón es una planta parecida a la *hierba* con hojas de bordes cortantes dispuestas alrededor de un tallo central. Cuando las hojas son cortadas y machacadas desprenden un aroma a limón característico de las cocinas de Tailandia y Vietnam, donde esta especie es ampliamente utilizada en guisos y sopas, tales como la sopa caliente y agria.

LA HIERBA LIMÓN SE UTILIZABA EN LA ANTIGUA ROMA PARA PERFUMAR LOS BAÑOS.

En Tailandia, los tallos tiernos se añaden también crudos a la ensalada y se machacan para elaborar pastas de curry junto con otras especias. (A veces las hojas se atan en forma de nudo y se hierven a fuego lento en un curry). De hecho, la hierba limón se emplea para aromatizar pastas y mezclas de especias por todo el sudeste asiático. Constituye un ingrediente esencial en los condimentos picantes denominados *sambals* y en el *bumbu,* una mezcla de especias indonesia popular en los puestos callejeros.

La hierba limón se cultiva en el sudeste asiático, Sri Lanka, la India, el Caribe, Australia y Florida. Sin embargo, en el caso de Florida esta especie no se cultiva con propósitos culinarios, sino que se extraen sus aceites para destinarlos a productos cosméticos, jabones, sales de baño, perfumes y cera para muebles.

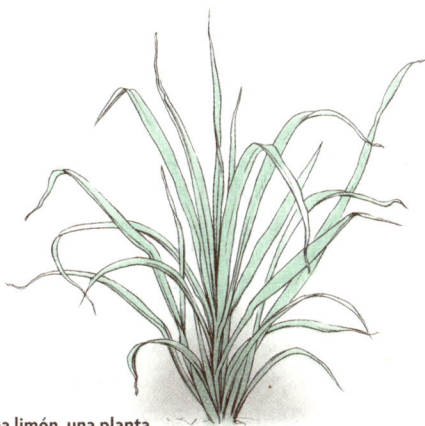

La hierba limón, una planta nativa del sudeste de Asia, posee hojas de bordes cortantes dispuestas alrededor de un tallo central.

La hierba limón podría ayudar a prevenir y/o tratar:

Afta (candidiasis oral)	Insomnio
Ansiedad	Problemas de colesterol
Cáncer	(colesterol total alto,
Diabetes tipo II	colesterol LDL «malo»
Epilepsia	alto, colesterol HDL
Hongos vaginales	«bueno» bajo)
	Triglicéridos altos

La hierba limón combina bien con las siguientes especias:

Ajo	Cúrcuma
Canela	Fenogreco
Cardamomo	Galanga
Cebolla	Guindilla
Cilantro	Jengibre
Clavo	Semilla de comino negro
Coco	Semilla de hinojo
Comino	Tamarindo

y complementa las recetas de:

Adobos para carnes rojas y aves	Curries
Aves	Langostinos
Cangrejo de concha blanda	Sofritos asiáticos
	Tomates

Otras recetas que contienen hierba limón:

Pasta de curry de Malasia (pág. 317)	Sopa tailandesa de pollo y leche de coco (pág. 135)
Pasta tailandesa de curry rojo (pág. 315)	

El aceite de hierba limón también se conoce como citronela, término con el que se designa el aceite esencial y las velas aromatizadas que se emplean como repelentes de insectos; sin embargo, el aceite esencial de citronela proviene de dos variedades no comestibles de hierba limón.

Cómo comprar hierba limón

Es posible encontrar esta especia en algunos comercios asiáticos ubicados en zonas con una nutrida población oriental. Si bien la totalidad de la planta resulta aromática, suele comercializarse únicamente la sección inferior del tallo, la única parte de la planta lo suficientemente tierna para el consumo.

Los tallos frescos suelen venderse en manojos. Es recomendable seleccionar tallos que sean firmes al tacto y no estén secos ni arrugados; deberían ser blancos con matices verdosos. Sin embargo, quienes están familiarizados con esta especia suelen comprar la planta entera, incluyendo la raíz y las hojas, y emplean estas últimas para elaborar infusiones. Los entusiastas de esta especia suelen plegar las hojas para que desprendan su aroma y las añaden a los guisos caldosos; como en el caso del laurel, las hojas se desechan antes de servir. Es posible conseguir la planta entera en algunos comercios asiáticos y latinos, aunque es importante andar con cuidado al manejarla, ya que las hojas son cortantes. La planta entera también se comercializa congelada.

Además también es posible encontrarla en conserva con vinagre o zumo de limón. Esta modalidad es la segunda mejor opción.

Igualmente, la hierba limón seca suele estar disponible en los comercios asiáticos, a veces bajo la denominación indonesia *sereh*; y, por supuesto, también puede adquirirse a través de Internet (véase la guía de compra de la página 336). La hierba limón seca se comercializa entera, rallada o bien molida. Habrás de rehidratarla en agua templada antes de usarla.

Por otro lado, tal vez encuentres hierba limón molida en tiendas especializadas.

Si bien el intenso sabor a limón que caracteriza a esta especia solo se obtiene con la versión fresca de la especia, si no te es posible encontrarla es mejor comprarla en conserva, ya que en la especia seca el aroma está muy atenuado.

Algunos comercios asiáticos y latinos venden las hojas para la preparación de infusiones; no

Mejillones con salsa tailandesa de curry rojo

Esta es una sencilla receta —la pasta de curry se prepara con anterioridad— lo suficientemente especial como para prepararla en una cena en la que tengas invitados. Sírvela con una rebanada de pan crujiente para la salsa. Para completar la comida añade una ensalada verde aliñada con vinagreta mediterránea (pág. 181).

- 1,350 kg (3 libras) de mejillones, lavados y sin restos de algas
- 1 cucharadita de aceite de oliva
- 2 cucharadas de pasta tailandesa de curry rojo (pág. 315)
- 4 tomates maduros grandes
- 3 cabezas de ajo, peladas y cortadas en dados
- 2 cucharadas de jengibre fresco cortado en trozos
- 1 lata de 395 g (14 oz) de leche de coco sin azúcar
- 1 taza y media de caldo de marisco
- 1 cucharada de salsa de pescado asiática
- ½ cucharadita de sal
- Pimienta negra recién molida
- ½ taza de albahaca fresca, cortada en trozos grandes

1. Selecciona los mejillones desechando los que estén abiertos.

2. Calienta el aceite de oliva en una olla grande de fondo grueso a fuego medio-alto. Añade la pasta de curry rojo y fríela, removiendo constantemente durante alrededor de un minuto, hasta que desprenda su aroma. Agrega los tomates, el ajo y el jengibre y sigue removiendo durante alrededor de tres minutos, hasta que se haya ablandado el ajo.

3. Vierte la leche de coco, el caldo, la salsa de pescado y la sal y la pimienta al gusto, removiendo para mezclarlos bien. Reduce el fuego y hierve a fuego lento durante 10 minutos. Incorpora los mejillones, sube el fuego, tapa y cocínalos, removiendo la olla de vez en cuando, entre 5 y 10 minutos, hasta que los mejillones se abran. Traslada los mejillones a cuatro cuencos y vierte la salsa encima. Esparce albahaca por encima y sírvelos.

Resultan 4 raciones.

---

obstante, no te recomiendo que las emplees para cocinar ya que no aportarán mucho al plato.

La hierba limón fresca puede conservarse en el frigorífico envuelta en film transparente durante alrededor de dos semanas. También puede congelarse en una bolsa de congelador con cierre hermético durante seis meses. Por su parte, la hierba limón seca debe guardarse en un recipiente hermético en un lugar seco y oscuro; de este modo, puede durar alrededor de un año.

La hierba limón en la cocina

La hierba limón soporta largas cocciones sin perder su intensidad aromática. Lo mejor es usarla en recetas de cocción prolongada tales como guisos o curries. Sin embargo, para obtener los mejores resultados de su fuerte sabor a limón, has de prepararla adecuadamente.

Puedes cortar los tallos en aros finos como si fueran cebolletas, o bien dividirlo en trozos grandes y aplastarlos con el mango de un cuchi-llo como si se tratara de dientes de ajo antes de añadirlo al plato que estés preparando.

Si adquieres la planta entera, corta el extremo de la raíz con un cuchillo y arranca las hojas hasta llegar al tallo (es conveniente protegerse con guantes de plástico ante posibles cortes), y divídelo en trozos o en rodajas.

También puedes usar el tallo completo (con las hojas) formando con él un nudo y echándolo a la olla; esto favorecerá que libere su aroma. Recuerda manipular las hojas con cuidado para no cortarte con sus afilados bordes y retirar el tallo antes de servir la comida, pues esta ya se habrá impregnado de su intensa fragancia.

Respecto a las hojas frescas, pueden emplearse para preparar infusiones del siguiente modo: colócalas en una olla grande y vierte alrededor de un litro (1 cuarto de galón) de agua caliente por encima. Déjalas reposar durante 10 minutos; filtra la infusión y desecha las hojas.

Infusión helada de hierba limón

Los tailandeses suelen beber una infusión de hierba limón helada y ligeramente azucarada para contrarrestar los platos picantes. Se sirve tanto en la comida como en la cena.

1 taza de trozos de hierba limón, de unos 1,25 cm
(media pulgada aproximadamente)
½ taza de azúcar
8 tazas de agua

1. Introduce los trozos de hierba limón, el azúcar y dos tazas de agua en una cacerola mediana y lleva a ebullición, removiendo hasta que el azúcar se disuelva. Retira la cacerola del fuego y déjala parcialmente tapada hasta que se enfríe.

2. Vierte la infusión —incluyendo los trozos de hierba limón— en una batidora o en un robot de cocina y procesa hasta que se hayan picado bien. Filtra con un colador de malla fina, presionando para sacar todo el líquido, y vierte la infusión en un jarro. Desecha el material sólido, añade hielo, llena la jarra con el resto del agua y remueve. Sirve sobre unos cubitos de hielo.

He aquí algunas ideas para aumentar el consumo de hierba limón:

- Corta los tallos en trozos grandes y añádelos al agua de cocción del marisco.
- Incorpora algunos tallos envueltos en papel de aluminio cuando hagas pescado a la brasa.
- Emplea tallos enteros para remover las bebidas y aportarles un toque de limón, o para intensificar el sabor de la limonada.
- Utiliza hierba limón para aromatizar y ablandar la carne. Para ello parte 2 tallos en trozos y pulverízalos en un molinillo de especias junto con un diente de ajo y una cucharada de semillas de cilantro. Combina las especias molidas con 2 cucharadas de azúcar moreno y ¼ de taza de salsa de pescado asiática y utiliza la mezcla para frotar filetes o bien brochetas de ternera antes de hacerlos a la parrilla.
- Combínala con grandes cantidades de ajo y cebolletas para elaborar una salsa agridulce al estilo malasio.

HOJA DE CURRY *De la rama de medicina Madre Naturaleza*

Como sucede con otras especias de este libro, a la hora de hablar de la hoja de curry es importante disipar primero la confusión existente en torno a ella.

La *hoja* de curry no es curry en *polvo;* de hecho, no se parecen ni saben igual, aunque la hoja de curry esté estrechamente ligada a los *platos* de curry: el sabor maravillosamente fragante a mandarina de esta especia es tan habitual en los curries del sur de la India como lo es el laurel en los guisos europeos o norteamericanos.

Además, la hoja de curry constituye un remedio estándar en el *ayurveda,* el sistema de medicina tradicional de la India, donde se emplea para controlar la diabetes, las enfermedades cardiacas, las infecciones y la inflamación. En los años cincuenta, los científicos comenzaron a descubrir los detalles bioquímicos subyacentes en su capacidad terapéutica y en las décadas posteriores un gran número de estudios han demostrado que está repleta de compuestos curativos.

Al igual que muchas verduras de hoja, la hoja de curry es rica en los antioxidantes betacaroteno y vitamina C. Pero cuando los investigadores indios midieron el *poder* antioxidante de esta especia, es decir, su capacidad de engullir las perjudiciales moléculas denominadas *radicales li-*

bres que dañan las células y su preciosa carga genética, descubrieron que superaba a otras tres verduras de hoja populares en la India debido a su equipo de élite de *alcaloides carbazólicos*, unos antioxidantes que solo están presentes de forma abundante en la hoja de curry.

Obtener alivio de una hoja

No es de extrañar que la hoja de curry ayude a combatir diversas enfermedades relacionadas con el daño oxidativo de los radicales libres, tales como la diabetes tipo II, las enfermedades cardiacas y el cáncer.

Diabetes. La diabetes tipo II —una enfermedad crónica caracterizada por elevados niveles de azúcar en sangre que afecta a más de 24 millones de estadounidenses— daña los vasos sanguíneos y aumenta el riesgo de infartos, derrames cerebrales, fallos renales, ceguera, úlceras en los pies de difícil cicatrización y otros trastornos circulatorios. Pues bien, aumentar el consumo de hoja de curry podría resultar de ayuda.

En un estudio realizado por unos investigadores del Centro Tang para la Investigación Médica Herbal de la Universidad de Chicago en ratones criados para desarrollar diabetes, colesterol alto y obesidad, se observó que la hoja de curry lograba reducir los elevados niveles de azú-

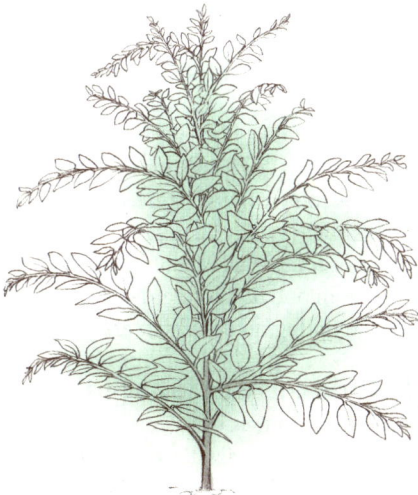

La hoja de curry —procedente de un árbol que es miembro de la familia de los cítricos— sabe a limón y a mandarina.

car (glucosa) en sangre en un 45 por ciento. Asimismo, el colesterol se redujo un 35 por ciento, otro importante hallazgo, ya que el colesterol alto es un factor de riesgo de las afecciones cardiacas y derrames cerebrales que acaban con la vida de tres de cada cuatro personas afectadas de diabetes tipo II.

La hoja de curry podría ayudar a «mejorar la gestión» de la diabetes tipo II y el colesterol alto, concluyeron los científicos.

Unos investigadores indios del Centro de Terapias Alternativas de la Universidad de Allahabad consiguieron reducir los niveles de glucosa en sangre con extractos de hojas de curry en animales experimentales en un 48 por ciento. La especia también logró disminuir el colesterol total en un 31 por ciento y los triglicéridos (otra grasa presente en la sangre que puede ser perjudicial para el corazón) en un 23 por ciento; por otro lado, aumentó el colesterol HDL «bueno» en un 30 por ciento. La hoja de curry ejerce un «efecto favorable en la reducción de la gravedad de la diabetes», concluyeron los científicos en la revista *Journal of Ethnopharmacology*.

Pérdida de memoria. Unos investigadores indios observaron que la adición de hoja de curry a la alimentación de los animales de laboratorio les potenciaba la memoria: cuanto más la consumían, mejor era su memoria. También descubrieron que la hoja de curry estimulaba la *actividad colinérgica* en los cerebros de los animales, una actividad que va disminuyendo con la aparición gradual de la pérdida de memoria relacionada con el envejecimiento, el deterioro cognitivo leve y la enfermedad de Alzheimer. La hoja de curry podría tener un «potencial terapéutico […] en el tratamiento de los pacientes con Alzheimer», concluyeron los investigadores en la revista *Phytotherapy Research*.

Cáncer de colon. Un equipo de investigadores indios halló que el extracto de hoja de curry reducía notablemente el número de tumores en los animales experimentales a los que se había inducido cáncer de colon. La inclusión de la hoja de curry en la «alimentación diaria cumple un importante papel en la protección del colon» frente al cáncer, afirmaron los científicos.

La hoja de curry podría ayudar a prevenir y/o tratar:

Alzheimer

Cáncer de colon

Diabetes tipo II

Pérdida de memoria
(deterioro cognitivo
leve relacionado con el
envejecimiento)

Problemas de
colesterol (colesterol
total alto, colesterol
HDL «bueno» bajo)

Triglicéridos altos

La hoja de curry combina bien con las siguientes especias:

Ajo

Canela

Cebolla

Cilantro

Clavo

Comino

Cúrcuma

Fenogreco

Guindilla

Jengibre

Pimienta de Jamaica

Semilla de hinojo

Semilla de mostaza

Tamarindo

Tomate seco

y complementa las recetas de:

Arroz

Berenjena

Chutneys

Col

Curries

Judías

Lentejas

Marisco

Quimbombó

Sopas

Otras recetas que contienen hoja de curry:

Arroz a la pimienta con
almendras (pág. 210)

Curry en polvo picante
(pág. 314)

Kulambu de coles de
Bruselas (pág. 132)

Sol kadhi (pág. 172)

Conoce la hoja de curry

El árbol del curry —un miembro de la familia de los cítricos que crece tanto silvestre como en los jardines de las casas en toda la India— produce una hoja que sabe a limón y a mandarina.

Su sabor enriquece tanto los platos de la India y Sri Lanka, como los de Birmania, Malasia y Singapur. Constituye una especia esencial de los curries, los *dal* (guisos de lentejas), las *samosas* (aperitivo frito, generalmente vegetariano), los *sambars* (guisos vegetarianos), los *chutneys* y los panes. También forma parte del curry en polvo del sur de la India.

Cómo comprar hoja de curry

Si bien la hoja de curry es de una frescura incomparable, el único lugar donde probablemente la encontrarás fresca es en algún comercio indio. Si tienes la suerte de vivir cerca de uno, puede que encuentres hojas de curry en la sección de frutas y verduras sujetas por el tallo con una envoltura transparente. Las hojas se parecen a las de laurel, aunque son más pequeñas y finas. No dejes pasar la oportunidad de comprarlas frescas, no resultan caras y no se echarán a perder porque soportan bien el congelador. (Si no están a la vista, pregunta por ellas, ya que suelen tenerlas).

Para conservarlas frescas y fragantes has de mantener el tallo hasta que vayas a usarlas. Lo mejor es ir sacando una a una del ramillete según convenga. Se conservan alrededor de un mes refrigeradas, y como acabo de mencionar, también pueden congelarse; para ello, colócalas en una bolsa en el congelador y ve sacando las hojas cuando las necesites. Congeladas pueden durar cerca de dos meses. Al congelarlas se vuelven casi negras, pero aunque cambie su aspecto el sabor permanece inalterable. Es recomendable cortar en trocitos las hojas descongeladas y ennegrecidas.

La hoja de curry también se comercializa seca, o bien en polvo. Ambas opciones pueden encontrarse en los comercios indios, o bien a través de Internet (consulta la guía de compra de la página 336). Puede conservarse alrededor de un año, tanto seca como en polvo, si se guarda en un recipiente hermético protegido de la luz y el calor.

La hoja de curry en la cocina

Te recomiendo que utilices esta especia como se hace en la cocina india: salteada en aceite hirviendo al comienzo de la cocción; conviene tapar la sartén porque suele salpicar. Las hojas salteadas aportan aroma y un toque crujiente a los platos. En

Chutney de cebolla y tomate

Este chutney *deliciosamente condimentado es una de las recetas desarrolladas por mi amiga del sur de la India Alamelu Vairavan para su libro* Health South Indian Cooking. *Sírvelo como tentempié sobre pan o galletas saladas, o bien como acompañamiento de carne, pollo o pescado a la parrilla. Adapta la cantidad de guindilla roja a tus preferencias personales respecto a la comida picante.*

2 cucharadas de aceite de colza

¼ de cucharadita de asafétida en polvo

5 hojas de curry frescas

2-4 guindillas rojas secas y enteras

1 cucharadita de semillas de mostaza negra

1 cucharadita de *urad dal* (lentejas blancas partidas), o bien 1 cucharadita de semillas de comino

1 taza de cebolla cortada en trozos grandes

1 taza de tomates frescos cortados en trozos

3 dientes de ajo, pelados

¼ de cucharadita de pasta de tamarindo

½ cucharadita de sal

1. Calienta el aceite de colza en una sartén pequeña, o bien en un wok a fuego medio. Cuando el aceite esté caliente, pero no humeante, añade la asafé-tida en polvo, las hojas de curry, las guindillas, las semillas de mostaza y el *urad dal*. Tapa y cocina durante alrededor de 30 segundos, hasta que las semillas de mostaza comiencen a saltar y el *urad dal* se haya dorado.

2. Agrega las cebollas, los tomates y los diente de ajo y sofríelos hasta que estén tiernos.

3. Incorpora la pasta de tamarindo y la sal y cocina sin dejar de remover durante unos minutos para mezclarlas bien con el resto de ingredientes. Retira la sartén del fuego.

4. Coloca los ingredientes en una batidora o un robot de cocina. Añade una taza de agua templada y procesa hasta obtener una mezcla de consistencia espesa.

Resultan 2 tazas y media.

la cocina del sur de la India, las hojas de curry van acompañadas a menudo por semillas de mostaza.

Las hojas de curry proporcionan a los alimentos un característico sabor sumamente aromático que se pierde casi en su totalidad en la versión seca; por esta razón, conviene añadir a la olla un buen puñado de la especia seca para conseguir la misma intensidad de sabor de la hoja fresca.

He aquí algunas ideas para aumentar el consumo de hojas de curry:

- Añade hojas de curry frescas a las ensaladas y los aliños de ensalada.

- Agrégalas a los platos de marisco o a los guisos de carne.
- Pruébalas en el chile con carne.
- Incorpora una cuantas hojas frescas a la sopa de pollo, o bien sirve la sopa y coloca una hoja fresca en cada cuenco.
- Sustituye la hoja de laurel por hoja de curry para cambiar de sabor.
- Su sabor cítrico la hace perfecta para incluirla en los adobos.
- Añade una o dos hojas a las recetas de encurtidos.

JENGIBRE *Calma la sensación de náusea*

Las náuseas son un posible síntoma de un gran número de enfermedades —desde la enfermedad de Addison hasta una lesión cerebral traumática— y el síntoma principal de unas pocas.

Por un lado está el mareo por movimiento (cinetosis) causado por una desconexión entre los estímulos visuales y el movimiento corporal, que afecta a los órganos del equilibrio del oído interno y hace que se produzcan náuseas.

Por otro, las náuseas del embarazo, comunes en los primeros meses, que sufren tantas futuras madres.

También están las náuseas inducidas por los medicamentos, desde la anestesia a la quimioterapia.

Y las náuseas provocadas por algún problema de estómago, como una intoxicación alimentaria.

Durante miles de años, la medicina tradicional de China, la India, Oriente Próximo y el Imperio Romano ha usado el jengibre para ayudar a mitigar esas sensaciones de náusea. Pues bien, en las últimas décadas, científicos de todo el mundo han *demostrado* que el jengibre funciona.

Di no a las náuseas

El jengibre ayuda a mitigar todo tipo de náuseas.

Cinetosis. «Las náuseas asociadas a la cinetosis resultan desagradables». Este es el eufemismo científico de un equipo de gastroenterólogos de la Universidad de Michigan y la Universidad Nacional Ying Ming de Taiwán. Según estos médicos, la medicación estándar con o sin receta médica para el tratamiento de esta enfermedad tampoco resulta particularmente agradable, no solo «no controlan los síntomas por completo» sino que también provocan «significativos efectos secundarios, tales como sequedad en la boca, letargo y somnolencia».

El jengibre, sin embargo, es un remedio tradicional chino para la cinetosis, explicaron los investigadores. Y decidieron comprobar *si* realmente funcionaba y *cómo* lo hacía.

Para ello pidieron a 13 pacientes aquejados de este trastorno (en viajes en coche, barco o avión) que se sentaran en una silla giratoria. No hace falta decir que todos sufrieron náuseas, pero cuando tomaron 1.000 o 2.000 mg de jengibre *antes* de sentarse en la silla, los intervalos entre las náuseas se prolongaron un 35 por ciento, su intensidad se redujo en un 30 por ciento y eran mucho menos fuertes después de 15, 30 y 45 minutos de haber cesado el movimiento. (Ambas dosis funcionaron igualmente bien).

En este estudio, los científicos también midieron los niveles de *vasopresina* en sangre, una hormona clave que ayuda a regular los niveles de agua, sal y azúcar en sangre y que, según estos investigadores, podría estar relacionada con las náuseas características de la cinetosis. Pues bien, observaron que el jengibre limitaba la secreción de vasopresina durante la «vección circular» (sí, existe un término científico para referirse a estar sentado en una silla giratoria).

EL JENGIBRE ES UN REMEDIO PROBADO PARA ATENUAR LAS NÁUSEAS POVOCADAS POR VIAJAR EN BARCO.

Igualmente, los investigadores midieron la actividad eléctrica del estómago (taquigastria) durante la «vección circular» y descubrieron que el jengibre la mantenía «relativamente estable» en comparación con «caótica» sin la ayuda de la especia.

«El jengibre resulta eficaz para prevenir la cinetosis, posiblemente debido a que inhibe la secreción de vasopresina por el sistema nervioso central», afirmaron los científicos. «El jengibre podría convertirse en un nuevo agente para la prevención y tratamiento de la cinetosis».

(Y quizá para la prevención y tratamiento de otros problemas. los investigadores explicaron que los médicos chinos han venido utilizando el jengibre durante miles de años *no solo* como un remedio para las náuseas, *sino también* para el malestar de estómago, la diarrea, la artritis *y* el dolor de muelas).

De todos modos, estos científicos no fueron los primeros en estudiar el efecto del jengibre en la cinetosis. En un estudio anterior se observó que los cadetes navales que tomaron jengibre en su primer viaje experimentaron menos síntomas de cinetosis: menos náuseas, vómitos, mareos y sudores fríos.

Náuseas del embarazo. La mañana es el peor momento del día para entre el 50 y el 80 por ciento de las embarazadas durante el primer trimestre del embarazo debido a las náuseas —a veces también acompañadas de vómitos—, que según los expertos son debidas al aumento repentino de los niveles de hormonas. ¿Pero qué *solución* proponen? Algunos aconsejan tomar jengibre.

«Se ha demostrado que el jengibre mejora las náuseas y los vómitos en las mujeres embarazadas en comparación con el placebo», escribió un equipo de investigadores en la revista *Annals of Pharmacotherapy*, tras analizar los estudios realizados sobre la especia en los últimos 40 años.

«El jengibre podría ser un tratamiento efectivo para las náuseas y los vómitos durante el embarazo», explicaron unos científicos italianos en la revista *Obstetrics and Gynecology*, tras evaluar los datos procedentes de seis estudios sobre los efectos del jengibre en las náuseas del embarazo en las que participaron 675 mujeres. Asimismo, observaron que el consumo de suplementos de esta especia no produjo «efectos secundarios significativos o reacciones adversas en el embarazo».

«El jengibre ofrece tanto al médico como a la embarazada una alternativa segura a los fármacos prescritos habitualmente para las náuseas», afirmó Eva Bryer, una comadrona de California, en un artículo sobre el jengibre y las náuseas del embarazo publicado en la revista *Journal of Midwifery and Women's Health*.

El jengibre puede ser de ayuda incluso en la forma más severa de las náuseas del embarazo: la *hiperémesis gravídica*. En un estudio danés en el que participaron pacientes aquejadas de este problema, el jengibre produjo un «mayor alivio de los síntomas» que el placebo.

En el estudio más reciente sobre jengibre y náuseas del embarazo, los investigadores dividieron a 67 mujeres embarazadas en dos grupos: un grupo tomó 250 mg de jengibre cuatro veces al día, y el otro grupo, un placebo. Al cabo de

Jengibre de cosecha propia

He aquí una original idea para conservar el jengibre fresco en casa: parte un trozo de al menos 5 cm (2 pulgadas) de jengibre fresco y colócalo en un tiesto lleno de tierra arenosa, como la tierra para cactus, cubriéndolo bien. Riégalo de vez en cuando para mantener la tierra húmeda. El rizoma comenzará a crecer en unas cuatro o cinco semanas. Cada vez que necesites jengibre, remueve la tierra y corta un pedacito. De este modo, continuará creciendo.

cuatro días, el grupo tratado con jengibre presentaba una reducción de los vómitos de un 41 por ciento. «El jengibre constituye un eficaz remedio para disminuir las náuseas y los vómitos durante el embarazo», concluyeron los científicos en la revista *Journal of Alternative and Complementary Medicine*.

Náuseas postoperatorias. Un grupo de científicos analizó los resultados de cinco estudios sobre el jengibre y las náuseas postoperatorias en el que participaron 363 personas y descubrieron que una dosis diaria de 1.000 mg de esta especia reducía la probabilidad de sufrir náuseas y vómitos después de la cirugía en un 31 por ciento. «El uso del jengibre es un medio eficaz para reducir las náuseas y los vómitos postoperatorios», escribieron en la revista *American Journal of Obstetrics and Gynecology*.

Náuseas inducidas por la quimioterapia. «Las náuseas que se manifiestan a partir de las 24 horas del tratamiento de quimioterapia se denominan náuseas tardías y se trata de una complicación que afecta a numerosos pacientes con cáncer», escribió un equipo de investigadores en la revista *Journal of Alternative and Complementary Medicine*. Estos científicos observaron que al administrar una bebida rica en proteínas y especiada con jengibre a pacientes sometidos a quimioterapia estos experimentaban menos náuseas y necesitaban menos fármacos contra las náuseas que los pacientes que no tomaron la bebida. «La combinación de proteínas y jengibre constituye un potencial tratamiento dietético para las náuseas tardías provocadas por la quimioterapia», concluyeron los científicos.

El jengibre podría ayudar a prevenir y/o tratar:

Acidez de estómago (enfermedad por reflujo gastroesofágico o ERGE)

Asma

Cáncer

Cinetosis

Derrame cerebral

Indigestión

Infarto

Migrañas

Náuseas (inducidas por la quimioterapia y postoperatorias)

Náuseas del embarazo

Osteoartritis y artritis reumatoide

Problemas de colesterol (colesterol total alto, colesterol LDL «malo» alto, colesterol HDL «bueno» bajo)

Triglicéridos altos

El jengibre combina bien con las siguientes especias:

Ajo

Anís estrellado

Canela

Cardamomo

Cebolla

Cilantro

Clavo

Coco

Cúrcuma

Comino

Guindilla

Hoja de curry

Perejil

Pimienta de Jamaica

Semilla de hinojo

Semilla de mostaza

Semilla de sésamo

Tamarindo

Vainilla

y complementa las recetas de:

Boniatos

Calabaza

Calabaza de invierno

Cerdo

Cerveza

Chutney

Marisco

Naranjas

Pato

Pollo

Sushi

Y si bien un grupo de médicos de la Universidad de Michigan halló que el jengibre no mejoraba las náuseas ni los vómitos tras la quimioterapia, sí detectaron que los pacientes que tomaron la especia presentaban «una reducción significativa de la fatiga» (un serio problema en los pacientes de cáncer), así como menos «reacciones adversas» tras el tratamiento.

La ayuda del jengibre

El jengibre es rico en unos fitonutrientes denominados *gingeroles*, que presentan propiedades antioxidantes, antinflamatorias, antibacterianas, antivirales y «antienfermedad».

Artritis. Unos investigadores de la Universidad de Miami realizaron un estudio en el que participaron 247 personas aquejadas de osteoartritis de rodilla, a las que dividieron en dos grupos: un grupo recibió un extracto de jengibre y el otro grupo, un placebo. Al cabo de seis semanas, el grupo tratado con jengibre presentaba una reducción del dolor al estar de pie de un 31 por ciento y del dolor después de caminar unos 15 m (50 pies) de un 42 por ciento y necesitaban tomar menos analgésicos». «El extracto de jengibre redujo significativamente los síntomas de osteoartritis de rodilla», escribieron los investigadores en la revista *Arthritis and Rheumatism*.

Cáncer. Docenas de estudios, tanto en células como en animales, muestran que el jengibre puede combatir los cánceres de pulmón, mama, próstata, piel, vejiga, páncreas y ovarios. En nuestro laboratorio del Departamento de Terapia Experimental del MD Anderson Cancer Center de la Universidad de Texas, hemos llevado a cabo varios experimentos sobre cáncer y *zerumbone,* un extracto de jengibre.

En un estudio publicado en la revista *Cancer Research* mostramos que el zerumbone activaba genes que destruían las células del cáncer de colon y lo mismo sucedía en las células de los cánceres de riñón, mama y páncreas; además, el zerumbone activaba un gen «supresor tumoral».

Asimismo, en otro estudio en animales aparecido en la citada revista, descubrimos que el zerumbone podía ayudar a prevenir la pérdida ósea en el cáncer de mama, una complicación común de esta enfermedad (asimismo planteamos la posibilidad de que esta sustancia también resulte útil en el tratamiento de la osteoporosis).

En otro estudio igualmente publicado en *Cancer Research* observamos que el zerumbone podría reducir la expresión de un gen relacionado con la *metástasis*, el proceso de propagación del cáncer a otras partes del cuerpo a partir del órgano en que se inició.

Y en otro estudio dado a conocer en la revista *Oncogene* mostramos que el zerumbone ayudaba a detener la activación de NF-kB, un complejo proteico que activa genes relacionados con el origen y la propagación del cáncer.

Migraña. «El tratamiento de la migraña se pospone con frecuencia debido a […] las consecuencias indeseadas de los medicamentos prescritos», escribieron los investigadores del Centro de Atención al Dolor de Cabeza de Springfield, Missouri. Con objeto de averiguar si el jengibre podría sustituir a los fármacos convencionales, administraron a los 29 participantes en el estudio un suplemento de matricaria y jengibre o bien un placebo. Según los investigadores, «dos horas después del tratamiento, el 48 por ciento ya no padecían dolor y a un 34 por ciento les persistía un dolor de cabeza moderado». También señalaron que casi el 60 por ciento de los enfermos que tomaron el suplemento se sintieron satisfechos con él y a un 41 por ciento les pareció que ejercía un efecto similar a su medicación. Un resultado que no está nada mal tratándose de una combinación de hierbas y especias.

Asma. Unos investigadores británicos observaron que los medicamentos contra el asma suelen producir resultados «subóptimos» y que «numerosos pacientes sienten recelo hacia los [fármacos] convencionales» tales como los corticoides inhalados, que provocan una gran cantidad de efectos secundarios tanto a corto como a largo plazo. Así pues, decidieron investigar si un tratamiento no medicamentoso podría ayudar a controlar esta enfermedad; para ello, suministraron a 30 adultos aquejados de asma (de leve a moderado) un remedio natural que incluía 130 mg de un extracto de jengibre estandarizado, o bien un placebo. Al cabo de tres meses, el grupo tratado con jengibre presentaba una «mejoría clínica» de los síntomas asmáticos, su estado de salud general era mejor y tosían menos.

Acidez y dolor de estómago. Unos científicos taiwaneses administraron a 24 personas sanas 1.200 mg de jengibre y midieron el vaciamiento gástrico, es decir, la velocidad a la que el estómago digiere los alimentos (un proceso demasiado lento puede originar acidez de estómago, así como hinchazón, eructos y flatulencia justo después de comer). Pues bien, el jengibre acortó a la mitad el tiempo de vaciado gástrico, en comparación con el resultado del placebo. Este efecto «puede ser posiblemente beneficioso» en las personas aquejadas de acidez de estómago u otros tipos de malestar digestivo, afirmaron los investigadores en la revista *European Journal of Gastroenterological Hepatology*.

Problemas de colesterol. Un grupo de investigadores estudió a 95 personas afectadas de problemas de lípidos en sangre (colesterol LDL «malo» alto, colesterol total alto, triglicéridos altos, colesterol HDL «bueno» bajo) a las que dividió en dos grupos: un grupo tomó 1.000 mg de jengibre, tres veces al día, y el otro grupo, un placebo. Al cabo de 45 días, el grupo tratado con jengibre presentaba una mayor reducción del colesterol LDL y un mayor aumento del colesterol HDL.

Infartos y derrames cerebrales. Unos investigadores taiwaneses descubrieron que el jengibre reducía la *agregación plaquetaria* o aglutinación de las plaquetas, un proceso que puede ocasionar la formación de coágulos sanguíneos y obstruir las arterias, lo cual es la causa de la mayor

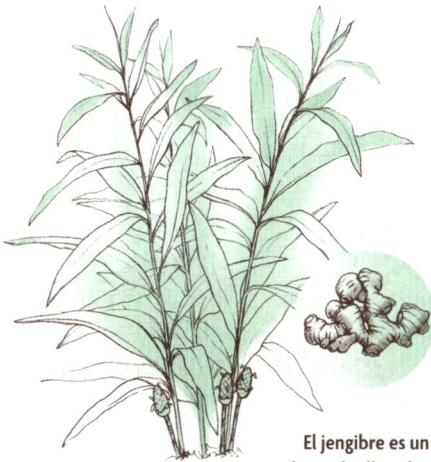
El jengibre es un rizoma nudoso, el tallo subterráneo (no la raíz) de la planta.

parte de los infartos y derrames cerebrales. La combinación de jengibre con medicamentos anticoagulantes «podría ser de utilidad para las complicaciones cardiovasculares [infarto] y cerebrovasculares [derrame cerebral]», concluyeron los científicos en la revista *American Journal of Chinese Medicine*.

Conoce el jengibre

En la antigüedad el jengibre era una especia muy apreciada por sus cualidades culinarias y medicinales tanto en China como en Roma. Llegó a Europa en el siglo XIX y pasados un par de siglos era tan popular (especialmente en Inglaterra) que se servía en la mesa junto con la sal y la pimienta y se esparcía sobre la cerveza (el origen del *ginger ale*). Por otro lado, si bien es posible que Enrique VIII no amara siempre a sus mujeres, siempre amó el jengibre, un gusto que heredó su hija, Elisabeth I, que a veces obsequiaba a los invitados de sus cenas de estado con un «hombre de pan de jengibre» parecido a ellos.

Inglaterra es todavía famosa por su pan de jengibre, y casi cada ciudad posee una receta propia y un molde exclusivo para confeccionar las figuras. Además, el pan de jengibre forma parte de la celebración otoñal denominada el día de *Guy Fawkes* (también conocida como la noche de *Guy Fawkes* y la noche de las hogueras), en la que se conmemora el fracaso del complot para hacer destruir el Parlamento.

Por otra parte, la casa de pan de jengibre es una invención alemana y, en la actualidad, una tradición navideña conocida en todo el mundo.

El jengibre es un ingrediente habitual de las cocinas de la India, China, Corea, Tailandia, Indonesia y Vietnam, donde es empleada sobre todo en los platos salados (el jengibre es un elemento tan básico en las cocinas de estos países como lo son el ajo y la cebolla en las cocinas estadounidense y europea), y debido a la creciente popularidad internacional de la cocina asiática e india, está aumentando el uso de esta especia en la elaboración de platos salados.

Lo cierto es que el jengibre es popular en *todas partes*.

En Alemania se come carpa cocinada con pan de jengibre y galletas de jengibre, mientras que los japoneses son aficionados al *shoga*, un jengibre de cultivo local empleado en la elaboración de encurtidos. Además, el jengibre constituye un ingrediente esencial del *kimchi*, la conocida ensalada fermentada coreana. También es un elemento fundamental de una gran cantidad de curries, especialmente de los tailandeses y malasios, y suele estar presente en las mezclas de especias, incluyendo la *jerk*, típica de la gastronomía jamaicana.

Asimismo, los habitantes de Myanmar (Birmania) descubrieron que esta especia poseía una cualidad muy fuera de lo común: consigue enmascarar el olor a pescado, por esta razón sus platos de pescado de agua dulce siempre contienen jengibre.

Igualmente, el jengibre goza de mucho éxito en la preparación de bebidas. Por un lado están

Otras recetas que contienen jengibre:

Adobo *jerk* (pág. 298)

Albóndigas de coco con salsa de cacahuete (pág. 108)

Atún sellado con rebozado de sésamo, jengibre encurtido y ensalada de col con vainilla (pág. 261)

Berbere (pág. 296)

Brownies bajos en calorías Los Banos (pág. 80)

Chaat masala (pág. 294)

Condimento para marisco Chesapeake Bay (pág. 303)

Curry de patatas con coliflor (pág. 126)

Curry en polvo Madrás (pág. 314)

Garbanzos con

champiñones y almendras tostadas (pág. 53)

La kama (pág. 295)

Mejillones con salsa tailandesa de curry rojo (pág. 157)

Mezcla de frutos secos con especias (pág. 104)

Mezcla de especias para bebidas (pág. 302)

Pasta de curry caribeña (pág. 317)

Pasta de curry Madrás (pág. 315)

Pasta de curry de Malasia (pág. 317)

Pasta de curry *vindaloo* (pág. 315)

Ras el hanout (pág. 295)

Té con leche y especias (pág. 93)

Sopa de jengibre, zanahorias y calabaza

Esta ligera y sabrosa sopa va bien como primer plato para el día de Acción de Gracias, o precediendo a un plato de cordero lechal.

1 cucharadita y media de semillas de cilantro
½ cucharadita de semillas de mostaza amarilla
2 cucharadas de aceite de colza u otro aceite vegetal
2 tazas de cebolla, cortada en dados
1 cucharada colmada de jengibre fresco cortado en dados
½ cucharadita de cúrcuma
½ cucharadita de curry en polvo Madrás (pág. 314), o bien curry en polvo comercial
450 g (1 libra) de zanahorias, peladas y cortadas en trozos grandes
450 g (1 libra) de calabaza bellota, pelada, despepitada y cortada en trozos grandes
1 cucharadita de cáscara de lima
6 tazas de caldo vegetal de pollo
½ taza de nata para cocinar
1 cucharada de zumo fresco de lima
Sal y pimienta al gusto
½ taza de perejil fresco

1. Tuesta en seco las semillas de cilantro y mostaza separadamente y déjalas enfriar. Después, muélelas en un molinillo de especias hasta obtener un polvo fino.

2. Calienta el aceite en un horno holandés grande de fondo grueso y fríe la cebolla durante 10 minutos hasta que esté dorada. Añade el jengibre, la cúrcuma, así como las semillas tostadas y el curry en polvo y remuévelos durante un minuto. Añade las zanahorias, la calabaza bellota y la cáscara de lima, tapa y cocina durante cinco minutos, removiendo frecuentemente.

3. Vierte el caldo vegetal y lleva a ebullición. Reduce el calor, tapa y hierve a fuego lento durante 30 minutos o hasta que las zanahorias y la calabaza se hayan ablandado. Deja enfriar la sopa un poquito.

4. Procésala por tandas en una batidora o un robot de cocina hasta obtener una textura suave y devuelve la sopa a la olla. Incorpora la nata y el zumo de lima, removiendo para mezclarlos bien, y aderezala con sal y pimienta. Esparce el perejil por encima.

Resultan 6 raciones.

el *ginger ale* y el té de jengibre; Jamaica produce un refresco denominado cerveza de jengibre, pero los expertos consideran de mejor calidad a la cerveza de jengibre elaborada en las Bermudas, que se bebe sola, o bien mezclada con ron en el cóctel «oscuro y tormentoso». Por otro lado, un bar de Manhattan inventó el cóctel «mula de Moscú», una combinación de jengibre, cerveza y vodka. Además, los franceses preparan un licor de jengibre llamado Domaine de Canton, y en Tailandia producen el *khing sot*, una bebida refrescante elaborada con aceite de jengibre. En Yemen aromatizan el café con esta especia.

Cómo comprar jengibre

El jengibre es un *rizoma* nudoso, el tallo subterráneo (no la raíz) de la planta. Los rizomas de jengibre son también denominados «manos» debido a su forma. El jengibre fresco puede adquirirse entero, rebanado, cortado en dados o en salmuera, mientras que el jengibre seco suele comercializarse rebanado, molido, o bien cristalizado. Debido a la popularidad de esta especia la mayoría de los supermercados suelen disponer de algunas de estas opciones.

A la hora de comprar jengibre fresco, es recomendable comprar rizomas firmes, compactos y de piel suave: la piel arrugada indica falta de frescura. El jengibre fresco es de color marrón clarito con un ligero matiz rosado y nudos amarillo-verdosos.

Si bien esta especia debe su penetrante sabor a los gingeroles, el contenido de estos compuestos varía dependiendo del lugar, el modo de cultivo y la fecha de recolección, de modo que el jengibre fresco puede presentar *cualquier* grado de acidez, dulzor o picor, pudiendo resultar desde tenue a sumamente picante.

La mitad de la producción de jengibre procede de Calicut y Cochin, ciudades de la costa de Malabar de la India; concretamente el jengibre de Cochin es considerado una variedad de calidad superior. Pero según los chefs más entendidos en la materia, el mejor del mundo —con un delicado sabor ideal para cocinar— es el que procede de Jamaica. Por su parte, el jengibre cultivado en Nigeria y Sierra Leona es el que más acre resulta. La mayor parte del jengibre comercializado en Estados Unidos proviene de Hawái.

Una vez pelados, guardados en un recipiente hermético y refrigerados, los rizomas más tiernos y frescos se conserva durante alrededor de dos semanas. También puedes congelarlos pelados y cortados en rodajas; en ese caso habrás de descongelarlos antes de usarlos.

Cuando el jengibre ya no es tan tierno puede mantenerse sin pelar en un lugar fresco y seco, del mismo modo que los ajos y las cebollas. Igualmente, puedes conservarlo indefinidamente congelándolo con piel dentro de una bolsa de congelador; cuando llegue el momento de utilizarlo corta el trocito que necesites y rállalo, o bien córtalo en rodajas todavía congelado.

En cuanto al jengibre en polvo, carece de la intensidad aromática del fresco, pero mantiene su característico sabor y fragancia especiada.

Tanto el jengibre en conserva como el cristalizado han sido procesados con azúcar, de modo que obviamente resultan dulces. Al igual que el jengibre fresco, las diferencias de picor son apreciables. Pueden conservarse en un lugar fresco y seco durante un año.

El jengibre en la cocina

El jengibre resulta bastante versátil: puede usarse prácticamente con casi todo; de todos modos, has de tener en cuenta que el jengibre fresco y el seco difieren considerablemente en cuanto a su sabor: aunque a menudo es posible sustituirlos, el jengibre seco carece de la intensidad de sabor del fresco.

Si bien ambos son usados en platos salados, las recetas dulces suelen contener jengibre seco. Sin embargo, la cocina contemporánea pone el acento en el jengibre fresco, especialmente tratándose de recetas asiáticas o indias.

El jengibre fresco es de fácil manejo: has de pelarlo con un cuchillo de cocina, o bien con un pelador de verduras, y después cortarlo en rodajas. El grosor ideal de la rodaja es el de una moneda de cuarto de dólar (1,75 mm). En la cocina india suelen molerlo con un mortero.

Si bien el jengibre fresco resulta bastante fuerte, su sabor se suaviza con la cocción.

He aquí algunas ideas para aumentar el consumo de jengibre:

- Elabora una salsa china para mojar combinando ¾ de taza de salsa de soja japonesa con ¼ de taza de vinagre negro chino, dos cucharadas de jengibre fresco, otras dos de ajo, y ½ cucharada de aceite de sésamo. Si no encontraras vinagre negro chino (disponible en comercios asiáticos) puedes remplazarlo por vinagre balsámico.
- El jengibre fresco va muy bien con marisco. Prepara una salsa para mojar combinando jengibre fresco rallado y menta seca con mantequilla derretida y sírvela acompañando a un plato de langosta o langostinos hervidos.
- Esparce jengibre y azúcar moreno en una calabaza bellota, o bien sobre boniatos, antes de hornearlos.
- Frótalo en la carne antes de hacerla a la parrilla para contribuir a ablandarla y aromatizarla.
- El jengibre casa bien con bechameles y salsas de postre.
- Ralla finas tiras de jengibre fresco sobre platos de tofu o fideos chinos.
- Esparce jengibre molido sobre la salsa de manzana, o bien añádelo como ingrediente en los rellenos de las tartas de fruta.
- Agrega jengibre fresco rallado a la masa del pastel de queso.
- Muele un poco de jengibre confitado y espárcelo sobre nata montada o helados.
- Prepara sirope de jengibre: combina unos 110 g (¼ de libra) de jengibre pelado cortado en dados con una taza de azúcar, lleva a ebullición y cocina durante 30 minutos. Escúrrelo y déjalo enfriar.

KOKUM *Una exótica maravilla india para perder peso*

A menos que hayas visitado la costa oeste de la India o hayas cenado alguna vez con unos anfitriones indios, probablemente no hayas probado nunca el kokum; sin embargo, una vez lo hayas hecho, es posible que desees repetir la experiencia.

Las personas que han tenido la suerte de visitar la región de los Ghats occidentales en verano suelen hablar de una cremosa bebida rosada extraordinariamente sabrosa y refrescante —y una especialidad de la zona— denominada *sol kadhi*. Si bien su cremosidad se debe a la leche de coco, el color rosa lo aporta el kokum, una especia exótica que procede de un exuberante árbol frutal y ornamental originario de Ghats.

El pequeño fruto —que es rojo cuando sale entre el verde follaje y va volviéndose morado oscuro a medida que madura— se recolecta y seca durante la primavera, justo a tiempo para poder incluir el *sol kadhi* en el menú durante los ardientes meses estivales. Esta bebida no solo es popular por su sabor, sino también porque ejerce un efecto refrescante que contrarresta la humedad del clima tropical, una propiedad curativa de esta especie que además ayuda a prevenir la deshidratación y la insolación. Y aunque muchas personas ni se den cuenta, esta especie aporta otro beneficio: ¡puede ayudar a no comer en exceso!

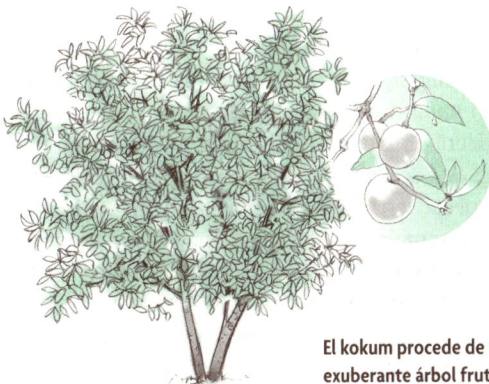

El kokum procede de un exuberante árbol frutal y ornamental originario de la India.

Ayuda natural para adelgazar

En la actualidad se está investigando el potencial de esta especie como una ayuda natural para perder peso por su contenido en *ácido hidroxicítrico* (AHC), un compuesto presente en la corteza seca del fruto, que es la propia especie. El AHC es un conocido inhibidor del apetito y numerosos estudios han demostrado que su consumo no solo ayuda a adelgazar, sino también a deshacerse del exceso de *grasa*.

En un estudio llevado a cabo en Tailandia, unos investigadores solicitaron a 50 mujeres obesas que siguieran un régimen de 1.000 calorías al día, junto con una «píldora» dietética suplementaria. La mitad tomó una píldora que contenía AHC y la otra mitad, un placebo. Al cabo de dos meses, el grupo tratado con AHC había adelgazado casi el doble respecto al grupo del placebo. Según informaron los investigadores, fundamentalmente la pérdida de peso «fue debida a una reducción de los depósitos de grasa».

En otro estudio publicado en la revista *Nutrition*, unos científicos pusieron a dieta a animales de laboratorio durante tres semanas, en las cuales perdieron un 20 por ciento de su peso. Durante el mes siguiente, dejaron que los animales comieran cuanto desearan, como suelen hacer los humanos tras una dieta baja en calorías, pero la mitad de los animales recibió alimentos rociados con AHC; pues bien, los investigadores observaron que estos animales comieron menos y recuperaron menos peso.

Pero esta virtud constituye la última adición a la larga lista de beneficios terapéuticos atribuidos a esta especie. Siglos antes de que el kokum pasara a ser un ingrediente esencial de la famosa cocina *konkani* de la India, los médicos ayurvédicos lo empleaban para tratar llagas, prevenir infecciones, mejorar la digestión, detener la diarrea y el estreñimiento, aliviar el dolor de las articulaciones propio de la artritis reumatoide, así como curar infecciones de oído y úlceras. Igualmente es un remedio tradicional para la fiebre y los sarpullidos.

El *garcinol*, el principal ingrediente activo de esta especia con propiedades antioxidantes y antinflamatorias, es el responsable de sus diversos efectos curativos. Ante sus múltiples cualidades, yo y otros colegas comenzamos a preguntarnos si la especia podría tener también propiedades anticancerígenas; pues bien, los estudios realizados han demostrado que así es.

El kokum contra el cáncer

Diversos estudios en animales y humanos realizados en importantes centros de investigación del cáncer, incluyendo el MD Anderson, han detectado que el garcinol posee la habilidad de seguir la pista a las células renegadas y eliminarlas en doce diferentes vías de desarrollo tumoral, lo cual es un relevante descubrimiento, teniendo en cuenta que los agentes que tienen esta capacidad no solo son capaces de *prevenir* el cáncer, sino también muestran potencial para el *tratamiento* de la enfermedad.

A este respecto, unos investigadores taiwaneses comprobaron el poder de este compuesto al observar cómo una dosis de garcinol aniquilaba las células cancerosas humanas en animales a los que se había inducido cáncer con células humanas.

En otro estudio, unos especialistas japoneses de cáncer de boca inyectaron células cancerosas en la lengua de animales de laboratorio; durante los ocho meses siguientes la mitad recibió dosis diarias de garcinol dietético derivado del kokum. Pues bien, al final del estudio los investigadores hallaron que los animales alimentados con kokum presentaban un menor índice de cáncer y tumores más reducidos.

Igualmente, el kokum demostró su potencia como agente anticancerígeno cuando unos científicos taiwaneses lo probaron frente a la curcumina, el ingrediente activo de la cúrcuma, una especia india bien estudiada que muestra una potente actividad anticancerígena. El kokum es estructuralmente similar a la cúrcuma. En el experimento, publicado en la revista *Journal of Agriculture and Food Chemistry*, si bien tanto la curcumina como el garcinol fueron eficaces en la inhibición de la proliferación de las células de

El kokum podría ayudar a prevenir y/o tratar:

Cáncer	Sobrepeso
Indigestión	Úlcera
Sarpullido	

El kokum combina bien con las siguientes especias:

Ajo	Galanga
Anís estrellado	Guindilla
Canela	Hinojo
Cardamomo	Hoja de curry
Clavo	Semilla de mostaza
Comino	Tamarindo

y complementa las recetas de:

Curries	Patatas
Legumbres	Verduras
Lentejas	

Sustituto: El kokum es similar al tamarindo y pueden remplazarse mutuamente en la recetas. Una cucharadita de kokum en polvo es igual a una cucharadita de extracto de tamarindo.

la leucemia, el garcinol resultó ser el más potente de los dos.

Una ayuda para las úlceras

Durante siglos los médicos ayurvédicos han usado kokum con éxito para tratar y prevenir las úlceras estomacales y ahora la medicina moderna está descubriendo la causa de su eficacia: esta especia destruye la bacteria *H. pylori*, la principal responsable tanto de las úlceras gástricas (estómago), como de las pépticas (estómago, intestino delgado o esófago).

Las úlceras crónicas pueden derivar en cáncer de estómago, y aunque la incidencia de cáncer de estómago en Estados Unidos es *baja*, es bastante preocupante que la *H. pylori* sea cada vez más resistente a los antibióticos. Así pues, la actividad antibacteriana que el garcinol ejerce sobre las úlceras lo convierten en un principal candidato para erradicar la *H. pylori* de forma natural.

Los primeros estudios efectuados al respecto se muestran prometedores. Un estudio realizado en animales de laboratorio aparecido en la revista *Molecular Cell Biochemistry* reveló que el garcinol inhibía el crecimiento de la *H. pylori* y que «era equivalente o mejor» que la claritromicina, un potente antibiótico, en el tratamiento de la infección.

Por otro lado, en Japón —país que cuenta con el mayor índice de cáncer de estómago del mundo—, unos investigadores observaron que el garcinol dietético resultaba tan eficaz en la prevención de úlceras en animales de laboratorio, que llegaron a sugerir que tiene potencial para ser el próximo fármaco para el tratamiento de las úlceras.

Protección del cerebro

Los estudios preliminares sugieren que el poder antioxidante del garcinol tiene la capacidad de favorecer la salud cerebral. Unos científicos tai-waneses descubrieron que siete días de tratamiento con garcinol promovía el crecimiento de neuronas *in vitro* y detenía la acción de sustancias que pueden causar daño oxidativo en las neuronas. Los investigadores concluyeron diciendo que el garcinol podría considerarse «neuroprotector».

Un poderoso antioxidante

Una de las razones por las que el kokum está demostrando ser una estelar especia curativa es su capacidad de actuar de muy variadas maneras en el ámbito molecular. Por ejemplo, existen unas moléculas llamadas *especies reactivas al oxígeno* (ERO) que dañan las células y son producidas por factores como una alimentación rica en grasas, la contaminación ambiental y el estrés. Las ERO representan un papel fundamental en las enfermedades cardiovasculares, el cáncer y otros muchos problemas crónicos de salud; pues bien, se ha observado que el poder antioxidante del garcinol —más potente que la vitamina E— es capaz de inhibir la producción de las ERO, y esta es solo *una* de las múltiples formas en las que protege tus células.

Patatas fritas especiadas

Picantes con una pizca de dulzor, las patatas con kokum se sirven tradicionalmente sobre arroz en la India. También pueden tomarse solas o como guarnición para la carne o el pescado a la parrilla.

900 g (2 libras) de patatas Yukon Gold
4 cortezas de kokum
½ cucharadita de semillas de comino
4 dientes de ajo, cortados en trocitos

1 cucharadita de azúcar
½ cucharadita de cayena en polvo
2 cucharadas de aceite de oliva o de colza
½ taza de agua

1. Pela y hierve las patatas en agua con sal de 10 a 15 minutos, justo hasta que estén tiernas. Escúrrelas y déjalas enfriar.
2. Mientras tanto, muele el kokum y las semillas de comino en un molinillo de especias o un minirrobot de cocina hasta que la textura del kokum se parezca a granos de pimienta molida gruesa. Coloca la mezcla en un cuenco pequeño y añade el ajo, el azúcar y la cayena.
3. Corta las patatas en rodajas y luego en cubos. Calienta el aceite en una sartén grande a fuego medio y agrega la mezcla de especias. Cocina sin dejar de remover, durante alrededor de 30 segundos, hasta que desprenda su aroma. Incorpora las patatas y remueve bien para cubrirlas con las especias. Reduce el calor, tapa y sigue cocinando durante 10 minutos, hasta que las patatas se hayan ablandado. Si se quedan demasiado secas, añade el agua antes de tapar la sartén.

Resultan 6 raciones.

Sol kadhi

Aunque esta bebida se elabora tradicionalmente con leche de coco, yo prefiero tomarla con yogur. Además, resulta menos calórica de este modo.

5 cortezas de kokum
2 tazas de yogur natural
4 tazas de agua
2 dientes de ajo, cortados en trocitos
2 guindillas verdes, machacadas junto con algo de
   sal y cortadas en trozos
2 cucharadas de aceite vegetal
2 cucharaditas de semillas de mostaza amarilla
2 ramitas de hojas de curry
Sal y azúcar al gusto
1 cucharada de cilantro cortado fino

1. Deposita el kokum en una cacerola pequeña, cúbrelo con agua, lleva a ebullición y cocínalo durante cinco minutos. El agua debería adquirir una coloración rosa brillante. Filtra el agua, viértela en un cuenco y desecha las cortezas de kokum. Deja enfriar el líquido.
2. Combina en un cuenco el yogur, el agua, el ajo, las guindillas y 2 cucharadas de la decocción de kokum y remueve bien hasta que se hayan mezclado. Cuela el líquido de la mezcla con un colador de malla fina y devuelve el material sólido al cuenco.
3. Calienta el aceite en una sartén pequeña y, una vez caliente, agrega la mostaza y retira la sartén del fuego de inmediato. Incorpora las hojas de curry y remuévelas para mezclarlas bien.
4. Añade el condimento a la bebida y sazona con sal y azúcar al gusto. Echa el *sol khadi* en vasos altos previamente enfriados. Decora con cilantro.

Resultan 4 raciones.

Pero aún es demasiado pronto para establecer el verdadero potencial curativo del garcinol. Hasta el momento se han llevado a cabo unos cuantos estudios en animales, pero ninguno en humanos. En espera de que se realicen más estudios, te sugiero que vayas familiarizándote con el kokum y con las recetas que lo contienen, especialmente las que proceden de la India.

Conoce el kokum

El kokum no es precisamente atractivo, sobre todo si se compara con otras especias, pero su sabor tiene poco que ver con su aspecto. A diferencia del hermoso fruto, la corteza seca (la especia) es de color morado oscuro casi negro con bordes nudosos. También resulta un poco pegajosa.

Su sabor es un tanto ácido, por lo que aporta un contraste agridulce a los curries de coco y realza su sabor; a diferencia de otras especias no emana un embriagador aroma, si bien es posible distinguir un perfume ligeramente dulce al olerla.

Aunque el kokum apenas se conoce como condimento culinario fuera de la India, constituye uno de los ingredientes esenciales de la cocina *konkani*, que es toda una aventura en sí misma, ¡y quienes hayan probado el *sol kadhi* sin duda estarán de acuerdo!

Fuera de la India, el kokum se emplea sobre todo como mantequilla de kokum, un emoliente utilizado en cosmética de un modo similar a la manteca de cacao o de karité. En Europa es un elemento habitual de los pintalabios, cremas hidratantes, acondicionadores y jabones. Y se halla muy presente en productos destinados al tratamiento de las pieles secas, agrietadas, irritadas y con quemaduras solares.

También se usa como acidificante y puede que te lo encuentres entre los ingredientes de *chutneys* y encurtidos de importación.

A esta especia también se la conoce como kokam, kokkum, mangostán, mangostán salvaje y mango rojo, aunque no se parece ni al mangostán ni al mango. El suplemento de mangostán, un producto que favorece la pérdida de peso, no contiene kokum, pero sí *ácido hidroxicítrico* (AHC), la misma sustancia química inhibidora del apetito que se halla presente en el kokum.

Cómo comprar kokum

Con un poco de ingenio podrás incorporar el kokum a tu despensa: todo un estímulo tanto para las papilas gustativas como para la salud. Aunque tal vez te veas en apuros para encontrar kokum fuera de los comercios indios, probablemente puedas adquirirlo a través de Internet (véase la guía de compra de la página 336).

Si es posible, es recomendable escoger cortezas que presenten matices púrpuras (no deben ser completamente negras). Deberían ser suaves y flexibles, ya que cuando son demasiado duras o se conservan durante demasiado tiempo comienzan a perder su sabor. Por otro lado, si detectas una capa blanca en algunas de ellas, no te alarmes: se trata de restos de sal que han permanecido tras el proceso de secado, y basta con extraerla con agua fría antes de usar la especia.

Conviene comprar una cantidad reducida de kokum y trasladarla a un tarro con tapa hermética; de este modo, se conservará alrededor de un año. Los paquetes pequeños suelen contener unas doce cortezas. Por desgracia, es imposible reconocer la calidad de la especia hasta que no se sumerge en un líquido: debería teñirse de tonos rosas o morados; además, la intensidad del color está relacionada con la calidad: cuanto más oscuro mejor.

El kokum en la cocina

El kokum se utiliza de tres modos en la cocina: molido y mezclado con otras especias, sumergido entero en un líquido, donde se ablanda, para dar sabor a los platos, y también pulverizado.

Se emplea principalmente en la elaboración de curries y de la bebida *sol kadhi*, pero igualmente va bien con patatas, quimbombó, judías y lentejas, y también se añade a *chutneys* y encurtidos. He aquí algunas ideas para usarlo en casa:

- Añade una o dos cortezas a las pastas de curry y las salsas de tomate.
- Agrega unas pocas cortezas al comienzo de la cocción cuando hagas lentejas.
- Muélelo y espárcelo por encima de guayaba, granada, platos de verduras, patatas y sopas.
- Enriquece el yogur con kokum molido.

LAUREL   *Una infusión de antioxidantes*

¿Quién hubiera imaginado que una pequeña hoja seca podría reportar tantos beneficios para la salud? Pero así es el laurel: te aporta sus protectores antioxidantes con tanta facilidad como da sabor al pescado cocido.

El aroma del laurel se intensifica con la cocción al liberar sus *aceites volátiles*, los compuestos vegetales que le proporcionan su característico aroma y que, al mismo tiempo, se encuentran entre los antioxidantes más poderosos que existen.

De hecho, cuando unos investigadores coreanos seleccionaron 120 especias, hierbas aromáticas y verduras para estudiar su poder antioxidante —la capacidad de reducir la *oxidación*, el óxido interno que puede dañar cada célula del organismo (y su precioso ADN)— observaron que el laurel era el número uno de la lista: se mostraba *más eficaz* que la vitamina C —un superantioxidante— e incluso que el BHA y el BHT, unos antioxidantes sintéticos tan potentes que suelen emplearse como conservantes alimentarios. Y estaba a la par de varios antioxidantes superestrellas como el resveratrol del vino tinto y el EGCG presente en el té verde.

Si bien el laurel cuenta con más de 80 ingredientes activos, los antioxidantes específicos que utiliza para ayudar a mantener a raya a la enfermedad son el aceite volátil *cineol* (también presente en el eucalipto) y un tipo de compuestos denominados *sesquiterpenos*. Y posiblemente sean particularmente efectivos frente a la epidemia que está afectando a la salud de más de 20 millones de estadounidenses: la diabetes tipo II, una enfermedad caracterizada por un exceso de azúcar (glucosa) en sangre.

Vencer a la enfermedad del azúcar

Un equipo de investigadores liderado por el Dr. Richard Anderson, científico del Centro de Investigación en Nutrición Humana de Beltsville —perteneciente al Departamento de Agricultura de Estados Unidos— y experto en tratamientos naturales para la diabetes tipo II, llevó a cabo un estudio sobre la enfermedad en el que dividió a 40 personas en cuatro grupos.

Tres de los grupos tomaron suplementos de laurel (uno, dos o tres gramos al día) y el cuarto grupo recibió un placebo.

Después de un mes, los grupos tratados con laurel mostraban una reducción de los niveles de azúcar en sangre de hasta un 26 por ciento. Pero eso no es todo: el colesterol LDL —que puede llegar a obstruir las arterias— se redujo entre un 32 y un 40 por ciento, el colesterol total lo hizo entre un 20 y un 24 por ciento, el colesterol HDL —encargado de limpiar las arterias— aumentó entre un 20 y un 29 por ciento y los triglicéridos —otras grasas perjudiciales para el corazón— disminuyeron entre un 25 y un 34 por ciento. Sin embargo, el grupo placebo no experimentó cambios en ninguno de estos parámetros.

¿A qué se debe el poderoso efecto ejercido por la especia? En un artículo publicado en la revista *Journal of Clinical Biochemistry and Nutrition* el equipo de investigadores afirma que los «compuestos bioactivos» del laurel podrían mejorar la sensibilidad a la insulina (la capacidad de esta hormona para regular el transporte de glucosa a las células desde el torrente sanguíneo), la captación de glucosa (la capacidad de las células para absorber la insulina), el estado antioxidante (una menor oxidación se traduce en un mejor control de la glucosa), la respuesta inflamatoria (lo anterior también es aplicable en el caso de una menor inflamación crónica) y la metabolización de la glucosa (la velocidad en la que la glucosa es absorbida: una absorción lenta resulta beneficiosa para mantener equilibrados los niveles de azúcar en sangre).

Teniendo en cuenta que la diabetes tipo II aumenta seis veces el riesgo de padecer afecciones cardiacas y que un 75 por ciento de los diabéticos mueren de enfermedades cardio-vasculares, estos resultados son cuanto menos alentadores.

Curarse con laurel

Pero las bondades del laurel no terminan con la diabetes tipo II. Diversos experimentos en células y en animales —el primer paso para evaluar el poder terapéutico de la especia en los humanos— muestran que podría resultar la medicina ideal para:

Cáncer. Varios estudios efectuados en células cancerosas muestran que la *partenolida* —un compuesto del laurel— trabaja de distintas maneras para combatir el cáncer. En una investigación llevada a cabo en Rusia, la inyección de extracto de laurel ralentizó la aparición y el crecimiento de tumores mamarios en ratones a los que se había inducido cáncer de mama. Por otro lado, otros estudios han demostrado que el laurel inhibe tanto la leucemia como el cáncer cervical.

Artritis. El laurel constituye un remedio tradicional para los síntomas de la artritis. En diversos experimentos con animales efectuados en Oriente Próximo se descubrió que sus aceites volátiles podían aliviar el dolor y la hinchazón propios de la enfermedad. El laurel posee propiedades antiinflamatorias «comparables con las de los analgésicos [calmantes para el dolor] y las de los fármacos antiinflamatorios no esteroideos [como el ibuprofeno y el naxopreno]», afirmaron estos investigadores en el artículo publicado en la revista *Phytotherapy Research*.

Úlceras y mala digestión. El laurel también ha sido utilizado tradicionalmente para el tratamiento de problemas estomacales. Recientemente, unos científicos de Turquía han descubierto que el aceite de laurel previene las úlceras estomacales en las ratas de laboratorio. Otro estudio ha demostrado que puede ayudar a la digestión, al estimular la saludable secreción de los ácidos estomacales que descomponen los alimentos.

Infección bacteriana. El laurel ayuda a combatir las bacterias. Un equipo de investigadores de Marruecos infectó a varios animales con 16 cepas diferentes de un organismo infeccioso; el laurel contribuyó a mantenerlo a raya, mostrando un «fuerte efecto inhibidor» en las bacterias

E. coli, *Salmonella* y *Listeria* (las cuales pueden causar contaminaciones alimentarias). Por otro lado, unos científicos paquistaníes hallaron que el laurel podía controlar eficazmente 176 cepas de bacterias.

Síndrome respiratorio agudo grave (SRAG). El laurel también puede vencer a los virus. Diversas investigaciones efectuadas en laboratorios de todo el mundo han demostrado que el aceite de laurel puede ralentizar o eliminar al virus responsable del SRAG, una enfermedad respiratoria contagiosa que en 2003 infectó a ocho mil personas y acabó con la vida de ochocientas antes de ser controlado.

Curación de heridas. Un equipo de científicos descubrió que los aceites volátiles del laurel aceleraban la curación de heridas en los animales de laboratorio.

Picaduras de mosquito. El aceite esencial de laurel se ha utilizado tradicionalmente como repelente de mosquitos y en la actualidad un estudio publicado en la revista *Journal of Ethnopharmacology* descubrió que podía repeler estos insectos hasta por dos horas.

Conoce el laurel

El laurel es un árbol perenne de abundantes hojas que crece de forma natural en los países mediterráneos (aunque también se cultiva en muchos otros países). Los seres humanos llevamos recogiendo sus hojas desde hace miles de años.

Cuando los médicos acababan sus estudios en la antigua Grecia eran coronados con ramas de laurel; las voces griegas *baca* (ramas) y *lauris* (laurel) originaron el término *baccalaureate* (bachillerato). Del mismo modo, para los antiguos romanos el laurel era un símbolo de victoria y coraje y laureaban a los ganadores de las carreras de carros.

Aunque se hayan perdido esas costumbres, no cabe duda de que el laurel ocupa un lugar destacado en la cocina; de hecho, esta especie es una de las especias más populares y usadas de la cocina norteamericana. Es raro el hogar en el que no haya un bote de esta especia ¡a menos que se haya agotado! El laurel aporta su aroma a sopas, guisos, legumbres, adobos y pescados hervidos. También constituye un ingrediente esencial de la famosa receta de San Francisco llamada *cioppino*, una sopa de pescado que va haciéndose lentamente en una espesa salsa de tomate. Asimismo, suele formar parte de las especias empleadas en la elaboración de encurtidos. Y es una de las especias utilizadas en la salmuera con la que se conserva el *corned beef* (carne en conserva), que, aunque no se trata de un plato original estadounidense, es uno de los favoritos entre la población.

LOS ANTIGUOS ROMANOS LAUREABAN AL GANADOR DE LAS CARRERAS DE CARROS.

El laurel suele utilizarse para condimentar platos salados tanto en Estados Unidos como en Europa, aunque los británicos (¡los excéntricos culinarios!) también son aficionados a añadirlo a cremas y púdines.

Por otra parte, el laurel y la cocina francesa son *bons amis*. Constituye la especia principal del *bouquet garni*, un manojo de hierbas aromáticas que se envuelve en una gasa y sirve para condimentar sopas, guisos y caldos. También es un ingrediente esencial del *court bouillion*, un líquido aromatizado que se utiliza para cocer los alimentos. Suele estar presente asimismo en los alimentos hechos *en papillote*, una técnica que consiste en cocinar pescado envuelto en papel de pergamino para que se cocine en su propio jugo; y se usa para aromatizar sopas de pescado como la *bouillabaisse* y la *bourride*.

De hecho, el laurel resulta indispensable en la cocina mediterránea y es uno de los ingredientes que la convierten en una de las más saludables del mundo. En la isla griega de Corfú, por ejemplo, el *sikopsoma*, una torta elaborada con higos secos y especiados, se sirve envuelto en hojas de laurel frescas.

Cómo comprar laurel

Si bien las auténticas hojas de laurel —utilizadas en la mayor parte de los estudios científicos— proceden del árbol homónimo en diferentes partes del mundo, el término *laurel* se utiliza para describir diversas hojas que en realidad no son laurel; así pues conviene tener en cuenta que el laurel de California, el laurel de México, el laurel de la India, el laurel de Indonesia o el laurel de las Antillas son *verdadero* laurel y, de hecho, se trata de especies completamente diferentes. El laurel de la India, por ejemplo, es la hoja seca de un árbol emparentado con el de la canela y el laurel de las Antillas proviene de la malagueta. La mayor parte de estas hojas posee un sabor más intenso que el laurel.

El laurel raramente se comercializa fresco para uso culinario, ya que cuando está seco su aroma es más pronunciado, menos amargo y aporta más sabor a los alimentos.

Turquía y Grecia son los principales países exportadores de laurel y la mayoría del laurel comercializado en Estados Unidos es de origen turco. Aunque suele clasificarse en dos categorías, solo una de ellas (por lo general, con la indicación «seleccionado a mano») se considera adecuada para cocinar por estar libre de sustancias extrañas.

Es preferible comprar hojas enteras, verdes y limpias, de tamaño y color uniformes, sin restos

Las hojas de laurel proceden del árbol homónimo.

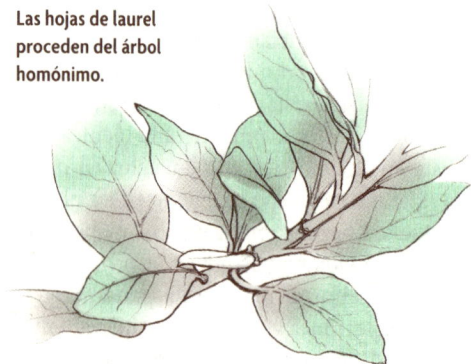

El laurel podría ayudar a prevenir y/o tratar:

Cáncer	Osteoartritis y artritis reumatoide
Diabetes tipo II	
Heridas	Picaduras de mosquito
Indigestión	Síndrome respiratorio agudo grave (SRAG)
Intoxicación alimentaria	
	Úlcera

El laurel combina bien con las siguientes especias:

Ajo	Perejil
Albahaca	Pimienta negra
Amchur	Romero
Canela	Salvia
Cebolla	Semilla de comino negro
Comino	
Orégano	Tomillo

y complementa las recetas de:

Alimentos al vapor	Salsas
Marisco hervido	Salsas de tomate
Carne estofada	Sopas
Guisos	

Advertencia: El laurel debe desecharse antes de servir la comida. Su ingesta podría obstruir o incluso perforar el intestino.

Otras recetas que contienen laurel:

Boeuf bourguignon (pág. 279)

Bouquet garni (pág. 301)

Cerdo con chucrut a la alsaciana (pág. 72)

Condimento para marisco Chesapeake Bay (pág. 303)

Especias provenzales (pág. 300)

Penne y salchichas con salsa de tomate e hinojo (pág. 250)

de tallo o corteza. Las hojas de mayor tamaño y coloración oscura son las mejores. Cuando están amarillentas significa que han sido expuestas a la luz demasiado tiempo.

El laurel en la cocina

El laurel desprende su aroma —acre, silvestre y con un ligero toque de eucalipto— cuando entra en contacto con agua hirviendo, y su sabor se intensifica con la cocción prolongada; de todos modos, conviene tener en cuenta que cuando se deja cocinar demasiado (pasadas unas horas) comienza a perder su fragancia.

Combina bien con prácticamente cualquier alimento cocinado en agua a fuego suave, particularmente con carnes estofadas y marisco hervido. Por otra parte, la cocción al vapor intensifica aún más su sabor natural.

Una o dos hojas de tamaño mediano son suficientes para aromatizar la comida para toda la familia. Lo mejor es añadirlo al principio de la cocción.

Aunque por lo general se utiliza en platos salados, también realza las recetas dulces que incluyen salsas de leche o nata.

Esta especia se emplea únicamente para aromatizar los platos, ya que sus aceites impregnan el resto de los ingredientes durante la cocción.

Sopa de pescado con laurel

Existen innumerables recetas de sopas de pescado. Esta sustanciosa receta que puede tomarse como plato único está basada en la famosa sopa cioppino *de San Francisco, que se caracteriza por su caldo de tomate y, por supuesto, por el laurel. Además, esta receta incorpora los aromas de otras especias curativas como el comino y la canela. Puedes prepararla con el pescado o marisco que desees.*

2 cucharadas de aceite de oliva
2 tazas de cebolla blanca, cortada en trozos
1 taza de apio, cortado en trocitos
3 dientes de ajo, picados
2 tazas de tomate triturado
1 lata de 790 g (28 oz) de tomate troceado (incluyendo el jugo)
1 taza de jugo de almeja
2 tazas de caldo vegetal o de pescado
1 taza y media de vino blanco
¼ de taza (60 ml) de vinagre de vino tinto
2 cucharadas de salsa asiática picante
½ cucharadita de orégano seco
1 cucharadita de semillas de hinojo molido
1 cucharadita de semillas de apio
½ cucharadita de polvo de chile
½ cucharadita de semillas de comino negro
½ cucharadita de comino molido
½ cucharadita de canela molida
½ cucharadita de tomillo seco
2 hojas de laurel
Sal y pimienta negra recién molida al gusto
225 g (½ libra) de vieiras, cortadas en dos
225 g (½ libra) de langostinos, limpios, pelados y cortados en trozos grandes
900 g (2 libras) de un pescado blanco de carne firme como la lubina
1 taza de perejil fresco

1. Calienta el aceite en una olla de fondo grueso a fuego medio-alto. Añade la cebolla y el apio y saltea durante alrededor de seis minutos hasta que estén blanditos, pero sin llegar a dorarse. Agrega el ajo y cocínalo durante un minuto. Baja el fuego e incorpora el tomate (triturado y troceado) incluyendo todo el jugo, y hierve a fuego lento durante 10 minutos.

2. Vierte el zumo de almeja, el caldo, los vinagres y la salsa asiática. Por otro lado, combina todas las especias e incorpóralas a la olla. Hierve a fuego suave durante 30 minutos, tapando la olla solo parcialmente. Salpimienta al gusto.

3. Incorpora las vieras, los langostinos y el pescado, tapa la olla y cuece a fuego lento durante alrededor de 10 minutos hasta que se hayan cocinado. Rectifica el punto de sal y apaga el fuego. Deja reposar durante alrededor de una hora. Recalienta y sirve con perejil esparcido por encima.

Resultan 6 raciones.

Asegúrate de retirar las hojas al acabar de cocinar. (La literatura médica no solo describe los estudios acerca de sus muchas virtudes, también está repleta de escalofriantes historias sobre los daños digestivos provocados por consumir inadvertidamente una puntiaguda hoja de laurel).

He aquí algunas ideas para aumentar el consumo de laurel:

- Añade una o dos hojas al agua de cocción de las zanahorias, las patatas o los fideos chinos.
- Agrega una hoja en la elaboración de salsas de tomate, incluso cuando estés recalentando una salsa comercial.

- Cuece langostinos en cerveza con una hoja de laurel.
- Coloca una o dos hojas en el tarro del arroz para aromatizarlo.
- Condimenta la carne o el pescado asados en el horno, o bien a la parrilla envueltos en papel de aluminio.
- Prepara un *court bouillon* francés para cocer pescado combinando dos partes de agua con una de vino blanco y añadiendo trozos de zanahoria, cebollas, una pizca de tomillo y una hoja de laurel. Tapa y deja que hierva a fuego lento durante una hora antes de agregar el pescado. Elabora una cantidad suficiente como para sumergir el pescado por completo.

MEJORANA   *El milagro mediterráneo*

No cabe duda de que la dieta mediterránea resulta beneficiosa; de hecho, numerosos estudios la relacionan con una mejoría de la salud. Las personas que siguen este tipo de alimentación regularmente presentan un menor índice de enfermedades tales como afecciones cardiacas, presión arterial alta, derrame cerebral, cáncer, prediabetes, diabetes tipo II, Alzheimer, obesidad y depresión. Sin embargo, los científicos siguen debatiendo sobre *qué* componente de esta dieta resulta especialmente beneficioso. ¿Se tratará del aceite de oliva como fuente de ácidos grasos monoinsaturados? ¿Serán las frutas y verduras, tan repletas de antioxidantes? ¿Será el vino tinto por su contenido en resveratrol? ¿Tal vez sea el ajo, por su capacidad de diluir la sangre? ¿O quizá sus beneficios radiquen en los elementos que *no* suele incluir, como las grasas saturadas de las carnes rojas?

Un estudio ha revelado que una *especia* podría estar representando un importante papel en los beneficiosos efectos de la dieta mediterránea: se trata de la mejorana.

Doble protección

Los investigadores italianos que lo llevaron a cabo crearon diversas versiones de la típica en-

salada de la dieta mediterránea, que suele componerse de verduras de hoja verde, verduras crudas crujientes y un aliño a base de aceite de oliva y diversas especias. Su objetivo era calcular el poder antioxidante de cada ensalada por su capacidad de detener el proceso oxidativo que daña y destruye las células (se ha demostrado que la oxidación es un fenómeno subyacente en la mayor parte de las enfermedades crónicas e

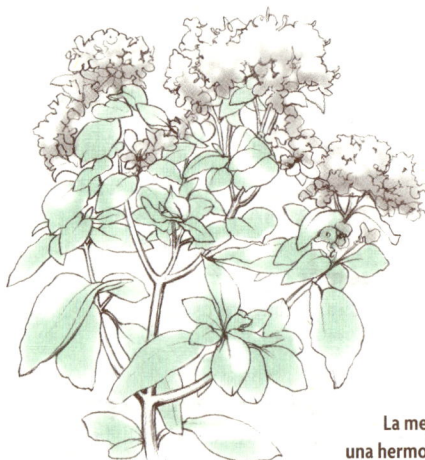

La mejorana es una hermosa planta que embellece las laderas de las montañas de Francia, Grecia e Italia cuando florece.

Cada ensalada contenía delicias típicas de la dieta mediterránea: lechuga romana de la zona, tomates, pepinos, cebollas y zanahorias aliñados con aceite de oliva y vinagre de vino tinto y aromatizados con albahaca, perejil, o bien una combinación de ajo, romero, salvia y guindilla roja; y —he aquí la parte importante— una combinación *variable* de una o más de otras 30 verduras y especias. Cada ensalada fue evaluada cuatro veces con el método CARO.

Atención a la mejorana

Pues bien, la adición de mejorana en una de las ensaladas consiguió *doblar* el valor CARO habiendo agregado solamente tres gramos de la especia (lo equivalente a una cucharadita). ¿Por qué es tan poderosa la mejorana? Debido al *ácido ursólico,* el *carvacrol* y el *timol,* según los investigadores. Estos y otros antioxidantes presentes en esta especia pueden proteger el organismo de varios modos.

La maravillosa mejorana

Numerosos estudios realizados en células y en animales muestran que la mejorana podría ayudar a vencer algunas de las enfermedades a las que hace frente la dieta mediterránea e incluso otras.

Ayuda a ralentizar el avance del Alzheimer. Los fármacos empleados para retrasar el progreso del Alzheimer aumentan los niveles de *acetilcolina,* un neurotransmisor que acelera la comunicación entre las células cerebrales. En un estudio llevado a cabo en animales, unos investigadores coreanos descubrieron que el ácido ursólico era casi tan potente como los fármacos que incrementan la acetilcolina. El ácido ursólico «podría retardar el deterioro de las funciones cognitivas y la memoria en algunos pacientes con [Alzheimer] leve o moderado» y «podría ser un tratamiento terapéutico de la enfermedad».

Combate el cáncer. Unos investigadores libaneses hallaron que los extractos de mejorana detenían el crecimiento de células humanas de leucemia. El extracto es un «potencial agente terapéutico», concluyeron los científicos en la revista *Leukemia Research.*

incluso en el proceso de envejecimiento). Para ello, los científicos se valieron de un método que mide la actividad antioxidante en términos de unidades de capacidad de absorción de radicales de oxígeno (CARO), es decir, la capacidad de los antioxidantes de absorber y desarmar las «especies radicales de oxígeno» que producen daño oxidativo.

Previene los infartos y los derrames cerebrales. Dado que la medicina tradicional iraní emplea la mejorana para diluir la sangre, unos científicos de la Universidad de Teherán analizaron la especia en el laboratorio y observaron que reducía la agregación plaquetaria (el proceso de aglutinación de las plaquetas que puede ocasionar la formación de coágulos sanguíneos y obstruir las arterias) en un 40 por ciento. Esta observación proporciona «las bases para el uso tradicional» de la mejorana «en los tratamientos de enfermedades cardiovasculares y trombosis [coágulos sanguíneos]», escribieron los investigadores en la revista *Vascular Pharmacology.*

Mejora la digestión. Habiéndose percatado del «alto consumo de mejorana entre la población iraní», otro equipo de médicos iraníes probó la capacidad de la especia de estimular la secreción de pepsina, una enzima responsable de la digestión de las proteínas. Pues bien, la mejorana aumentó la producción de pepsina en los animales de laboratorio en un 30 por ciento.

Protege frente a la contaminación. En un estudio efectuado por unos científicos egipcios los extractos de mejorana protegieron a los animales de laboratorio frente a los daños hepáticos y renales producidos por la exposición al plomo, probablemente debido a su capacidad antioxidante. «Las poblaciones con una exposición al plomo de baja intensidad deberían usar» extractos de mejorana, concluyeron los investigadores.

Previene las úlceras. Unos investigadores de Arabia Saudí descubrieron que la mejorana protegía a los animales de laboratorio frente a la formación de úlceras inducidas químicamente, y en otro estudio llevado a cabo en este mismo país los extractos de mejorana protegieron a los animales experimentales frente a los daños inducidos químicamente en el hígado, los riñones y los testículos.

Protege frente a las infecciones. Unos investigadores indios observaron que un extracto de mejorana destruía eficazmente una serie de hongos y bacterias patógenos, incluyendo *Candida albicans* (hongos vaginales), *Escherichia coli* (intoxicación alimentaria) y *Staphylococcus aureus* (infección de estafilococos).

Los antioxidantes superestrellas

El estudio italiano citado anteriormente investigó la actividad antioxidante de las siguientes verduras. Están clasificadas de arriba abajo según su mayor poder antioxidante, aunque todas obtuvieron una puntuación alta.

1. Alcachofa
2. Ajo
3. Remolacha
4. Rábano
5. Achicoria roja
6. Brócoli
7. Puerro
8. Espinaca
9. Hojas de remolacha
10. Repollo
11. Cebolla
12. Berenjena
13. Calabaza moscada
14. Pimiento amarillo
15. Coliflor
16. Lechuga romana
17. Pimiento rojo
18. Pimiento verde
19. Tomate
20. Calabacín
21. Apio
22. Pepino

Conoce la mejorana

La mejorana es una hermosa planta que embellece las laderas de las montañas de Francia, Grecia e Italia cuando florece, y aromatiza la cocina mediterránea con su aroma (pertenece a la misma familia que el orégano —su nombre botánico es *Origanum marjorana*— y para muchos es complicado distinguirlos).

En la antigua Grecia, los recién casados llevaban guirnaldas de mejorana como símbolo del gozo y el amor. Y hoy en día los griegos siguen enamorados de esta especia: el aroma de mejorana que desprenden las carnes y los pescados asados a la parrilla es una de las características típicas de este país; además, esta especia constituye un ingrediente esencial del *gyro*, un plato griego que se ha hecho famoso en todo el mundo.

También en Francia se emplea en abundancia: es especialmente popular en la región de Provenza y constituye un ingrediente indispensable de la mezcla de especias *bouquet garni*. Los franceses la utilizan, tanto fresca como seca, para aromatizar los platos de pollo, cordero, pescado y salsas a base de mantequilla.

Por su parte, los alemanes la denominan la «hierba aromática de las salchichas», pues suelen añadirla a las salchichas caseras junto con tomillo.

Los italianos la utilizan de forma similar al orégano; de hecho, cuando una receta requiera orégano es probable que el típico cocinero italiano añada ambas especias o las emplee indistintamente.

Los estadounidenses prefieren el orégano a la mejorana en la cocina y esta última se utiliza normalmente como conservante en los embutidos de hígado, salchichas de Bolonia, quesos, sopas y aliños de ensalada. También es un ingrediente fundamental de los condimentos comerciales diseñados para carnes de ave.

Cómo comprar mejorana

La mejorana se denomina a menudo *mejorana dulce* para diferenciarla del orégano (también conocido como *mejorana salvaje,* lo cual no es de gran ayuda para distinguirlas). El grueso de la producción mundial de mejorana se cultiva en el área mediterránea y la mayor parte de la comercializada en Estados Unidos procede de Egipto.

Esta especia está disponible fresca, seca (entera o partida) y molida. Se vende seca en la sección de especias de casi todos los supermercados. Se mantiene fresca alrededor de un año, si se guarda en un recipiente hermético en un lugar fresco y seco.

La mejorana en la cocina

La mejorana posee un sabor ligeramente agridulce que se asemeja más al tomillo que al orégano. Aunque va bien con cualquier receta, encaja a la perfección con los platos y sabores de la cocina mediterránea.

Comparada con el orégano, la mejorana resulta más suave; es idónea para aromatizar alimentos de sabor delicado como los huevos, así

Vinagreta mediterránea

Te sugiero que hagas una cantidad abundante para tenerla disponible en el frigorífico. En cuanto a los ingredientes de la ensalada, procura incluir algunas de las verduras ricas en antioxidantes enumeradas en la página 180.

1 cucharadita de mostaza de Dijon
¾ de taza de aceite de oliva virgen extra
¼ de taza de vinagre de vino tinto
1 diente de ajo, cortado en trocitos
1 cucharadita de mejorana seca
¼ de cucharadita de romero machacado
Sal y pimienta recién molida, al gusto

1. Introduce la mostaza en un cuenco pequeño, vierte el aceite de oliva y remuévelo para mezclarlo bien. Añade el vinagre, el ajo, la mejorana, el romero, la sal y la pimienta. Traslada la vinagreta a una salsera que disponga de una tapa bien ajustada. Agítala bien antes de servirla.

como el orégano es perfecto para condimentar sabores más fuertes, como las berenjenas. Al ser una especia tan suave, es también bastante versátil.

El único error que puede cometerse al trabajar con esta especia es cocinarla demasiado. Al ser tan delicada, tiende a volverse amarga, de modo que es recomendable añadirla hacia el final de la preparación en los platos que requieran una cocción prolongada.

MENTA *La esencia de la frescura*

El término *menta* designa a una multitud de plantas: está la menta de campo, la menta acuática, la menta de montaña; la menta de Egipto, la menta vietnamita, la menta de Córcega, la menta rizada, la menta espinosa de San Diego; la *Mentha laxiflora*, la *Mentha diemenica*… Y, claro, no podía faltar el famoso par: la menta verde o hierbabuena y la menta piperita. En total existen unas 600 variedades de menta, una especia que se halla presente en miles de productos.

La menta es uno de los sabores más populares y reconocibles del mundo. Forma parte de refrescos, dulces, cócteles, licores, gelatinas, siropes, pasteles, tés y helados entre otros productos. Sin embargo, estos sabrosos alimentos y bebidas están aromatizados con *una* variedad de menta: la menta piperita, conocida como la menta *dulce*.

Asimismo, cuando adquieres en el supermercado un bote de menta para cocinar es probable que se trate de hierbabuena, usada normalmente para aromatizar los platos salados.

Sea como fuere, la refrescante menta posee potentes propiedades curativas, empezando por el sistema digestivo.

Mantén el tracto digestivo en buen estado con la menta

Diversos estudios han demostrado que la menta piperita puede ayudar a mitigar los síntomas del síndrome del intestino irritable (SII), un problema digestivo que, según se estima, afecta a uno de cada siete estadounidenses, en gran medida mujeres. Suele definirse como un problema de salud «funcional», pues a pesar de no detectarse ninguna anomalía estructural, el intestino no funciona normalmente, debido a que los músculos se contraen más rápido o más despacio de lo normal; esto ocasiona una variedad de síntomas que incluyen dolor abdominal, retortijones e hinchazón, flatulencia excesiva, así como una alternancia de periodos de diarrea y estreñimiento.

La menta piperita relaja los músculos del intestino grueso y contribuye a normalizar las contracciones y atenuar los síntomas de este trastorno.

En un estudio efectuado por unos investigadores italianos, 54 personas aquejadas de SII recibieron aceite de menta piperita con recubrimiento entérico durante cuatro semanas (el recubrimiento asegura que la píldora se disuelva en el intestino y no en el estómago). Los científicos midieron el grado de gravedad de los siguientes síntomas antes y después del estudio: hinchazón, dolor o molestias abdominales, diarrea, estreñimiento, sensación de evacuación incompleta, dolor al defecar, flatulencia, mucosidad intestinal y sensación de urgencia de la defecación, y al finalizar el estudio el 75 por ciento de las personas que habían tomado el remedio presentaban una reducción de los síntomas de un 50 por ciento como mínimo.

En otro estudio, se dividió en dos grupos a 110 personas afectadas de SII: un grupo tomó una cápsula de aceite de menta piperita con recubrimiento entérico de 15 a 30 minutos antes de cada comida, y el otro grupo, un placebo. El 79 por ciento de los pacientes que tomaron menta afirmaron sentir alivio del dolor y las molestias abdominales y el 29 por ciento no sentía dolor alguno; por otro lado, la hinchazón se redujo en un 83 por ciento y la flatulencia en un 79 por ciento; además, el 83 por ciento consiguió ir menos al baño; sin embargo, hubo poca mejoría en el grupo placebo.

Unos investigadores canadienses hallaron que el aceite de menta piperita puede contribuir a impedir un excesivo crecimiento bacteriano en el intestino delgado, una de las posibles causas del SII. «Los resultados apuntan a uno de los mecanismos por los que el aceite de menta piperita con recubrimiento entérico mejora los síntomas del SII», concluyeron los científicos en la revista *Alternative Medicine Review*.

Además, cuando unos investigadores del Departamento del Gastroenterología de la Universidad de McMaster de Canadá evaluaron 38 estudios sobre tratamientos del SII, observaron que tres tratamientos fueron efectivos: un aumento de fibra en la alimentación, los fármacos antiespasmódicos y el aceite de menta piperita.

Pero el SII no es el único problema digestivo que la menta puede ayudar a resolver.

Indigestión. Un equipo de investigadores británicos que evaluó 17 estudios en los que se usó un remedio natural a base de una combinación de aceite de menta piperita y de alcaravea, descubrió que conseguía atenuar el dolor de estómago y otros síntomas digestivos presentes después de las comidas de un 60 a un 95 por ciento de las veces.

Además, un estudio realizado en Alemania con 96 personas halló que un remedio que contenía menta piperita aliviaba significativamente lo que los médicos denominan «dispepsia» (conocido comúnmente por indigestión). Al cabo de cuatro semanas, los participantes presentaban una reducción de los síntomas de un 40 por ciento.

Colonoscopia. Unos científicos japoneses observaron que usar aceite de menta piperita durante una colonoscopia reducía los espasmos del intestino grueso sin «efectos secundarios», en el 86 por ciento de un total de 409 pacientes, lo cual lo convierte en una «alternativa conveniente» a los fármacos antiespasmódicos que «a veces provocan efectos secundarios».

Endoscopia. Esta prueba médica consiste en la inserción de un tubo en el interior del esófago, estómago e intestino delgado. Ese mismo equipo de investigadores japoneses descubrió que el aceite de menta piperita presentaba una «eficacia superior» a la hora de facilitar el procedimiento

La menta podría ayudar a prevenir y/o tratar:

- Alergias
- Ansiedad
- Cáncer
- Caries
- Catarro
- Congestión nasal
- Dolores menstruales
- Enfermedad de las encías (gingivitis)
- Enfermedad pulmonar obstructiva crónica (EPOC)
- Estrés
- Fatiga mental
- Hirsutismo (crecimiento de vello excesivo en las mujeres)
- Indigestión
- Náusea postoperatoria
- Neuralgia postherpética
- Problemas de la lactancia
- Problemas de la menopausia
- Síndrome del intestino irritable
- Síndrome de ovario poliquístico (SOP)

en comparación con un fármaco antiespasmódico. Además la menta piperita no produjo «ningún efecto secundario significativo», mientras que el fármaco generó sequedad de boca, visión borrosa y retención urinaria.

Advertencia: La menta piperita no es el remedio perfecto para todos los problemas digestivos. Los expertos recomiendan usarla con precaución si se padece acidez de estómago, hernia de hiato y cálculos renales, ya que su efecto relajante en el intestino grueso podría agravar estos problemas.

Respirar mejor

La menta es rica en *mentol*, el compuesto responsable de la típica sensación de frescor de los alimentos, bebidas y productos de higiene corporal que contienen menta piperita, la cual estimula los receptores del frío en las membranas de las mucosas o de la piel.

Unos investigadores alemanes que llevaron a cabo un estudio centrado en cómo trabaja el mentol para mejorar la congestión nasal llegaron a la misma conclusión que los entusiastas de las pastillas de mentol: produce «la sensación subjetiva de una nariz limpia y despejada».

Otros científicos de Gales coincidieron con ese resultado: realizaron un estudio con 62 personas aquejadas de un resfriado a las que dividieron en dos grupos: una mitad recibió una pastilla de 11 mg de mentol, y la otra mitad, un placebo. Pues bien, se produjo un «cambio significativo» en «la sensación nasal del flujo de aire» en las personas que tomaron mentol.

Por otro lado, unos investigadores de Gran Bretaña solicitaron a 20 personas que inhalaran repetidamente una sustancia irritante que les hacía toser; cinco minutos antes de cada «desafío de tos» los participantes debían inhalar mentol, perfume de pino, o simplemente aire, pero solamente la «inhalación de mentol consiguió reducir la tos», según escribieron los investigadores en la revista *Thorax*.

Y en otro estudio en el que unos científicos japoneses redujeron la función respiratoria de once personas, detectaron que la inhalación de mentol producía una «disminución significativa de las sensaciones de malestar».

Otros beneficios

Además, la menta piperita y la hierbabuena pueden refrescar tu vida de otras maneras.

Neuralgia postherpética. Como he mencionado antes, el mentol actúa sobre los receptores del frío de las células, lo cual genera una intensa sensación de frescor; por esta razón, este compuesto forma parte de los ingredientes de diversos analgésicos tópicos, y esta misma sensación de frescor podría ser la causa de los efectos analgésicos del mentol en la neuralgia postherpética, dolor nervioso ocasionado por un brote de herpes: un devastador sarpullido de origen viral que suele afectar a personas mayores y de mediana edad.

En un informe aparecido en la revista *Clinical Journal of Pain*, se describe cómo unos investigadores del Centro de Gestión del Dolor del University College observaron que la aplicación de aceite de menta con un 10 por ciento de mentol «produjo una mejoría del dolor casi inmediata» que duró de cuatro a seis horas en un paciente aquejado de neuralgia postherpética.

La menta combina bien con las siguientes especias:

Albahaca	Hierba limón
Canela	Pimienta de Jamaica
Cardamomo	Romero
Cebolla	Salvia
Cilantro	Semilla de hinojo
Comino	Sésamo
Guindilla	Tomillo

y complementa las recetas de:

Arándano	Guisantes
Carne de cangrejo	Mango
Cordero	Papaya
Chutney	Yogur
Curries	

Otras recetas que contienen menta:

Chaat masala (pág. 294)
Dukkah (pág. 298)
Marisco al azafrán (pág. 69)

Sopa de tomate asado con hinojo y menta (pág. 275)

Rendimiento laboral. Según parece, el mentol también refresca la mente. Unos científicos estadounidenses de la Universidad Jesuita Wheeling observaron que la inhalación de aceite de menta mejoraba el rendimiento en dos tareas de oficina: teclear (velocidad y precisión) y ordenar archivos por orden alfabético. «El aceite de menta piperita podría favorecer una activación general de la atención», de modo que la gente «se concentre en su tarea y mejore su rendimiento», concluyeron los científicos en la revista *Perceptual and Motor Skills*.

Síndrome de ovario poliquístico (SOP). Este trastorno caracterizado por una excesiva producción de testosterona afecta a una de cada diez mujeres estadounidenses, y la aparición de un excesivo vello facial y corporal (hirsutismo) es uno de sus signos; pues bien, un equipo de investigadores británicos descubrió que beber una infusión de hierbabuena dos veces al día durante un mes reducía los niveles de testosterona en las mujeres afectadas del SOP. «La hierbabuena tiene potencial como un tratamiento natural y beneficioso del hirsutismo en el SOP», afirmaron los científicos en la revista *Phytotherapy Research*.

Estrés y ansiedad. Unos investigadores coreanos hallaron que la inhalación de aceite de menta y otros aceites esenciales reducía el estrés y la ansiedad entre los estudiantes de enfermería y concluyeron que «podría ser un método muy efectivo para el control del estrés».

LA MENTA ES UN AROMATIZANTE HABITUAL DE LAS PASTAS DE DIENTES Y LOS ENJUAGUES BUCALES.

Náusea postoperatoria. Unos investigadores estadounidenses que realizaron un estudio con 33 pacientes de cirugía descubrieron que la inhalación de aceite de menta reducía las náuseas postoperatorias (un problema común) en un 29 por ciento.

Lactancia. «El dolor en los pezones y las lesiones asociadas a la lactancia materna son causas comunes del abandono prematuro de esta», explicó un equipo de investigadores en la revista *International Journal of Breastfeeding*. Los científicos efectuaron un estudio con 196 mujeres en período de lactancia y observaron que al tratar los pezones con agua de menta piperita se reducía tres veces la posibilidad de desarrollar grietas

en los pezones y cinco veces la posibilidad de sentir dolor.

Tuberculosis. Unos investigadores rusos descubrieron que la adición de aceite de menta piperita a una terapia combinada de medicamentos para la tuberculosis ayudaba a destruir las bacterias y a mejorar los síntomas. «Podría utilizarse este procedimiento para prevenir la recurrencia y el empeoramiento de la tuberculosis pulmonar», concluyeron los científicos.

Sofocos inducidos por la quimioterapia. En un estudio realizado por unos investigadores británicos, algunas mujeres calificaron como «sumamente positivo» el uso de un espray que contenía menta piperita en la reducción de los sofocos generados por el tratamiento del cáncer de mama.

Cáncer. Docenas de estudios preclínicos, *in vitro* y en animales muestran que la menta puede combatir el cáncer. Tanto la hierbabuena como la menta piperita y sus compuestos han resultado eficaces en retardar, detener o eliminar los cánceres de pulmón, próstata, hígado, piel, estómago, vejiga, cerebro, boca y sangre.

Enfermedad pulmonar obstructiva crónica (EPOC). Esta combinación de enfisema y bronquitis crónica constituye la cuarta causa de muerte en Estados Unidos. Unos investigadores chinos hallaron que el aceite de hierbabuena reducía la inflamación pulmonar en ratas a las que se había inducido EPOC previamente.

La familia de la menta comprende alrededor de 600 variedades.

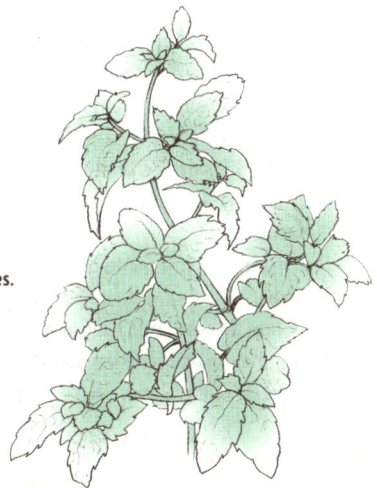

Caries y enfermedades de las encías. Un equipo de científicos de Oriente Próximo descubrió que el aceite de menta piperita destruía la bacteria responsable de la caries y contribuía a detener la acumulación de placa.

Fiebre del heno. Un grupo de científicos japoneses observó que los extractos de menta detenían la segregación de histamina, la sustancia responsable de síntomas alérgicos tales como lagrimeo, picazón y congestión nasal. En opinión de los investigadores «estos resultados sugieren que los extractos [de menta] podrían resultar clínicamente efectivos para aliviar los síntomas nasales de la rinitis alérgica [fiebre del heno]».

Conoce la menta

Tanto la hierbabuena como la menta piperita han venido usándose en artículos de perfumería y cosmética durante siglos y hoy en día son aromatizantes habituales de las pastas de dientes y los enjuagues bucales; sin embargo, su uso en la cocina no comenzó hasta el siglo XVII.

Los ingleses fueron los primeros en emplearla para usos culinarios y en la actualidad siguen siendo grandes fans de esta especia; por ejemplo,

Bocadillos de cordero a la parrilla con salsa de pepino y menta

Esta receta de Oriente Próximo —perfecta para ir de picnic— aporta un toque picante al tradicional tzatziki.

Para la salsa:
1 taza de yogur natural
1 taza de pepino pelado y sin pepitas, cortado en trozos grandes
¼ de taza de menta fresca, bien comprimida
1 cucharada de zumo de lima
½ cucharadita de sal
¼ de cucharadita de comino molido
¼ de cucharadita de pimentón dulce
¼ de cucharadita de polvo de chile
¼ de cucharadita de azúcar
Pimienta blanca recién molida al gusto

Para las hamburguesas:
450 g (1 libra) de picadillo de cordero (magro)
½ taza de pan rallado fresco
½ taza de dados de cebolla
1 huevo grande, ligeramente batido
1 diente de ajo grande, picado
2 cucharaditas de aceite de oliva
1 cucharada de hojas de menta secas, desmenuzadas
1 cucharadita de pimienta de Jamaica molida
½ cucharadita de canela en polvo
¼ de taza de semillas de sésamo blanco, tostadas
Sal y pimienta negra recién molida al gusto
4 panes de pita grandes

Para echar por encima:
1 pimiento verde, cortado en rodajas
1 pimiento rojo, cortado en rodajas
1 cebolla roja pequeña, cortada en rodajas finas
1 taza de peperoncini, cortado en rodajas

1. Para preparar la salsa: coloca el yogur en un colador fino situado sobre un cuenco y fíltralo durante alrededor de cinco minutos. Desecha el líquido colado.
2. Combina el pepino, la menta, el zumo de lima, la sal, el comino, el pimentón, el polvo de chile, el azúcar, la pimienta y el yogur filtrado en un robot de cocina hasta obtener una textura suave. Refrigera esta salsa hasta que vayas a usarla.
3. Para preparar las hamburguesas: mezcla el picadillo de cordero, el pan rallado, la cebolla, el huevo, el ajo, el aceite de oliva, la menta, la pimienta de Jamaica, la canela, el sésamo, la sal y la pimienta.
4. Humedécete las manos y forma ocho hamburguesas. Engrasa la rejilla de la parrilla con un espray antiadherente y cocina las hamburguesas a temperatura máxima durante dos minutos cada lado o hasta que lo consideres oportuno. Coloca dos hamburguesas en cada pita, añade la salsa con un cucharón y sirve con los trocitos de pimiento y cebolla por encima.

Resultan 4 raciones

la salsa de menta es un acompañamiento imprescindible de los platos de cordero. La menta con cordero también goza de popularidad entre los estadounidenses y suelen presentarla en forma de gelatina.

Los países del este del Mediterráneo (Grecia, Turquía y los países mediterráneos de Oriente Próximo), así como el sudeste asiático y la India utilizan menta en *grandes cantidades,* fresca o seca, tanto en platos dulces como salados, y por supuesto en el té: el té negro con hierbabuena es una bebida típica de Oriente Próximo y África.

En la India, la menta constituye un ingrediente esencial de la *raita,* una salsa típica de pepino y yogur que se emplea como condimento y aporta una nota de frescor a los curries picantes. Asimismo, la menta es un elemento fundamental en las albóndigas denominadas *kofta,* así como en la mezcla de especias *chaat masala.* La hierbabuena se muele junto con coco, guindillas, cebolla y mango verde para la elaboración de *chutneys* y también se añade a los *biryanis,* platos picantes a base de arroz.

Por otra parte, la menta suele estar presente cuando se sirve *harissa,* una salsa típica del norte de África y uno de los condimentos más picantes del mundo. También es una especia popular en los guisos marroquíes denominados *tajines,* así como en las hojas de parra rellenas, una especialidad de Oriente Próximo popular en Estados Unidos. Asimismo, forma parte de la *dukkah,* una mezcla de especias egipcia. Igualmente es una importante especia en las cocinas turca e iraní. Y, por supuesto, la menta es el ingrediente que define el *tzatziki,* la popular salsa griega de yogur y pepino.

En Malasia combinan menta con cúrcuma, galanga, hierba limón y pasta de gambas para aromatizar unas sopas de fideos picantes denominadas *laksas.* Además, la menta forma parte de la pasta de curry verde tailandés y en Asia suele añadirse a los sofritos.

La menta es además una de las mejores amigas del *barman:* entre las numerosas bebidas que incluyen hojas de menta o aroma de menta podemos citar la *crème de menthe,* empleada en la elaboración de los cócteles «stinger» y «saltamontes». Pero en la actualidad el cóctel de menta más popular es el mojito, que contiene además zumo de cítricos y tequila; y no debemos olvidar el *schnapps* de menta, un popular licor entre los alemanes. Por otra parte, el primer sábado de mayo, durante la celebración del derbi de Kentucky en Churchill Downs se calientan unos 450 kg (1.000 libras) de hojas frescas de menta para preparar julepe de menta, un cóctel clásico de esta competición hípica elaborado con *bourbon,* sirope simple, bíteres y grandes cantidades de menta.

Cómo comprar menta

Como he mencionado antes, la menta que se vende en los supermercados suele tratarse de hierbabuena seca, pero puedes adquirir menta piperita en tiendas especializadas, o bien a través de Internet (véase la página 336).

Las hojas secas de la hierbabuena son muy quebradizas y suelen romperse en pedacitos al frotar el tallo para extraerlas. Si bien se vuelven más oscuras —casi negras— al secarse, la coloración no afecta a la calidad ni la frescura.

Conviene que te fijes en su aroma: la hierbabuena debería exhalar una fragancia cálida y ligeramente acre, mientras que el perfume de la menta piperita es frío y ligeramente picante.

La menta en la cocina

Con la excepción de algunas especialidades de repostería, la menta piperita no suele usarse para fines culinarios más allá de las infusiones. En cambio, la hierbabuena puede utilizarse de diversas maneras.

Aunque en opinión de muchos cocineros la menta no casa bien con otras especias debido a su sabor dominante, los chefs expertos en las cocinas india y asiática la mezclan exitosamente con otras especias de sabores fuertes.

He aquí algunas ideas para aumentar el consumo de menta:

- Parte en pedacitos varias ramitas de menta y congélalas con agua para formar cubitos de hielo que puedes añadir a los tés helados, la limonada y la tónica.
- Esparce menta por encima de la mantequilla que sirve de aderezo a las mazorcas de maíz.

- Muele menta —fresca o seca— en un mortero, junto con una pizca de sal, y añádela a los aliños de aceite de oliva y vinagre.
- Añádela a las sopas y salsas a base de nata.
- Agrega menta a la sopa de guisantes o a cualquier otro plato de esta legumbre.

- Incorpórala a la sopa fría de pepino.
- Sustituye la albahaca por esta especia para elaborar un pesto de menta.
- Prepara una novedosa salsa chimichurri (pág. 200) remplazando el perejil por menta.
- Utiliza menta en vez de orégano o mejorana en los platos de berenjena y tomate.

NUEZ MOSCADA *Un toque de salud*

La nuez moscada llegó por primera vez a Connecticut en el siglo XVIII, donde entre los jóvenes adinerados de la época se instauró la moda de llevar consigo esta especia, junto con un rallador de plata, allí donde comieran. Sin embargo, muy pronto empezaron a darse los primeros casos de fraude de la mano de algunos comerciantes que tallaban la corteza de los árboles dándole forma de nuez moscada y vendían la especia «falsa» por el mismo precio que la auténtica. ¡Podrás imaginar el chasco que se llevaría más de un joven cuando, queriendo impresionar a una chica, se encontraba tratando de rallar una «nuez moscada» de madera sobre una porción de tarta! Según algunos historiadores, la práctica habitual de este engaño es el origen del apodo extraoficial de este estado, también conocido como «el estado de la nuez moscada».

Lo cierto es que hoy en día podría hablarse de la nación de la nuez moscada, ya que los estadounidenses disfrutan de esta especia añadiéndola a los productos de panadería, así como a bebidas clásicas como el chocolate caliente, la sidra caliente y el ponche de huevo. Lo cierto es que al esparcir esta especia en las bebidas posiblemente estés haciendo un brindis por tu salud.

La promesa curativa de la miristicina
El sabor incomparable —dulce e intenso— de la nuez moscada procede de la *miristicina*, un aceite volátil presente en numerosas plantas, tales como las zanahorias, el apio y el perejil, y especialmente abundante en esta especia. Y si bien no se han llevado a cabo estudios en humanos sobre este compuesto, sí se han realizado estudios preclínicos, *in vitro* y en animales, sobre sus

poderes curativos (así como de otros compuestos de esta especia).

Colesterol alto. En dos estudios en animales llevados a cabo por unos investigadores indios se observó que la nuez moscada reducía tanto el colesterol total como el colesterol LDL «malo».

Cáncer. Unos científicos tailandeses descubrieron que el extracto de nuez moscada destruía las células de leucemia humana.

Arrugas. Un equipo de científicos coreanos analizó 150 plantas con objeto de encontrar algún compuesto capaz de inhibir la *elastasa,* una enzima que descompone la *elastina,* la proteína fibrosa que mantiene la piel firme y flexible. (La degradación de la elastina hace que la piel se vuelva flácida). Pues bien, la nuez moscada fue una de las seis plantas que demostraron ser eficaces en la inhibición de la elastasa. Como ingrediente de productos cosméticos la nuez moscada podría tener «propiedades rejuvenecedoras en la piel humana», concluyeron los investigadores en la revista *International Journal of Cosmetic Science.* En otro estudio también a cargo de investigadores coreanos se observó que un compuesto presente en la nuez moscada protegía la piel frente a los nocivos rayos UVB.

Ansiedad. En un estudio en animales llevado a cabo en la India se descubrió que la nuez moscada ejercía un efecto similar a los ansiolíticos en el alivio de los síntomas de la ansiedad.

Depresión. En un estudio en animales publicado en la revista *Journal of Medicinal Food* se vio que el tratamiento con nuez moscada resultaba tan efectivo como los antidepresivos al producir «significativos efectos antidepresivos».

Memoria. En otro estudio en animales, unos investigadores indios hallaron que la nuez moscada «mejoraba significativamente» los procesos de memoria y aprendizaje.

Deseo sexual bajo. La nuez moscada ejerce un efecto estimulante en el sistema nervioso y es considerada un afrodisiaco en la medicina *unani* (un sistema de curación proveniente de la antigua Grecia que continúa vigente en la India y Pakistán). Unos investigadores indios observaron que la administración de nuez moscada a los animales experimentales les producía excitación sexual. «El aumento significativo y sostenido de la actividad sexual indicó que el extracto de nuez moscada presenta una actividad afrodisiaca e incrementa la libido», concluyeron los investigadores en la revista *BMC Complementary and Alternative Medicine*.

Epilepsia. En un estudio en animales unos investigadores pakistaníes descubrieron que la nuez moscada «posee una significativa actividad anticonvulsiva» que previene los ataques epilépticos. El hallazgo fue publicado en la revista *Phytotherapy Research*.

Diarrea. En un estudio realizado por unos científicos brasileños, la miristicina destruyó el 90 por ciento de los rotavirus —la causa más común de la diarrea—. La nuez moscada «puede resultar útil en el tratamiento de la diarrea humana cuando el agente etiológico es un rotavirus», afirmaron los investigadores en la revista *Journal of Ethnopharmacology*. Otro estudio detectó que un remedio ayurvédico que contie-

La nuez moscada es el endospermo de las semillas —parecidas a nueces— de los frutos del árbol homónimo.

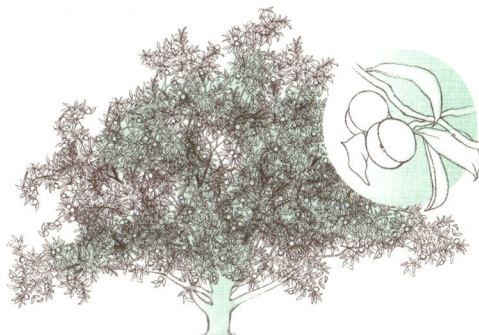

ne nuez moscada resultaba una medicación eficaz para la diarrea.

Conoce la nuez moscada

Cuando visitas la isla caribeña de Granada —donde los abundantes árboles de nuez moscada perfuman la brisa marina y la especia aparece incluso en la bandera nacional—, es tan fácil ver a alguien masajeando una articulación artrítica con mantequilla de nuez moscada como esparciendo la especia sobre un ponche de ron. La nuez moscada es un remedio tradicional muy antiguo; la medicina tradicional ha venido utilizándola para aliviar los retortijones, la diarrea y otros trastornos digestivos, así como para atenuar los dolores de cabeza, calmar las emociones negativas, estimular la menstruación y mitigar las hemorroides.

Esta especia cuenta con una larga tradición económica y política: fue el centro del comercio

¿Es la nuez moscada un narcótico?

La nuez moscada suele considerarse un narcótico barato y no se trata de una leyenda urbana: el *ayurveda*, el tradicional sistema de curación natural de la India, denomina a esta especia *madashaunda*, que significa «fruta narcótica». Aunque numerosos estudios científicos han demostrado sus efectos tóxicos, conviene saber que para producirse una intoxicación es necesario ingerirla en *grandes cantidades* —alrededor de 55 g (2 oz), una cantidad imposible de consumir en un contexto culinario: una cucharadita de la especia es suficiente para aromatizar una tarta de queso.

Por esta razón, la Administración para el Control de Drogas estadounidense no organiza redadas en torno a los armarios de especias de la gente: la FDA la incluye en la lista GRAS de sustancias «generalmente reconocidas como seguras» cuando es utilizada para fines culinarios. (Huelga decir que no es buena idea experimentar con los efectos tóxicos de la nuez moscada: hay más de un caso de envenenamiento mortal de personas que hicieron justamente eso).

mundial de especias durante muchos siglos y su lugar de origen —las islas Molucas en Indonesia, anteriormente conocidas como las Molucas y como las «Islas de las Especias»— fue un secreto celosamente guardado por los comerciantes. Entre los siglos XIV y XVIII los alemanes, los portugueses, los franceses y los ingleses lucharon por el control de estas islas, hasta que los ingleses comenzaron a cultivar árboles de nuez moscada en otros lugares, incluyendo la isla caribeña de Granada.

En la actualidad, tanto las islas Molucas como la isla de Granada son los mayores productores de esta especia en el mundo.

La nuez moscada es el endospermo de las semillas —parecidas a nueces— de los frutos del árbol homónimo. En realidad, el árbol produce dos especias culinarias: la nuez moscada —el endospermo— y el macis —el *arilo* o la cobertura carnosa que envuelve la semillas—. Mientras que la primera tiene un sabor dulce, el segundo resulta ácido y fuerte.

La nuez moscada es utilizada de diferentes modos dependiendo de cada país. Tanto en Estados Unidos como en Inglaterra se usa principalmente para aromatizar platos y bebidas, tanto alcohólicas (ponche de huevo, ron caliente, vino caliente con especias, *Kahlùa* y nata) como no alcohólicas (cacao y batidos de leche). En la vieja Inglaterra, esta especia daba una nota especiada al *pease porridge* (gachas de guisantes), que según la letra de una famosa canción infantil se sirven calientes, frías y con nueve días.

En el Caribe la nuez moscada se emplea en diversos platos: carnes sazonadas con *jerk* jamaicano, curries y mezclas de especias. Concretamente en la isla de Granada —donde el sirope de nuez moscada elaborado con azúcar y ron es un popular condimento— esta especia está presente en prácticamente *todo*, incluyendo los helados, las sopas, los pasteles de boniato, el pollo y una combinación de cócteles de ron.

La afinidad de Francia por la nuez moscada tiene su origen siglos atrás cuando se plantaron en suelo francés los primeros árboles sacados clandestinamente de las «Islas de las Especias». La nuez moscada contribuye a aligerar la *becha-*

La nuez moscada podría ayudar a prevenir y/o tratar:

Ansiedad	Epilepsia
Arrugas	Pérdida de memoria
Cáncer	Problemas de
Depresión	colesterol (colesterol
Deseo sexual bajo	total alto, colesterol
	LDL «malo» alto)

La nuez moscada combina bien con las siguientes especias:

Amchur	Coco
Cacao	Hierba limón
Canela	Jengibre
Cilantro	Pimienta de Jamaica
Clavo	

y complementa las recetas de:

Aguacate	Sopas
Galletas y panes	Tomates
Langosta	Verduras
Plátanos	Vieiras
Salsas blancas	

Otras recetas que contienen nuez moscada:

Adobo *jerk* (pág. 298)	Mezcla de especias para bebidas (pág. 302)
Arroz con leche con vainilla y especias (pág. 284)	Mezcla de especias para tarta de manzana (pág. 301)
Baharat (pág. 297)	
Garam masala (pág. 293)	*Quatre épices* (pág. 300)
La kama (pág. 295)	*Ras el hanout* (pág. 295)
Mezcla de frutos secos con especias (pág. 104)	Tostadas francesas con plátano y canela (pág. 88)

mel y las patatas gratinadas. Además, forma parte de la mezcla de especias *quatre épices*.

Es una especia de uso habitual en Alemania, donde suele emplearse para aligerar los platos de patatas, así como los púdines y los *dumplings* (bolas de pasta a veces rellenas). También suelen esparcirla por encima de la sopa de pollo.

Por su parte, en la India se cultiva una variedad más oleaginosa y, por tanto, ligeramente más fuerte que la nuez moscada de Granada o Indonesia. Se emplea en las cocinas mogol y cachemir para aromatizar las verduras y algunos postres. Además, constituye un ingrediente esencial de la mezcla de especias *garam masala*.

Igualmente en la India esta especia es un ingrediente de las hojas de betel enrolladas que se mastican (como se mastica el tabaco) por sus efectos digestivos y estimulantes.

Cómo comprar nuez moscada

Si bien la nuez moscada suele estar disponible tanto entera como en polvo, resulta más sabrosa cuando se usa recién molida. Su tamaño oscila normalmente entre 2,5 y 3 cm (de 1 a 1 ¼ pulgadas) y posee una cáscara rugosa de color marrón clarito. La calidad de esta especia es variable. En general, es recomendable adquirir nueces intactas sin agujeros que delaten la presencia de gusanos. Las nueces enteras pueden conservarse durante varios años si se mantienen en un recipiente hermético en un lugar seco y oscuro. Cuando se almacenan durante demasiado tiempo, se secan y pierden sus aceites volátiles.

Debido a su alto contenido en aceite, la nuez moscada molida mantiene bien su sabor y puede conservarse durante un año o más en las mismas condiciones que la entera. A menos que elabores regularmente productos de panadería, te aconsejo que compres el tarro más pequeño que encuentres, ya que para aromatizar los platos con un poquito es suficiente.

Dependiendo de su lugar de origen, el sabor de la nuez moscada puede variar de dulce y picante a fuerte y ligeramente amargo. Los mayores exportadores son Indonesia (las islas Molucas), la isla caribeña de Granada, Francia e India. Si bien Indonesia es con diferencia el mayor productor de la especia y de allí procede la mayoría de la nuez moscada importada en Estados Unidos, la de Granada es considerada por muchos la mejor. Puedes adquirir la nuez moscada granadina, así como la francesa o india —de

sabor más fuerte— en tiendas especializadas, o bien a través de Internet (véase la guía de compra de la página 336).

La nuez moscada entera es de textura dura y se requiere un rallador para utilizarla. Los ralladores de nuez moscada son pequeños utensilios cilíndricos que pueden encontrarse en tiendas de productos de cocina, o bien en la sección de productos de cocina de los grandes almacenes. Si bien fueron considerados artículos de lujo en el pasado, en la actualidad están ampliamente disponibles a precios bastante asequibles que oscilan entre unos 2,5 euros (3 dólares) y 13 euros (15 dólares). Generalmente son de acrílico transparente, o bien de acero inoxidable (tal vez puedas encontrar un rallador de plata inglés en una tienda de antigüedades). Aunque estos ralladores resultan prácticos porque contienen un compartimento donde se depositan los finos fragmentos de la especia, también puede usarse un rallador convencional de acero inoxidable.

La nuez moscada en la cocina

Lo mejor es rallarla directamente sobre la comida para disfrutar de toda su intensidad de sabor. En todo caso, mantiene mejor el sabor cuando se añade hacia el final de las preparaciones.

Sirope de nuez moscada de Granada

Rocía el helado, el cacao o los postres de fruta con este sirope. Se conserva bien en el frigorífico.

½ **taza de agua**
½ **taza de azúcar**
¼ **de taza de ron oscuro**
4 cucharaditas de nuez moscada recién rallada

1. Vierte el agua en una cacerola pequeña, añade el azúcar y remuévelo hasta disolverlo. Agrega el ron y la nuez moscada y hierve a fuego lento durante alrededor de 10 minutos, hasta que el líquido se espese.

Resulta alrededor de una taza y media.

Esta especia es ideal para aromatizar pasteles, rellenos dulces y bases de masa, así como platos salados. Por ejemplo, añadir una pizca al final de los braseados, las cazuelas y otros platos de cocción prolongada aporta un toque de dulce y picante, así como una nueva dimensión de sabor.

La nuez moscada y los productos lácteos casan perfectamente, ya que esta especia hace más digerible la grasa de la leche, la nata, los huevos, el queso y las natillas. Resulta especialmente idónea para las salsas blancas espesadas con harina. También encaja de maravilla en los platos de patatas y de verduras de sabor fuerte, tales como la coliflor, la berenjena, las coles de Bruselas y las espinacas.

He aquí algunas ideas para aumentar el consumo de nuez moscada:

- Esparce nuez moscada en sopas espesas tales como la sopa de guisantes partidos, de lentejas y de judías negras.
- Añade un poco de nuez moscada al repollo para enmascarar su sabor a azufre.
- Agrégala a los quiches.
- Ralla un poquito sobre los guisos y braseados.
- Espárcela sobre las verduras cocinadas con nata. Va especialmente bien con las espinacas con nata y las cazuelas de patatas.
- Espolvorea la tarta de cebolla con nuez moscada.
- Añádela al chocolate caliente, o bien a los helados, batidos o *smoothies*.
- Espárcela por encima de los guisos espesos, así como de los curries elaborados con leche de coco.

ORÉGANO *Protección frente a las infecciones*

Toda pizzería o restaurante de Estados Unidos tiene botes repletos de hojitas de orégano seco. Esta especia es sinónimo de Italia y de la comida italiana: sin él, la lasaña, la pizza e incluso el pan de ajo no se considerarían verdaderamente italianos.

Sin embargo, el mayor productor mundial de orégano no es Italia, sino Turquía, que exporta 20 toneladas y utiliza mil toneladas de esta especia anualmente. Y no solo porque a los turcos les guste su sabor, sino porque confían en el poder *curativo* del orégano.

Los hogares turcos suelen disponer de un alambique empleado para hacer agua de orégano, una bebida que favorece la digestión. Su diseño facilita que pueda ubicarse de forma segura encima de los fogones y propague los vapores de aceite de orégano que, según se cree, relajan los nervios y mantienen la salud. Los turcos acostumbran a tratar el dolor muscular y el reumatismo frotando el área afectada con el aceite esencial, y como no podía ser de otra manera, su infusión preferida es el té de orégano.

Si accedes a una base de datos científica y escribes la palabra «orégano», comprobarás que existen una gran cantidad de estudios que avalan el uso medicinal del orégano en la cultura turca.

TODA PIZZERÍA O RESTAURANTE DE ESTADOS UNIDOS TIENE BOTES REPLETOS DE HOJITAS DE ORÉGANO SECO.

El orégano combate la infección intestinal

Los resultados de las últimas investigaciones apuntan a diversas bacterias, hongos y parásitos como causas comunes de problemas intestinales, desde las úlceras hasta el síndrome del intestino irritable. De hecho, se piensa que las alteraciones microbianas del intestino pueden causar o complicar un gran número de enfermedades, desde las alergias hasta la artritis. Pues bien, los principales componentes del aceite de orégano —*carvacrol* y *timol*— son poderosas sustancias antibacterianas, antivirales, antifúngicas y antiparásitas.

Pone a los parásitos en su sitio. Existen muchos tipos de parásitos intestinales, desde organismos unicelulares hasta gusanos que se transmiten a través de la comida, el agua, las mascotas o incluso los viajes (algunos visitantes de países en desarrollo acaban con un «*souvenir*» del que hubieran preferido prescindir).

Como es obvio, estos parásitos pueden producir síntomas en el intestino, siendo la diarrea crónica el más común. Otros posibles síntomas incluyen hinchazón, flatulencia, estreñimiento, heces con sangre, así como otros síntomas no digestivos como fiebre y fatiga.

Si bien los fármacos antiparásitos son el mejor modo de erradicarlos, no siempre funcionan. Por esta razón, unos médicos del suroeste de Estados Unidos decidieron tratar con aceite de orégano a 34 personas con parásitos persistentes. Pues bien, el tratamiento acabó con los invasores en la mayoría de los casos y redujo su presencia en el resto.

Frustra las intoxicaciones alimentarias. Se ha descubierto que los compuestos presentes en el orégano pueden destruir muchas de las bacterias responsables de las intoxicaciones alimentarias, tales como *E. coli*, *Salmonella*, *Listeria* y *Shigella*. En un estudio llevado a cabo por el Departamento de Agricultura de Estados Unidos, el orégano consiguió detener la multiplicación de estos gérmenes, superando al ajo y a la pimienta de Jamaica.

Cura las úlceras. Unos investigadores del Departamento de Ciencia de los Alimentos de la Universidad de Massachusetts hallaron que una combinación de extractos de orégano y arándanos podía destruir la bacteria *H. pylori*, responsable de las úlceras estomacales.

Alivia la colitis. Unos científicos eslovacos observaron que una combinación de orégano y tomillo reducía la inflamación en los colones de animales a los que se había inducido colitis previamente, un tipo de enfermedad inflamatoria

El orégano podría ayudar a prevenir y/o tratar:

Afecciones cardiacas	Infección parasitaria
Afta (candidiasis oral)	Intoxicación alimentaria
Alzheimer	Manchas de la edad
Cáncer	Presión arterial alta
Candidiasis (infección fúngica sistémica)	Problemas de colesterol (colesterol LDL «malo» alto)
Colitis (enfermedad inflamatoria del intestino)	Resistencia a la insulina (prediabetes)
Enfermedades hepáticas	Síndrome metabólico
Hongos vaginales	Sobrepeso
Infección por estafilococos	Triglicéridos altos
	Úlcera

del intestino que afecta a más de un millón de estadounidenses.

Alarga la vida del hígado. Diversos estudios en animales muestran que el aceite de orégano puede fortalecer y curar el hígado, una buena noticia para las decenas de millones de estadounidenses que padecen la enfermedad del hígado graso no alcohólico, hepatitis C, cirrosis y otras afecciones hepáticas.

También combate las infecciones vaginales

Como todos sabemos, las infecciones no se limitan al tracto digestivo. Los hongos vaginales —*candidiasis vulvovaginal* según la terminología médica— afectan a tres de cada cuatro mujeres, al menos una vez en la vida. Cerca del 45 por ciento sufren una segunda infección, y entre el 5 y el 8 por ciento padecen infecciones recurrentes entre cuatro y cinco veces al año. Estas molestas infecciones —a veces incluso dolorosas— son casi siempre causadas por el hongo levaduriforme *Candida albicans*.

Algunos médicos —encabezados por el Dr. William C. Crook, autor del libro *The Yeast*

Connection, publicado en 1987— piensan que la infección generalizada de *C. albicans* es un problema común que genera una gran variedad de síntomas tales como fatiga, dolor de cabeza y malestar digestivo.

Cuando la *C. albicans* te cause problemas, recurre al orégano.

Unos investigadores del Centro Médico de la Universidad de Georgetown descubrieron que el aceite de orégano «inhibía por completo» el crecimiento de la *C. albicans* en los experimentos *in vitro* y destruía el 80 por ciento del hongo en los animales experimentales. El aceite detiene el crecimiento de esta levadura y desafila los «filamentos» —semejantes a extremidades— con los que penetra en los tejidos. También observaron que funcionaba igual de bien que un medicamento antifúngico tan potente como la niastina. De hecho, cuando un equipo de investigadores italianos evaluó los efectos de la combinación del orégano y la niastina, observó que la especia mejoraba el poder antifúngico de este fármaco.

«Es interesante señalar», escribieron los científicos en la revista *Molecular and Clinical Biochemistry,* «que las infecciones causadas por *C. albicans* en individuos debilitados, tales como los pacientes afectados de diabetes e infección de VIH, pueden ser controladas profilácticamente mediante la ingesta diaria de pequeñas cantidades de aceite de orégano, ya sea solo o añadido a la comida».

«La administración oral diaria de aceite de orégano podría ser sumamente eficaz en la prevención o tratamiento de la candidiasis», concluyeron los investigadores.

Otros científicos observaron que el carvacrol y el timol podían «reducir significativamente» la *candidiasis oral* —una infección fúngica de los tejidos de la boca— en los animales.

Más detalles sobre el orégano

Existen estudios muy sugerentes sobre el posible papel del orégano a la hora de aliviar otras enfermedades.

Síndrome metabólico. Esta enfermedad es el resultado de una combinación de sobrepeso, niveles altos de azúcar en sangre, presión arterial

Aclaración sobre el «orégano mexicano»

El llamado «orégano mexicano» no es verdaderamente orégano y ni siquiera pertenece a la misma familia botánica que este. Sin embargo, en estado seco *parece* orégano y *sabe* a orégano, aunque resulta más fuerte, un detalle muy importante cuando se añade a los tacos y las empanadas.

Al igual que el «auténtico» orégano, es rico en carvacrol y timol.

Y también es usado en la medicina tradicional de México y Sudamérica para tratar problemas digestivos y respiratorios. Se ha demostrado que es un agente antibacteriano, antioxidante y antitumoral.

alta y triglicéridos (lípidos sanguíneos) altos. Unos investigadores italianos hallaron que los extractos de orégano trabajaban del mismo modo que los fármacos usados para el tratamiento del síndrome metabólico. Según los científicos, su estudio muestra que los extractos de orégano podrían contribuir a «reducir el peso» (sobrepeso), «prevenir la aterosclerosis» (debido a la presión arterial alta) y «mejorar el perfil lipídico» (triglicéridos altos).

«Los resultados justifican que se continúe con la investigación del extracto de orégano por su potencial para prevenir y disminuir los síntomas del síndrome metabólico y sus complicaciones», concluyeron los científicos en la revista *Journal of Agricultural and Food Chemistry.*

Colesterol alto. Unos investigadores turcos realizaron un estudio con 48 personas aquejadas de colesterol levemente alto a las que dividieron en dos grupos. Un grupo tomó extracto de orégano después de cada comida, mientras que el otro grupo no lo hizo. Al cabo de tres meses, el grupo tratado con orégano presentaba una reducción mayor del colesterol LDL «malo» y de la proteína C reactiva, un biomarcador de inflamación arterial. También presentaban un aumento del flujo arterial. Los resultados fueron publicados en la revista *Journal of International Medical Research.*

Además, cuando unos científicos turcos probaron en el laboratorio la capacidad de diversas especias de impedir la oxidación del colesterol LDL (un paso clave en la formación de placa que puede llegar a obstruir las arterias) observaron que el orégano ejercía «el efecto más destacable».

Un equipo de investigadores españoles dio un paso más allá y midió la capacidad del extracto de orégano de detener el proceso posterior a la oxidación del colesterol: la activación de las *citocinas*, unos componentes del sistema inmunitario que atacan al colesterol oxidado como si de un invasor se tratara y desencadenan el proceso inflamatorio que aumenta el riesgo de enfermedades cardiacas. Pues bien, los extractos detuvieron la liberación de tres tipos de citocinas: TNF-alfa, IL-1beta e IL-6. «Estos resultados podrían sugerir el efecto antinflamatorio de los extractos de orégano [...] en un modelo celular de aterosclerosis [enfermedad cardiovascular]», concluyeron los científicos en la revista *Food and Chemical Toxicology*.

Cáncer de colon. «El orégano es ampliamente utilizado en la dieta mediterránea, la cual está asociada a una reducción del riesgo de cáncer de colon», explicaron unos investigadores italianos en la revista *Nutrition and Cancer*. Su experimento fue llevado a cabo *in vitro* mezclando extracto de orégano con células cancerosas, y la especia no solo consiguió detener su crecimiento sino también destruirlas, un efecto que los científicos denominaron «muerte celular causada por orégano».

«Nuestros hallazgos sugieren que el orégano, en las cantidades en que se consume en la dieta mediterránea», puede destruir las células cancerosas, afirmaron los investigadores.

Otros estudios *in vitro* y en animales sobre el carvacrol y otros compuestos del orégano muestran que puede eliminar o retrasar la expansión del cáncer de pulmón, de colon, de sangre y de útero.

Alzheimer. Unos investigadores examinaron 139 especias para comprobar su capacidad de aumentar los niveles de acetilcolina en el cerebro —efecto que ejercen los fármacos que retardan el avance de la enfermedad— y solamente un extracto de orégano resultó ser tan potente como los medicamentos.

Manchas de la edad. Unos científicos taiwaneses hallaron que un compuesto del orégano po-

día revertir la «hiperpigmentación» responsable de las manchas de la edad (lentigos solares) y «podría ser de utilidad en productos blanqueadores de la piel». El hallazgo fue publicado en la revista *Journal of Dermatological Science*.

El orégano combina bien con las siguientes especias:

Ajo	Mejorana
Ajowan	Romero
Albahaca	Salvia
Cebolla	Semilla de calabaza
Comino	Tomate seco
Guindilla	Tomillo
Laurel	

y complementa las recetas de:

Aves	Picadillo de carne de vaca
Berenjena	
Carne a la parrilla	Pizza
Caza	Queso
Conejo	Queso *provolone*
Guisos y sopas	Salsa mexicana
Judías negras	Salsas y platos de tomate
Marisco	
Pasta	Setas

Otras recetas que contienen orégano:

Adobo (pág. 299)	Mezcla de especias para pizza (pág. 301)
Adobo de chile para carne de cerdo a la parrilla (pág. 152)	Salsa chimichurri (pág. 200)
Cebollas rojas encurtidas al estilo de Yucatán (pág. 204)	Salsa verde de semillas de calabaza (pág. 234)
Chile con carne al estilo norteamericano (pág. 113)	Sopa de pescado con laurel (pág. 177)
	Sopa de tomate asado con hinojo y menta (pág. 275)

Infecciones de estafilococos. Por lo general, las infecciones de *Staphylococcus aureus* comienzan en el hospital y en ocasiones resultan fatales. Un equipo de investigadores del Centro Médico de la Universidad de Georgetown descubrió que el aceite de orégano era la sustancia «más potente» a la hora de eliminar el *S. aureus* entre los diversos compuestos que fueron evaluados. Su administración diaria a animales infectados por la bacteria cuadruplicaba su esperanza de vida. El aceite de orégano «podría resultar útil» para la «prevención y terapia» de las infecciones de *Staphylococcus aureus,* concluyeron los investigadores.

Conoce el orégano

Hipócrates, «el padre de la medicina» de la antigua Grecia, conocía las propiedades antisépticas del orégano y las empleaba para tratar problemas digestivos y respiratorios. Los antiguos egipcios también la utilizaron como desinfectante y los romanos, como un estimulante para el crecimiento del cabello. En la medicina tradicional de Turquía se utiliza para aliviar el dolor de muelas, como antiséptico y como remedio para todo tipo de inflamaciones: psoriasis, amigdalitis, úlceras bucales e inflamación de encías, por mencionar unas pocas.

El aceite de orégano es un popular suplemento dietético en Estados Unidos y se utiliza para el malestar de estómago, los hongos vaginales, así como para prevenir el catarro y la gripe durante el invierno.

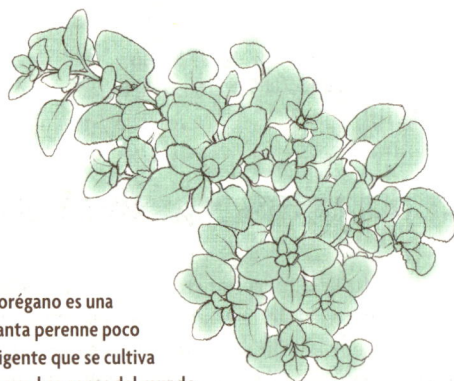

El orégano es una planta perenne poco exigente que se cultiva en muchas zonas del mundo, incluido Estados Unidos.

Esta especia goza de la misma popularidad en Estados Unidos que en el resto del mundo. Aparte de ser un ingrediente básico de las pizzerías y restaurantes italianos, es muy utilizada en las cocinas del suroeste de Estados Unidos y Tex-Mex. También lo emplean los restaurantes mexicanos para aromatizar las sopas, las mezclas de especias, las salsas y los frijoles refritos.

Sin embargo, en México se usa el «orégano mexicano», una especia que no está relacionada botánicamente con el orégano europeo y que posee un sabor similar a este, aunque algo más fuerte.

Cómo comprar orégano

El orégano es una planta perenne poco exigente que se cultiva en muchas zonas del mundo, incluido Estados Unidos. Según los amantes de las especias, el mejor orégano es el proveniente de Turquía, y aunque gran parte del orégano comercializado en Estados Unidos procede de este país, también se importa de Grecia. Para poder estar seguro de su lugar de origen, lo mejor es comprarlo en una tienda especializada.

Esta especia suele estar disponible fresca, seca y molida. El orégano seco posee un sabor más robusto que el fresco (y se prefiere al molido por resultar más aromático). Guardado en un recipiente hermético puede conservarse alrededor de un año en un lugar oscuro y seco.

Los aceites carvacrol y timol, que presentan diferentes grados de intensidad dependiendo del lugar de cultivo de la planta, son los responsables de su sabor acre y balsámico. El orégano con un sabor más fuerte es el proveniente de Turquía. En comparación con él, el cultivado por los estadounidenses en sus jardines de hierbas aromáticas resulta más delicado.

Esta especia también se conoce como mejorana salvaje y a menudo se confunde con la mejorana. Si bien ambas plantas pertenecen a la misma familia botánica y con frecuencia se utilizan indistintamente, su sabor solo se asemeja vagamente.

El orégano en la cocina

Los chefs suelen preferir el orégano seco al fresco por su mayor intensidad de sabor. De todos

Pollo oreganata

Aunque parezca italiano, los turcos se atribuyen la creación de este plato. En todo caso, se trata de un clásico del que se disfruta en muchas partes del mundo.

2 pechugas de pollo deshuesadas, cortadas por la mitad
1 taza de zumo de limón
3 cucharadas de aceite de oliva
2 dientes de ajo, machacados
1 cucharada de orégano seco
½ cucharadita de pimienta negra recién molida
Sal al gusto

1. Lava el pollo y sécalo mediante ligeros toques. Combina el zumo de limón, el aceite de oliva, el ajo, el orégano y la pimienta en un pequeño cuenco. Coloca la mezcla en una bolsa de cierre hermético, añade el pollo y ciérrala. Agita la bolsa para asegurarte de que el pollo quede cubierto de manera homogénea con el adobo y refrigéralo durante la noche.

2. Retira el adobo e introduce el pollo en una fuente para horno poco profunda untada con espray antiadherente. Hornéalo a 190 °C (375 °F) durante 30 minutos, dándole la vuelta a mitad de tiempo.

Resultan 4 raciones.

modos, puedes aumentar el sabor del orégano fresco frotando las hojas entre los dedos y dejándolas caer sobre el plato.

El orégano es una especia muy versátil que va bien con prácticamente cualquier receta. No obstante, al experimentar con esta especia conviene tener en cuenta que puede llegar a dominar el sabor de los platos; por esta razón, casa bien con los aromas más intensos. Se utiliza típicamente en las recetas con base de ajo y tomate, platos fuertes de carne y caza, chiles con carne, salsas mexicanas, así como con pasta.

He aquí algunas ideas para aumentar el consumo de orégano:

- Utilízalo en marinadas.
- Empléalo para frotar la carne a la parrilla. Para ello, combina 1 cucharadita de orégano con escamas de chile, sal y pimienta recién molida (½ cucharadita cada uno), y frota un filete grueso con la mezcla, impregnándolo y cubriéndolo bien, antes de asarlo.
- Añade orégano en el aliño de las ensaladas.
- Incorpóralo a las recetas con base de aceite y vinagre.

PEREJIL *Potencia la actividad antioxidante*

El perejil es mucho más que un mero adorno del plato del día o una hierba que usamos después de comer para refrescar el aliento; de hecho, no tiene nada que envidiar a ninguna verdura de hoja verde como fuente de beneficiosos antioxidantes, especialmente de *flavonoide*s, que, según se ha demostrado, desempeñan un papel a la hora de combatir las enfermedades cardiacas y el cáncer.

Además, el perejil es excepcionalmente rico en *apigenina*, un flavonoide que facilita la labor de otros antioxidantes.

En un estudio realizado por unos investigadores suecos, 14 personas siguieron una dieta prácticamente exenta de antioxidantes durante dos semanas. De este modo, la actividad de dos de los antioxidantes más poderosos producidos por el propio organismo —la superóxido dismutasa (SOD) y el glutatión— se redujo drásticamente con el correspondiente aumento de la oxidación —un proceso que daña las células—, hasta que los participantes en el estudio comenzaron a ingerir perejil. «El consumo de perejil pareció haber detenido esta reducción», afirmaron los científicos en la revista *British Journal of Nutrition,* «y aumentó los niveles de SOD y glutatión».

Pero la apigenina no es lo único que el perejil nos ofrece, también aporta grandes cantidades de vitaminas A y C, así como de *luteína,* un antioxidante que contribuye a prevenir la degeneración macular asociada a la edad (la causa principal de ceguera). También es una buena fuente de las vitaminas del grupo B y de minerales como el calcio y el hierro.

El poder curativo del perejil

Si bien la medicina tradicional ha usado el perejil como diurético, purificador de los riñones y la vesícula y reductor de la presión arterial alta, se está descubriendo que posee otros muchos poderes curativos.

Cáncer. Unos investigadores de la Facultad de Medicina de Harvard analizaron el contenido de flavonoides de la alimentación de 1.140 mujeres con cáncer de ovario y de otras 1.180 mujeres sanas y descubrieron que *solamente* la ingesta de apigenina se relacionaba con una menor incidencia de cáncer de ovario, concretamente un 21 por ciento más baja. Se han llevado a cabo numerosos estudios preclínicos, *in vitro* y en animales sobre la apigenina y el cáncer. En una reciente revisión de la investigación realizada sobre el tema, unos científicos de la Universidad Case Western de Cleveland concluyeron que la apigenina tiene «un potencial considerable para ser desarrollado como agente quimiopreventivo [una sustancia natural que combate el cáncer] del cáncer». Según estos investigadores, debido a sus poderosas propiedades antioxidantes y antinflamatorias, también podría mostrarse prometedor para luchar contra las enfermedades cardiacas y el Alzheimer.

Enfermedades cardiacas. Dado que en Marruecos la medicina tradicional utiliza el perejil para el tratamiento de las cardiopatías, un equipo de investigadores marroquíes evaluó su eficacia en la reducción de la *agregación plaquetaria,* el engrosamiento de la sangre que contribuye a la formación de coágulos sanguíneos que pueden llegar a obstruir las arterias y son responsables de la mayor parte de los infartos y derrames ce-

El perejil podría ayudar a prevenir y/o tratar:

Afecciones cardiacas	Estreñimiento
Cáncer	Mal aliento
Diabetes tipo II	Úlcera

El perejil combina bien con casi *todas* las especias, especialmente con:

Ajo	Menta
Albahaca	Orégano
Cebolla	Romero
Hinojo	Salvia
Laurel	Tomillo
Mejorana	

y complementa *todas* las recetas, especialmente:

Huevos	Pescado
Judías	Queso
Legumbres	Verduras
Lentejas	

Advertencia: las mujeres embarazadas deberían abstenerse de tomar perejil en grandes cantidades, ya que puede provocar contracciones uterinas.

Otras recetas que contienen perejil:

Boeuf bourguignon (pág. 279)	Salsa de manzana y rábano picante de Baviera (pág. 215)
Bouquet garni (pág. 301)	Sopa de jengibre, zanahorias y calabaza (pág. 167)
Especias provenzales (pág. 300)	
Marisco al azafrán (pág. 69)	Sopa de pescado con laurel (pág. 177)
Pollo a los cuarenta dientes de ajo (pág. 30)	Sopa de tomate asado con hinojo y menta (pág. 275)
Relleno de salvia, salchichas y albaricoque (pág. 227)	

rebrales. Pues bien, el perejil redujo la agregación plaquetaria en un 65 por ciento. «La ingesta dietética de perejil podría constituir [...] una prevención nutricional de las enfermedades cardiovasculares», concluyeron los científicos en la revista *Journal of Ethnopharmacology*.

Diabetes. Teniendo en cuenta que el perejil se utiliza en Turquía como medicina natural para el tratamiento de la diabetes tipo II, unos científicos turcos evaluaron la especia en animales con diabetes inducida químicamente y hallaron que disminuía significativamente los niveles de azúcar. Además, otros investigadores turcos descubrieron que el perejil protegía a los animales diabéticos frente a un tipo de daño hepático asociado a la enfermedad.

Estreñimiento. «La medicina tradicional atribuye al perejil propiedades laxantes», escribió un grupo de científicos libaneses en la revista *Phytomedicine*. Cuando analizaron esta especia observaron en ella propiedades similares a los laxantes.

Úlceras. Unos investigadores de Arabia Saudí revisaron la historia del uso del perejil como remedio tradicional frente a múltiples problemas de salud: para la limpieza del tracto urinario, la prevención de cálculos renales y el tratamiento de la diarrea, la indigestión, los cálculos biliares, la flatulencia, así como las dificultades menstruales. Cuando probaron en animales la acción curativa de esta especia, observaron que tenía la capacidad de prevenir las úlceras de estómago inducidas experimentalmente. Este hallazgo fue publicado en la revista *The American Journal of Chinese Medicine*.

Existen dos variedades comunes de perejil: rizado y de hoja plana.

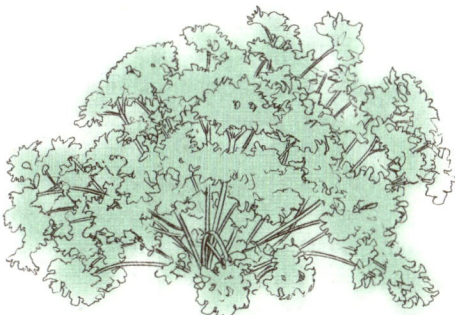

Conoce el perejil

Los estadounidenses utilizan *mucho* perejil, siendo únicamente superado por la sal y la pimienta. Aun así su consumo no se acerca ni de lejos al de Oriente Próximo, donde se utiliza en grandes cantidades.

Prácticamente todos los países de Oriente Próximo y del mediterráneo oriental tienen su propia versión del tabulé, una ensalada que contiene perejil y bulgur a partes iguales, combinado con aceite de oliva, cebolleta y menta. En el Líbano, el lugar de origen de esta receta, los cocineros prefieren usar bastante más perejil que bulgur y rematan la ensalada con canela y pimienta de Jamaica. El *baba ghanoush* es otro plato de Oriente Próximo que suele enriquecerse con abundante perejil. (Ambos platos han adquirido popularidad en Estados Unidos).

Lo cierto es que el perejil es la base de un gran número de famosas recetas en muchas partes del mundo.

La *gremolata*, un condimento hecho a base de perejil, ajo y cáscara de limón, es el acompañamiento clásico del *osso bucco*, una especialidad milanesa.

En Francia, el ajo y el perejil forman parte de la *mise en place** («todo en su lugar») del cocinero, siendo la base de numerosos platos. El perejil es el protagonista de la *persillade*, una salsa o aliño usado en las cocinas francesa y griega (así como en la cajún y criolla), que también contiene ajo, aceite y vinagre. Por su parte, los alemanes prefieren una variedad denominada perejil de Hamburgo o tuberoso, que presenta una gruesa raíz en forma de nabo y tiene sabor a apio fuertemente condimentado con perejil. Si bien esta variedad gozó de un breve período de popularidad en Estados Unidos, apenas se usa en la actualidad. En Gran Bretaña, el perejil es una especia habitual desde la época del reinado de Enrique VIII, a quien le encantaba el sabor que esta especia aportaba a las salsas blancas.

El chimichurri es una intensa salsa verde típica de la cocina argentina que suele utilizarse para aderezar la carne a la parrilla, o bien como

---

* Organización de los ingredientes y utensilios necesarios para la elaboración de una receta. (*N. de la T.*)

Salsa chimichurri

Esta salsa de perejil procedente de Argentina es popular en toda Sudamérica, donde se usa como marinada y como salsa para carnes a la parrilla (rojas y blancas). La cantidad que sale con esta receta permite utilizarla como adobo para filetes, o bien como una salsa para ocho personas.

2 tazas colmadas de perejil de hoja plana, sin tallos
5 dientes de ajo grandes
2 guindillas rojas secas despepitadas
2 cucharadas de vinagre de vino blanco
½ taza de aceite de oliva virgen extra
1 cucharadita de orégano seco
½ cucharadita de pimienta negra recién molida

1. Combina el perejil, el ajo y las guindillas en un robot de cocina y procesa hasta obtener una textura muy fina. Añade el vinagre y seguidamente el aceite de oliva con el procesador en marcha. Vierte la salsa en un cuenco de cristal y añade el orégano y la pimienta negra, removiendo para mezclarlos bien. Refrigera durante unas horas antes de servir.

Resultan alrededor de 2 tazas.

marinada. También incluye perejil la versión cubana del sofrito a fin de suavizar su sabor.

Sin embargo, esta especia no está muy presente en la cocina asiática, que suele optar por el sabor más intenso del cilantro.

Cómo comprar perejil

Existen dos variedades comunes de perejil: rizado —el más habitual en Estados Unidos y Gran Bretaña— y de hoja plana (también llamado perejil italiano), que suele ser el más empleado en el resto del mundo.

El perejil de hoja plana posee un sabor más fuerte que el rizado y es la variedad que se emplea en el tabulé y otros platos de la cocina de Oriente Próximo. Aunque guarda semejanza con el cilantro, sus aromas difieren. Por otra parte, en Estados Unidos se prefiere la variedad rizada por su capacidad de embellecer los aderezos. Ambas variedades están disponibles en casi todos los supermercados.

Esta especia se comercializa fresca y seca. En cuanto al perejil fresco, conviene adquirir manojos que no estén marchitos y que presenten tallos erguidos y flexibles; también es recomendable lavarlo bajo el chorro de agua fría para eliminar los restos de polvo o arenilla, particularmente en el caso de la variedad rizada. Lo mejor es guardarlo en el frigorífico dispuesto en un vaso de agua fría. Para congelarlo, envuelve las ramitas en papel de aluminio; también se congela bien finamente picado.

Por otro lado, el perejil seco ha de presentar un color verde oscuro y estar libre de restos de tallos y hojas amarillentas. Fíjate bien antes de comprarlo, ya que puede ir decolorándose en las estanterías del supermercado.

De todos modos, secarlo en casa resulta sencillo (y más económico). Para ello, precalienta el horno a 120 ºC (250 ºF) y coloca las ramitas tumbadas en una bandeja de horno; introduce la bandeja en el horno y apágalo. «Hornea» de 15 a 20 minutos hasta que se vuelvan crujientes. Dales la vuelta al menos una vez mientras estén secándose.

El perejil en la cocina

El perejil va bien con casi todo. Usado como condimento aporta un suave y distintivo sabor que no resulta dominante. También es muy resistente: si lo metes en una freidora, emergerá con el color y la forma intactos.

Los tallos poseen un sabor más fuerte que las hojas y merece la pena aprovecharlos. Lo mejor es añadirlos a los caldos y las sopas.

El perejil fresco puede usarse entero, en escamas, troceado, picado o bien procesado en la batidora, y lo ideal es añadirlo hacia el final de la preparación para realzar el sabor de los demás ingredientes. Una vez cortado, conviene usarlo en el transcurso de una hora, ya que su sabor irá disipándose.

Por su parte, el perejil seco encaja bien en las cocciones prolongadas. Para potenciar su fragancia puedes ponerlo en remojo en un poco de agua caliente antes de usarlo.

He aquí unas cuantas ideas para aumentar el consumo de perejil:

- El perejil tiene afinidad por los alimentos «húmedos». Añádelo a las tortillas, los purés de patatas, los platos pasta y las sopas.
- Esta especia puede neutralizar la potencia del cilantro u otros sabores fuertes en caso de que se te haya ido la mano con ellos.
- Pica ajo y perejil fresco y añádelos a las patatas fritas poco antes de que estén listas para hacer unas *pommes persillade*.
- Elabora una *gremolata* combinando ½ taza de perejil picado, 3 dientes de ajo picados y el zumo de un limón.

PIMIENTA DE JAMAICA *Un remedio completo*

El aroma y el sabor de la pimienta de Jamaica se asemeja al de otras especias. Aunque en los test de discriminación olfativa se la ha confundido con la nuez moscada, la canela, la pimienta negra y las bayas de enebro, normalmente suele identificarse erróneamente con el clavo, lo cual no es de extrañar, ya que el *eugenol,* la misma sustancia que aporta sus propiedades anestésicas al aceite esencial de clavo, es el aceite volátil que aporta a esta especia su fragante e intenso aroma.

Pero además de eugenol, la pimienta de Jamaica contiene más de dos docenas de compuestos con propiedades curativas incluso mayores, lo que la convierte en un remedio sumamente completo.

Salud al estilo jamaicano

Si has estado en Jamaica alguna vez, seguramente conocerás la mejor expresión de esta especia: el secreto especiado (*jerk*) que hace tan peculiar el estilo de cocina jamaicano. La pimienta de Jamaica es el ingrediente que aporta la chispa al pollo o cerdo al estilo jamaicano. (Los extremadamente picantes chiles jamaicanos —*Scotch Bonnet*— son las responsables de su intensidad). Ningún plato casero consigue igualar el sabor del *jerk* jamaicano, ya que la cocina *jerk* de los puestos ambulantes distribuidos por todo el país se realiza sobre un fuego alimentado con la madera y hojas del árbol que produce la pimienta de Jamaica. Este pequeño árbol de hoja perenne tiene debilidad por el suelo jamaicano y no prospera en ningún otro lugar; por esta razón, no es fácil encontrar *jerk* genuino en ninguna otra parte del mundo.

Cuando Cristóbal Colón llegó a Jamaica en 1494 y «descubrió» esta especia, se entusiasmó creyendo que era su día de suerte y que se trataba de granos de pimienta, considerando que la pimienta era un objeto sumamente valioso que incluso podía emplearse como moneda de cambio en aquella época.

LA PIMIENTA DE JAMAICA ES EL SECRETO QUE HACE TAN PECULIAR EL ESTILO DE COCINA JAMAICANO.

Se trataba de un error comprensible (y sin duda decepcionante para él), ya que las bayas de la pimienta de Jamaica se parecen a los granos de pimienta, aunque son algo más grandes y presentan un intenso tono pardo-rojizo. Con respecto a sus propiedades medicinales, esta especia tiene actividad antiviral y antibacteriana, por lo que constituye un buen remedio frente a las infecciones. También posee propiedades analgésicas y anestésicas y ofrece un alivio moderado frente al dolor. Constituye un remedio tradicional de los jamaicanos para aliviar los resfriados, calmar el dolor de estómago, regular el ciclo menstrual y atenuar la indigestión, la flatulencia y otros trastornos digestivos.

Los soldados rusos aprovecharon sus cualidades caloríficas (estimulantes) durante la invasión napoleónica de 1812, esparciéndola en las botas para mejorar la circulación y mantener los pies más calientes. Por otro lado, debido a sus propiedades antifúngicas también se emplea para tratar el pie de atleta, esparciéndola en polvo entre los dedos afectados. Además, su aceite esencial ejerce una acción antiinflamatoria que ayuda a aliviar el dolor muscular y de las articulaciones en afecciones como la artritis reumatoide.

Un poderoso antioxidante

La pimienta de Jamaica está repleta de antioxidantes. En un estudio efectuado en Japón, unos investigadores hallaron que estas diminutas bayas contenían 25 *fenoles* activos, una categoría de antioxidantes que incluye el ácido elágico, el eugenol y la quercetina, los cuales combaten los daños oxidativos celulares que pueden derivar en cáncer, enfermedades cardiacas, Alzheimer y otros problemas crónicos de salud. Además, es probable que esta especia posea propiedades terapéuticas adicionales.

Unos científicos de Costa Rica descubrieron en tres estudios separados que la pimienta de Jamaica disminuía la presión arterial en animales de laboratorio. Según estos investigadores, esta especia relaja el sistema nervioso central e incrementa el flujo sanguíneo en las arterias.

Otra investigación ha confirmado recientemente un dato que los herboristas costarricenses conocen desde hace siglos: la pimienta de Jamaica ayuda a aliviar los síntomas de la menopausia. Los investigadores analizaron esta especia junto con otras dieciséis plantas empleadas en fitote-

Difícil de duplicar

La pimienta de Jamaica es dulcemente acre con un toque picante, un complejo sabor difícil de igualar. Por ejemplo, cuando se acaba la canela, los clavos o la nuez moscada, la misma dosis de pimienta de Jamaica es un sustituto perfecto; sin embargo esta última es sencillamente insustituible. Para obtener un sabor aproximado, combina una parte de nuez moscada con dos partes de canela en polvo y otras dos de clavos.

rapia como una posible alternativa a la terapia de sustitución hormonal, la cual aumenta el riesgo de padecer problemas cardiacos y ciertos tipos de cáncer. Aunque se trata de una investigación preliminar, los científicos opinan que la pimienta de Jamaica podría constituir una opción natural viable para el tratamiento de la menopausia y la osteoporosis.

Conoce la pimienta de Jamaica

Aunque no lo sepas, es posible que ya estés familiarizado con esta especia, ya que es un aromatizante habitual de los refrescos, los chicles, el kétchup, la salsa barbacoa, los patés, las terrinas francesas, el pescado ahumado y la carne en lata. Incluso puede que te la hayas puesto: la pimienta de Jamaica suele usarse para perfumar cosméticos e incluso desodorantes. Si en la etiqueta de alguno de esos productos puede leerse *especias*, lo más probable es que se trate de ella.

Esta especia también aporta sabor al *Chartreuse* y el *Benedictine*, y si has probado alguna vez la bebida jamaicana denominada *pimento dram,* has de saber que se trata de ron aromatizado con pimienta de Jamaica.

Asimismo, es un elemento habitual de curries, mezclas de especias para bebidas y, por supuesto, del *jerk*. De todos modos, es más conocida como ingrediente de encurtidos. Los jamaicanos la empleaban para conservar la carne y el pescado frescos mucho antes de que Cristóbal Colón la «descubriera» y la llevara a España. Hoy día la pimienta de Jamaica es un ingrediente fundamental del escabeche, que consiste en pescado frito macerado en una mezcla de aceite, vinagre y bayas enteras de esta especia, entre otras variantes. Por su parte, los marroquíes la emplean en el *tajín*, un guiso de cocción prolongada elaborado en un recipiente de barro, y en Oriente Próximo constituye un ingrediente fundamental del *kibbeh*, un plato de bulgur y carne picada.

Además, los mexicanos la utilizan para especiar el chocolate, una costumbre que se remonta a los antiguos mayas, y es un ingrediente clave del *recado rojo*, un condimento popular de las cocinas de Puerto Rico y el Yucatán mexicano compuesto por una mezcla de especias molidas. En Estados Unidos suele usarse en los postres; de hecho, es el ingrediente que aporta su distintivo sabor a la tarta de calabaza. También es el ingrediente secreto (junto con el chocolate) del chile con carne al estilo Cincinnati, un guiso que lleva el nombre de la ciudad que dice tener más restaurantes especializados en este plato que ninguna otra de Estados Unidos.

Aunque la pimienta de Jamaica no llegó a ser nunca una especia codiciada en Europa, en Alemania se emplea bastante para aromatizar la carne y el pescado, así como en la elaboración de salchichas. Además, constituye una de las cuatro especias que componen la mezcla francesa *quatre épices* (pág. 300). Por su lado, los ingleses la utilizan en las tartas de fruta y los escandinavos dependen de ella para la preparación del arenque encurtido: esas bolitas oscuras visibles a través del vidrio de los botes de arenque encurtido no son pimienta, como suele creerse, sino pimienta

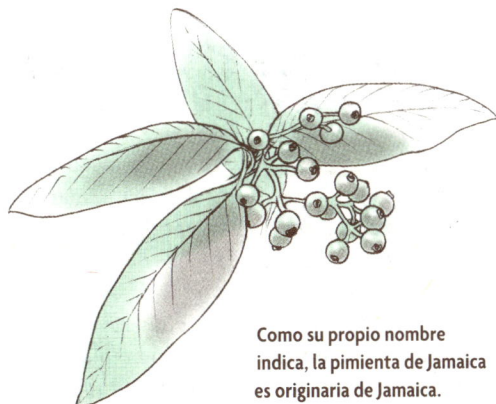

Como su propio nombre indica, la pimienta de Jamaica es originaria de Jamaica.

La pimienta de Jamaica podría ayudar a prevenir y/o tratar:

Presión arterial alta (hipertensión)

Problemas asociados a la menopausia

La pimienta de Jamaica combina bien con las siguientes especias:

Almendra	Cúrcuma
Ajo	Jengibre
Canela	Menta
Cardamomo	Nuez moscada
Cebolla	Orégano
Clavo	Pimienta negra
Coco	Semilla de mostaza
Comino	

y complementa las recetas de:

Arroz *pilaf*	Marisco
Caza	Pasteles de fruta
Chocolate	y púdines
Cordero	Sidra o vino calientes
Curries	Verduras, frutas
Frutos secos	y pescado encurtidos

Advertencia: La pimienta de Jamaica resulta irritante para la piel y puede causar reacciones cutáneas en personas con eccema. El aceite esencial de esta especia debe usarse siempre bien diluido en otro aceite.

Otras recetas que contienen pimienta de Jamaica:

Adobo *jerk* (pág. 298)

Albóndigas de coco con salsa de cacahuete (pág. 108)

Berbere (pág. 296)

Bocadillos de cordero a la parrilla con salsa de pepino y menta (pág. 186)

Chile con carne al estilo norteamericano (pág. 103)

Condimento para marisco Chesapeake Bay (pág. 303)

Mezcla de especias de cacao (pág. 300)

Mezcla de especias para bebidas (pág. 302)

Mezcla de especias para encurtidos (pág. 302)

Mezcla de especias para tarta de manzana (pág. 301)

Mezcla de frutos secos con especias (pág. 104)

Cebollas rojas encurtidas al estilo de Yucatán

Si alguna vez has visitado Cazumel, Cancún o cualquier otro centro vacacional de la península mexicana de Yucatán, es probable que hayas visto esta salsa al lado de otros condimentos sobre las mesas de los restaurantes. Combina bien con cualquier plato de comida mexicana, y también puede emplearse como cualquier otro aderezo de cebolla, incluso para coronar perritos calientes y hamburguesas.

1 cebolla roja mediana, pelada y cortada en lonchas finas
8 granos de pimienta negra
1 cucharadita de semillas de comino tostadas
10 bayas de pimienta de Jamaica
½ cucharadita de orégano mexicano seco u otro tipo de orégano
3 dientes de ajo, picados
½ cucharadita de sal
½ cucharadita de vinagre de vino blanco

1. Coloca las rodajas de cebolla en una cacerola mediana, cúbrelas con agua y lleva a ebullición; escúrrelas de inmediato y enjuágalas con agua fría para cortar la cocción. Seca con un paño e introdúcelas en un cuenco de cristal o cerámica.

2. Introduce los granos de pimienta negra y las semillas de comino tostadas en un molinillo de especias, muélelos ligeramente y trasládalos a un cuenco pequeño. Parte con los dedos las bayas de pimienta de Jamaica y agrégalas a las especias que acabas de moler. Añade el orégano, el ajo y la sal y combina con el resto de ingredientes. Incorpora el vinagre y vierte la mezcla sobre las cebollas.

3. La cebolla encurtida estará lista en 24 horas y se conservará durante dos semanas en el frigorífico.

Resultan alrededor de 2 tazas.

de Jamaica. Colón no fue el único que fue engañado por la Madre Naturaleza…

Cómo comprar pimienta de Jamaica

La pimienta de Jamaica es la única especia originaria del hemisferio occidental. Si bien procede de Jamaica, el árbol crece también en las selvas de América Central y del sur; sin embargo, la mayor parte de estos árboles fueron talados para obtener sus bayas y la repoblación es complicada.

La producción de esta especia constituye la principal industria de Jamaica y sus bayas se consideran de mayor calidad que las de Guatemala u otros países americanos.

Para obtener todo su sabor es recomendable adquirirla entera e ir moliéndola en pequeñas cantidades. Si eres aficionado a la repostería notarás la diferencia.

Las bayas enteras se conservan muy bien y pueden llegar a durar varios años si se guardan en un lugar oscuro y seco. Una vez molidas, van perdiendo gradualmente la intensidad de sabor; así pues, lo mejor es moler una cantidad que vayas a gastar en unos cuantos meses.

PIMIENTA NEGRA *La reina de las especias*

Tras esta especia común se esconde un linaje real…

Durante la Edad Media, la pimienta negra era considerada la «reina de las especias», más valiosa que el propio oro. Solamente las personas pudientes podían adquirirla y el puesto en la escala social estaba determinado por la cantidad de pimienta negra acumulada.

Para aumentar el misterio y el deseo que despertaba, los comerciantes árabes mantenían celosamente el secreto de su lugar de origen e inventaban historias de arriesgados buscadores en tierras imaginarias.

Y cuando el conflicto surgido entre varias naciones por el dominio del comercio de especias se intensificó durante el siglo xv, los aranceles y los impuestos incrementaron 30 veces el valor de esta especia, lo cual llevó a Cristóbal Colón a partir desde España en dirección oeste en busca de la tierra de la pimienta y de riquezas para la reina de España.

Pero la ruta de Colón presentaba una desviación de unos 12.875 km (8.000 millas). La tierra «secreta» de la pimienta era la costa de Malabar de la India, donde todavía hoy crece silvestre la pimienta con mejor sabor del mundo.

La pimienta, una medicina durante milenios

La pimienta negra de la India se considera de calidad superior por su alto contenido en *piperina*, el compuesto que estimula las papilas gustativas y provoca el estornudo cuando alcanza las terminaciones nerviosas que se hallan en el interior de la nariz.

Puede que los médicos ayurvédicos de la India —practicantes de la milenaria ciencia y arte de curación natural de este país— no conocieran la *piperina*, pero sí conocían el poder curativo de la pimienta y la recetaban tanto para dolencias comunes como para patologías graves, incluyendo estreñimiento, diarrea, picaduras de insectos, caries, quemaduras solares, artritis, así como afecciones cardiacas y pulmonares.

Cuando esta especia llegó a China, fue incorporada en la medicina tradicional de este país —otro sistema de medicina tradicional milenario—; así un texto sobre medicina china la describe como capaz de «calentar la parte central del organismo, dispersar el frío [...], disipar las flemas [...] y aliviar la diarrea». Un remedio herbal chino que sigue usándose en la actualidad consiste en un polvo elaborado a base de un rábano y ¡99 granos de pimienta!

En la antigua Roma la pimienta era valorada principalmente por sus usos culinarios; a los romanos les encantaba condimentar con ella los alimentos y tenían la costumbre de enterrar la carne y otros alimentos perecederos bajo montones de pimienta para evitar que se estropearan; esa fue la primera pista sobre el potente poder antibacteriano de esta especie. En la actualidad, los científicos saben que la piperina puede inhibir incluso las letales bacterias que provocan el botulismo.

Tanto si te hallas en Roma como en cualquier parte del mundo, te sugiero emplear la pimienta tanto como lo hacían los romanos, ya que resulta sumamente beneficiosa para la salud desde el momento en que penetra por la boca.

«Hacer arrancar» la digestión

La piperina estimula las papilas gustativas y la producción de enzimas digestivas en el páncreas. Asimismo, tonifica la mucosa intestinal. Este aumento del poder digestivo resulta de gran ayuda:

Acelera el tránsito intestinal. En un estudio publicado en la revista *Journal of the American College of Nutrition*, unos gastroenterólogos descubrieron que 1,5 g de pimienta negra (sobre 1/20 de una onza) aceleraba «el tiempo de tránsito intestinal», es decir, el tiempo que le lleva a los alimentos atravesar el tracto digestivo. Un tránsito intestinal lento se ha asociado a numerosos problemas gastrointestinales, desde estreñimiento hasta cáncer de colon. Los investigadores observaron que la pimienta negra «es de importancia clínica en el manejo de varios problemas gastrointestinales».

Mejora la eficacia de los fármacos. La pimienta te ayuda a digerir mejor los alimentos y a metabolizar los medicamentos más rápidamente. En varios estudios llevados a cabo tanto en animales como en personas se ha descubierto que la piperina puede aumentar la biodisponibilidad de diversos fármacos, incluyendo los antibióticos, los bloqueadores beta para la presión arterial alta, los bloqueadores de los canales de calcio para las afecciones cardiacas, los medicamentos descongestivos, así como los medicamentos empleados para el tratamiento de la artritis, la epilepsia, los problemas respiratorios, la tuberculosis y el VIH/sida. La pimienta ejerce un impacto positivo en las enzimas hepáticas implicadas en el metabolismo de los fármacos. «La piperina resulta excepcional por su influencia en el sistema enzimático de metabolización de medicamentos del hígado», explicó un equipo de investigadores de la India en un artículo publicado en la revista *Canadian Journal of Physiology and Pharmacology*.

Combatir el cáncer

Diversos estudios efectuados tanto en animales como en humanos muestran que la piperina puede desempeñar un papel en la prevención o tratamiento del cáncer.

Cáncer de colon. Un grupo de investigadores estadounidenses observó que la adición de pimienta negra a un cultivo de células humanas de cáncer de colon producía una «inhibición significativa» del crecimiento de las células cancerosas. Una ingesta regular de pimienta negra podría «ejercer una función preventiva frente al cáncer de colon», concluyeron los científicos en la revista *Annals of Clinical and Laboratory Science*.

Cáncer de pulmón. «La pimienta negra se ha utilizado ampliamente en varios sistemas de medicinas tradicionales», escribió un equipo de investigadores indios en la revista *Molecular and Cellular Biochemistry*, lo que les llevó a probar el poder de la pimienta frente al cáncer de pulmón. Pues bien, descubrieron que el tratamiento del cáncer de pulmón con piperina modificaba los niveles de varias enzimas, «lo cual indicaba un efecto antitumoral y anticancerígeno».

Cáncer de mama. Unos investigadores indios hallaron que incorporar extractos de pimienta negra a la dieta de ratones con cáncer de mama aumentaba su esperanza de vida en un 65 por ciento. Estos hallazgos se publicaron en la revista *Cancer Letters*.

Pon un toque de pimienta en tu salud

Científicos de todo el mundo han encontrado muchas otras formas en las que la pimienta negra puede resultar beneficiosa para la salud.

Alivia la artritis. Unos científicos coreanos probaron el efecto que la piperina ejerce en la artritis de dos maneras: añadieron extracto de pimienta negra a un cultivo de células humanas de artritis reumatoide y también lo incluyeron en la dieta de animales a los que se había inducido artritis experimentalmente. En las células humanas la piperina redujo los compuestos responsables de intensificar la inflamación —el sello distintivo de la artritis reumatoide—, mientras que en los animales disminuyó tanto la inflamación como otros síntomas artríticos. La piperina podría desempeñar un papel como «suplemento dietético en el tratamiento de la artritis», afirmaron los científicos en la revista *Arthritis Research & Therapy*.

Previene el Alzheimer. Unos investigadores tailandeses probaron la piperina en animales con modificaciones cerebrales semejantes a las que provoca el Alzheimer y hallaron que el extracto «mejoraba significativamente el deterioro de la memoria y la neurodegeneración [la destrucción de células cerebrales]».

Mejores cerebros. Ese mismo equipo halló en otro estudio que la piperina ejercía una «actividad antidepresiva y mejoraba las funciones cognitivas» en los animales que habían tomado el extracto. La piperina podría «mejorar la función cerebral», señalaron los investigadores.

Ayuda a los ancianos a mantenerse de pie. Unos investigadores japoneses descubrieron que inhalar aceite de pimienta negra mejoraba la capacidad de mantenerse de pie (y, por consiguiente, reducía el riesgo de caídas) en 17 personas mayores de 78 años. «La estimulación olfativa» con pimienta negra «podría mejorar la estabilidad postural en los ancianos», concluyeron los autores del estudio en la revista *Gait and Posture*.

Mejora la deglución tras un derrame cerebral. Después de un derrame cerebral muchas personas padecen *disfagia* o dificultad para tragar. Ese mismo equipo descubrió que inhalar aceite de pimienta negra durante un minuto ayudaba a mejorar la capacidad de deglución en más de cien personas que habían sufrido un derrame cerebral. «La inhalación de aceite de pimienta negra […] podría beneficiar a los pacientes ancianos que padezcan disfagia tras un derrame cerebral, con independencia de su nivel de consciencia o su estado físico o mental», afirmaron los científicos en la revista *Journal of the American Geriatric Society*.

Ayuda a niños con daños cerebrales con sondas de alimentación. En un tercer estudio sobre el aceite de pimienta negra, estos científicos japoneses hallaron que su inhalación podría estimular el apetito de los niños con daños neurológicos que son alimentados a través de sondas y ayudarles a ingerir más alimentos sólidos.

Ayuda a dejar de fumar. Unos científicos del Laboratorio de Investigación de la Nicotina de Durham, Carolina del Norte, hallaron que el deseo de fumar disminuía después de que los fumadores inhalaban un vapor que contenía aceite esencial de pimienta negra. «Los sustitutos de cigarrillos que desprendan componentes de la pimienta podrían resultar útiles en el tratamiento para dejar de fumar», concluyeron los investigadores en la revista *Drug and Alcohol Dependency*.

Reduce la presión arterial. Un estudio realizado por investigadores paquistaníes publicado en la revista *Journal of Cardiovascular Pharmacology* demostró que la piperina reducía la presión arterial en los animales de laboratorio.

Previene las afecciones cardiacas. La alimentación rica en grasas y las afecciones cardiacas van de la mano. Un grupo de científicos indios descubrió que los animales de laboratorio alimentados con una dieta rica en grasas *y* pimienta negra o piperina presentaban mucha menor *actividad oxidativa*, un paso fundamental en el proceso que transforma el colesterol dietético en placas adiposas que pueden llegar a obstruir las arterias. «Los suplementos de pimienta negra o piperina pueden reducir el estrés oxidativo celular inducido por una alimentación rica en grasas».

Cura el hipertiroidismo. Unos investigadores indios hallaron que la piperina funcionaba de un modo tan efectivo como los fármacos tiroideos en el tratamiento del hipertiroidismo en animales de laboratorio.

Protege la audición. Un equipo de científicos coreanos descubrió que la piperina protegía las células de la cóclea (órgano del sentido de la audición) frente a las agresiones químicas. Las lesiones de la cóclea pueden provocar sordera.

Revierte el vitíligo. Esta enfermedad se debe a un mal funcionamiento de las células productoras de pigmento llamadas *melanocitos* que ocasiona manchas irregulares de piel blanca. Pues bien, un equipo de investigadores británicos descubrió que la piperina promovía el crecimiento de melanocitos. «Este hallazgo avala el uso tradicional de [la pimienta negra] en el tratamiento del vitíligo», afirmaron los científicos

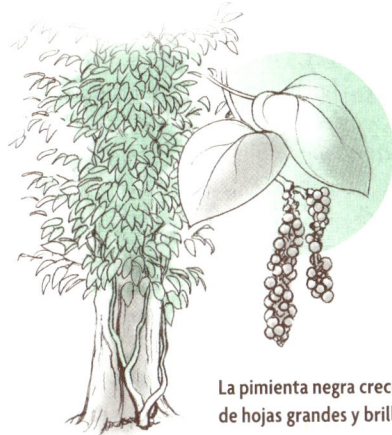

La pimienta negra crece en lianas de hojas grandes y brillantes.

en la revista *Journal of Pharmacy and Pharmacology*.

Conoce la pimienta negra

La pimienta negra es una planta perenne trepadora, al igual que las vides. Puede llegar a alcanzar una altura de 9 m (30 pies) o más y es posible contemplarla trepando por las ondulantes palmeras de la costa de Malabar en el estado de Kerala, en la India; allí la pimienta negra se produce de forma masiva y se halla por todas partes.

Sus hojas son grandes y brillantes con inflorescencias denominadas *amentos* que dan lugar a los granos de pimienta. Un amento con granos de pimienta es una sinuosa rama repleta de granos semejantes a cuentas relucientes.

Después de brotar, los granos suelen adquirir un tono verde oscuro, señal de que ya están listos para ser recolectados y secados.

A medida que los granos se secan, la capa externa (*pericarpio*) va volviéndose dura, rugosa, oleaginosa y negra. En este punto, el grano de pimienta es ya *pimienta*: intensa, cálida, penetrante y con un persistente efecto picante.

Pero no todos los granos de pimienta comercializados son negros.

Los granos de pimienta verde (que hicieron furor en los años setenta con la popularidad de la *nouvelle cuisine* francesa) son granos sin madurar a los que se ha sumergido en agua hirviendo con objeto de inactivar las enzimas relacionadas con la maduración e impedir que se vuelvan negros. Aunque poseen un toque picante y fresco, su sabor es mucho más sutil que el de la pimienta negra. De hecho, ¡puedes comértelos crudos y seguir sonriendo!

Los granos de pimienta blanca —también conocidos como pimienta blanca— son granos negros a los que se ha retirado el pericarpio, dejando al descubierto un núcleo blanco (semilla interior), suave y cremoso. La extracción del pericarpio constituye una tarea ardua, razón por la cual la pimienta blanca es considerada una especia de alta cocina y resulta más cara que la negra. Su sabor —más agudo y picante que el de la negra— es ligeramente dulce.

Los granos de pimienta rosa son aquellos que se han dejado en la planta y han ido volviéndose amarillos hasta finalmente adquirir una tonalidad rojiza; es entonces cuando se recolectan y se venden como granos de pimienta rosa. Al igual que los blancos, se consideran una especia de alta cocina. Resultan aromáticos, con un sabor sutil y discreto.

Si bien todas las clases de pimienta contienen piperina, es más abundante en la pimienta negra, un tipo de pimienta que puede encontrarse en todas partes.

En efecto, la pimienta es la especia que más se usa en el mundo, casi como la sal. Forma parte del 95 por ciento de las recetas y está presente en casi todos los hogares estadounidenses, algo que no es de extrañar, teniendo en cuenta que su característico efecto picante es sencillamente inigualable. Incluso los restaurantes que consideran que el tradicional salero resulta ofensivo para el chef sí ofrecen pimienta en las mesas, por lo general, recién molida.

La cocina india hace un uso sumamente elaborado de los granos de pimienta negra, si bien evita los otros colores. De este modo, esta especia constituye un ingrediente esencial de muchas de las mezclas de especias más populares, tales como *garam masala* y *sambaar masala*. Los granos de pimienta negra son asimismo un elemento básico del *baharat*, una mezcla de especias utilizada en Oriente Próximo.

Por su parte, los franceses son aficionados a la pimienta blanca, la cual combina agradablemente con las numerosas salsas cremosas de su

La pimienta negra podría ayudar a prevenir y/o tratar:

Adicción al tabaco

Afecciones cardiacas

Alzheimer

Artritis reumatoide

Caídas

Cáncer

Depresión

Disfagia (dificultad para tragar)

Estreñimiento

Indigestión

Niños con daños neurológicos

Pérdida de memoria (deterioro cognitivo leve relacionado con el envejecimiento)

Presión arterial alta (hipertensión)

Problemas tiroideos

Sordera

Vitíligo

La pimienta negra combina bien con *todas* las especias y complementa *todas* las recetas, especialmente:

Huevos

Caza

Carnes rojas

Salsas

Marisco

cocina. Utilizan pimienta negra y blanca molida para la elaboración de un aderezo denominado *mignonette,* y la pimienta blanca constituye uno de los cuatro ingredientes de la mezcla de especias *quatre épices*. Pero los granos de pimienta negra no están totalmente *disgracié*, ya que suelen formar parte del *bouquet garni* de muchos hogares.

En Estados Unidos los granos de pimienta negra son un ingrediente básico de la gastronomías cajún y criolla, caracterizadas por sus elaboraciones picantes.

La pimienta negra requiere un clima templado para su desarrollo y la mayor parte de la importada en Estados Unidos procede de Indonesia o Brasil. También la producen Malasia, Madagascar, Tasmania y Vietnam, que hace poco superó a la India como el mayor productor del mundo.

Otras recetas que contienen pimienta negra:

Cómo comprar pimienta negra

Si bien la India ya no es el mayor distribuidor de esta especia, sigue produciendo la de mejor calidad (el 90 por ciento de la cosecha procede de la costa de Malabar, que produce una variedad apreciada por su elevado contenido en piperina y otros aceites volátiles).

En esa región se cultivan dos variedades: granos de pimienta malabares (antes llamados granos de pimienta *Allepy*) y *Tellicherry*, siendo esta última de calidad superior. La mejor Tellicherry está etiquetada como TGSEB (sus siglas en inglés), cuyo significado es el siguiente: Tellicherry: lugar de origen; Garbled (purificada): libre de sustancias extrañas y granos de inferior calidad; Special (especial): de calidad superior, y Extra Bold (tamaño extra): la mayor dimensión. *Malabar Garbled No. 1* (MG1, sus siglas en inglés) indica granos de pimienta limpios de calidad superior. Por otro lado, la Asociación Americana del Comercio de Especias (ASTA) también aplica sus estándares de calidad a la pimienta.

La pimienta negra se comercializa entera, partida o molida.

Lo mejor es comprar granos enteros y molerlos según *se necesite*, en aras de obtener el mejor sabor y los máximos beneficios para la salud, ya que una vez molida comienza a reducirse el contenido en piperina y otros aceites volátiles; además, si bien se mantiene el efecto picante, el sabor se atenúa.

Los mejores granos de pimienta negra son grandes, de piel rugosa que oscila del marrón oscuro al negro azabache y pátina apagada. Un aspecto brillante indica una pimienta de peor calidad.

En cuanto a la pimienta molida, está disponible gruesa y fina. Otro indicador de calidad inferior es una pimienta molida demasiado negra: cuando los frutos se recolectan y secan, siempre hay un cierto porcentaje que carece de núcleo —la semilla interior blanca— y está hueco por dentro; estos granos se conocen como *granos ligeros*. Si bien suele haber directrices específicas que limitan el porcentaje de los granos vacíos permitidos en cada cosecha, en ocasiones los productores se saltan las reglas. Así pues, la mejor pimienta negra

Arroz a la pimienta con almendras

Si bien el arroz es un elemento básico de la cocina india, nunca se cocina solo, sino que se condimenta con diversas especias; de hecho hay una enorme variedad de especias que combinan bien con el arroz. Esta receta —cortesía de Alamelu Vairavan, autora del libro Healthy South Indian Cooking— *es rica en pimienta y uno de mis platos favoritos.*

- **1 taza de arroz basmati o arroz extralargo**
- **1 cucharada de aceite de colza**
- **3 hojas de curry (opcional)**
- **1 guindilla roja pequeña (opcional)**
- **1 cucharadita de semillas de mostaza negra**
- **1 cucharadita de semillas de comino**
- **1 taza de cebolla cortada en trocitos**
- **1 cucharadita y media de pimienta negra recién molida**
- **½ cucharadita de comino molido**
- **1 cucharadita de sal**
- **¼ de taza de almendras laminadas**

1. Cocina el arroz conforme a las instrucciones del paquete, evitando utilizar sal o aceite. Déjalo enfriar durante una hora y remuévelo para impedir que se apelmace.

2. Calienta el aceite en un wok o una sartén grande a fuego medio-alto. Cuando esté caliente, pero no humeante, añade las hojas de curry y la guindilla roja. Agrega las semillas de mostaza y comino. Tapa y cocina durante alrededor de 30 segundos hasta que las semillas de mostaza comiencen a saltar.

3. Incorpora las cebollas y saltéalas durante un minuto. Añade el arroz cocido y remuévelo a fondo. Agrega la pimienta negra, el comino molido y la sal, mezclándolos bien. Añade por último las almendras, combinándolas con el arroz.

Resultan 4 raciones.

---

molida es gris, ya que se ha molido el grano entero —pericarpio negro y semilla interior blanca—. En cambio, cuando la pimienta es demasiado negra es señal de que se ha molido una excesiva cantidad de granos huecos.

Los granos de pimienta blanca suelen venderse enteros y la *Montok* es la de mejor calidad.

Por otro lado, tanto los granos verdes como los rosados pueden adquirirse tanto secos como en salmuera.

Los mejores granos de pimienta verde —denominados *de recogida tardía*— son los liofilizados. Deben estar enteros, bien rellenos y exhibir un color verde brillante. Aunque resultan excelentes para cocinar, no deberían molerse con un molinillo de pimienta, pues su textura es demasiado blanda y podría obstruir el mecanismo.

Los granos de pimienta rosa son los menos populares debido a su sabor moderado. También resultan demasiado blandos para el molinillo.

Existen además unos «granos de pimienta» rosados procedentes de Brasil que pertenecen a la familia de los anacardos, no tienen relación con la pimienta auténtica y tampoco son considerados particularmente útiles en la cocina. Hace varios años se prohibió su venta en Estados Unidos por cuestiones de toxicidad, pero aun así algunos establecimientos siguen vendiéndolos. Así pues, a la hora de adquirir pimienta rosa, asegúrate de que se trate de auténtica pimienta: *Piper nigrum*.

Tanto entera como molida, la pimienta se conserva indefinidamente, aunque una vez molida va perdiendo sabor gradualmente.

Por su parte, los granos verdes y rosados en salmuera se conservan durante dos semanas después de abiertos.

Aunque existen numerosas variedades de pimienta negra, conviene saber que la pimienta china o de Sichuan no es auténtica pimienta: su sabor es bien diferente y no resulta un sustituto satisfactorio de la verdadera pimienta.

La pimienta negra en la cocina

La pimienta negra es la especia culinaria más útil e indispensable, de tal modo que esparcir un poquito de pimienta recién molida puede llegar a salvar incluso los platos menos alentadores.

Su robusto sabor suele asociarse a alimentos de sabores intensos, de modo que añade la cantidad que desees a carnes rojas, caza, marisco, judías y lentejas y empléala más moderadamente en platos más delicados.

De todos modos, *puedes* agregar pimienta negra a cualquier plato, incluso a la fruta. Las bayas, las manzanas, las peras y, ¿por qué no?, el queso van bien con un poquito de pimienta negra recién molida. Empléala asimismo para sazonar sopas, guisos, pescados y aves.

Por otra parte, ten a mano pimienta blanca para las ocasiones en que quieras aportar un toque de pimienta sin que resulte un aroma demasiado fuerte.

Además, conviene tener presente que la pimienta ha de añadirse en el último momento a los líquidos y salsas, ya que si se incorpora antes pierde su fragancia y puede dejar un sabor amargo difícil de eliminar.

Guarda los granos enteros en un molinillo de pimienta de metal, plástico o cristal, pero no de madera, pues este material absorberá sus aceites volátiles.

He aquí algunas ideas para aumentar el consumo de pimienta negra:

- Frota las carnes rojas con abundante pimienta —molida en trozos gruesos—, impregnándolas y cubriéndolas bien, antes de hacerlas a la parrilla, asarlas o brasearlas.
- Añade granos de pimienta enteros a adobos, caldos y encurtidos.
- Coloca unas cuantas rodajas de fresas sobre unos berros, esparce por encima pimienta negra y rocíalos ligeramente con vinagre balsámico.
- Agrega granos de pimienta partidos a los aliños de ensalada caseros.
- Dispón un molinillo de pimienta en la mesa del comedor en sustitución del típico pimentero.

RÁBANO PICANTE *Potente agente antinfeccioso*

El rábano picante es una especia usada habitualmente en los hogares norteamericanos. Aproximadamente el 85 por ciento de la producción mundial de esta especia se cultiva en Estados Unidos y gran parte de ella se destina al consumo interno; ¡de hecho, los estadounidenses utilizan unos 22.715.000 litros (seis millones de galones) de rábano picante cada año!

Pero esta especia no es originaria de Estados Unidos, sino de los países mediterráneos. Para el siglo XVI ya era cultivado en Gran Bretaña, donde se le aplicó el nombre de *hoarse* (caballo) debido a su aspecto tosco y sabor fuerte.

Aunque el rábano picante crudo resulta inodoro, al cortarlo exhala un vapor que produce una sensación de calor capaz de despejar los senos nasales incluso en el peor día para las alergias. No es de extrañar que fuera empleado con fines medicinales mucho antes de que se usara como alimento. En efecto, los antiguos médicos aprovecharon su capacidad de eliminar las mu-

cosidades para el tratamiento de resfriados, catarros, cálculos renales, infecciones del tracto urinario y, por supuesto, ronquera.

¿Qué componente aporta sus cualidades curativas a esta especia? El aceite volátil *sinigrina*, que se descompone en *isotiocianato de alilo*, un poderoso antibiótico. Lo más probable es que el *isotiocianato de alilo* sea el responsable de la eficacia probada del rábano picante en el tratamiento de problemas de las vías respiratorias altas, pero no es el único componente curativo de la especia; de hecho, el rábano picante contiene más compuestos activos medicinales que la mayoría de las especias. Y se trata de compuestos *sumamente* activos que pueden mitigar la congestión, reducir la mucosidad, disminuir la inflamación, neutralizar los perjudiciales oxidantes celulares, luchar contra virus y bacterias, relajar los músculos, estimular el sistema inmunitario e incluso combatir el cáncer. Todas estas propiedades la convierten en una especia muy especial. Como señaló el Dr. James A. Duke, un destacado botánico y experto en especias, «el rábano picante resulta tan útil en el botiquín como en el especiero».

Un antibiótico natural

Si bien el rábano picante está repleto de saludables fitonutrientes, se han realizado pocos estudios científicos para investigar sus poderes curativos. Sin embargo, esta especia ha sido declarada segura y eficaz para el tratamiento de las infecciones de las vías respiratorias superiores por las Monografías de la Comisión E alemana, que constituye una guía terapéutica de plantas medicinales destinada a los médicos y otros profesionales de la salud alemanes.

De hecho, una de las medicinas naturales contra las infecciones más populares en Alemania contiene rábano picante y capuchina. Debido a su éxito en Alemania, los diversos estudios llevados a cabo, tanto en el laboratorio como en humanos, han descubierto que resulta tan eficaz como los antibióticos en el tratamiento de:

- Bronquitis.
- Infecciones de oídos.
- Enfermedades gastrointestinales causadas por alimentos contaminados por la bacteria *E. coli.*
- Enfermedades gastrointestinales causadas por alimentos contaminados por la bacteria *Staphylococcus aureus.*
- La *Haemophilus influenza,* que afecta normalmente a niños menores de cinco años.
- Neumonía.
- Sinusitis.
- Faringitis estreptocócica y otras enfermedades serias causadas por la bacteria *Streptococcus pyogenes,* tales como la celulitis bacteriana, el impétigo y la fiebre escarlata.
- Infecciones del tracto urinario.

Uno de estos estudios, en el que participaron 858 niños y adolescentes en 65 centros de salud alemanes, comparó la eficacia de esta medicina natural a base de rábano picante con la de un antibiótico, en el tratamiento de la bronquitis y las infecciones del tracto urinario (ITU). La efec-

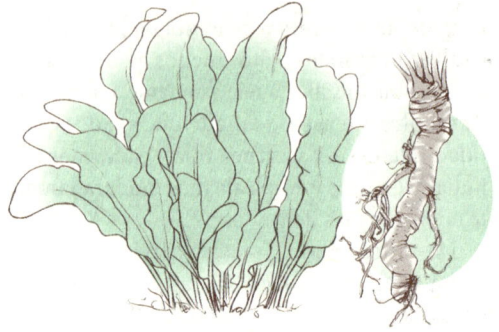

El rábano picante es una raíz tosca, exenta de color u olor.

tividad fue medida según el grado de alivio de los síntomas y la rapidez en la curación de las infecciones, ¡y este remedio natural resultó ser sumamente efectivo! «Los resultados demuestran que existe una base racional, tanto para el tratamiento de las ITU como de las infecciones respiratorias, con este producto medicinal», comentaron los investigadores.

Otro estudio alemán comparó la eficacia del preparado con rábano picante frente a la de los antibióticos en 536 personas aquejadas de sinusitis, 643 de bronquitis y 479 de ITU y, de nuevo, esta medicina natural arrojó resultados tan positivos como los antibióticos.

También se ha demostrado que la suplementación a base de rábano picante puede ayudar a *prevenir* las infecciones. Unos investigadores reunieron a 219 hombres y mujeres de edades comprendidas entre los 18 y los 75 años para probar la eficacia de esta especia en la prevención de ITU recurrentes. Ninguno de los pacientes presentaba síntoma alguno al comienzo del estudio. La mitad de los participantes tomó una dosis diaria del remedio natural con rábano picante, y la otra mitad, un placebo. Al cabo de tres meses, los científicos hallaron que el índice de recurrencia era un 50 por ciento menor en las personas que habían tomado rábano picante, y otro estudio efectuado con niños con infecciones urinarias recurrentes produjo resultados similares.

¿Mejor que el brócoli?

El rábano picante no brilla precisamente por su aspecto: se trata de una raíz tosca y larguirucha, exenta de color y olor, de sabor poco atrayente:

el patito feo de la atractiva familia de las crucíferas, compuesta de coloridas verduras. Las crucíferas (brócoli, berro, mostaza parda, col rizada, repollo y coles de Bruselas, por mencionar solo unas pocas) son conocidas por producir la mayor cantidad de isotiocianatos (ITC) del mundo vegetal, unos compuestos anticancerígenos según han demostrado diversos estudios.

Pero los ITC no existirían si no fuera por otros importantes compuestos: los *glucosinolatos*. Al partir, cortar o masticar una crucífera, los glucosinolatos se ponen en funcionamiento y producen ITC, y esta es la razón por la que el rábano picante es algo más que una especia casera perteneciente a una familia de verduras maravillosas. Cuando un equipo de investigadores de la Universidad de Illinois estudió los componentes de esta especia con el microscopio, descubrieron que contiene más glucosinolatos que el brócoli, el rey de las crucíferas.

«El rábano picante contiene un número de glucosinolatos diez veces mayor que el brócoli, de modo que no se requieren grandes dosis de esta especia para obtener sus beneficios», explicó el Dr. Mosbah Kushad, el investigador principal del estudio. «De hecho, basta con añadir una pizca al bistec para obtener los mismos beneficios que el brócoli». (¡Buenas noticias para las personas que no soportan esta verdura!).

En un estudio sobre los ITC del rábano picante, unos investigadores de la Universidad Estatal de Michigan investigaron su capacidad para inhibir la actividad de los cánceres de colon y de pulmón. A medida que aumentaba la dosis de ITC, iba disminuyendo la actividad de las células cancerosas, de un 30 a un 68 por ciento, en el caso del cáncer de colon, y de un 30 a un 71 por ciento, en el cáncer de pulmón.

Pero los ITC no son los únicos compuestos anticancerígenos del rábano picante: la especia contiene más de dos docenas de compuestos que combaten el cáncer, y unos investigadores ingleses están investigando uno de ellos, concretamente la *peroxidasa del rábano picante*, como componente de un fármaco para el cáncer. En un estudio de laboratorio, el medicamento experimental ayudó a controlar la multiplicación de las células de cáncer de mama y de vejiga.

Grandes esperanzas para el colesterol bajo

Los ITC de las crucíferas (y del brócoli particularmente) promueven la salud cardiaca debido a que ayudan a controlar dos factores de riesgo principales de las enfermedades cardiacas: el colesterol y los triglicéridos. Según un estudio publicado en la revista *Nutrition Research*, los ITC del rábano picante pueden ejercer la misma función.

PRODUCIDO POR PRIMERA VEZ EN 1869, EL RÁBANO PICANTE DE LA MARCA HEINZ FUE EL PRIMER PRODUCTO ESTADOUNIDENSE PROCESADO COMERCIALIZADO A GRAN ESCALA.

Los investigadores del estudio suministraron a los ratones de laboratorio una dieta rica en colesterol con y sin rábano picante. Al cabo de tres semanas, los ratones que tomaron rábano picante *junto con* la dieta presentaban una reducción mucho mayor de los niveles de colesterol. Según los científicos, el rábano picante podría impedir la producción de esta sustancia.

Una crucífera excepcional

El rábano picante no solo presenta concentraciones más elevadas de ITC que otras crucíferas, sino también contiene *tiocianato*, una rara sustancia que envía una ráfaga acre a la cavidad nasal al cortarlo o masticarlo. Este componente solo se halla en otras dos especies: la mostaza y el wasabi, ambas miembros de la familia de las crucíferas.

El tiocianato produce una sensación de picor de un modo diferente a la capsaicina, la sustancia que incendia la lengua al comer guindilla. A raíz del contacto del rábano picante con la humedad de la lengua, los tiocianatos se liberan en el aire y ascienden hacia los conductos nasales, por lo que una fuerte dosis de la especie produce goteo nasal y lágrimas. Sin embargo, este efecto se disipa rápidamente y permanece el distintivo sabor de la especie: el de un rábano blanco con el picor de un chile jalapeño.

El sabor puro del rábano picante no resulta demasiado familiar, ya que esta especie es conocida principalmente como ingrediente de diversas salsas. Por esta razón, no solemos percatarnos de que el «wasabi» que sirven los establecimientos de sushi *es* en realidad puro rábano picante coloreado con espinaca y espirulina (para obtener más información sobre el wasabi véase la página 285).

Conoce el rábano picante

El rábano picante llegó a Estados Unidos con los primeros colonos en el siglo XVII, pero no empezó a ser una especie codiciada hasta el siglo XIX, cuando los emigrantes alemanes y polacos llevaron sus recetas y su amor por la especie a tierras norteamericanas. Su uso era tan extendido coronando fiambres y pescados que en 1869 un joven empresario llamado Henry J. Heinz lo mezcló con vinagre como conservante y lo envasó en pequeñas botellas de vidrio para «mostrar su pureza» que fue vendiendo en una cesta por las calles de su vecindario en Pittsburg, Pensilvania. El rábano picante de Heinz se convirtió en el primer producto estadounidense procesado comercializado a gran escala, y se cuenta que Heinz ralló tanto rábano picante en el sótano de la casa paterna que tiempo después de que cambiara la ubicación de su empresa todavía podían percibirse los potentes vapores que ascendían desde el suelo.

En la actualidad, el rábano picante desempeña un papel culinario fundamental tanto en Estados Unidos como en Europa. Se emplea para conver-

El rábano picante podría ayudar a prevenir y/o tratar:

Bronquitis	Intoxicación alimentaria
Cáncer	Neumonía bacteriana
Faringitis estreptocócica	Problemas de colesterol (colesterol total alto)
Gripe	
Infección de oído	Sinusitis
Infección urinaria	

El rábano picante combina bien con las siguientes especias:

Albahaca	Semilla de hinojo
Perejil	Semilla de mostaza
Pimienta negra	Semilla de sésamo
Romero	Tomate seco
Semilla de apio	

y complementa las recetas de:

Asados	Manzanas
Cerdo	Marisco
Fiambres	Patatas
Huevos	Pescado fresco y ahumado
Jamón curado	
Judías al horno	Quesos

Sustituto: Ya que la mayor parte del wasabi comercializado en Estados Unidos es en realidad rábano picante, puedes usarlos indistintamente. Sin embargo, conviene tener en cuenta que el verdadero wasabi tiene un sabor más fuerte, de modo que si lo empleas remplazando al rábano picante en una receta comienza añadiendo la mitad de la cantidad recomendada y ve añadiendo más hasta obtener el sabor y la consistencia deseada.

tir el kétchup ordinario en una salsa cóctel capaz de despejar los senos nasales —la omnipresente salsa para mojar servida tradicionalmente con langostinos hervidos y marisco crudo—. También

Salsa de manzana y rábano picante de Baviera

Esta popular especialidad alemana constituye un magnífico aderezo para el lomo de cerdo, las chuletas o las salchichas especiadas. También puedes untarla en gruesas rebanadas de pan crujiente para preparar bocadillos de ternera.

½ taza de rábano picante en vinagre, escurrido

1 gran manzana verde y amarga, pelada, sin corazón y cortada en dados

¼ de taza (60 ml) de zumo de limón

1 cucharadita de azúcar

½ cucharadita de sal

⅓ de taza (80 ml) de crema agria

1 cucharada de perejil seco

1. Combina el rábano picante, la manzana, el zumo de limón, el azúcar y la sal en un cuenco mediano. Tápalo y deja reposar la mezcla durante 30 minutos. Añade la crema agria, removiéndola bien para mezclarla, esparce el perejil por encima y sírvela, o bien refrigérala hasta el momento de usarla (remueve y deja que se temple a temperatura ambiente antes de servirla).

Resulta alrededor de una taza y media de salsa.

es una popular adición al cóctel de vodka y zumo de tomate *bloody mary* y a menudo puede verse en las barras de las tabernas y marisquerías junto a un cuenco de galletitas saladas. También constituye el condimento clásico de los asadores, así como de las líneas de servicio de los establecimientos de comida rápida de todo el país. Cada mes de junio, Collinsville (Illinois) —ciudad autoproclamada capital mundial del rábano picante— celebra el Festival Internacional del Rábano Picante, en el que tienen lugar todo tipo de competiciones en torno a esta especia, incluyendo un desfile de belleza para niñas llamado Miss Rabanito Picante.

Pero el primer premio de apreciación al rábano picante se la llevan los alemanes, que todavía mantienen la ardua costumbre de rallar la dura y larga raíz y servirla fresca. Su gran afición por esta especia se debe a que su potente sabor picante contrarresta el componente graso de las salchichas y los cortes de carne poco corrientes que suelen formar parte de su alimentación. La cocina alemana cuenta con innumerables recetas de salsas de rábano picante: la vinagreta de rábano picante, la salsa de limón y rábano picante, la salsa de pan y rábano picante, la salsa de crema montada y rábano picante, la salsa de cerveza y rábano picante y la más conocida de todas: la *apfelmeerrettich*, que está hecha con manzanas verdes ácidas. Igualmente se sirve frecuentemente la *meerrettichkartoffeln*, un plato de patatas horneadas con crema de rábano picante.

Por su parte, en el este de Europa y Escandinavia también cuentan con tradiciones relativas a esta especia.

En Noruega, se bate la raíz rallada con crema agridulce, azúcar y vinagre para crear una salsa denominada *pepperrotsaus,* que suele tomarse junto con salmón frío y otros tipos de pescado. Por otro lado, los daneses congelan la crema de rábano picante y la sirven a modo de sorbete en una salsera enfriada previamente, y los polacos incorporan remolacha rallada al rábano picante para la elaboración del *chrzan,* un condimento morado-rojizo que se come con jamón; además, la sopa de rábano picante es un plato tradicional de la comida de Navidad en Polonia.

Si bien los franceses no son especialmente aficionados a la comida picante, esta especia constituye una excepción; la fuerte salsa roja de rábano picante preferida por los estadounidenses debe resultarles demasiado potente para el delicado sabor de las ostras crudas y, en su lugar, las acompañan con *mignonette*, una salsa para mojar que combina el rábano picante con vinagre y aceite. Por otra parte, en Inglaterra el lomo alto asado con salsa de nata y rábano picante es toda una tradición nacional.

Además, el rábano picante está presente en la mesa durante el *Seder*, una comida que forma parte de la celebración de la Pascua judía, y es uno de los *maror* (hierbas amargas) que simbolizan el sufrimiento de los israelitas sometidos a la esclavitud en Egipto.

El rábano picante en la cocina

Obtendrás el máximo sabor del rábano picante si lo preparas como los alemanes: recién rallado y sin diluir. Pero has de saber que rallarlo es una labor meticulosa ¡e incluso dolorosa! Debido a su dureza y gran dimensión —30 cm (1 pie) o incluso más—, rallarla precisa de fuerza y un cuchillo bien afilado. Es recomendable ejecutar esta tarea al aire libre, o al menos con la ventana abierta, ya que los vapores que desprende golpean la nariz como si de un puñetazo se tratara; también conviene que avises a otras personas para que eviten los vapores. Además, una vez rallado el sabor va atenuándose rápidamente. Por todo ello, te recomiendo que tomes un atajo y si te es posible adquieras rábano picante en vinagre que podrás encontrar en tiendas especializadas. De este modo el rábano te durará varios meses en el frigorífico. Eso sí: procura leer la etiqueta para asegurarte de que contenga el menor número de ingredientes posible: rábano picante, vinagre blanco destilado y sal. A la hora de usarlo, no olvides escurrir el vinagre con un tenedor para obtener el sabor puro de esta especia. También puede adquirirse granulado, o bien en escamas que deben rehidratarse.

Normalmente, las salsas a base de rábano picante no se cocinan, ya que el calor destruye el sabor acre de esta especia; de hecho, cocinada resulta bastante suave. Así pues, cuando veas en el menú de un restaurante pescado con cobertura de patatas y rábano picante, no hay necesidad de descartarla por si resultara demasiado picante.

El rábano picante es una especia versátil y fácil de manejar. He aquí algunas ideas para aumentar el consumo de rábano picante:

- Añade una cucharada de esta especia en las ensaladas de patata y de col, así como en las salsas para mojar.
- Empléala para aportar a la salsa de manzana un sabroso toque picante.
- Agrega una o dos cucharadas para rematar la salsa barbacoa que acompaña a la carne a la parrilla.
- Mezcla una cucharada de rábano picante en vinagre con $1/3$ de taza de crema agria para coronar el pescado ahumado. Esparce cebollinos por encima.
- Mézclalo con crema agria y añádelo al puré de patatas.
- Para elaborar una salsa cóctel básica, combina kétchup y rábano picante a partes iguales y añade un poco de salsa Worcester y zumo de limón.
- Prepara una salsa diferente para el marisco combinando 2 cucharadas de mayonesa, una cucharada de crema agria, una cucharada de rábano picante en vinagre, macis y menta (¼ de cucharadita cada uno). Esparce sal de ajo por encima.
- Para confeccionar una tradicional crema de rábano picante para rosbif, bate ½ taza de nata grasa hasta que se haya espesado un poco e incorpora 2 cucharadas de rábano picante en vinagre. Añade 3 cucharadas de zumo de limón, así como sal y pimienta. Déjala enfriar durante por lo menos una hora antes de servirla.

ROMERO   *Protección frente al cáncer en la parrilla*

El romero es una especia ideal para las barbacoas: su penetrante aroma acentúa el fuerte sabor de las carnes rojas. Los amantes de la barbacoa lo esparcen sobre los asados, lo añaden a las marinadas y echan ramitas a las brasas para impregnar los filetes y las chuletas de un aroma ahumado con reminiscencias a pino.

Pero el romero ejerce además otra importante función en la barbacoa (aunque poco conocida y raramente admitida): proteger tu salud, manteniendo alejadas a unas intrusas nada gratas denominadas aminas heterocíclicas (AHC) una banda de carcinógenos que pretenden aguarte la fiesta.

Un auténtico protector en las hamburguesas

Nada podría estropearte tanto una comida al aire libre como enterarte de que la jugosa hamburguesa que estás degustando está repleta de *carcinógenos*. Lo cierto es que hace 30 años a los científicos les tocó representar el papel de aguafiestas cuando anunciaron que asar a la parrilla, freír, gratinar o ahumar (pero no hornear) a altas temperaturas provoca la descomposición de las moléculas de ciertos alimentos y origina AHC, unas sustancias tóxicas que son absorbidas rápidamente tras su consumo; de hecho se han encontrado trazas de estos compuestos en células humanas de cáncer de colon, de mama y de próstata. También se ha observado que produce daños en el ADN en los animales experimentales. Diversos estudios poblacionales asocian una elevada ingesta de carnes a la parrilla a un mayor riesgo de varios tipos de cáncer, incluyendo los cánceres de colon, de mama, de próstata y de páncreas.

Los estudios realizados durante las últimas tres décadas han comprobado una y otra vez que las AHC comienzan a formarse en *todas* las carnes crudas (carnes rojas, aves e incluso pescado, pero no en frutas ni verduras) cuatro minutos después de que la temperatura haya alcanzado 177 °C (352 °F). Cuanto mayor es el tiempo de preparación y más elevada es la temperatura a la que se cocinan los alimentos, mayor es la concentración de estas sustancias tóxicas. En un estudio se observó que unos alimentos fritos a 223 °C (435 °F) contenían seis veces más AHC que esos mismos alimentos fritos a 177 °C (352 °F).

Lo cierto es que las altas temperaturas son intrínsecas a técnicas culinarias como asar a la parrilla, freír, gratinar y ahumar. El grill del horno de los hogares suele alcanzar los 260 °C (500 °F) y los asadores de lujo cocinan la carne a 315 °C (600 °F) o incluso más.

Decirte que no deberías disfrutar de una hamburguesa o un bistec a la parrilla quizá sería ir demasiado lejos; de hecho, se ha debatido mucho sobre los efectos carcinógenos o perjudiciales de las AHC. Sin embargo, el Departamento de Salud y Servicios Sociales de Estados Unidos las clasifica como «consideradas razonablemente como carcinógenos humanos», pudiendo incrementar el riesgo de ciertos tipos de cáncer.

¿Qué hacer?

La barbacoa que tienes en el jardín *no* ha sido declarada peligrosa para tu salud y probablemente nunca lo será, pero la Agencia Internacional de Investigación sobre el Cáncer recomienda minimizar este potencial riesgo reduciendo el empleo de técnicas culinarias que requieran altas temperaturas y evitando consumir alimentos carbonizados.

Otra opción es tener disponible romero cuando organices barbacoas, ya que diversos estudios han demostrado que se trata de un potente antioxidante que puede erradicar las AHC.

Unos investigadores austriacos realizaron un experimento que consistió en hacer unas hamburguesas a la parrilla a 180 °C (356 °F), una temperatura relativamente moderada, durante 20 minutos, y observaron que las AHC iban en aumento a medida que la carne se cocinaba. Sin embargo, al esparcir romero en otra tanda de hamburguesas antes de colocarlas en la parrilla y asarlas a la misma temperatura durante el mismo período de tiempo, se observó una reducción de las AHC de un 61 por ciento.

Por otro lado, unos científicos de la Universidad Estatal de Kansas, que han estado experimentando con las AHC y el extracto de romero en los últimos años, han descubierto que poner un poquito de extracto de romero comestible sobre las hamburguesas reduce significativamente los niveles de estos compuestos, y en algunos casos no se detectan en absoluto.

«Las temperaturas más bajas pueden afectar negativamente al sabor», según apunta el investigador de la Universidad Estatal de Kansas y profesor de Ciencia de los Alimentos J. Scott Smith. «La mejor opción podría ser emplear extractos de romero para poder mantener las temperaturas elevadas».

Un antioxidante de gran potencia

El talento anticarcinogénico del romero se debe a una mezcla especial de antioxidantes: el *ácido rosmarínico,* el *ácido carnósico* y el *carnosol.* Su combinación hace del romero uno de los antioxidantes más potentes que existen. Diversos estudios han demostrado que esta especie posee más poder antioxidante que el BHA y el BHT, unos antioxidantes sintéticos capaces de preservar grasas como la mantequilla y la manteca de cerdo.

Pues bien, el romero va más lejos todavía: puede ayudar a mantener el sistema inmunitario en buen estado. En un estudio se detectó que simplemente *inhalar* aceite esencial de romero reducía los niveles de cortisol —la hormona del estrés— en un grupo de voluntarios. Este dato es de suma importancia, ya que los elevados niveles de cortisol están asociados a un aumento del estrés oxidativo, una especie de óxido interno que envejece y daña las células. De hecho, el estrés oxidativo desempeña un papel en *todas* las enfermedades crónicas, incluyendo las afecciones cardiacas, el cáncer y el Alzheimer, así como en el propio proceso de envejecimiento.

El romero es un antioxidante tan potente que es capaz de reducir los síntomas que ocasiona la enfermedad por radiación (un megaoxidante) y prolongar las vidas de los animales experimentales expuestos a una dosis masiva de rayos gamma, según un estudio publicado en la revista *Journal of Environmental Pathology, Toxicology and Oncology.* En otro experimento en animales unos investigadores coreanos lograron evitar el daño neurológico (causado fundamentalmente por la oxidación) producido por el pesticida tóxico dieldrin (en la actualidad prohibido en Estados Unidos, pero no en otras partes del mundo).

Además, parece que el romero podría llegar a proteger la piel frente a los efectos de la exposición solar, uno de los oxidantes más poderosos y penetrantes que existen.

Un protector natural de la piel

Diversos estudios de laboratorio y en animales sugieren que el romero podría actuar como un escudo protector frente a la radiación ultravioleta (UV) proveniente del sol, que causa envejecimiento prematuro (fotoenvejecimiento) e in-

El romero podría ayudar a prevenir y/o tratar:

Afecciones cardiacas	Estrés
Ansiedad	Gota
Arrugas	Infección urinaria
Cáncer	Osteoartritis y artritis reumatoide
Coágulos sanguíneos	
Depresión	Pérdida de memoria (deterioro cognitivo leve relacionado con el envejecimiento)
Dermatitis	
Derrame cerebral	
Diabetes tipo II	Úlcera
Enfermedades hepáticas	

crementa el riesgo de cáncer de piel. En un estudio publicado en la revista *European Journal of Dermatology* se observó que el extracto de romero protegía las células cutáneas humanas frente a los daños causados por la exposición a una radiación UV simulada. El experimento, explicaron los investigadores franceses responsables del estudio, «muestra que este extracto es un prometedor agente para la prevención del fotoenvejecimiento de la piel».

Otro estudio mostró que esta especie puede salvarte el pellejo literalmente: unos científicos de la Universidad Rutgers de Nueva York inyectaron carcinógenos que causan cáncer de piel a dos grupos de animales experimentales. Un grupo fue tratado con carnosol antes de cada inyección y al cabo de cuatro meses los integrantes de este grupo desarrollaron un 61 por ciento menos de tumores.

En otro experimento en animales, unos científicos italianos descubrieron que el extracto de romero reducía significativamente el crecimiento de dos diferentes tipos de melanoma.

Una especie de mucho talento

Desde antiguo, los practicantes de la medicina tradicional han atribuido poderes curativos especiales a esta especie y la han utilizado en el tratamiento de la diabetes, las enfermedades respiratorias, la artritis y los mareos. También solía hervirse en vino para inhalar los vapores y agudizar la mente. Un texto médico del siglo XVII lo ensalzaba como «remedio para la debilidad y enfriamiento del cerebro». También se añadía aceite de romero en la fase de aclarado del cabello para estimular un crecimiento vigoroso.

Pues bien, en la actualidad se está demostrando la validez científica de muchos de estos usos. Sabemos, por ejemplo, que el romero posee nutrientes que pueden ayudar a combatir la inflamación, las bacterias y los virus. También estimula el sistema nervioso central, y la industria cosmética ha retomado el uso tradicional de esta especia incluyéndola en fórmulas antiarrugas y para pieles grasas.

Hasta la fecha, más de 500 estudios han analizado en detalle esta especie para investigar su potencial como agente preventivo y curativo de un sinnúmero de enfermedades. He aquí algunos de ellos:

Dermatitis. Una crema que contenía extracto de romero entre sus ingredientes logró reducir significativamente el sangrado y la hinchazón en 21 pacientes aquejados de dermatitis grave. Los pacientes afirmaron sentir mejoría en la sequedad, la picazón y otros síntomas. El estudio fue publicado en el libro *Molecular Targets and Therapeutic Uses of Spices.*

Memoria. Diversos estudios han demostrado que el aroma del romero puede mejorar la capacidad cognitiva y la memoria total. Un estudio publicado en la revista *International Journal of Neuroscience* descubrió que inhalar aceite esencial de romero al ejecutar tareas mentales mejoraba la memoria. Y en otro estudio se observó que su inhalación reducía la ansiedad antes de un examen.

Cáncer. Más de 50 estudios preclínicos, *in vitro* y en animales han demostrado que el carnosol, el ácido carnósico y otros componentes del romero pueden inhibir y destruir las células cancerosas. Por ejemplo, en un estudio publicado en la revista *Oncology,* unos investigadores israelíes descubrieron que el romero prolongaba la vida de los ratones afectados de leucemia. Y en otro estudio aparecido en *Cancer Letters,* unos científicos de la Universidad de Illinois observaron que el extracto de romero podía «inhibir significativamente el inicio y la expansión» del cáncer de mama en animales expuestos a carcinógenos.

Cirrosis. El romero fue capaz de proteger a animales expuestos a la hepatotoxina tetracloruro de carbono de los daños típicos relacionados con la cirrosis, según un estudio de un equipo de investigadores mexicanos publicado en la revista *Phytotherapy Research.*

Además, se observó que la administración diaria de romero mejoraba la integridad estructural de las células hepáticas de los ratones y protegía el hígado a pesar de la repetida exposición a sustancias tóxicas. Su hallazgo fue publicado en la revista *Journal of Ethnopharmacology.*

Coágulos sanguíneos y derrame cerebral. Dos estudios efectuados por unos científicos japoneses hallaron que la adición de romero a la alimentación diaria de animales experimentales, a los que se administraba una dieta rica en grasas, mejoró el flujo sanguíneo a través de las arterias carótidas (ubicadas en el cuello) hacia el cerebro. También «inhibió significativamente» la aglutinación de las plaquetas, por lo que se reducía el riesgo de formación de coágulos sanguíneos. Una dieta con alto contenido en grasas contribuye a la formación de depósitos de placa en las arterias, lo cual puede derivar en un infarto o un derrame cerebral.

Artritis. Unos investigadores estadounidenses descubrieron que un suplemento con extracto de romero reducía el dolor hasta un 50 por ciento en un grupo de pacientes artríticos. Los resultados fueron publicados en la revista *Phytotherapy Research.*

En diversos estudios llevados a cabo en México se observó que la adición de romero en la alimentación de los animales de laboratorio ayudaba a aliviar el dolor y la inflamación de la artritis inducida químicamente. «Este estudio refuerza el uso medicinal tradicional de la planta para el tratamiento del dolor y las enfermedades antinflamatorias tales como la artritis y la gota», concluyeron los científicos en la revista *Journal of Ethnopharmacology.*

El tratamiento continuado con extracto de romero «redujo espectacularmente» el dolor y la inflamación, y contribuyó a restablecer una salud de las articulaciones «casi normal» en animales de laboratorio a los que se había inducido artritis reumatoide previamente, según un estudio publicado en la revista *Journal of Rheumatology*. «Este efecto podría ser beneficioso en el ámbito clínico», concluyeron los investigadores.

Diabetes. El tratamiento con extracto de romero ayudó a reducir los niveles de azúcar en sangre tanto en conejos sanos como diabéticos, según un estudio publicado en la revista *Journal of Ethnopharmacology*. La especia resultó ser tan efectiva como el fármaco para la diabetes glibenclamida.

Úlcera. El romero «podría tener un potencial terapéutico para el tratamiento de enfermedades como la úlcera péptica», concluyeron unos científicos de la Universidad de Illinois tras evaluar el potencial curativo de 25 especias y plantas con relación al tracto gastrointestinal, según un estudio publicado en la revista *Phytotherapy Research*.

Infección urinaria. Unos investigadores marroquíes descubrieron que el romero aumentaba el flujo urinario de forma similar a los fármacos diuréticos, según un estudio publicado en la revista *Journal of Ethnopharmacology*. La conclusión de los científicos fue que los resultados respaldan la práctica tradicional de Marruecos de tratar las infecciones urinarias con romero.

Depresión. El tratamiento con extracto de romero resultó ser tan efectivo como la fluoxetina (Prozac) en el tratamiento de síntomas relacionados con la depresión en animales, según el estudio de unos investigadores brasileños aparecido en la revista *Progress in Neuro-Psychopharmacology & Biological Psychiatry*.

Conoce el romero

El romero es una especia legendaria e incluso sagrada. Cuenta una historia de la tradición cristiana que en su huida de Egipto con el niño Jesús, la Virgen María se paró a descansar, dejando su manto azul sobre un arbusto de flores blancas, y al ir a tomarlo para reanudar el viaje advirtió

El romero combina bien con las siguientes especias:

Ajo	Nuez moscada
Ajowan	Orégano
Albahaca	Pimentón
Canela	Salvia
Clavo	Semillas de cilantro
Laurel	Tomate seco
Mejorana	Tomillo

y complementa recetas de:

Caza	Pizza
Cerdo	Pollo
Conejo	Salsa de tomate
Cordero	Verduras a la parrilla

Otras recetas que contienen romero:

Especias provenzales (pág. 300)	*Penne* y salchichas con salsa de tomate e hinojo (pág. 250)
Gulash húngaro (pág. 43)	Pollo a los cuarenta dientes de ajo (pág. 30)
Mezcla de especias de romero para barbacoa (pág. 302)	*Spaghettini* con salsa de tomate y albahaca (pág. 40)
Mezcla de especias para barbacoa (pág. 302)	Vinagreta mediterránea (pág. 181)
Mezcla de especias para pizza (pág. 301)	

que las flores habían adquirido el color del manto: se habían vuelto azules, como las flores de romero.

En las antiguas Grecia y Roma, el romero se usaba tradicionalmente tanto en las bodas como en los funerales. Las novias colocaban ramitos de romero en sus ramilletes como signo de fidelidad y los recién casados acostumbraban a plantarlo el día de su boda. Además se depositaban ramas de romero en las manos de los fallecidos y, según la leyenda, estas crecían hasta cubrir el cadáver por completo. También se dejaban ramitas sobre las tumbas en memoria de los seres queridos.

Por otro lado, en la Europa premoderna, los franceses quemaban romero y bayas de enebro en los hospitales para purificar el aire y prevenir las enfermedades, y en Inglaterra se quemaban las hojas a modo de incienso en las salas de los tribunales para proteger a los oficiales de las enfermedades contagiosas que pudieran tener los prisioneros.

Hoy en día el romero es especialmente popular en la región mediterránea, donde prospera en las zonas secas y arenosas de montaña baja, cerca de la costa y en los muros de los jardines. Pero las cocinas que más lo usan son la italiana y la provenzal, donde el romero es un popular ingrediente tanto de platos dulces como salados.

En Italia, los carniceros suelen aderezar la carne con romero, o bien regalan ramitas a los clientes. Asimismo, suele combinarse con miel, ajo, guindillas y vino para rociar carnes (cordero, cabra, vaca, conejo), pescados y mariscos a la parrilla. Además, el pan de romero es una especialidad de prácticamente cada región de Italia, y quizá el más famoso sea el *pan di ramerino,* un pan florentino condimentado con romero y pasas que se consume tradicionalmente en Semana Santa. También se utiliza romero en las mezclas de especias para pizzas e incluso hay algunos tipos de pizza cuyo único ingrediente es el romero.

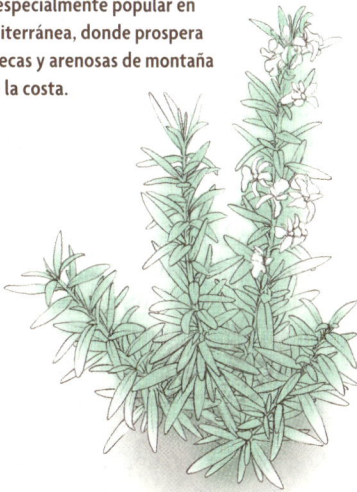

El romero es especialmente popular en la región mediterránea, donde prospera en las zonas secas y arenosas de montaña baja, cerca de la costa.

En Provenza el romero crece silvestre y se cultiva en los jardines. Prácticamente todos los restaurantes sirven aceite de oliva aromatizado con romero, guindillas y otras especias. Tanto el romero como el ajo forman parte de la *ratatouille,* un plato a base de verduras, y no resulta fácil encontrar una receta de cordero que no contenga romero. También se utiliza esta especia para aderezar el paté de hígado, así como los pescados enteros asados a la parrilla.

Cómo comprar romero

Sus tallos rígidos y leñosos, y sus delgadas hojas de color verde oscuro en forma de aguja, lo convierten en una de las plantas culinarias más fácilmente reconocibles. Las hojas son lustrosas por el haz con una raya vertical en el medio, y de un verde grisáceo pálido por el envés.

Existen dos clases de arbustos de romero que producen la especia comestible que conocemos: el romero común, un arbusto de alrededor de 1,50 m (5 pies) que crece erguido y suele emplearse para cercar las casas a modo de seto, y el romero rastrero, una variedad más corta que suele habitar los suelos rocosos y los muros de contención. El primero presenta un sabor más acre. Aparte de por el tamaño, ambas variedades se diferencian por la longitud de las hojas: alrededor de 1,25 cm en el caso del romero rastrero y aproximadamente el doble en el romero común.

El romero se comercializa tanto fresco como seco (entero, troceado, machacado o molido). La intensidad de sabor es parecida en ambos casos, y a diferencia de otras especias, el romero mantiene tanto su sabor como sus aceites volátiles incluso molido. Ambas opciones suelen estar disponibles todo el año en los supermercados bien surtidos.

El romero es fácil de cultivar con temperaturas cálidas en jardines o macetas. Las ramitas recién compradas o cortadas pueden conservarse durante una semana o más, sumergidas en agua fresca y limpia. También puedes envolverlas en papel de aluminio y refrigerarlas metidas en una bolsa de plástico.

Sus coriáceas hojas y leñosos tallos son ideales para el secado, operación que debe efectuarse inmediatamente después de la recolección

Costillar de cordero a la parrilla con mezcla de especias de romero

Esta receta también puede hacerse en el horno; para ello, coloca el costillar encima de dos ramitas de romero en una bandeja de horno con parrilla y ásalo a 200 °C (400 °F) durante 20 minutos.

2 costillares de cordero de alrededor de 900 g (2 libras) cada uno, habiendo retirado la grasa sobrante y limpiado los huesos
2 cucharadas de mezcla de especias de romero para barbacoa (pág. 302)
3 ramitas de romero fresco

1. Si usas una parrilla de carbón, prepárala para cocinar con calor indirecto y sitúa una bandeja de goteo en el centro. Precalienta la parrilla a temperatura media.
2. Frota los costillares con el preparado de romero para barbacoa, impregnándolos y cubriéndolos bien, y deja que reposen a temperatura ambiente durante al menos 30 minutos. Cuando estén listos para asarse, engrasa la parrilla, coloca los costillares con la parte grasa hacia arriba y asa a fuego medio, durante alrededor de 20 minutos, para que quede poco hecho, o bien hasta alcanzar el punto deseado. El cordero estará poco hecho cuando el termómetro de lectura instantánea indique 60 °C (140 °F). Echa a las brasas las ramitas de romero cinco minutos antes del final; una vez lista, deja reposar la carne durante 15 minutos antes de trincharla.

Resultan 6 raciones.

para preservar los aceites volátiles. Para ello, cuelga boca abajo las ramas recién cortadas en un lugar oscuro y bien aireado durante unos pocos días. Una vez secas, los bordes se comban y pierden su aspecto plano.

Resulta sencillo deshojar el romero seco: basta con poner la ramita del revés y tirar de las hojas hacia abajo; de este modo, pueden extraerse limpiamente sin desgarrar el tallo. Para facilitar su uso puedes recortarlas en pedacitos de unos 6 mm (un cuarto de pulgada).

España es el principal país proveedor de romero en Estados Unidos.

El romero en la cocina

El romero posee aroma a pino y un sabor mentolado y balsámico con reminiscencias de pimienta. Su fuerte sabor puede dominar fácilmente otras especias y sabores si se utiliza en exceso o descuidadamente.

Esta especia no pierde sabor en las cocciones prolongadas. Debido a su elevado contenido en aceites, se disuelve rápidamente en los líquidos grasientos, por lo que a menos que estos se desgrasen, también en este caso acaparará el sabor de los platos. La forma más sutil de usarlo es echar unas cuantas ramitas a las brasas de la barbacoa hacia el final de la preparación y dejar que el humo aromatice ligeramente los alimentos.

Al ser una especia fuerte, lo mejor es usarla con alimentos sustanciosos, tales como cordero asado, pollo, estofados de carne y guisos. También casa bien con alimentos feculentos como bollos, panes y *dumplings* y es un buen complemento de los vinagres.

Cuando utilices romero fresco, deshójalo y desmenuza las hojas en el último momento de la preparación para liberar sus aceites. Esto es también aplicable a las hojas secas.

He aquí algunas ideas para aumentar el consumo de romero:

- Coloca ramitas enteras debajo del cordero asado, o bien sitúa una ramita en el interior de un pollo o pescado enteros (retirándolas antes de servir).
- Corta las hojas en trocitos y añádelas a las sopas con base de tomate.
- Corta las hojas en trocitos y agrégalas a la harina para elaborar panes o galletas.
- Incorpora ramitas de romero a los siropes simples en las recetas de peras y melocotones en almíbar.
- Rocía el pan con una ramita impregnada de vinagre antes de tostarlo.

- Empléalo para condimentar verduras de sabores fuertes como las coles de Bruselas, el repollo y la berenjena.
- Elabora aceite especiado combinando una rama grande de romero, 2 o 3 guindillas rojas machacadas, unas ramitas frescas de tomillo, una hoja de laurel, una cucharada de orégano y una cucharadita de semillas de hinojo; incorpora la mezcla a una botella de aceite de oliva virgen extra.

SALVIA   *Mejora el ánimo y la memoria*

¿Deseas un sabio consejo médico? Que no te falte salvia en la cocina.

Desde hace miles de años, los practicantes de la medicina tradicional de diversas tradiciones —china, ayurvédica, griega, romana e india americana— han aconsejado el uso de la salvia. Incluso su nombre botánico —*Salvia officinalis*— deriva del término latino *salvare*, que significa salvar, curar. Como dice un proverbio italiano de la época medieval: «¿Por qué ha de morir aquel que tiene salvia en el jardín?».

Pues bien, si los científicos del siglo XXI escribieran proverbios podrían formular la siguiente pregunta: «¿Por qué padecer pérdida de memoria cuando se puede recurrir a la salvia?».

Mente más clara, mejor humor

Los suplementos de salvia tienen mucho que ofrecerte: te ayudan a levantar el ánimo, aumentar la concentración y aguzar la memoria, según han demostrado diversos estudios científicos, confirmando el uso tradicional de la especia para mejorar la memoria y prevenir el deterioro mental asociado al envejecimiento.

Memorización mejor y más rápida. En un estudio efectuado por unos psicólogos británicos, 24 estudiantes sanos de ambos sexos con un promedio de edad de 23 años participaron en 11 pruebas de memoria, como por ejemplo visualizar brevemente una palabra distinta cada dos segundos, durante un período de 30 segundos, y disponer de un minuto para escribir tantas como recordaran. Los participantes repitieron la prueba varias veces al día durante tres días separados —algunos días tomaron un suplemento que contenía extracto de salvia antes de la prueba y otros días no lo tomaron—. Pues bien, los días en que consumieron extracto de salvia lograron recordar más términos a mayor velocidad.

Más satisfacción y calma. Pero los estudiantes no solo recordaban mejor al tomar salvia, sino también se *sentían* mejor: más tranquilos, satisfechos y alertas hasta seis horas después de haber ingerido la especia. «La mejoría del ánimo es posiblemente el hallazgo más sorprendente», escribieron los investigadores en la revista *Physiology & Behavior*. (En un estudio posterior realizado varios años después, volvieron a observar su efecto positivo en la memoria y la reducción de la ansiedad).

Estos psicólogos sospechan que la especia mejora la memoria y el ánimo de diversas formas. La salvia podría bloquear la acción de la *colinesterasa*, una enzima que destruye la acetilcolina (neurotransmisor que desempeña un papel en la memoria, la atención y la alerta). La salvia podría mejorar el funcionamiento de los *receptores colinérgicos* de las células cerebrales, que reciben la acetilcolina como un puerto recibe a una embarcación. Además, la salvia podría aumentar los niveles de hormonas que estimulan el cerebro, así como reducir la inflamación, la cual puede afectar negativamente a las neuronas. Esta especia podría hacer esto y más. Según los investigadores, el poder de la salvia probablemente se deba a «una serie de diferentes mecanismos».

Prevención de la pérdida de memoria relacionada con el envejecimiento. En otro estudio en el que participaron 20 personas con un promedio de edad de 72 años, los investigadores usaron las mismas pruebas de memoria para descubrir si la salvia podría mejorar la memoria en las personas mayores. Y una vez más, el consumo de un suplemento de extracto de salvia mejoró la capacidad de procesar y recordar información.

Un hallazgo «particularmente importante», explicaron los autores del estudio en la revista *Psychopharmacology,* fue la demostración de que la salvia podía reducir a la mitad la capacidad de la *colinesterasa* de destruir la acetilcolina. La pérdida de acetilcolina en el cerebro es la principal causa de los estados avanzados de alteraciones de la memoria en los ancianos, un proceso gradual que comienza con una pérdida de memoria asociada al envejecimiento, cuyo desarrollo origina un deterioro cognitivo moderado y finalmente deriva en demencia (Alzheimer entre el 60 y el 80 por ciento de los casos).

«Así pues, los beneficios del presente estudio reflejan un giro sustancial en el deterioro de la memoria que normalmente tiene lugar tras cinco décadas de un proceso normal de envejecimiento». «Por consiguiente, la salvia tiene potencial como agente terapéutico, tanto en la mejora de la capacidad cognitiva de las personas mayores, como en el tratamiento del Alzheimer, ya sea sola o en combinación con los medicamentos convencionales».

Tratamiento del Alzheimer. Un estudio ha evaluado el efecto de la salvia en pacientes de Alzheimer con prometedores resultados. Unos médicos iraníes administraron un extracto de salvia a un grupo de personas diagnosticadas de Alzheimer (con síntomas de leves a moderados), durante cuatro meses. La salvia «produjo unos resultados significativamente mejores en las funciones cognitivas» frente al grupo que no tomó la especia, explicaron los investigadores en la revista *Journal of Clinical Pharmacy and Therapeutics.*

«Los resultados de este estudio apuntan a la eficacia de la salvia para el tratamiento de la enfermedad de Alzheimer de pacientes con síntomas de leves a moderados», concluyeron los científicos. También señalaron que la salvia podría «disminuir la agitación», un problema común entre los enfermos de Alzheimer.

Salvia de la cabeza a los pies

Pero la salvia no solo resulta beneficiosa para el cerebro, también ayuda al resto del cuerpo:

Irritación de garganta. En un estudio efectuado por unos científicos alemanes en el que participaron casi 300 personas, se observó que un espray que contenía extracto de salvia era «significativamente superior» al placebo a la hora de aliviar el dolor y la inflamación que produce la irritación de garganta. Este espray constituye «un tratamiento adecuado y seguro», concluyeron los investigadores en la revista *European Journal of Medical Research*. En otro estudio en el que participaron 154 personas aquejadas de irritación de garganta un espray de salvia y equinácea resultó ser más efectivo en el alivio de los síntomas que un espray compuesto de un antiséptico (clorhexidina) y un anestésico local (lidocaína).

Enfermedades cardiacas. La raíz de la variedad de salvia denominada *Salvia miltiorrhiza,* también conocida como salvia china, salvia roja asiática y *dan shen,* es utilizada en la medicina tradicional china para el tratamiento de las enfermedades cardiovasculares. En un estudio llevado a cabo por unos médicos chinos publicado en la revista *Phytotherapy Research*, se observó que los pacientes con derrame cerebral tratados con salvia china presentaban menor riesgo de sufrir una recidiva. Igualmente, en otro estudio aparecido en la revista *Journal of Alternative and Complementary Medicine*, la salvia china consiguió reducir la acumulación de placa en personas afectadas de enfermedades cardiacas.

Psoriasis, eccema y dermatitis de contacto. Un equipo de investigadores alemanes observó que una loción tópica que contenía extracto de salvia resultaba tan eficaz como la crema de hidrocortisona (de venta sin receta médica) en el tratamiento de las erupciones cutáneas inducidas por sustancias irritantes. El extracto de salvia «podría ser útil en el tratamiento tópico de las enfermedades inflamatorias de la piel», concluyeron los investigadores.

Cáncer. Se ha comprobado que la salvia es capaz de prevenir el cáncer de piel en los animales experimentales y destruir las células del cáncer de colon *in vitro*.

Diabetes. La salvia estabilizó los niveles de azúcar en animales de laboratorio con diabetes inducida experimentalmente.

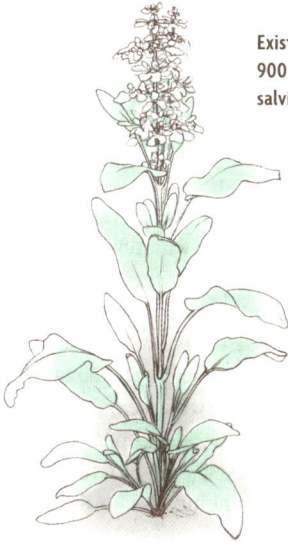

Existen alrededor de 900 variedades de salvia.

Herpes. Unos científicos alemanes descubrieron en un estudio de laboratorio que el extracto de salvia acababa con el virus responsable de los herpes labial y genital.

Úlceras. Unos investigadores brasileños hallaron que la salvia protegía a los animales experimentales frente al desarrollo de úlceras estomacales.

Conoce la salvia

La salvia se usó con fines medicinales durante milenios antes de que se convirtiera en una curiosidad culinaria entre los europeos allá por el siglo XVI. Con el tiempo, esta especia comenzó a ser apreciada por su capacidad de contrarrestar el componente graso de las salchichas y los platos de caza.

La salvia es un ingrediente destacado de la cocina italiana. Da sabor al *saltimbocca alla romana,* unos rollitos de ternera con jamón y salvia, y los raviolis suelen servirse bañados en una salsa de mantequilla de salvia; igualmente, la *pasta fagioli* consiste en un plato de pasta con judías condimentado con esta especia, y el *fegato alla salvia* (hígado con salvia) es un plato típico veneciano. Además, como no podía ser de otra manera, la salvia es una de las especias que definen a la auténtica pizza italiana.

En la gastronomía alemana la salvia se emplea en los platos de cerdo, cordero y añojo. El

La salvia podría ayudar a prevenir y/o tratar:

Afecciones cardiacas	Herpes labial
Alzheimer	Herpes genital
Ansiedad	Irritación de garganta
Cáncer	Pérdida de memoria
Dermatitis de contacto	(deterioro cognitivo
Derrame cerebral	leve relacionado con el
Diabetes tipo II	envejecimiento)
Eccema	Psoriasis
Fatiga	Úlcera

La salvia combina bien con las siguientes especias:

Ajo	Menta
Albahaca	Nuez moscada
Almendra	Orégano
Cebolla	Perejil
Clavo	Romero
Laurel	Tomate seco
Mejorana	Tomillo

y complementa recetas de:

Ganso	Pastel de carne
Gravies	Pavo
Hígado de ternera	Pescado azul
Mantequilla	Pizza
Panecillos dulces	Polenta

Otras recetas que contienen salvia:

Mezcla de especias para barbacoa (pág. 302)	Pollo a los cuarenta dientes de ajo (pág. 30)
Mezcla de especias para pizza (pág. 301)	

aal in salbei es una típica receta alemana compuesta de anguilas sin piel braseadas con cebolla, mantequilla y salvia, y en la cocina francesa esta especia suele formar parte de las carnes curadas y diversos tipos de *charcuterie* (embutidos).

En Inglaterra se creó la costumbre de preparar un relleno para las aves de caza a base de cebolla condimentada con salvia, pan y salchichas. También la emplean en el *mince pie* (pastel relleno de manzana, fruta seca, especias y sebo). Además, los ingleses bebían té de salvia mucho antes de que el té negro se convirtiera en la bebida tradicional de la tarde; también elaboran cerveza de salvia, pero sobre todo esta especia se emplea como saborizante de quesos. El veteado verde del queso denominado *sage derby* se debe a la adición de salvia y zumo de espinacas; por su parte, el *sage lancashire* contiene hojas de salvia trituradas.

En Estados Unidos, un gran número de queserías artesanales del estado de Vermont elaboran su versión particular del queso de salvia. Además, esta especia se utiliza para condimentar las sopas de pescado, los rellenos, las salchichas, el pescado al horno, las chuletas de cerdo asadas, el pastel de carne y el queso fundido. La salvia es sinónimo del sabor del pavo que se come el Día de Acción de Gracias.

En Oriente Próximo tienen la costumbre de añadir hojas frescas de salvia a las ensaladas.

Esta especia es nativa de la zona mediterránea. Se trata de una planta perenne de fácil cultivo en los climas templados, sumamente aromática y atractiva para el jardín, donde sus flores violeta-rosáceas atraen a las abejas.

Cómo comprar salvia

Si bien existen alrededor de 900 variedades de salvia, solamente unas pocas se emplean con fines culinarios. La salvia común (habitual en Estados Unidos y considerada la variedad más aromática) posee hojas alargadas de color gris verdoso con una textura aterciopelada en el haz y pronunciadas nervaduras en el envés.

Esta especia posee un sabor balsámico acre y cálido, como el sabor del otoño, del mimo modo que la menta resulta refrescante, como el sabor de la primavera.

La salvia común suele cultivarse en invernaderos y generalmente está disponible durante todo el año. En la actualidad, están empezando a comercializarse otras variedades. La salvia piña de México posee un inconfundible aroma frutal; el almaro es más suave y dulce que la salvia común y la salvia griega posee un sabor más fuerte, como de alcanfor.

A la hora de comprarla fresca, procura escoger hojas enteras, lustrosas y erguidas, y evitar las hojas de aspecto seco y marchito que han perdido la frescura. Puede conservarse durante una semana si se dispone en un vaso con agua limpia. El inconveniente de refrigerarla es que las hojas comienzan a decolorarse en unos pocos días.

La salvia seca suele tratarse de salvia de Dalmacia (originaria de Croacia, en la costa oriental del mar Adriático), y se comercializa entera, picada, troceada, desmenuzada, molida gruesa o en polvo.

La salvia molida gruesa es de color gris con matices verdes y textura lanosa. Dado su alto contenido en aceite resulta un tanto algodonosa al tacto, como si se tocara polvo. Y al estar ligeramente molida, conserva su aroma durante más tiempo que la salvia pulverizada.

Para secar salvia en casa, corta las hojas y colócalas sobre una tabla de cocina cerca de una ventana soleada dándoles la vuelta cada día hasta que se sequen.

La salvia seca puede llegar a conservar su sabor durante un año si se protege en un recipiente hermético en un lugar seco y oscuro.

La salvia en la cocina

Debido a su robusto sabor, la salvia resulta ideal para condimentar platos sustanciosos; por esta razón resulta especialmente apropiada en los guisos típicos del otoño y el invierno. Esta especia tiene gran afinidad con las carnes grasas, de modo que es un importante complemento del pato, el ganso, la carne estofada, las salchichas, el pastel de carne y los rellenos, así como del hígado y otras vísceras. También va bien con las verduras típicas del otoño como calabazas y boniatos y con frutas como la manzana.

Si bien la salvia seca resulta más fuerte que la fresca, ambas tienden a dominar los sabores, de modo que conviene usarlas con moderación. Combínala con otras especias si deseas reducir su predominio.

Relleno de salvia, salchichas y albaricoque

Con esta receta se puede rellenar un pavo de unos 8 kg (18 libras). Reduce los ingredientes a la mitad en el caso de tratarse de un ganso u otras aves de menor tamaño, y para rellenar 4 pollos pequeños reduce a un tercio. Si deseas hacer una guarnición en lugar de un relleno, coloca los ingredientes en una fuente de horno engrasada con espray antiadherente y cubierta con papel de aluminio (sin apretarlo mucho). Hornea a 175 °C (350 °F) durante 30 minutos, o hasta que se hagan.

24 albaricoques secos
3 cucharadas de aceite de colza
3 tazas de cebolla, cortada en cubos
3 tazas de apio, cortado en cubos
1 cucharada de *baharat* **(pág. 297)**
2 cucharaditas de salvia seca
450 g (1 libra) de salchichas de ternera
8 tazas de pan del día anterior, cortado en cubos
1 taza de almendras, cortadas en trozos
1 taza de caldo de pollo
¼ de taza (60 ml) de vino tinto
1 taza de perejil fresco, cortado en trozos
Sal y pimienta negra recién molida al gusto

1. Deja en remojo los albaricoques en suficiente agua caliente como para que queden cubiertos durante 45 minutos. Desecha el agua, córtalos en cubos y resérvalos.

2. Calienta el aceite en una sartén grande a fuego medio-alto. Añade la cebolla y el apio y cocínalos, removiendo constantemente, hasta que estén blandos sin llegar a dorarse. Agrega el *baharat* y sigue removiendo sin cesar durante alrededor de cinco minutos, hasta que exhale su aroma. Incorpora la salvia, retira la mezcla del fuego y déjala enfriar.

3. Extrae las salchichas del paquete y colócalas en un cuenco grande. Añade el pan, las almendras y la mezcla anterior. Vierte el caldo de pollo y el vino, mezclándolos bien. Incorpora el perejil y sazona al gusto.

4. Introduce el relleno en el interior del pavo sin presionar demasiado, justo antes de disponerte a asarlo.

Resultan alrededor de 4 tazas.

He aquí algunas ideas para aumentar el consumo de salvia:

- Las hojas de salvia fritas son un adorno de moda: báñalas en harina, rebózalas en clara de huevo y fríelas en abundante aceite caliente. Su sabor es parecido al de la alcachofa. Añádelas a los platos de pasta o pescado.

- Para preparar mantequilla de salvia, derrite unos 115 g (una barra) de mantequilla en una sartén, añade una cucharadita de salvia y remueve hasta que la mantequilla adquiera un ligero tono marrón. Vierte la mantequilla sobre pasta o raviolis de calabaza y esparce semillas de calabaza por encima.

- Esparce salvia molida gruesa sobre las pizzas de queso.

- Añade salvia molida gruesa a los macarrones con queso.

- Agrega salvia a las recetas de pastel de carne.

- Acompaña con salvia los platos de berenjena y tomate.

- Espárcela sobre los salteados de cebolla durante la preparación de guisos.

- Sustituye el eneldo por salvia en las recetas de salmón ahumado.

- Esparce un poco de salvia en una manzana cruda.

SEMILLA DE APIO *Primeros auxilios para la gota*

Las semillas de apio que aportan ese toque extra de sabor a un cóctel *bloody mary* no guardan relación alguna con la ramita de apio que se usa para removerlo.

La semilla de apio procede del *apio acuático*, una planta de la misma familia del apio (verdura) que crece en las marismas y estuarios de Europa y la India. El *apio acuático*, también conocido como *apio silvestre*, presenta un aspecto muy parecido a la variedad de apio que se consume como verdura, pero resulta incomestible por su amargor. Sin embargo, la semilla no solo puede consumirse, sino que es increíble. La especia más diminuta del mundo (450 g [1 libra] equivalen a 750.000 semillas) podría tener un descomunal talento medicinal, ya que está repleta de benéficos fitonutrientes, particularmente *ftálidos* (las sustancias antiinflamatorias responsables del característico sabor del apio [verdura] y las semillas de apio), así como *apigenina*, un aceite volátil de efecto antioxidante.

La semilla de apio se ha utilizado tradicionalmente para el tratamiento de enfermedades de las vías respiratorias superiores, tales como resfriados, bronquitis, gripe y asma, así como indigestiones, retención de líquidos y afecciones hepáticas. En la actualidad, constituye un remedio casero para el tratamiento del dolor y la inflamación de la artritis, incluyendo la gota, una de las formas de artritis que resultan más dolorosas para los dedos.

Fuera gota

La gota se produce por una acumulación de ácido úrico, un producto de desecho de la orina. Con el tiempo, el exceso de esta sustancia se convierte en afilados *cristales de urato* que descienden hasta el dedo gordo del pie (aunque también pueden acabar depositándose en otras articulaciones).

Entre los numerosos factores de riesgo de la gota podemos mencionar la excesiva ingesta de carne y alcohol (ambos ricos en *purinas*, un componente alimentario cuya descomposición genera ácido úrico), sobrepeso, enfermedades tales como la diabetes tipo II y la presión arterial alta que debilitan los riñones —órganos encargados del procesamiento de las purinas— y ser varón: tres de cada cuatro afectados de gota son hombres. (La culpa la tendrá la genética… y la cerveza).

Esta enfermedad puede manifestarse de forma aguda y crónica. Mientras que la gota aguda es básicamente un *ataque*, acompañado de un dolor tan intenso que el mero roce del dedo gordo con la sábana puede ser una verdadera tortura, la gota crónica es un *estado* en el que existe un exceso de ácido úrico y los cristales forman depósitos denominados *tofos* que deforman y destruyen gradualmente las articulaciones.

La gota precisa de tratamiento médico con fármacos antiinflamatorios para paliar el dolor de los ataques y con alopurinol para inhibir la producción de ácido úrico. La buena noticia es que tanto los naturistas como los sufridos pacientes de gota han considerado tradicionalmente a las semillas de apio como un complemento eficaz (o incluso un sustituto) de los fármacos, ya que no solo ayuda a calmar los ataques, sino que controla los niveles de ácido úrico a largo plazo. No tienes más que buscar los términos *semillas de apio* y *gota* en Internet para encontrar

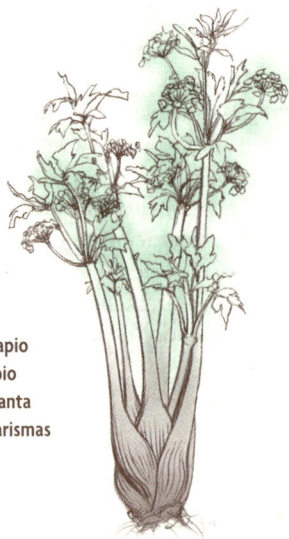

Las semillas de apio proceden del apio silvestre, una planta que crece en marismas y estuarios.

todo tipo de alabanzas a las cualidades medicinales de estas semillas. Pero ¿es eso cierto?

El Dr. James Duke —un destacado experto en fitoterapia aquejado de gota durante muchos años— así lo cree. «Desde que empecé a tomar semillas de apio, he dejado el tratamiento con alopurinol», comentó en una ocasión. «En mi opinión, las semillas de apio son tan eficaces terapéuticamente como su rival farmacéutico o incluso más». (Advertencia: sigue su ejemplo solamente con el consentimiento de tu médico y bajo su supervisión).

En todo caso, existe evidencia científica que respalda la experiencia del Dr. Duke.

Interesados en el uso tradicional de las semillas de apio para el tratamiento de diversas enfermedades inflamatorias, tales como asma, bronquitis, osteoartritis, artritis reumatoide y gota, unos investigadores de la Universidad Estatal de Michigan decidieron realizar un examen químico de estas semillas en busca de compuestos específicos con propiedades antinflamatorias. ¡Y las encontraron!

Varios compuestos de las semillas «inhibían» la COX-1 y la COX-2, unas enzimas que generan la inflamación (el dolor, el calor, el rubor y la hinchazón) en la gota y muchas otras enfermedades dolorosas.

«La actividad biológica» de los compuestos de las semillas de apio «confirma el uso tradicional de las semillas de apio para aliviar el dolor provocado por la gota y la artritis», escribieron estos científicos en la revista *Phytomedicine*.

Por su parte, el Dr. Michael Whitehouse, de la Universidad australiana de Queensland, cita este y otros estudios para promover el poder antinflamatorio de las semillas de apio en la revista *Inflammopharmacology*. «Los extractos de las semillas de apio indias», explica, son «poderosos nutracéuticos que amplifican la potencia» de los fármacos convencionales «para el tratamiento de la inflamación crónica» en enfermedades como la gota. Las semillas de apio, concluye este médico, «pueden considerarse un destacado recurso para complementar la terapia convencional de las enfermedades inflamatorias». Asimismo, Whitehouse alberga la esperanza de que las malas noticias que han salido a la luz acerca de los

inhibidores selectivos de la COX-2, tales como rofecoxib y valdecoxib —en la actualidad retirados del mercado—, «impulse una nueva valoración» de las semillas de apio y «otras terapias antinflamatorias tradicionales».

Desde trastornos menstruales a picaduras de mosquitos

Inflamation Nation, The Inflamation Syndrome, Stop Inflamation Now! The Inflamation Cure... Los títulos de estos libros y de otras publicaciones recientes sobre temas de salud dan fe de que la inflamación constituye un grave problema. En la inflamación, el sistema inmunitario envía sus células defensivas al lugar donde se ha producido una lesión —desde un simple corte a la acumulación de colesterol—, pero los daños colaterales resultantes pueden causar y complicar numerosos problemas de salud. Pues bien, las diminutas semillas de apio contienen aproximadamente dos docenas de compuestos antinflamatorios que, además de la gota, combaten muchas otras enfermedades.

Dolor menstrual. Un grupo de científicos estudió a 180 mujeres aquejadas de fuertes dolores menstruales a las que dividieron en tres grupos: un grupo tomó un remedio herbal que contenía extractos de semilla de apio, azafrán y anís, a otro grupo le asignaron un antinflamatorio, y al tercer grupo, un placebo. Al cabo de tres meses, los grupos tratados con el remedio natural y el fármaco experimentaron la misma reducción sustancial de la intensidad y duración del dolor. Los resultados se publicaron en la revista *Journal of Midwifery and Women's Health*.

Afecciones cardiacas y derrames cerebrales. Varios estudios en animales han demostrado que el extracto de semilla de apio puede reducir significativamente el colesterol total, el colesterol LDL «malo» y los triglicéridos (otra grasa presente en la sangre que puede ser perjudicial para el corazón). Además, este extracto disminuyó la presión arterial alta en animales de laboratorio y contribuyó a proteger sus cerebros frente a los daños causados por un derrame cerebral inducido experimentalmente.

Enfermedades hepáticas. Unos investigadores indios descubrieron que los extractos de semi-

La semilla de apio podría ayudar a prevenir y/o tratar:

Derrame cerebral	Picaduras de mosquito
Dolores menstruales	Presión arterial alta (hipertensión)
Enfermedades hepáticas	Problemas de colesterol (colesterol total alto, colesterol LDL «malo» alto)
Gota	
Hongos vaginales	
Osteoartritis y artritis reumatoide	Úlcera

La semilla de apio combina bien con las siguientes especias:

Alcaravea	Pimienta de Jamaica
Canela	Pimienta negra
Comino	Salvia
Cúrcuma	Semilla de cilantro
Guindilla	Semilla de hinojo
Jengibre	

y complementa las recetas de:

Chutneys	Pollo
Huevos	Tomate
Pescado	

Otras recetas que contienen semilla de apio:

Condimento para marisco Chesapeake Bay (pág. 303)	Sopa de pescado con laurel (pág. 177)
Especias provenzales (pág. 300)	*Spaghettini* con salsa de tomate y albahaca (pág. 40)

lla de apio protegían a los animales de laboratorio de lesiones hepáticas causadas por sustancias tóxicas. Los científicos explicaron en la revista *Journal of Ethnopharmacology* que el estudio da validez al uso tradicional de las semillas de apio en el tratamiento y prevención de las enfermedades del hígado. Igualmente, otro estudio en animales publicado en la revista *Cancer Letters* concluyó que el extracto de semilla de apio ejerce un efecto protector frente al cáncer de hígado.

Picaduras de mosquito. Un equipo de científicos tailandeses protegió la piel de varios voluntarios con un repelente de uso tópico elaborado a partir de semilla de apio antes de exponerlos a siete especies diferentes de mosquitos; pues bien, el producto ofreció una protección total durante tres horas y media. Los participantes siguieron utilizando exitosamente el repelente durante los nueve meses siguientes.

Efectos secundarios. Un efecto secundario habitual del tratamiento con el antiepiléptico valproato de sodio en los hombres es el daño al sistema reproductor ocasionado por la disminución de los niveles de testosterona; sin embargo, un estudio en animales demostró que la semilla de apio es capaz de impedir este perjudicial efecto.

Úlceras. Unos investigadores ingleses hallaron que un extracto de semilla de apio podía destruir la *H. pylori*, la bacteria responsable de las úlceras en el estómago.

Infección fúngica. Diversos estudios *in vitro* han revelado que las semillas de apio pueden inhibir el crecimiento de varias cepas de hongos, incluyendo las causantes de los hongos vaginales.

Conoce la semilla de apio

La mañana siguiente a un banquete, los antiguos romanos solían ponerse guirnaldas de hojas y semillas de apio silvestre a modo de «cura» para la resaca, y aún en nuestros días hay quienes continúan usando la semilla de apio como «remedio» para el malestar provocado por el exceso de alcohol con el *bloody mary,* un cóctel de vodka que contiene semilla de apio, rábano picante y pimienta negra molida.

Si bien la semilla de apio lleva utilizándose durante milenios en la medicina tradicional, fue en la Edad Media cuando empezó a apreciarse como condimento culinario en Italia y Francia. Hoy en día, esta especia es un popular ingrediente, tanto en Estados Unidos como en Europa, donde se esparce por encima del zumo de toma-

Sopa *bloody mary* con carne de cangrejo

Si los deseas, en verano podrías sustituir los tomates enlatados por unos frescos de temporada.

1 calabaza amarilla mediana, cortada en daditos
1 calabacín mediano, cortado en daditos
1 lata de 790 g (28 oz) de tomate triturado
4 tazas de zumo de verduras
3 cucharadas de salsa Worcester
2 cucharadas de semillas de apio tostadas
1 chile jalapeño, sin pepitas y cortado en dados
1 cucharada de granos de pimienta molida gruesa
Sal kosher gruesa, al gusto
225 g (½ libra) de carne de cangrejo
1 lima cortada en cuatro

1. Combina los diez primeros ingredientes en un cuenco de cristal o cerámica y refrigéralos durante dos horas.
2. Distribuye la sopa en copas de Martini, o bien en vasos *old-fashioned,* y corónala con la carne de cangrejo. Haz un corte en el centro de los gajos de lima y colócalos en el borde de las copas o vasos.

*Resultan 4 raciones como primer plato,
o bien 3 como plato principal.*

---

te, la sopa de pollo, los aliños para ensalada, la ensalada de repollo y se usa como ingrediente de la salchicha alemana *knockwurst* y otros tipos de salchichas, así como de la carne en conserva. Además, la industria alimentaria la emplea en la elaboración de salchichas de Bolonia, perritos calientes y otras carnes procesadas, así como en bebidas no alcohólicas, sopas, encurtidos, helados y productos de panadería.

Asimismo, esta especia constituye un elemento habitual en la cocina del norte de la India, donde se añade a curries, encurtidos y *chutneys.*

Cómo comprar semilla de apio

Las semillas de apio poseen un aroma acre y herbal que recuerda al heno. Esta diminuta semilla es de color marrón oscuro y posee microscópicas rugosidades de un tono clarito. Es posible encontrarla en algunos supermercados que tengan una sección de especias bien surtida.

Debido a su tamaño no es necesario molerlas, si bien se comercializan tanto ligeramente machacadas como molidas. Lo mejor es comprarlas enteras, ya que la molienda favorece la disipación de sus valiosos aceites volátiles. Las semillas enteras se conservan durante dos años o incluso más, pero una vez molidas deben consumirse en el transcurso de unos pocos meses.

Probablemente te hayas topado con *sal de apio* en las estanterías del supermercado; este producto es una mezcla de alrededor de un 60 por ciento de sal y semillas de apio, a las que a veces se añade perejil y eneldo. Resulta un sustituto aceptable de las semillas de apio si por alguna razón no pudieras conseguirlas.

La mayor parte de las semillas de apio que se consumen en Estados Unidos provienen de la India.

La semilla de apio en la cocina

Su sabor —amargo cuando se consume cruda— se vuelve dulce al cocinarla. Si deseas añadirla a un plato crudo, conviene que la tuestes en seco ligeramente para suavizar su sabor, procurando que no se queme (véanse las instrucciones de la página 19 para tostar en seco).

Te recomiendo que la emplees con moderación, ya que su insignificante tamaño oculta el verdadero impacto que puede llegar a tener en una receta. Pero eso sí: úsala. De hecho, unos investigadores de la Universidad de Tokio *demostraron* que la semilla de apio resulta indispensable para conseguir una sabrosa sopa: pidieron a varios catadores que degustaran caldos con y sin esta especia, y los que contenían semilla de apio les parecieron claramente más espesos, consistentes y gratificantes.

He aquí algunas ideas para aumentar el consumo de semillas de apio:

- Las semillas son perfectas para cualquier receta a base de tomate: añádelas tostadas al gazpacho, los cócteles de zumo de tomate, así como a las sopas y las salsas de tomate.

- También complementan muy bien a los huevos. Prueba a agregar una pizca a los huevos revueltos, a las tortillas, o bien espárcelas sobre huevos rellenos.
- Incorpóralas a los caldos y a las sopas de pollo.

SEMILLA DE CALABAZA *Protectora de la próstata*

Cuando cocines con calabaza no deseches las semillas: ¡son un verdadero tesoro para tu salud!

Las semillas de calabaza son ricas en antioxidantes, los cuales ejercen una función protectora de las células, así como en minerales como el magnesio —calmante del sistema nervioso—, el zinc —fortalecedor el sistema inmunitario— y el hierro —esencial en la formación de los glóbulos rojos—; proteínas —nutrientes indispensables en el desarrollo muscular— y ácidos grasos poliinsaturados, que contribuyen a una buena salud cardiaca; asimismo, poseen una alto contenido en *fitoesteroles*, unos compuestos vegetales sumamente beneficiosos para la próstata.

La próstata ama a la calabaza

La próstata, una glándula del tamaño de una nuez, puede causar más de un quebradero de cabeza a los hombres de mediana edad.

Cuatro de cada cinco hombres padecen a los cincuenta años *hipertrofia benigna de próstata* (HBP), caracterizada por un agrandamiento de la próstata. Por desgracia, esta glándula rodea la uretra, el canal que transporta la orina desde la vejiga hasta el exterior del cuerpo. De modo que hacia los 60 años, la mitad de los hombres presentan síntomas urinarios asociados al agrandamiento de la próstata que resultan sumamente molestos e interfieren en la «calidad de vida», siguiendo la terminología empleada en los estudios médicos. La micción se hace más urgente y más frecuente, en ocasiones, varias veces durante la noche; además, se experimentan dificultades para iniciarla, el chorro es débil y se produce una sensación de vaciado incompleto de la vejiga después de orinar con goteo postmiccional. Así pues, es hora de nutrir la próstata con algunas semillas de calabaza.

Unos investigadores coreanos administraron una dosis diaria de 320 mg de aceite de semilla de calabaza a hombres con HBP. Al cabo de un año, los síntomas globales mejoraron un 58 por ciento, el «flujo máximo urinario» aumentó un 13 por ciento y la puntuación de un cuestionario sobre su «calidad de vida» mejoró un 41 por ciento.

«El aceite de semilla de calabaza», concluyeron los científicos en la revista *Nutrition Research and Practice*, puede ser una «medicina alternativa clínicamente segura y eficaz, complementaria al tratamiento de la HBP».

En un estudio realizado en Suecia unos científicos suministraron a 53 hombres un suplemento que combinaba el extracto de semilla de calabaza con una hierba rica en fitoesteroles. Pues bien, al cabo de tres meses, todos los síntomas habían mejorado: micción menos frecuente, chorro más fuerte y mantenido, menos goteo y la totalidad de los participantes afirmaban sentirse mucho mejor.

¿Cómo funcionan las semillas de calabaza? Según los investigadores coreanos mencionados anteriormente, del mismo modo que los fármacos que suelen prescribirse para la HBP: los fitoesteroles de las semillas inhiben la acción de la enzima *5-alfa reductasa*, la cual convierte la testosterona en dihidrotestosterona (DHT), el compuesto que impulsa el agrandamiento de la próstata en los hombres de mediana edad.

Más protección de las semillas de calabaza

Diversos estudios en animales (y unos pocos en humanos) han demostrado que las semillas de calabaza podrían ayudar a prevenir o tratar varios problemas de salud.

Enfermedades cardiacas. Un grupo de investigadores suministró una mezcla de semillas de calabaza y lino a animales experimentales; se observó que la mezcla protegía a los animales frente a un aumento de los niveles de colesterol, a pesar de ser alimentados con una dieta rica en esta sustancia. De hecho, las semillas *redujeron* el colesterol total, el LDL y los triglicéridos, que, en exceso, pueden resultar una amenaza para la salud cardiaca, e incrementaron el colesterol HDL, que ejerce una función protectora del corazón. En opinión de los científicos, estos resultados positivos podrían deberse a la fibra y los ácidos grasos poliinsaturados de las semillas.

En otro estudio, un equipo de investigadores descubrió que la administración de semillas de calabaza a animales aquejados de colesterol alto potenciaba el efecto del fármaco para el colesterol simvastatina.

Y al suministrar aceite de semilla de calabaza a animales con menopausia inducida químicamente, se observó que estos presentaban menos presión arterial, menos colesterol total, menos colesterol LDL, menos triglicéridos y mayor colesterol HDL, frente a los animales que no habían tomado el aceite. «Cabe la posibilidad de que la inclusión de aceite de semilla de calabaza, o bien de las propias semillas en la alimentación de mujeres menopáusicas, pueda reducir el riesgo de complicaciones cardiovasculares asociadas a la falta de estrógeno», concluyeron los investigadores en la revista *Phytotherapy Research*.

Anemia ferropénica. Tomar cereales de desayuno enriquecidos con hierro, junto con unos 30 g (1 onza) de semillas de calabaza al día, ayudó a solventar la deficiencia de hierro en varias mujeres aquejadas de este problema, según un estudio publicado en la revista *Biofactors*.

Artritis. La administración de aceite de semilla de calabaza a animales con artritis reumatoide inducida químicamente produjo una «destacable»

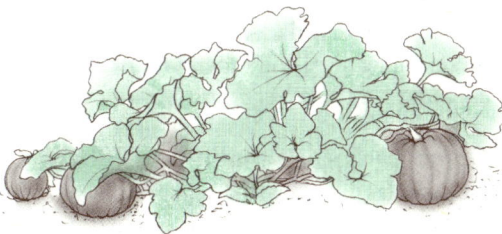

Las calabazas son nativas de América del Norte y Centroamérica.

La semilla de calabaza podría ayudar a prevenir y/o tratar:

Afecciones cardiacas	Problemas de colesterol (colesterol total alto, colesterol LDL «malo» alto, colesterol HDL «bueno» bajo)
Anemia (deficiencia de hierro)	
Artritis reumatoide	
Hipertrofia benigna de la próstata (HBP)	
Incontinencia urinaria	Triglicéridos altos

La semilla de calabaza combina bien con las siguientes especias:

Ajo	Semilla de cilantro
Cacao	Semilla de comino negro
Cardamomo	
Cebolla	Sésamo
Comino	Tomate seco
Guindilla	Tomillo
Orégano	

y complementa las recetas de:

Cerdo	Pasteles
Ensaladas	Pollo
Galletas	Salsas
Muffins	Sopas

reducción de la hinchazón. El hallazgo fue publicado en la revista *Pharmacological Research*.

Conoce la semilla de calabaza

Las calabazas son nativas de América del Norte y Centroamérica, y las semillas de calabaza fueron unas de las pocas especias que el Nuevo Mundo introdujo en el Viejo Mundo.

Los indios nativos americanos incluían la calabaza en su alimentación y se comían las semillas con diversos fines medicinales como eliminar la lombriz solitaria y otras lombrices e infecciones intestinales, así como para tratar problemas de la vejiga y el tracto urinario; tam-

Salsa verde de semillas de calabaza

Esta receta es una versión simplificada del famoso mole verde de pepitas de Oaxaca. Sírvela sobre pollo salteado, o bien al horno o a la parrilla.

1 taza de semillas de calabaza, sin cáscara
6 chiles rojos
1 taza de cebolla, cortada en trozos
2 dientes de ajo, cortados en dados
2 hojas de lechuga romana
½ taza de hojas de cilantro, cortadas en trozos
1 cucharadita de comino en polvo
1 cucharadita de orégano seco, preferiblemente
   mexicano
¼ de cucharadita de tomillo seco
½ cucharadita de sal
2 tazas de caldo de pollo
2 cucharadas de aceite de oliva
½ taza de nata para cocinar

1. Tuesta en seco las semillas de calabaza a fuego alto en una sartén de fondo grueso, hasta que comiencen a saltar; sigue tostándolas removiendo la sartén de tres a cinco minutos, hasta que se doren. Trasládalas a un plato para que se enfríen. Después, muélelas en un molinillo hasta obtener un polvo fino.

2. Coloca los chiles, la cebolla, el ajo, la lechuga, las hojas de cilantro, el comino, el orégano, el tomillo, la sal y las semillas molidas en un robot de cocina y procésalos hasta conseguir una pasta suave. Añade una taza y media de caldo de pollo y sigue procesando hasta obtener una salsa homogénea.

3. Calienta el aceite en una sartén, agrega la salsa y la nata y cocínalas a fuego medio durante cinco minutos, sin dejar de remover, hasta que la salsa se espese. Reduce el calor, vierte el resto del caldo, si es necesario, y hierve a fuego lento, tapando la sartén parcialmente, durante 10 minutos. Puedes preparar esta salsa con antelación y guardarla en un recipiente hermético hasta que vayas a usarla. Solo tendrías que ponerla a hervir a fuego lento en una cacerola y volver a procesarla en un robot de cocina, si fuera necesario, para recuperar la consistencia suave.

Resultan alrededor de 3 tazas.

bién preparaban una cataplasma de estas semillas para aliviar las quemaduras, los dolores de cabeza y la artritis.

Si bien las semillas de calabaza suelen tomarse como tentempié dondequiera que se cultiven calabazas, constituyen una especia habitual en las cocinas de África occidental, España, América Central y México.

En este último país, las semillas de calabaza o «pepitas», además de un popular aperitivo, son una importante especia. Se añaden a las ensaladas y se muelen para espesar sopas y salsas. También suelen formar parte de los famosos *moles* mexicanos, unas salsas picantes, a menudo espesadas con frutos secos, que se sirven sobre pollo y marisco. La elaboración de los auténticos moles es sumamente laboriosa y son considerados salsas representativas de las cocinas regionales mexicanas. Los más conocidos son los moles de Oaxaca —también denominada la tierra de los siete moles—, entre los que se encuentra el mole verde de pepitas, una salsa a base de semillas de calabaza que se sirve junto con pollo.

En África occidental, donde abundan las calabazas, las semillas se someten a un proceso de cocción, molienda y fermentación, y se emplean como una especia para realzar los sabores de las sopas y los *gravies*.

Por otro lado, el aceite de semilla de calabaza es popular en la India, Alemania y Austria, donde se emplea para condimentar salsas y aliños, así como platos de pasta y verduras.

Cómo comprar semilla de calabaza

Las semillas de calabaza se comercializan como aperitivo, crudas o tostadas, con o sin sal, peladas o con cáscara. En todo caso, si deseas emplearlas como especia, has de comprarlas crudas.

Suelen estar disponibles en algunos supermercados y en tiendas de alimentación natural.

Conviene escoger semillas enteras, y una vez en casa, examinarlas a fondo para descartar las rotas o dañadas.

Si las adquieres a granel, asegúrate de escoger semillas compactas, libres de humedad e insectos. Es recomendable olerlas para comprobar que no estén rancias ni huelan a moho.

Pueden conservarse en el frigorífico guardadas en un recipiente hermético alrededor de dos meses.

En cuanto al aceite de semilla de calabaza, puedes adquirirlo en tiendas de alimentación natural, tiendas especializadas, o bien a través de Internet. Conviene que leas atentamente la etiqueta para asegurarte de que no se trate de una mezcla (a veces se diluye con aceite de girasol para abaratar el precio).

Este aceite es de color verde oscuro y puede presentar matices rojizos cuando la luz solar incide sobre la botella. Austria produce algunos de los mejores aceites. Ha de conservarse en un lugar fresco y oscuro.

La semilla de calabaza en la cocina

Tú mismo puedes tostar en casa las semillas de tu calabaza de Halloween (o de cualquier otra calabaza), siguiendo los siguientes pasos:

Saca las semillas con una cuchara metálica fuerte y límpialas de restos de pulpa con un papel de cocina. Extiende las semillas sobre un paño de cocina limpio sin amontonarlas y déjalas secar durante la noche. Algunas calabazas pueden llegar a contener alrededor de 600 semillas.

Para tostarlas: colócalas formando una sola capa en una bandeja de horno, sazona con aceite y sal y hornea a unos 150 °C (300 °F), de 20 a 30 minutos o hasta que se hayan dorado.

Las semillas de calabaza pueden usarse enteras o molidas tanto en platos dulces como salados.

He aquí algunas ideas para aumentar el consumo de semillas de calabaza:

- Incorpóralas a alguna de las mezclas de especias descritas en este libro, rocía con un poco de salsa Worcester y tuesta siguiendo las indicaciones anteriores. Añádelas a las ensaladas de pollo o atún o bien espárcelas por encima de las ensaladas verdes.
- Muele unas semillas y agrégalas a vinagretas o aliños de ensalada cremosos.
- Mezcla semillas enteras o molidas con las gachas de avena u otros cereales calientes.
- Utiliza semillas de calabaza en lugar de frutos secos en los crocantes.
- Muélelas y úsalas para espesar salsas.
- Agrégalas a los *muffins* y a otros pasteles.
- Incorpóralas a todo tipo de panes.
- Añade semillas enteras a las granolas caseras.

SEMILLA DE CILANTRO *Pone a raya los problemas digestivos*

El cilantro es una saludable planta de hojas sumamente aromáticas cuyas semillas —dulces, con notas de frutos secos— constituyen una especia realmente beneficiosa.

La semilla de cilantro es una de las especias más antiguas del mundo. Se han encontrado semillas en excavaciones arqueológicas de yacimientos neolíticos fechados hacia el año 7000 antes de nuestra era. También estaba presente en la tumba del faraón egipcio Tutankamón. Incluso se menciona en el Éxodo, el segundo libro de la Biblia, y se empleaba como especia en la antigua Grecia.

Los médicos chinos de la antigüedad la utilizaban para tratar todo tipo de trastornos digestivos (continúa siendo un ingrediente de preparados que no requieren receta médica para aliviar los problemas de gases y estreñimiento). Por otro lado, los médicos ayurvédicos de la India la utilizaban para diversos propósitos, incluso como diurético. Un rápido vistazo a los anales de la medicina tradicional nos revela que se ha utilizado para tratar multitud de problemas, tales como infecciones de la vejiga y el tracto urinario, alergias, diabetes, ansiedad, presión arterial alta, insomnio y vértigo. En la actualidad, los científicos están descubriendo *las causas* de su eficacia.

La semilla de cilantro se compone de aceites volátiles en un 85 por ciento, y al menos 26 de ellos contienen potentes compuestos. Dos de estos aceites —el *linalol* y el *acetato de geranio*— son poderosos antioxidantes que protegen las células y probablemente estén relacionados con los múltiples poderes curativos de esta especia, entre los que destacan sus propiedades calmantes frente a los problemas digestivos.

El fin de los trastornos digestivos

La semilla de cilantro constituye un remedio clásico para los problemas digestivos.

Calma el síndrome del intestino irritable. Unos gastroenterólogos realizaron un estudio con 32 personas que padecían el síndrome del intestino irritable (SII), una enfermedad digestiva crónica que padecen entre un 10 y un 20 por ciento de los estadounidenses, dos tercios de los cuales son mujeres. Los síntomas incluyen dolor abdominal, retortijones e hinchazón, junto con episodios de diarrea y estreñimiento (generalmente uno u otro, pero a veces ambos, alternativamente). Dividieron a los pacientes en dos grupos: un grupo tomó un preparado que contenía semilla de cilantro y el otro grupo, un placebo. Al cabo de ocho semanas, el grupo tratado con semilla de cilantro sentía un dolor y malestar tres veces menor que el grupo placebo. El hallazgo fue publicado en la revista *Digestive Diseases and Sciences*.

Atenúa el estreñimiento crónico. En otro estudio sobre enfermedades digestivas se dividió en dos grupos a 86 residentes de un asilo de ancianos de Pensilvania. A un grupo le administraron una infusión laxante que contenía semilla de cilantro y al otro grupo, un placebo. Pues bien, al cabo de un mes, el grupo tratado con semilla de cilantro había aumentado la frecuencia de las deposiciones.

Detiene los espasmos intestinales. «La semilla de cilantro se ha utilizado tradicionalmente para el tratamiento de diversas alteraciones digestivas», señaló un equipo de científicos de Pakistán y Marruecos en la revista *Journal of Ethnopharmacology*. En un experimento efectuado en animales de laboratorio, hallaron que esta especia

funciona como los fármacos antiespasmódicos, relajando las contracciones intestinales responsables del malestar en el SII y otros «trastornos provocados por una hiperactividad intestinal». (El equipo añadió que este efecto relajante aplicado a las arterias podría explicar por qué esta especia contribuye a reducir la presión arterial). Asimismo, se observó que la semilla de cilantro retardaba el vaciamiento gástrico, una posible explicación de su efectividad frente a la indigestión y los gases.

Más pruebas. Unos investigadores de Arabia Saudí también descubrieron que la semilla de cilantro protegía a los animales frente a las úlceras de estómago inducidas en el laboratorio, confirmando «el uso tradicional» de esta especia en el tratamiento de los problemas estomacales. Los científicos sugirieron que este efecto protector probablemente se deba a sus potentes antioxidantes.

La Comisión E lo confirma. No es de extrañar que la Comisión E alemana —que constituye una guía terapéutica de plantas medicinales destinada a los médicos y otros profesionales de la salud alemanes— declarara que la semilla de cilantro es segura y eficaz para el tratamiento de trastornos digestivos, pérdida de apetito, hinchazón, flatulencia y retortijones.

La cornucopia curativa de la semilla de cilantro

La semilla de cilantro no solo es buena para el intestino: su poder calmante abarca también otros ámbitos.

Reduce el enrojecimiento de las enfermedades inflamatorias de la piel (eccema, psoriasis, rosácea). Unos científicos holandeses pidieron a 40 voluntarios que expusieran áreas reducidas de su espalda a una intensa radiación UV, el mismo tipo de radiación solar responsable de las quemaduras, la formación de arrugas y el cáncer de piel. Tras la exposición, el tratamiento de las áreas afectadas con aceite de semilla de cilantro redujo significativamente el enrojecimiento. La semilla de cilantro «podría resultar útil en el [...] tratamiento de las enfermedades inflamatorias de la piel» tales como eccema, psoriasis y rosácea, concluyeron los investigadores.

La semilla de cilantro podría ayudar a prevenir y/o tratar:

- Cáncer de colon
- Cólicos
- Diabetes tipo II
- Diarrea
- Dolor de estómago
- Eccema (dermatitis atópica)
- Enfermedades hepáticas
- Estreñimiento
- Flatulencia
- Hinchazón
- Hongos vaginales
- Intoxicación por plomo
- Insomnio
- Presión arterial alta (hipertensión)
- Problemas de colesterol (colesterol LDL «malo» alto, colesterol HDL «bueno» bajo)
- Psoriasis
- Rosácea
- Síndrome del intestino irritable
- Úlcera

Diabetes. La semilla de cilantro es un remedio tradicional para la «indigestión, la diabetes, el reumatismo y el dolor de las articulaciones», señaló un equipo de investigadores en la revista *Phytotherapy Research*. Al probar un extracto de esta especie en animales con diabetes tipo II inducida experimentalmente, se observó que reducía los niveles de azúcar en sangre e incrementaba el nivel de insulina (la hormona que regula el azúcar en sangre).

Reduce el colesterol LDL «malo», aumenta el colesterol HDL «bueno». «La semilla de cilantro constituye un tratamiento tradicional del colesterol», afirmó un equipo de investigadores de la India en la revista *Journal of Environmental Biology*. En su estudio, los animales a los que se administró semilla de cilantro presentaron una reducción del colesterol LDL «malo» y un aumento del colesterol HDL «bueno»; un cambio que disminuiría enormemente el riesgo de enfermedades cardiacas en los humanos.

En otro estudio sobre los lípidos en sangre, el efecto reductor del colesterol de esta especie llevó a los investigadores a concluir que «la semilla de cilantro posee el potencial de convertirse en un popular remedio casero de efectos preventivos y curativos frente» al colesterol alto.

Insomnio. «La semilla de cilantro se ha empleado para aliviar la ansiedad y el insomnio en […] la medicina tradicional», señaló un grupo de científicos en la revista *Journal of the American Medical Directors*, tras comprobar en un estudio en animales su gran eficacia como calmante y relajante muscular.

Cáncer de colon. En un estudio en animales, unos investigadores indios observaron que la semilla de cilantro inhibía el desarrollo de tumores de cáncer de colon inducido químicamente. Los científicos afirmaron en la revista *Journal of Ethnopharmacology* que «la inclusión de esta especie en la alimentación diaria desempeña un papel significativo en la protección del colon frente a […] la carcinogénesis».

Enfermedades hepáticas. Unos investigadores indios hallaron que los extractos de semilla de cilantro protegían el hígado frente a posibles daños. Observaron que los poderosos antioxidantes de esta especie no solo protegían la «integridad» de las células hepáticas, «sino que al mismo tiempo aumentaban la capacidad regenerativa y reparadora de este órgano». Buenas noticias para las decenas de millones de estadounidenses aquejados de la enfermedad del hígado graso no alcohólico (EHGNA), hepatitis C o cirrosis.

Infecciones fúngicas. Unos investigadores brasileños probaron el aceite esencial de semilla de cilantro frente a la *Candida albicans*, un hongo responsable de la mayoría de las infecciones fúngicas, y descubrieron que podía limitar su crecimiento. El aceite esencial de semilla de cilantro «podría utilizarse […] para el tratamiento o prevención de la candidiasis», concluyeron los científicos en la revista *Food Chemistry*.

Intoxicación por plomo. Unos científicos indios hallaron que los extractos de semilla de cilantro podían «proteger significativamente» a los animales de laboratorio frente a los daños derivados de la exposición al plomo. Los extractos igualmente *revertieron* los daños producidos por el plomo en un segundo grupo de animales. Este efecto probablemente se deba al enorme poder antioxidante de esta semilla, según explicaron

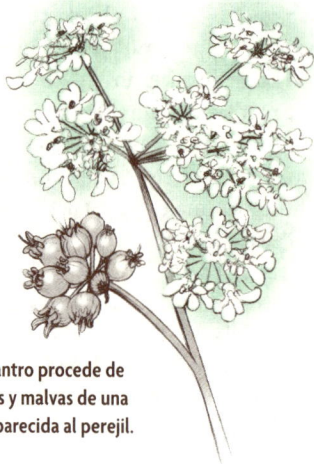

La semilla de cilantro procede de las flores rosadas y malvas de una delicada planta parecida al perejil.

La semilla de cilantro combina bien con las siguientes especias:

Ajo	Cúrcuma
Cardamomo	Jengibre
Clavo	Pimienta de Jamaica
Coco	Semilla de hinojo
Comino	Tomate seco

y complementa las recetas de:

Aves	Mezclas de especias
Cerdo	Pasteles
Champiñones	Patatas
Frutas, especialmente manzanas	Pescado
Judías	Repostería
Lentejas	Verduras

Otras recetas que contienen cilantro:

Baharat (pág. 297)	Pasta de curry Madrás (pág. 315)
Berbere (pág. 296)	
Colombo en polvo (pág. 299)	Pasta de curry de Malasia (pág. 317)
Curry en polvo picante (pág. 314)	Pasta de curry *vindaloo* (pág. 315)
Dukkah (pág. 298)	Pasta tailandesa de curry rojo (pág. 315)
Garam masala (pág. 293)	
Mezcla de especias de cacao (pág. 300)	*Ras el hanout* (pág. 295)
Mezcla de especias para tarta de manzana (pág. 301)	*Sambaar masala* (pág. 294)
	Sopa de jengibre, zanahorias y calabaza (pág. 167)
Pasta de curry caribeña (pág. 317)	*Tabil* (pág. 296)

los científicos en la revista *Biological Trace Element Research.*

Conoce la semilla de cilantro

La semilla de cilantro procede de las flores rosadas y malvas de una delicada planta parecida al perejil (ambos pertenecen a la misma familia botánica). Cuando están maduras son deliciosamente dulces con notas de frutos secos, salvia y naranja. (El fruto inmaduro desprende un desagradable olor a chinche; quizá por esta razón los griegos la denominaron *koris* [chinche]).

Incluso en el caso de que no tengas esta especia en casa, es bastante posible que ya esté presente en tu alimentación. Los estadounidenses la consumen en *grandes cantidades*: más de 410.000 kg (900.000 libras) al año, la mayor parte como saborizante de los alimentos típicos de la dieta norteamericana, incluyendo perritos calientes, salchichas, fiambres, productos de repostería y galletas. También se utiliza para aromatizar la ginebra y otras bebidas alcohólicas.

La semilla de cilantro se utiliza ampliamente, tanto en platos dulces como salados, en las cocinas de todo el mundo, sobre todo en Europa, la India, Latinoamérica, México, norte de África y Oriente Próximo.

En Europa, los franceses emplean esta especia para condimentar los quesos y para aportar sabor al licor *Chartreuse*. También constituye un ingrediente esencial del chorizo español.

Es una de las especias más populares de la cocina india y constituye un elemento fundamental de todas las mezclas de especias de los curries. Los indios utilizan la totalidad de la planta —semillas, raíces, tallos y hojas— para la elaboración de *chutneys* y salsas.

Curry de ternera Madrás

Si bien este curry clásico de la India es fácil y rápido de preparar, resulta aún más rápido habiendo preparado con antelación la mezcla del curry. Para intensificar su sabor, puedes probar a elaborarlo un día o dos antes de servirlo.

2 cucharadas de aceite de colza, o bien otro aceite vegetal

2 cucharadas de pasta de curry Madrás (pág. 315)

2 tazas de cebolla, cortada en trocitos

3 dientes de ajo, machacados y cortados en trocitos

900 g (2 libras) de taquitos de ternera

2 tomates grandes, troceados

1 taza de leche de coco

1 taza de caldo de carne

1 cucharadita de zumo de limón

½ taza de hojas de cilantro

1. Calienta el aceite en un horno holandés grande. Cuando se haya calentado, añade la pasta de curry y remueve durante alrededor de tres minutos, hasta que las especias desprendan sus aceites y sabores. Agrega la cebolla y fríela, removiendo a menudo, durante alrededor de siete minutos, hasta que esté dorada. Incorpora el ajo y fríelo durante un minuto más.

2. Añade los taquitos de ternera y remuévelos para cubrirlos bien con las especias y la cebolla. Agrega los tomates, la leche de coco y el caldo y lleva a ebullición. Reduce el calor y cuece a fuego lento, con la tapa puesta, durante dos horas, removiendo de vez en cuando. Incorpora el zumo de limón y prosigue la cocción durante 10 minutos. Sirve sobre arroz, con hojas de cilantro esparcidas por encima.

Resultan 6 raciones

En Java —una isla de Indonesia— frotan el *satay* (o *saté),* un plato a base de carne, con cilantro (tanto con la hierba aromática como con las semillas).

Por su parte, los marroquíes frotan la carne con las semillas molidas y las añaden al cuscús, los guisos y las ensaladas. La semilla de cilantro es un ingrediente básico de las mezclas de especias norteafricanas, incluyendo el *baharat,* el *tabil* y el *ras el hanout.* En Yemen la cocinan con fruta seca, guindillas verdes y otras especias en la elaboración de un condimento denominado *jhoug,* que también es popular como salsa para mojar. Asimismo, se emplea para aromatizar el café turco.

Los mexicanos la utilizan abundantemente: en la salsa mexicana, en las *colaciones* —unas golosinas de azúcar y caramelo macizo— así como en los púdines de pan.

Cómo comprar semilla de cilantro

Existen dos variedades principales de semillas de cilantro: la europea y la india. La primera posee un sabor más intenso debido a su mayor concentración de aceites volátiles, incluyendo una gran proporción de linalol. En cambio, la semilla de cilantro procedente de la India contiene aceites esenciales que no están presentes en el europeo y que le aportan un aroma a limón.

La mayor parte de la semilla de cilantro que se comercializa en Estados Unidos proviene de Europa. Ambas variedades presentan diferencias de tamaño y color. Mientras que la semilla de cilantro europea es una semilla de forma globular, estriada, de unos 6 mm (un cuarto de pulgada) y de color pardo, la india es ligeramente más pequeña, de forma ovalada y de color amarillo pálido con un matiz verdoso.

Otras variedades proceden de Marruecos y Rumanía. Las semillas de Marruecos son más grandes que las europeas y las rumanas son las más pequeñas de todas.

La semilla de cilantro alberga en su interior dos semillas secas envueltas por una cáscara. Ha de presentar un color uniforme y estar limpia, sin polvo ni sustancias extrañas. (El diminuto rabito del extremo es una característica natural de la semilla y *no* una señal de calidad inferior).

Aunque puede encontrarse molida, es mejor comprar la semilla entera, ya que una vez molida los aceites volátiles comienzan a disiparse bastante rápidamente (en caso de adquirirla molida, es preferible hacerlo en pequeñas cantidades). Las semillas enteras se conservan durante un año o incluso más, pero una vez molidas, el tiempo de conservación se reduce a unos pocos meses.

En cuanto a las hojas de cilantro, no soportan el proceso de secado, a diferencia del perejil. A la hora de adquirir hojas frescas, procura comprarlas con las raíces intactas, pues esto permite que mantengan su frescura durante más tiempo. Es conveniente colocarlas en posición vertical en un recipiente con agua en el frigorífico y cubrirlas con una bolsa de plástico. De este modo, pueden conservarse durante varios días.

La semilla de cilantro en la cocina

La semilla de cilantro es una especia útil y versátil que combina bien con todo; te recomiendo que la mezcles siempre con otras especias para potenciar su sabor, particularmente con su compañero favorito: el comino.

Resulta casi imposible pasarse con la dosis: algunas recetas de la cocina norteafricana contienen ¡hasta una taza de estas semillas! De hecho, puede usarse para rectificar errores culinarios; por ejemplo, si te has pasado con una especia en particular, puedes añadir la misma cantidad de semilla de cilantro molida para suavizar el sabor. Este truco funciona especialmente bien con el exceso de especias de sabor intenso como el clavo o la canela.

Conviene que tuestes las semillas antes de molerlas si deseas un sabor más pronunciado. Puedes tostarlas en seco (véase la página 19), o bien en aceite. Además resultan fáciles de moler en un mortero.

Estas semillas producen un complejo aroma cuando son añadidas a recetas de cocción prolongada tales como braseados, cazuelas o guisos. Sin embargo, para la elaboración de platos dulces ha de usarse la semilla de cilantro en polvo.

Las finas cascarillas y la textura gruesa de las semillas molidas absorben la humedad: utilízalas para espesar salsas y *gravies*.

Ten presente que esta especia es demasiado delicada para soportar el calor, de modo que lo mejor es esparcirla sobre el plato ya cocinado, o bien agregarla unos minutos antes de apagar el fuego.

He aquí algunas ideas para aumentar el consumo de semilla de cilantro:

- Añade semillas enteras o molidas a los guisos, cazuelas, adobos, vinagretas o platos de encurtidos.
- Muélelas en trozos gruesos y frótalas en las carnes o pescados, impregnándolos y cubriéndolos bien, antes de cocinarlos.
- Mezcla unas semillas de cilantro con granos de pimienta en el molinillo de pimienta que empleas para cocinar.
- Elabora una mezcla de especias marroquí para carne, combinando semilla de cilantro con ajo, mantequilla y pimentón, y frota el cordero con la mezcla, impregnándolo y cubriéndolo bien, antes de asarlo.
- Esparce semillas de cilantro sobre setas salteadas.
- Incorpora hojas frescas de cilantro a los aliños de ensalada, o bien mézclalas con mayonesa.
- Agrega semilla de cilantro molida hacia el final de la cocción del arroz o el cuscús.
- Añade semillas enteras al pollo al horno.

SEMILLA DE COMINO NEGRO *El «increíble» remedio para todo*

«Es un remedio para todas las enfermedades, excepto la muerte».

Los eruditos y expertos en religión atribuyen esta frase sobre los asombrosos poderes terapéu-ticos del comino negro al profeta Mahoma, fundador del Islam.

También se menciona en la Biblia, donde se describe como «curativo comino negro» (Isaías 28:25).

Y en este caso, la ciencia y la religión coinciden. Un equipo de investigadores de la Universidad de Medicina de Carolina del Sur revisó más de 160 estudios acerca de las cualidades medicinales de esta especie negro azabache, conocida formalmente como *Nigella sativa*, y nativa de Oriente Próximo y Asia occidental. «Entre las plantas medicinales más prometedoras», afirmaron los científicos, el comino negro es «increíble».

Se ha demostrado que esta especie puede ayudar a prevenir y tratar una amplia gama de enfermedades crónicas, tales como cáncer, afecciones cardiacas y asma, así como otras muchas dolencias. Su componente estrella es un antioxidante excepcionalmente potente denominado *timoquinona* (TQ), un compuesto que no se ha encontrado hasta el momento en ninguna otra planta. Asimismo, el comino negro contiene múltiples nutrientes, incluyendo aminoácidos esenciales (componentes de las proteínas), ácidos grasos esenciales (componentes de las grasas), betacaroteno, calcio, hierro y potasio. En total, se han encontrado más de cien compuestos importantes para la salud en los aceites volátiles de esta especie y, en opinión de los científicos, aún quedan muchos por descubrir.

He aquí algunas de las propiedades terapéuticas de esta especie que *ya* han sido descubiertas…

Estimula el sistema inmunitario

Una de las «valiosas propiedades» del comino negro, según los citados investigadores de Carolina del Sur, es su capacidad de fortalecer el sistema inmunitario. «Los estudios […] sugieren que utilizada regularmente, la *N. sativa* [comino negro] puede mejorar la respuesta inmune del organismo», escribieron estos científicos.

Los participantes de un estudio que fueron tratados con aceite de comino negro durante cuatro semanas presentaron un aumento de un 30 por ciento en la actividad de las *células asesinas naturales*, células inmunes que asesinan virus y detienen tumores.

La inmunidad va disminuyendo con la edad, un proceso denominado por los científicos como *inmunosenectud*. De hecho, en opinión de algu-nos expertos el envejecimiento está *causado* por el declive de la inmunidad. Pero según los investigadores de Carolina del Sur citados anteriormente, el aceite de comino negro puede mejorar la respuesta inmune incluso en las personas mayores, probablemente porque esta especie aporta una combinación de ácidos grasos esenciales (los componentes moleculares de las grasas) que resulta sumamente nutritiva para el sistema inmunitario.

Protege el corazón

Diversos estudios muestran que el extracto de comino negro puede ayudar a tratar las afecciones cardiacas.

Unos investigadores paquistaníes realizaron un estudio con 123 personas, a las que dividieron en dos grupos; durante 10 meses un grupo tomó suplementos de comino negro en polvo, mientras que el otro grupo no los tomó. Pues bien, se observó que el comino negro ejerció un «impacto favorable en casi todos» los factores de riesgo de las enfermedades del corazón, incluyendo la presión arterial, las grasas en sangre como el colesterol, el peso, los niveles de azúcar en sangre (el 75 por ciento de los diabéticos mueren a causa de enfermedades cardiovasculares) y la proporción entre cintura y cadera (cuanta más grasa abdominal, mayor es el riesgo de enfermedades cardiacas). El estudio fue publicado en la revista *Journal of Alternative and Complementary Medicine*.

Por otro lado, un equipo de científicos de Oriente Próximo efectuó un estudio con personas aquejadas de presión arterial alta a las que dividieron en tres grupos. Un grupo tomó una dosis diaria de 200 mg de extracto de comino negro; otro grupo, 100 mg, y el tercer grupo, un placebo. Al cabo de dos meses los grupos tratados con comino negro presentaban una reducción significativa de la presión arterial, en comparación con el grupo placebo. Además, la especie redujo los niveles de colesterol LDL «malo». «El uso diario de extracto de *Nigella sativa* durante dos meses podría tener un efecto reductor de la presión arterial en pacientes con hipertensión moderada», concluyeron los autores del estudio en la revista *Fundaments of Clinical Pharmacology*.

La semilla de comino negro podría ayudar a prevenir y/o tratar:

Afecciones cardiacas

Alergias

Asma

Cáncer

Colitis (inflamación del colon)

Dermatitis de contacto

Deterioro del sistema inmunitario asociado al envejecimiento

Dolor

Eccema (dermatitis atópica)

Epilepsia

Esclerosis múltiple

Presión arterial alta (hipertensión)

Problemas de colesterol (colesterol LDL «malo» alto)

Úlcera

Combate el cáncer

Numerosos estudios preclínicos, *in vitro* y en animales muestran que tanto la *timoquinona* (TQ) como el comino negro pueden hacer frente al cáncer, incluyendo investigaciones efectuadas por mis colegas y yo en el MD Anderson Cancer Center de la Universidad de Texas y en el Center for Cancer and Stem Cell Biology del Centro de Ciencias de la Salud del Sistema Universitario de Texas A&M. Tanto nuestros estudios como los de otras universidades muestran que la TQ puede combatir el cáncer de múltiples formas: puede detener su *proliferación* (la división y multiplicación de las células cancerosas); puede detener la *metástasis* (el desplazamiento de las células cancerosas desde el tumor inicial hacia otras zonas del organismo); puede detener la *angiogénesis* (la formación de nuevos vasos sanguíneos para nutrir el tumor); puede provocar *apoptosis* (la muerte de las células malignas) y además puede mejorar la eficacia de la quimioterapia.

Se han demostrado una o más de estas acciones anticancerígenas para más de una docena de tipos de cáncer, incluyendo el cáncer de mama, de colon, de próstata, de pulmones, de piel, de esófago, de páncreas, de ovarios y la leucemia.

Por ejemplo, probamos la TQ en células humanas de leucemia. El compuesto actuó en el ámbito genético ayudando a la regulación de las proteínas que controlan el ADN —las mutaciones del ADN son el primer paso para el desarrollo del cáncer—. También descubrimos que un tratamiento previo con TQ aumentaba la eficacia y reducía la toxicidad de dos fármacos empleados para tratar el cáncer de páncreas, un hallazgo de importancia vital para el 50 por ciento de pacientes que no responden al tratamiento o sufren una recaída tras una respuesta positiva.

Por otra parte, recientes estudios llevados a cabo en otros laboratorios han obtenido resultados igualmente alentadores:

Un grupo de investigadores del Instituto de Genética y Hospital de Enfermedades Genéticas de Hyderabad en la India probaron con éxito un extracto derivado de comino negro en polvo en células de cáncer cervical, a las que consiguió eliminar. La especia constituye una «posibilidad terapéutica frente al cáncer cervical», concluyeron los científicos en la revista *Cancer Cell International*.

Además, varios científicos del Instituto de Cáncer Barbara Ann Karmanos, perteneciente a la Facultad de Medicina de la Universidad Estatal de Wayne en Detroit, Michigan, estudiaron la TQ y descubrieron que sensibilizaba a las células tumorales pancreáticas de los animales de laboratorio para el tratamiento con quimioterapia con un resultado de un 60 a un 80 por ciento de «inhibición tumoral», en comparación con el tratamiento únicamente con quimioterapia que arrojó cifras del 15 al 25 por ciento. Estos investigadores hallaron que la TQ trabaja reduciendo la actividad de dos genes asociados a la supervivencia de las células cancerosas. Los científicos expusieron sus resultados en la revista *Cancer Research*.

Unos científicos del Departamento de Hematología/Oncología del Hospital Henry Ford de Michigan estudiaron las células prostáticas cancerosas y descubrieron que la TQ bloqueaba los receptores de andrógenos, hormonas que estimulan el crecimiento tumoral en la próstata. «Podemos concluir que la *timoquinona,* un producto herbal natural, podría ser efectiva en el

Un caso de identidad equivocada

Como las semillas de comino negro suelen denominarse «comino negro» a secas, esta especie suele confundirse con el comino. Para complicar las cosas todavía más, incluso aparecen asociadas en algunos libros sobre las especies —supuestamente rigurosos—, dando la impresión de ser similares o tener alguna relación.

Pero, en realidad, estas especies solo comparten unas pocas características: ambas se cultivan en la India y suelen estar presentes en la cocina de este país; por lo demás, no se parecen ni por su aspecto ni por su sabor y pertenecen a familias botánicas diferentes.

tratamiento […] del cáncer de próstata», escribieron los investigadores en la revista *Cancer Research*. «Además», continuaron, «debido a su efecto selectivo sobre las células cancerosas, creemos que la *timoquinona* también puede utilizarse de forma segura para prevenir el desarrollo del cáncer de próstata».

Teniendo en cuenta las indiscutibles propiedades anticancerígenas de la TQ, mis colegas y yo afirmamos en un artículo publicado en la revista *Molecular Cancer Therapeutics* que «podría considerarse como un potencial candidato para el tratamiento del cáncer».

Calma el asma y las alergias

Al ser un poderoso agente antioxidante y antinflamatorio, el comino negro también puede atenuar los síntomas del asma y las alergias, dos estados inflamatorios.

Un equipo de investigadores de Oriente Próximo estudió a 29 personas con asma a las que dividieron en dos grupos; un grupo tomó extracto de comino negro diariamente, mientras que el otro grupo no lo tomó. Al cabo de seis semanas el grupo tratado con la especie mostró una considerable mejoría de la enfermedad: *menos* síntomas y menos *frecuentes*, así como menos episodios de asma *grave*. Además, presentaba un mejor funcionamiento pulmonar y tomaba menos fármacos para el asma. Por el contrario, en el otro grupo apenas se dieron cambios. Según

los autores del estudio, los resultados muestran que el extracto de comino negro posee un efecto protector frente al asma.

Por su parte, unos investigadores alemanes llevaron a cabo cuatro estudios con 152 pacientes para probar el efecto del extracto de comino negro frente el asma, la fiebre del heno (rinitis alérgica) y el eccema (una patología alérgica que presenta sarpullido entre otros síntomas). Hallaron que los suplementos de aceite de comino negro reducían la «gravedad subjetiva» de las enfermedades, es decir, las personas que tomaron comino negro informaron de la reducción de sus síntomas. «El aceite de comino negro demostró ser un eficaz adyuvante [adición] en el tratamiento de las enfermedades alérgicas», concluyeron los científicos en la revista *Phytotherapy Research*.

La salud se viste de negro

El comino negro puede influir positivamente en muchas otras afecciones, incluyendo:

Úlceras. Unos investigadores egipcios descubrieron que los animales tratados previamente con comino negro redujeron en un 54 por ciento el desarrollo de úlceras estomacales. Además, otro experimento con animales mostró cómo esta especie disminuía el índice de formación de úlceras estomacales provocadas por el consumo de aspirina en un 36 por ciento.

Colitis ulcerosa. Un equipo de investigadores descubrió que la TQ ofrece «total protección» frente a nuevos brotes de colitis ulcerosa en los animales de laboratorio con esta enfermedad inflamatoria.

Dolor. En diversos experimentos con animales el comino negro demostró ser tan efectivo como los fármacos en disminuir el dolor y la inflamación.

Esclerosis múltiple. Dos estudios hallaron que la TQ reducía la progresión de la esclerosis múltiple en animales. «Estos datos revelan el potencial terapéutico de la TQ […] en el tratamiento de la esclerosis múltiple en humanos», señalaron los investigadores de Carolina del Sur.

Dermatitis (alergia cutánea). Una pomada a base de aceite de comino negro resultó ser tan efectiva como los productos comerciales para el tratamiento de la dermatitis de contacto en animales.

Epilepsia. Unos médicos de Oriente Próximo incorporaron una dosis diaria de 120 mg de extracto de comino negro al tratamiento de 20 niños epilépticos que no respondían adecuadamente a los fármacos anticonvulsivos utilizados para prevenir este trastorno. La frecuencia de los ataques «disminuyó considerablemente durante el tratamiento con el extracto», concluyeron los investigadores en la revista *Medical Science Monitor*.

Conoce el comino negro

Si casualmente has asistido a una de las famosas exposiciones itinerantes de los objetos hallados en la tumba del faraón egipcio Tutankamón, te sorprenderá saber que también se encontraron semillas de comino negro.

SE HAN HALLADO SEMILLAS DE COMINO NEGRO EN LA TUMBA DE TUTANKAMÓN COMO UN ACOMPAÑAMIENTO PARA LA OTRA VIDA.

La planta con flores de la que proceden las semillas de comino negro mide unos 30 cm (1 pie) y se desarrolla en Oriente Próximo, la India, Pakistán y Afganistán. Hipócrates denominó al comino negro *melanthion*. En latín era llamada *panacea*, mientras que en árabe se la conocía como *habbat el baraka* (semillas de bendición). En la India se denominó *kolonji* y en China, *hak jung chou*.

La especia fue usada como pimienta en los países donde crece silvestre y fue llevada a América por los primeros colonos con ese mismo fin. En la actualidad, casi ningún estadounidense sabe de su existencia, aunque puede que lo hayas probado inadvertidamente si has degustado alguna vez el pan indio *naam* o el queso en hebras de Armenia. Sin embargo, constituye un ingrediente esencial de la cocina de India y Oriente Próximo.

En la India se emplea entero y tostado en *chutneys*, curries, arroces y platos con yogur. Además forma parte de la *panch phoron*, una mezcla de semillas enteras. También se trata de un ingrediente básico de la cocina cachemir, donde se utiliza para especiar carnes, así como en las salsas cremosas.

Por otro lado, en Oriente Próximo el comino negro es un elemento principal del *kibbeh*, una

La semilla de comino negro combina bien con las siguientes especias:

Cacao — Guindilla
Canela — Jengibre
Cardamomo — Kokum
Clavo — Nuez moscada
Coco — Semillas de calabaza
Cúrcuma — Vainilla

y complementa las recetas de:

Arroz — Mango
Chocolate — Panes y bollos
Chutney — Patatas
Cordero

Otras recetas que contienen semilla de comino negro:

Baharat (pág. 297) — *Panch phoron* (pág. 295)
Garbanzos con champiñones y almendras tostadas (pág. 53) — Sopa de pescado con laurel (pág. 177)

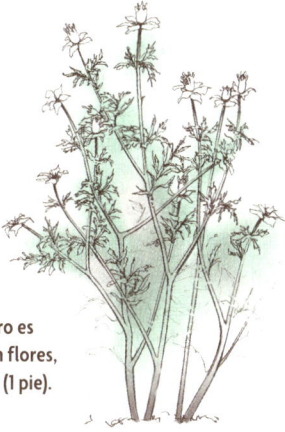

El comino negro es una planta con flores, de unos 30 cm (1 pie).

especie de croqueta rellena en forma de perrito caliente, elaborada con bulgur y cordero. También suele añadirse a la mezcla de especias conocida como *baharat* (véase la página 297). Su sabor a frutos secos la hace idónea para la elaboración de panes y dulces y, de hecho, suele tomarse como un dulce mezclada con miel.

En Etiopía se emplea para la preparación de bebidas alcohólicas, del mismo modo que los estadounidenses agregan semillas de apio al cóctel *bloody mary*.

Esta especia también se cultiva en Rusia, donde suelen esparcirla por encima del pan de centeno.

Cómo comprar comino negro

Aunque no te será posible adquirir comino negro (sí encontrarás comino) en el típico supermercado, puedes conseguirlo en los comercios indios o tiendas especializadas. No obstante, es posible que no se comercialice como comino negro, así que lo mejor es buscarlo por sus nombres indios: *kolonji* o *nigella*.

En Internet puede que lo encuentres como comino negro, *kolonji, nigella, alcaravea negra, semilla negra, flor de hinojo, cilantro romano* o *semillas de cebolla negra* (a pesar de que no tiene relación con la alcaravea, el hinojo, el cilantro o la cebolla), pero en estos casos podrías acabar con semillas de alcaravea o de cebolla, en lugar de comino negro. Para asegurarte de adquirir auténtico comino negro lo mejor es pedirlo por su nombre botánico: *Nigella sativa*. Otra opción

Chutney negro de mango

El chutney de mango es un popular aderezo indio y el comino negro es uno de los ingredientes responsables de su especial sabor. Sírvelo como acompañamiento de pescados, aves y risotto, o bien utilízalo para coronar el queso brie al horno. Se conservará durante alrededor de una semana si lo guardas en el frigorífico.

- 2 cucharadas de aceite vegetal o de colza
- 1 cucharadita de la mezcla de especias panch phoron (pág. 295)
- 3 guindillas rojas secas, despepitadas y cortadas en dados
- 1 cucharadita de semillas de comino negro
- 2 cucharadas de azúcar
- 1 taza de agua
- 2 mangos maduros, pelados, sin corazón y cortados en dados
- ¼ de taza de coco endulzado rallado
- ½ cucharadita de sal
- ¼ de taza de cilantro fresco

1. Calienta el aceite en una cacerola mediana a fuego medio-alto. Cuando esté caliente, añade el *panch phoron* y las guindillas y fríelos hasta que las semillas comiencen a saltar y las guindillas se hayan tostado. Ten cuidado de que no se quemen.
2. Agrega el comino negro y remuévelo durante un minuto. Incorpora el agua y el azúcar y remueve hasta que este último se haya disuelto. Añade los mangos, el coco y la sal y lleva a ebullición; reduce el calor y cocina a fuego lento durante alrededor de 15 o 20 minutos, hasta que la mezcla se ablande, se haga homogénea y se espese ligeramente.
3. Retira la cacerola del fuego y deja que se enfríe. Añade el cilantro y remueve. Sirve caliente o bien a temperatura ambiente.

Resultan alrededor de 2 tazas.

es verlo antes de comprarlo, ya que sus suaves y brillantes semillas negras son inconfundibles.

Las semillas se comercializan enteras, que es el modo en que se usan generalmente, y no salen caras: un frasco de 85 g (3 oz) cuesta alrededor de 2,5 euros (3 dólares) en los comercios indios. Puede conservarse hasta tres años en un lugar fresco y seco.

El aceite de comino negro o TQ también está disponible como suplemento dietético. Debido a su potencial en la prevención del cáncer y sus efectos positivos en el sistema inmunitario, lo recomiendo como un suplemento diario para el mantenimiento de la salud. Si bien no se han encontrado efectos secundarios, su uso no es recomendable en caso de embarazo, ya que podría provocar contracciones uterinas.

El comino negro en la cocina

Por un lado, el *nombre* de comino negro causa confusión, y por otro su *sabor* es un tema controvertido. Para unos resulta acre y para otros, ligeramente picante; en lo que a mí respecta,

apoyo a los segundos. Por otra parte, unos detectan un regusto a limón y otros a fresa; en este caso convengo con los primeros. De todos modos, su sabor a frutos secos es incuestionable y por esta razón resulta un ingrediente sumamente versátil.

Aunque las semillas pueden usarse crudas, tostarlas en seco hace que su aroma se intensifique, y si tienes planeado molerlas, definitivamente deberías tostarlas.

He aquí algunas sugerencias de uso:

- El comino negro constituye un ingrediente clásico de los *chutneys* indios: añade una pizca a tus recetas favoritas.
- Esta especia realza los platos de carne, particularmente los guisos de cordero.
- Emplea las semillas para aromatizar el arroz *pilaf* o el puré de patatas.
- Espárcelo en galletas y panes caseros.
- Incorpóralo a mezclas de especias.
- Agrégalo a salsas picantes.

SEMILLA DE HINOJO   *Alivia el dolor menstrual y los cólicos*

El hinojo es una de las pocas plantas que lo tiene todo: es una verdura, una hierba aromática *y* una especia.

Cada otoño, el bulbo (la verdura), con tallos parecidos a los del apio, echa esbeltas ramitas (hierba aromática), cuyas flores producen semillas aromáticas (especia). Y todas las partes de la planta desprenden un dulce perfume de regaliz.

El hinojo no es especialmente popular, ya que no a todo el mundo le agrada una verdura o hierba aromática con sabor a regaliz. Pero desde luego hay gran demanda de la semilla: es la especia que hace que las salchichas italianas y la pizza *pepperoni* sean famosas en el mundo entero.

El familiar sabor a regaliz perceptible al morder una semilla de hinojo proviene del aceite volátil denominado *anetol*, el mismo compuesto aromático que aporta su distintivo sabor al anís. Las semillas de hinojo están repletas de anetol y

docenas de otros potentes fitoquímicos, entre los que se incluyen *fitoestrógenos*, compuestos que se encuentran en los vegetales y son similares a los estrógenos, y una vez al mes estas sustancias podrían constituir el mejor aliado de las mujeres.

Alivia el dolor menstrual

La menstruación dolorosa o dismenorrea, en terminología médica, afecta a más del 50 por ciento de las mujeres, el 10 por ciento de las cuales padece un dolor tan agudo que les impide realizar sus actividades diarias unos días al mes.

En un estudio aparecido en la revista *International Journal of Gynecology and Obstetrics*, unos médicos trataron a 30 estudiantes de instituto afectadas de un dolor menstrual de agudo a moderado con un extracto de hinojo, o bien un antinflamatorio no esteroideo (AINE) similar al ibuprofeno, y *tanto* el hinojo *como* el fármaco mitigaron con eficacia el dolor. «La esencia de

El hinojo es un bulbo con tallos parecidos a los del apio y esbeltas ramitas cuyas flores producen semillas aromáticas.

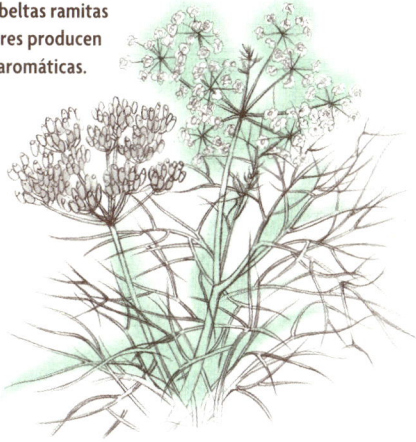

hinojo puede considerarse eficaz y segura» en el tratamiento del dolor menstrual, afirmaron los investigadores.

En un estudio similar en el que participaron 110 adolescentes, el hinojo superó al citado antinflamatorio, produciendo «alivio completo o reducción del dolor» al 80 por ciento de las chicas, en comparación con el efecto positivo del antinflamatorio en un 73 por ciento de las estudiantes.

Y en un estudio publicado en la revista *Phytomedicine*, unos médicos detectaron que una versión tópica del extracto de hinojo conseguía reducir el diámetro del vello de las mujeres aquejadas de *hirsutismo* (crecimiento de vello excesivo en las mujeres, por ejemplo en el rostro), un problema causado por un desequilibrio hormonal.

Calma los cólicos

Tu bebé llora desconsoladamente durante horas, arqueando la espalda o elevando las piernas, algo que lleva repitiéndose, una y otra vez, un par de veces a la semana. Podría tratarse de un cólico. La buena noticia es que el bebé *no está* sintiendo dolor, según afirma la Dra. Laura Riley, directora médica de la Unidad de Maternidad del Hospital General de Massachusetts y profesora asistente de obstetricia, ginecología y biología reproductiva en la Facultad de Medicina de Harvard. Pero eso no significa que no desees detener su llanto…

En un estudio publicado en la revista *Alternative Therapies in Health and Medicine,* varios médicos trataron a 125 bebés (de entre 2 y 12 semanas) aquejados de cólicos y los dividieron en dos grupos: a un grupo se le administró un producto que contenía aceite de semilla de hinojo y al otro grupo, un placebo. Pues bien, el remedio de hinojo logró *eliminar* los cólicos en el 65 por ciento de los bebés que lo tomaron, frente al 24 por ciento del grupo placebo. En otro estudio, unos investigadores italianos suministraron a 88 bebés una fórmula infantil a base de hinojo, manzanilla y melisa, o bien un placebo. Al cabo de una semana, el período de llanto diario de los bebés que habían tomado hinojo se había reducido de una media de tres horas y media a una hora y cuarto, mientras que en el caso del grupo placebo la reducción fue mucho menor: de tres horas y media disminuyó a algo menos de tres horas.

Un poderoso antinflamatorio

La semilla de hinojo es un poderoso antioxidante; de hecho, se ha demostrado que es incluso *superior* a la vitamina E (un famoso antioxidante) a la hora de combatir a los radicales libres, las moléculas oxidantes que dañan las células y el ADN. Además, esta especia constituye un potente antinflamatorio. La oxidación y la inflamación son dos males que suelen ir de la mano y que

La semilla de hinojo podría ayudar a prevenir y/o tratar:

Afecciones cardiacas	Dolor menstrual
Alzheimer	Glaucoma
Cáncer	Hirsutismo (crecimiento de vello excesivo en las mujeres)
Cólicos	
Colitis (enfermedad inflamatoria intestinal)	Osteoartritis y artritis reumatoide
Demencia, no de tipo Alzheimer	Presión arterial alta (hipertensión)
Derrame cerebral	

provocan numerosas enfermedades crónicas, tales como afecciones cardiacas, diabetes tipo II, Alzheimer, cáncer y artritis. Esta es la razón por la que el hinojo puede resultar de utilidad en todas ellas.

Alzheimer y otros tipos de demencia

Aproximadamente un tercio de los ancianos de 75 años padecen demencia, enfermedad que se caracteriza por una falta de memoria casi total, y el Alzheimer es la forma de demencia más común, con un 80 por ciento de los casos. En un estudio llevado a cabo por unos científicos indios, un extracto de semilla de hinojo mejoró «profundamente» la memoria a largo plazo en los animales de laboratorio. También estimuló la actividad de la *acetilcolina* —una sustancia química del cerebro—, del mismo modo que el donepezilo, un fármaco utilizado en el tratamiento del Alzheimer. El extracto de hinojo «puede ser empleado en el tratamiento de trastornos cognitivos como la demencia y la enfermedad de Alzheimer», concluyeron los investigadores en un artículo publicado en la revista *Journal of Medicinal Food*.

Cáncer. La ingesta diaria de semillas de hinojo inhibió la formación de tumores en animales experimentales expuestos a sustancias químicas cancerígenas. «Es probable que la inclusión del hinojo en la dieta reduzca el riesgo de cáncer en los humanos», afirmaron los científicos en la revista *Food and Chemical Toxicology*.

Artritis. Unos investigadores coreanos hallaron que el extracto de hinojo reducía significativamente la hinchazón y el dolor en animales con artritis inducida experimentalmente. La actividad antinflamatoria del hinojo «podría reducir el riesgo de las enfermedades relacionadas con la inflamación» tales como la osteoporosis, la artritis reumatoide y el dolor lumbar, concluyeron los científicos.

Enfermedades cardiacas y derrames cerebrales. Unos investigadores marroquíes descubrieron que el hinojo reducía la presión arterial sistólica (el número superior de la lectura) en animales con presión arterial alta inducida experimentalmente. La presión arterial alta es un importante factor de riesgo de las afecciones cardiacas y derrames cerebrales. Los resultados se publicaron en la revista *Clinical and Experimental Hypertension*.

En otro experimento en animales, un grupo de científicos italianos descubrieron que tanto el anetol como un extracto de hinojo inhibían la *agregación plaquetaria*, o aglutinación de las plaquetas, un proceso que puede ocasionar la formación de coágulos sanguíneos y obstruir las arterias. Y a diferencia de la aspirina (usada a menudo para reducir la agregación plaquetaria y «diluir» la sangre), ni el anetol ni el extracto de hinojo dañaron el estómago; por el contrario, protegieron la mucosa estomacal frente a las agresiones.

Enfermedad inflamatoria intestinal. El hinojo ha venido utilizándose tradicionalmente para aliviar todo tipo de problemas digestivos, incluyendo la hinchazón abdominal y los gases. Surte efecto porque relaja la mucosa intestinal y reduce la inflamación. Quizá el peor trastorno digestivo sea la *enfermedad inflamatoria intestinal* (EII), que presenta síntomas como deposiciones urgentes y diarrea. La EII se denomina *colitis* cuando afecta principalmente al colon (intestino grueso) y *enfermedad de Crohn* cuando la inflamación se produce tanto en el intestino grueso como en el delgado.

Unos investigadores búlgaros administraron una fórmula que contenía hinojo a 24 personas aquejadas de colitis. «Los dolores palpables en el intestino grueso desaparecieron en el 96 por ciento de los pacientes tras quince días» de tratamiento, escribieron los científicos, y añadieron: «La defecación se normalizó en los pacientes con síndrome de diarrea».

Glaucoma. El glaucoma es una enfermedad que suele estar causada por una obstrucción en el sistema de drenaje ocular, lo cual produce una elevada presión en el interior del ojo que daña el nervio óptico. Unos investigadores indios administraron unas gotas de extracto de hinojo a animales a los que se había inducido glaucoma experimentalmente. Pues bien, el extracto redujo la presión intraocular en un 31 por ciento, un efecto semejante al producido por un fármaco empleado en el tratamiento del glaucoma. El hinojo podría ocupar un lugar «en el arsenal de fármacos

La semilla de hinojo combina bien con las siguientes especias:

Ajo	Galanga
Canela	Jengibre
Cardamomo	Laurel
Cilantro	Mejorana
Clavo	Pimienta de Jamaica
Cebolla	Romero
Comino	Semilla de mostaza
Comino negro	Tamarindo
Cúrcuma	Tomate seco
Fenogreco	

y complementa las recetas de:

Aves	Salchichas
Curries	Salmón
Pasta	*Satay*
Queso	Setas
Sábalo	Tomates

Otras recetas que contienen semilla de hinojo:

Cinco especias chinas (pág. 297)	Pollo a los cuarenta dientes de ajo (pág. 30)
Curry en polvo picante (pág. 314)	*Ras el hanout* (pág. 295)
Dukkah (pág. 298)	Sopa de pescado con laurel (pág. 177)
Mezcla de especias para encurtidos (pág. 302)	Sopa de tomate asado con hinojo y menta (pág. 275)
Panch phoron (pág. 295)	Té con leche y especias (pág. 93)
Pasta de curry de Malasia (pág. 317)	

el *finnochio* se considera *delizioso*. En Florencia se cultiva desde la Edad Media una variedad sumamente apreciada de hinojo; asimismo, la *sambuca*, el licor nacional, está aromatizado con hinojo y sus semillas constituyen el sello distintivo de las salchichas, las albóndigas, el salami y las salchichas picantes.

Por otro lado, el *fenouil* (hinojo) es cultivado en la Provenza francesa y se usa en pastas, ensaladas y como verdura. El *poisson au fenouil* es una especialidad provenzal en la que se asa en una barbacoa un pescado entero sobre un lecho de tallos de hinojo, que a medida que se queman, van exhalando un aroma a regaliz, dulce y ahumado. Las semillas suelen emplearse en salsas y platos de pasta.

Por su parte, los ingleses emplean las semillas en la elaboración de sopas y los alemanes las añaden a los panes, los platos de pescado y el chucrut; los españoles las utilizan para aromatizar pasteles y otros productos de repostería, y los escandinavos las agregan al pan de centeno.

En la India, la semilla de hinojo constituye un ingrediente esencial de muchas mezclas de especias, incluyendo los curries en polvo y la mezcla de semillas *panch phoron*. Los indios la añaden a los encurtidos, los curries, las sopas y a los platos de lentejas con arroz. También se emplea en la elaboración de la *malpoora*, un postre especial que consiste en una especie de tortita frita aromatizada con hinojo y pistacho. Además, muchos restaurantes indios sirven semillas de hinojo bañadas en azúcar al final de la cena junto con la cuenta y el café. Hace poco que la India cultiva su propia semilla de hinojo: el hinojo de Lucknow, que lleva el nombre de su ciudad de origen; esta variedad posee un sabor dulzón más cercano al anís, y se usa bastante como licor digestivo de sobremesa.

En China y en general en toda Asia, las semillas de hinojo se emplean en platos agridulces y en las salsas espesas que acompañan a los platos de pescado. Los asiáticos tuestan las semillas antes de usarlas, lo cual intensifica su sabor.

Igualmente, esta especia forma parte de la mezcla de especias marroquí *ras el hanout*, así como de la *dukkah,* una mezcla de frutos secos y especias típica de la cocina de Oriente Próximo.

antiglaucomatosos que se prescriben para esta enfermedad», concluyeron los científicos.

Conoce la semilla de hinojo

El hinojo se utiliza ampliamente en la cocina mediterránea, particularmente en Italia, donde

Penne y salchichas con salsa de tomate e hinojo

Esta receta es producto de las influencias mediterráneas de las cocinas francesa e italiana. Cuando no sea temporada de tomates, sustituye los tomates secos por enlatados.

450 g (1 libra) de salchichas italianas dulces
2 cucharaditas de semillas de hinojo
2 dientes de ajo, cortados en trocitos
3 cucharadas de concentrado de tomate
1 taza de tomates troceados, frescos o en lata, con su jugo
½ taza de aceitunas Kalamata, cortadas en trozos
1 taza de Chianti, o bien otro vino tinto
1 hoja de laurel
½ cucharadita de mejorana seca
½ cucharadita de romero seco
450 g (1 libra) de pasta *penne*
2 huevos
¼ de taza de queso parmesano o romano recién rallado
Pimienta negra recién molida

1. Extrae las salchichas del paquete, córtalas en trozos grandes y ve haciéndolas en una sartén grande antiadherente a fuego lento. Sigue partiéndolas en trocitos durante alrededor de 3 o 4 minutos, hasta que se doren. Añade las semillas de hinojo y cocínalas unos 30 segundos, hasta que desprendan sus aceites. Incorpora el ajo, y sigue cocinando, removiéndolo, durante un minuto. Agrega el concentrado de tomate y mézclalo con el resto de los ingredientes. Aumenta el calor y continúa guisando a fuego medio durante dos minutos.
2. Incorpora los tomates, las aceitunas, el vino, la hoja de laurel, la mejorana y el romero. Deja que hierva ligeramente y sigue cocinando a fuego suave con la tapa puesta durante 15 minutos.
3. Mientras tanto, lleva el agua para la pasta a ebullición y cuécela *al dente* según las instrucciones del paquete. Escurre.
4. Mientras se hace la pasta, bate los huevos en un cuenco pequeño, incorpora el queso y la pimienta molida y sigue batiendo para mezclarlos bien.
5. Saca la hoja de laurel de la mezcla de las salchichas. Añade la pasta y remuévela para mezclarla. Retira la sartén del fuego, agrega el huevo batido con queso y combina los ingredientes con dos tenedores grandes para mezclarlos bien.

Resultan 6 raciones.

Por su parte, los árabes la esparcen sobre las ensaladas y la añaden a la masa durante la elaboración del pan.

Cómo comprar semilla de hinojo

La semilla de hinojo mide unos 6 mm (1 cuarto de pulgada), es de forma ovalada con delgadas líneas verticales y color amarillo con matices verdes. Este tono verdoso es señal de máxima calidad, por lo que conviene fijarse en él a la hora de comprarla. Asegúrate de que el paquete no contenga sustancias extrañas (no resulta fácil mantener las semillas pequeñas libres de polvo y otros elementos) y de que las semillas estén enteras.

Las semillas de hinojo, tanto enteras como molidas, están disponibles en casi todos los supermercados. Dado que los aceites volátiles comienzan a disiparse tan pronto como se muelen, lo mejor es comprarlas enteras y molerlas justo antes de utilizarlas, para así maximizar su sabor.

Si acudes a comprarlas a un comercio indio, puede que encuentres hinojo de Lucknow, que tal vez esté etiquetado como *Laknawi saunf*. El tamaño de estas semillas es bastante más pequeño —casi la mitad— que el de las semillas comunes y son de un verde parecido al brillante verde lima de las vainas de cardamomo.

Las semillas de hinojo pueden conservarse hasta tres años si se guardan en un recipiente hermético en un lugar fresco protegido de la luz solar. Las semillas molidas comienzan a perder su intensidad al cabo de seis meses o incluso antes.

La planta se cultiva en climas moderados de todo el mundo, incluyendo Italia, Francia, la India, Marruecos, Egipto y Taiwán. La mayor parte de las semillas de hinojo que se comercializan en Estados Unidos procede de Egipto.

La semilla de hinojo en la cocina

Esta especia posee un sabor fuerte y va bien tanto en recetas saladas como dulces. Puede condimentar una gran variedad de platos, desde carnes a pasteles o bebidas. También ayuda a equilibrar casi cualquier mezcla de especias. Empléala del mismo modo que el anís, el comino y la alcaravea.

A diferencia de la mayoría de las semillas, las de hinojo no necesitan tostarse, pero hacerlo intensifica su sabor y les aporta dulzor. Las semillas tostadas dejan un regusto parecido al azúcar de caña. Tuéstalas en seco siguiendo las instrucciones de la página 19, teniendo cuidado de no quemarlas, ni siquiera un poco, ya que adquirirán un sabor amargo y desagradable.

Las semillas de hinojo combinan bien con múltiples alimentos de la dieta mediterránea tales como tomates, aceitunas negras, aceite de oliva, carne a la parrilla y marisco. También son un buen condimento de pescados azules como el salmón o el atún.

He aquí algunas ideas para aumentar el consumo de semillas de hinojo:

- Esta especia puede convertir el pan en un manjar especial. Prueba a añadir una cucharada de semillas de hinojo a tu masa preferida.
- Prepara un canapé con pan italiano o francés y un huevo ligeramente batido, esparce por encima semillas de hinojo y hornéalo a 200 °C (400 °F) hasta que el huevo se endurezca y las semillas se hayan adherido a él por completo.
- Tuesta un puñado de semillas de hinojo, machácalas y prepáralas en infusión.
- Espárcelas sobre los pasteles y los *muffins* antes de hornearlos.
- Añádelas a las ensaladas de fruta y las compotas.
- Agrega semillas de hinojo molidas a los huevos revueltos.
- Elabora aceitunas especiadas, marinando 2 tazas de aceitunas en ½ taza de aceite de oliva virgen extra con una cucharadita de semillas de hinojo, otra de orégano seco y otra de tomillo seco.

SEMILLA DE MOSTAZA *Fiel a la salud*

Debido a su diminuto tamaño —sobre 2,5 mm (1/10 de pulgada) de diámetro— la semilla de mostaza ha representado un importante papel en la religión. Jesucristo afirmó que la fe, incluso cuando es tan pequeña como un grano de mostaza, puede mover montañas, y el Buda la empleó como medida de la eternidad, comparando el tiempo infinito de un «ciclo del mundo» con el tiempo que llevaría desplazar un enorme montón de semillas de mostaza si se moviera una sola semilla cada cien años. Por su parte, el Corán afirma que para el Día del Juicio Final se tendrán en cuenta incluso las acciones más insignificantes equivalentes a un grano de mostaza.

Y en la actualidad, incluso los científicos están comenzando a tener fe en esta diminuta semilla. La planta de la mostaza pertenece a la familia de las crucíferas, una familia de verduras con propiedades anticancerígenas que incluye el brócoli, las coles de Bruselas, la col rizada y el repollo. Pues bien, las semillas de mostaza contienen cantidades concentradas de los mismos compuestos anticancerígenos de estas verduras.

La conexión anticancerígena

Los *glucosinolatos* son compuestos presentes en las crucíferas con propiedades anticancerígenas que suelen liberarse cuando se mastican estas verduras, y en el caso concreto de la semilla de mostaza, al partirla o dejarla en remojo. El isotiocianato de alilo (AITC, sus siglas en inglés) —un derivado aceitoso y picante de los glucosinolatos— aporta a las semillas de mostaza (y a sus primas crucíferas el rábano picante y el wasabi) tanto su distintivo sabor como gran parte de sus propiedades curativas.

No obstante, las semillas de mostaza a las que nos referimos no provienen de la mostaza parda, sino de tres plantas sumamente apreciadas que incluso se mencionan en los antiguos textos sagrados. Las semillas pueden ser:

- *Blancas o amarillas*. Son populares en Estados Unidos gracias a la mostaza amarilla producida en este país que constituye una parte integrante de su estilo de vida. Se trata de las semillas de mostaza de mayor tamaño y sabor más suave.
- *Marrones*. Su uso está más extendido en Europa y Asia; también se conocen como mostaza china y son de tamaño mediano y sabor acre.
- *Negras*. Se trata de las semillas más pequeñas y más potentes de las tres: resultan un 30 por ciento más picantes que las marrones y son nativas de la India.

Protección significativa

Más de doscientos estudios preclínicos, *in vitro* y en animales muestran que los AITC presentes en las crucíferas pueden ayudar a prevenir y ralentizar el crecimiento de diversos tipos de cáncer, entre los que se encuentran el cáncer de colon, de pulmón, de próstata, de vejiga y de ovarios. Una reciente revisión científica de los estudios sobre los AITC llevada a cabo por el Instituto Oncológico Roswell Park de Nueva York concluyó que el compuesto muestra «actividad anticancerígena» y «presenta muchos de los atributos deseables para un agente quimiopreventivo [una sustancia natural que combate el cáncer] del cáncer».

Algunos de esos estudios han investigado los AITC y otros compuestos anticancerígenos en las semillas de mostaza.

Se sabe que los ácidos grasos omega 3, presentes en pescados azules como el salmón, posee propiedades protectoras frente al cáncer de colon. Pues bien, unos investigadores de la Universidad Estatal de Dakota del Sur descubrieron que el aceite de semilla de mostaza —rico en ácido alfa linoleico (AAL), un tipo de omega 3 presente en los vegetales— ejercía una *mayor* función

protectora en los animales experimentales que el aceite de pescado.

Unos científicos indios hallaron que las semillas de mostaza marrón reducían los niveles tumorales en animales a los que se había inducido cáncer de colon. La inclusión de semillas de mostaza «en la alimentación diaria desempeña un papel significativo en la protección del colon frente a la carcinogénesis química», concluyeron los investigadores.

Un equipo de investigadores canadienses observó que el extracto de semilla de mostaza blanca o amarilla reducía hasta un 50 por ciento el cáncer de colon en animales experimentales alimentados con una dieta rica en grasas y que dicho extracto podría ayudar a vencer el «cáncer de colon asociado a la obesidad» en los humanos.

Otro equipo de científicos indios interesados en el aceite de semilla de mostaza, porque «es ampliamente utilizado en las cocinas de diversos países debido a su característico sabor acre» y porque las semillas de mostaza «suelen usarse en la elaboración de salsas, pastas y encurtidos», descubrió que protegía a los animales de laboratorio frente al cáncer inducido químicamente. En su opinión, este aceite cumple una doble función: por un lado, elimina la toxicidad de las sustancias químicas cancerígenas y, por otro, funciona como un antioxidante que protege las células frente a la oxidación. El hallazgo fue publicado en la revista *Cancer Letters*.

La semilla de mostaza: una eficaz especia curativa

Los científicos han descubierto que las semillas de mostaza podrían proteger la salud de muchas otras maneras:

Enfermedades cardiacas. Unos investigadores de la Facultad de Harvard de Salud Pública analizaron los datos relativos a la dieta y las enfermedades cardiacas de más de mil habitantes de la India y observaron que las personas que cocinaban con aceite de semilla de mostaza —rico en AAL, de efecto protector para la salud cardiaca— disminuían su riesgo de padecer problemas de corazón en un 51 por ciento, en comparación con quienes cocinaban con aceite de girasol. Estos resultados fueron publicados en la revista *American Journal of Clinical Nutrition*.

Además, tras alimentar a animales experimentales con semillas de mostaza marrón unos investigadores indios observaron que estos presentaban una reducción del colesterol total y LDL «malo», así como un aumento del colesterol HDL «bueno». Este descubrimiento apareció en la revista *Plant Foods for Human Nutrition*.

Prediabetes. Más de 50 millones de estadounidenses sufren de prediabetes, también conocida como *resistencia a la insulina*, un trastorno caracterizado por la falta de respuesta de las células a la hormona insulina, la cual es responsable de controlar la concentración de glucosa en sangre, por lo que aumentan los niveles de glucosa (azúcar en sangre). Si no se controla a tiempo, la prediabetes puede derivar en diabetes tipo II, que a su vez puede ocasionar enfermedades cardiacas, derrames cerebrales, ceguera, dolor nervioso y fallo renal.

Unos investigadores indios realizaron un estudio en el que alimentaron a animales experimentales con una dieta rica en azúcar, por lo que sus niveles de glucosa e insulina en sangre se dispararon; sin embargo, la adición de semillas de mostaza marrón en la dieta normalizó estos niveles. La semilla de mostaza «puede representar un papel en el control de la resistencia a la insulina y la prediabetes, y su uso debería promoverse en los pacientes propensos a desarrollar diabetes», concluyeron los autores del estudio en la revista *Journal of Ethnopharmacology*.

Problemas de próstata. El agrandamiento de la próstata, un trastorno denominado *hipertrofia benigna de la próstata* (HBP), es un problema corriente en los hombres mayores que origina dificultades urinarias. Unos investigadores chinos hallaron que dos compuestos presentes en las semillas de mostaza blanca ayudaban a prevenir la HBP inducida en animales experimentales.

Enfermedad pulmonar obstructiva crónica (EPOC). Unos médicos chinos trataron a 59 personas que sufrían bronquitis crónica (un tipo de enfermedad pulmonar obstructiva crónica) con un remedio tradicional denominado «sinapismo» —una cataplasma hecha con mostaza en polvo protegida por un apósito que se aplica sobre el pe-

cho— y otros 25 pacientes de EPOC no recibieron el tratamiento. Al cabo de un año, los enfermos que usaron la cataplasma presentaban un mayor índice de mejoría, tanto en algunos síntomas de la enfermedad como la tos y la falta de aliento, como en los niveles de los factores inmunes que combaten las enfermedades.

Salud cerebral. Los astrocitos son células en forma de estrella presentes tanto en el cerebro como en la médula espinal que ejercen importantes funciones: ayudan a los neurotransmisores a transmitir el impulso nervioso de una neurona a otra; participan en el control del flujo sanguíneo cerebral normal; suministran nutrientes fundamentales a las neuronas; participan en la regulación del potasio (un nutriente de vital importancia para un correcto funcionamiento neuronal) en el cerebro y, en caso de daño neuronal (como en caso de lesión de la médula espinal), contribuyen a la reparación de la zona. Dado que los ácidos grasos esenciales son de vital importancia para la salud de las células cerebrales, unos investigadores indios llevaron a cabo diversos estudios de laboratorio sobre los ácidos esenciales presentes en varios aceites de cocina, con la intención de observar cómo afectaban al crecimiento y desarrollo de los astrocitos. Estos científicos descubrieron que el ácido alfa linoleico de la semilla de mostaza

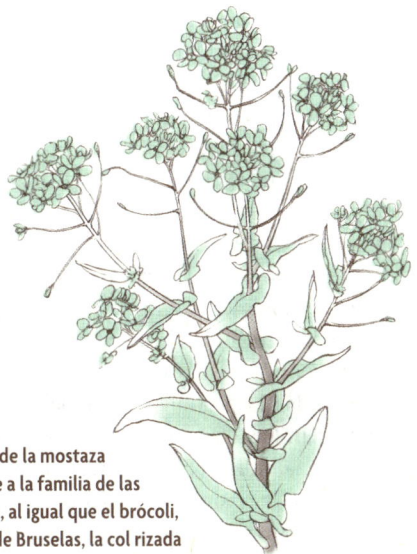

La planta de la mostaza pertenece a la familia de las crucíferas, al igual que el brócoli, las coles de Bruselas, la col rizada y el repollo.

«era más eficaz que los otros aceites» a la hora de desencadenar el crecimiento y desarrollo de estas células. El papel del aceite de semilla de mostaza en «facilitar el desarrollo de los astrocitos [...] puede tener un potencial impacto en la salud humana», apuntaron los científicos en la revista *Cell Molecular Neurobiology*.

Conoce la semilla de mostaza

La semilla de mostaza no posee aroma ni sabor, pero una vez rota la cáscara, al entrar en contacto con agua fría (¡no caliente!) se pone en marcha la enzima *mirosinasa*, responsable del proceso que origina el distintivo sabor de la especia.

Las semillas tardan 10 minutos en alcanzar su punto máximo de sabor, tras lo cual este comienza a disiparse, y esa es la clave para la elaboración de la mostaza: dejar que las semillas lleguen a la intensidad de sabor deseada, añadir un ácido como el vinagre para inactivar la enzima, e incorporar por último una combinación de sabores individualizada.

Los antiguos romanos fueron los primeros en desarrollar la técnica de la elaboración de la mostaza y extendieron esta práctica por todo el imperio. Fueron los romanos quienes introdujeron en Inglaterra las semillas de mostaza blanca y negra, que se convertirían con el tiempo en uno de los aderezos preferidos (quizá debido a que su fuerte sabor aporta intensidad a la insípida cocina inglesa).

Los romanos también llevaron las semillas de mostaza hasta la ciudad francesa de Dijon, y en el siglo XIV la ciudad albergó el primer negocio de mostaza (si alguna vez visitas esta ciudad, merece la pena visitar el Museo de la Mostaza). Hoy en día, los franceses producen más de 3.500 variedades de salsa de mostaza.

En el siglo XVIII los ingleses inventaron el modo de moler estas semillas oleaginosas y en el siglo XIX se fundó la mostaza Colman's, la mostaza en polvo más famosa del mundo. Inicialmente la mostaza en polvo se elaboraba mezclando semillas blancas y negras con cúrcuma —la especia india de color amarillo brillante—, para aportarle color, y con harina de trigo, para conseguir una buena textura, pero hoy en día se emplean semillas blancas únicamente.

La semilla de mostaza podría ayudar a prevenir y/o tratar:

Afecciones cardiacas	Problemas de colesterol (colesterol total alto, colesterol LDL «malo» alto, colesterol HDL «bueno» bajo)
Cáncer	
Diabetes tipo II	
Enfermedad pulmonar obstructiva crónica (EPOC)	
	Resistencia a la insulina (prediabetes)
Hipertrofia benigna de la próstata (HBP)	

La semilla de mostaza combina bien con las siguientes especias:

Anís estrellado	Galanga
Canela	Guindilla
Cardamomo	Hinojo
Cilantro	Jengibre
Clavo	Pimienta de Jamaica
Comino	Semilla de comino negro
Cúrcuma	Tamarindo

y complementa las recetas de:

Carne de vaca	Coliflor
Carnes, especialmente frías o hervidas	Curries
	Encurtidos
Cerveza	Pescado
Chucrut	Repollo
Coles de Bruselas	Salchichas

La mostaza no apareció en la escena culinaria estadounidense hasta el siglo XIX, cuando los hermanos Robert y George French compraron una planta de procesamiento en Fairport, Nueva York. Allí, Robert inventó la mostaza amarilla French, que debutó como aderezo de un perrito caliente en la Exposición Universal de San Luis en 1904.

En la actualidad, las semillas de mostaza, tanto enteras como en polvo, se hallan entre las especias más populares del mundo. Ambas se utilizan para la elaboración de salsas de mostaza

Mostaza «derbi»

Esta mostaza puede servirse con salchichas y carnes a la parrilla, fiambres, bocadillos o bien untada por encima de pescados ahumados. También puedes combinarla con mayonesa a partes iguales y elaborar una salsa para acompañar a las verduras. La receta toma su nombre de la competición hípica que tiene lugar anualmente en Radnor, Pensilvania.

1 taza de mostaza en polvo
1 taza de vinagre de sidra
½ taza de semillas de mostaza amarilla
2 huevos, batidos
1 taza de azúcar

1. Combina la mostaza en polvo con el vinagre en un cuenco pequeño. Tapa la mezcla y déjala reposar durante toda la noche a temperatura ambiente.

2. Al día siguiente, deja en remojo las semillas de mostaza con suficiente agua como para cubrirlas durante 10 minutos. Fíltralas y combínalas con los huevos batidos y el azúcar en una cacerola para baño María. Añade la mezcla del vinagre y la mostaza. Cocina, removiendo de vez en cuando, durante 15 minutos o hasta que la salsa se espese. Guárdala en un recipiente hermético.

Resultan alrededor de 2 tazas.

que presentan diferentes grados de picor—de suave a sumamente picante— y una variedad casi infinita de sabores.

Los ingleses prefieren las mostazas fuertes a base de semillas marrones, o bien una combinación de estas con semillas blancas. Por su parte, los alemanes cuentan con una amplia gama de mostazas, y los botes de mostaza —tanto suaves como fuertes— son un elemento imprescindible en las casas y los restaurantes. La mostaza de Dusseldorf, elaborada con semillas de mostaza negra, es la más famosa en Alemania. Tanto los ingleses como los alemanes suelen aderezar carnes, salchichas y fiambres con generosas cantidades de salsa de mostaza.

La mostaza de Dijon también se elabora a partir de semillas negras y forma parte de dos conocidas salsas francesas: la salsa Robert y la *sauce verte*, que suelen emplearse para acompañar las carnes a la parrilla.

Por su parte, la mundialmente famosa mostaza china contiene semillas de mostaza marrón y agua. Además, en China preparan una salsa para mojar combinando mostaza en polvo con aceites de sésamo y de guindilla.

La célebre carne argentina se sirve frecuentemente aderezada con mostaza.

En la India se fríen semillas de mostaza marrón o negra en aceite caliente hasta que comienzan a saltar, al comienzo de la preparación de los alimentos. Este proceso reduce el picor e introduce una nota a frutos secos. En la cocina del sur de la India las semillas marrones se fríen junto con semillas de comino, hoja de curry y asafétida (técnica llamada «atemperado») y se añaden a los alimentos al final de la elaboración.

Asimismo, los indios añaden semillas enteras de mostaza a un sinnúmero de *chutneys*, curries, encurtidos y *dals*, unos platos a base de legumbres. También se emplean para aportar sabor a numerosas variedades de curries, pastas y mezclas de especias.

Por otro lado, el aceite de mostaza —obtenido a partir de semillas marrones— constituye un popular aceite de cocina en la India. De aroma acre y sabor amargo, al calentarse adquiere un aroma dulce y agradable.

En Estados Unidos sería impensable tomarse un perrito caliente sin mostaza amarilla. Es el condimento perfecto para los huevos rellenos, las ensaladas de patata, así como para las carnes a la parrilla, las salchichas, la carne en conserva y los fiambres. Además, en los estados de Carolina del Norte y del Sur, y otras zonas sureñas, es costumbre sustituir la tradicional salsa roja de barbacoa por una salsa a base de mostaza para untar las costillas y el cerdo asados.

Cómo comprar semilla de mostaza

Como regla general, las semillas de mostaza, cuanto más pequeñas y oscuras, más picantes resultan. Las semillas negras poseen un sabor intenso con un regusto a frutos secos, las marrones resultan más suaves y dulces que las negras y las blancas se caracterizan por un sabor más delicado.

Tanto las semillas blancas como la mostaza en polvo están disponibles en algunos supermercados bien surtidos y en tiendas especializadas. Las semillas de mostaza se comercializan enteras, machacadas o molidas.

Si bien las semillas marrones no son tan comunes, puedes adquirirlas en comercios indios y asiáticos, en tiendas especializadas o bien a través de Internet.

Respecto a las semillas negras, resultan más difíciles de encontrar ya que no se comercializan a gran escala. (Su reducido tamaño dificulta la recolección).

Las semillas marrones y negras resultan difíciles de distinguir incluso para los expertos (las semillas marrones son sumamente oscuras con un sutil matiz rojo intenso), pero esto no supone un gran inconveniente, porque las semillas marrones pueden remplazar a las negras en cualquier receta.

Las semillas enteras son bastante estables y pueden conservarse durante tres años. Si bien no es esencial protegerlas del calor, sí es importante mantenerlas en un lugar seco. En cuanto a las salsas de mostaza, la variedad es casi infinita y ofrecen diferentes grados de picor. A la hora de adquirirlas, conviene evitar los botes que no contengan una crema homogénea y presenten una película de vinagre flotando por encima. Es preferible mantenerlas a temperatura ambiente para preservar su sabor.

La semilla de mostaza en la cocina

Aunque existen múltiples tipos de salsas de mostaza, también resulta divertido hacerla tú mismo (y es una magnífica forma de impresionar a tus invitados).

Primero se combina mostaza molida con agua (u otro líquido) para atenuar el picor, luego se añade vinagre u otro líquido ácido para preservarlo y el último paso consiste en aromatizar

Otras recetas que contienen semilla de mostaza:

Arroz a la pimienta con almendras (pág. 210)	Mezcla de especias para encurtidos (pág. 302)
Colombo en polvo (pág. 299)	*Panch phoron* (pág. 295)
Condimento para marisco Chesapeake Bay (pág. 303)	Pasta de curry caribeña (pág. 317)
Chutney de cebolla y tomate (pág. 161)	Pasta de curry Madrás (pág. 315)
Curry en polvo Madrás (pág. 314)	Pasta de curry *vindaloo* (pág. 315)
Curry en polvo picante (pág. 314)	*Sambaar masala* (pág. 294)
Kulambu de coles de Bruselas (pág. 132)	*Sol kadhi* (pág. 172)
Mezcla de especias para barbacoa (pág. 302)	Sopa de jengibre, zanahorias y calabaza (pág. 167)

la salsa para otorgarle un sabor personalizado. Las opciones de condimentación son casi infinitas: especias exóticas, flores comestibles, vinos, guindillas y miel, entre otras. Por supuesto, utilizar mostaza en polvo facilita la tarea.

El elemento ácido no aporta sabor, sino que detiene la acción de la enzima mirosinasa y prolonga el penetrante aroma de la mezcla; añadir vinagre al principio de la preparación impide la acción de esta enzima y produce un sabor más suave.

El líquido base —que suele ser agua fría, leche, vino o cerveza— es el que determina el sabor de la salsa. El agua le aporta un sabor ácido, mientras que la leche la hace acre y ligeramente picante, y la cerveza, sumamente picante.

Las semillas han de mantenerse en remojo durante 10 minutos a fin de desarrollar todo su sabor, y puede añadirse vinagre o agua caliente en el momento en que se desee detener el desarrollo del picor. Sin embargo, pasados 10 minutos, el picor comienza a disiparse. Con las semillas blancas se produce la mostaza más suave, mientras que con las marrones resulta más picante (¡si alguna vez has probado la mostaza china sabrás que puede ser realmente picante!), y las semillas negras son aún más picantes.

La salsa de mostaza casera es solo uno de los múltiples usos de las semillas de mostaza. Aunque no necesitan tostarse como otras semillas, hacerlo aportará a tus platos más sabor y textura. He aquí algunas ideas para utilizarlas:

- Añade semillas enteras a los adobos para los alimentos asados a la parrilla, así como a las salsas barbacoa y a las mezclas de especias para «rebozado».
- Tuesta semillas de mostaza y coco rallado y espárcelos sobre judías al vapor.
- Las semillas de mostaza van bien con las verduras crucíferas. Fríe unas semillas hasta que comiencen a saltar y espárcelas por encima del repollo, la coliflor, el brócoli, las coles de Bruselas, la berza o la mostaza parda.

- Combínalas con una cucharada de pimentón y otra de orégano para «rebozar» las carnes rojas con la mezcla.
- Elabora una salsa para cordero asado mezclando ¼ de taza de semillas de mostaza molidas con ¼ de taza de salsa Worcester y el zumo de una lima, y úntala en una pata u otra pieza de cordero, alrededor de una hora antes de cocinarla.
- Elabora una salsa *mop* estilo Memphis combinando ½ taza de salsa de mostaza amarilla con 2 tazas de vinagre de sidra y una cucharadita de sal. Úsala como una salsa barbacoa.
- Prepara una vinagreta de mostaza combinando 2 cucharaditas de semillas de mostaza, una cucharadita de mostaza de Dijon, una cucharada de zumo de limón y 2 cucharadas de vinagre de manzana; seguidamente incorpora, poco a poco, $1/3$ de taza (80 ml) de aceite de oliva virgen extra, removiendo bien.
- Agrega salsa de mostaza a la ensalada de patata y mostaza en polvo a la ensalada de pollo.

SÉSAMO *Pone a punto la circulación*

«¡Ábrete, sésamo!»

Estas conocidas palabras —la contraseña de acceso a una cueva llena de riquezas en el cuento de *Alí Babá y los cuarenta ladrones*— probablemente se basan en el hecho de que las vainas de sésamo se abren derramando sus semillas cuando alcanzan la madurez.

El sésamo es nativo de África occidental y también se introdujo en la India, donde las semillas de sésamo son un símbolo de inmortalidad en el hinduismo y el aceite de esta planta desempeña un papel fundamental en el antiguo sistema ayurvédico de salud y curación natural. Charaka —el Hipócrates de la medicina ayurvédica— lo consideraba «el mejor aceite que existe», y el *ayurveda* recomienda su empleo en el *abhyanga*, un automasaje que purifica y revitaliza todo el cuerpo. El destacado médico ayurvédico Dr. Vasant recomienda en su libro *Ayurve-* *da: The Science of Self-Healing* un masaje diario de las encías con aceite de sésamo, así como frotarse los pies con él antes de irse a la cama para favorecer un sueño tranquilo.

Su alto contenido en grasa es *palpable* incluso al frotarlo entre los dedos; de hecho, entre un 40 y un 60 por ciento de la semilla es aceite rico en grasas monoinsaturadas —también presentes en el aceite de oliva— que contribuyen a mantener el corazón sano. Además, el sésamo está repleto de vitamina E, un antioxidante también beneficioso para la salud cardiaca, y es rico en *fitoesteroles*, unos compuestos vegetales que se comportan como el colesterol en el organismo y obstaculizan la absorción del colesterol dietético. Asimismo, está plagado de *lignanos* como la *sesamina* y la *sesamolina,* un tipo de *fitoestrógeno* (compuesto vegetal con un débil efecto estrogénico) relacionado con la salud cardiaca. Así

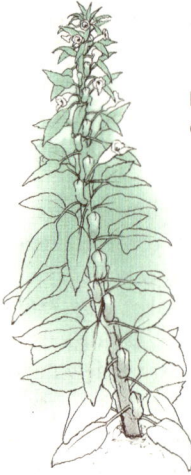

El sésamo es nativo
de África occidental.

pues, no es de extrañar que esta diminuta semilla cumpla una importante función en el sistema circulatorio, probablemente reduciendo el riesgo de infarto y derrame cerebral, tal como apuntan los resultados de los estudios científicos que la han analizado.

¡Abríos, arterias!

La presión arterial alta es un importante factor de riesgo de los infartos y derrames cerebrales. Si bien la terapia con medicamentos hipotensores puede controlar el problema, combinar este tratamiento con el consumo de aceite de sésamo podría llegar a curarlo.

Cura la presión arterial alta. Unos investigadores indios realizaron un estudio con cerca de 398 pacientes hipertensos, todos ellos en tratamiento con nifedipina, un agente bloqueador de los canales de calcio. Durante dos meses, 356 de los participantes usaron únicamente aceite de sésamo, excluyendo los demás aceites, en la preparación de sus comidas diarias, y dos meses más tarde los científicos se quedaron estupefactos ante los resultados.

«El consumo de aceite de sésamo redujo notablemente la presión arterial», explicaron. Se observó una reducción de la presión sistólica (lectura superior) de una media de 166 a 134 y una disminución de la presión diastólica (lectura inferior) de 101 a 85. Lo cierto es que el promedio de presión arterial descendió desde el nivel 2 «medio-grave» de hipertensión al nivel

«leve» de prehipertensión; en otras palabras, ¡los pacientes habían dejado de ser hipertensos según la definición médica de esta enfermedad!

Y eso no es todo. También presentaban una reducción de los niveles de sodio y un aumento de los niveles de potasio en sangre, un indicador de un control efectivo de la presión arterial. Asimismo, mostraban una menor oxidación lipídica, un proceso que favorece la formación de placa que puede llegar a obstruir las arterias, y se habían incrementado los niveles de varios antioxidantes con efecto protector sobre las arterias, tales como la enzima *superóxido dismutasa*.

«Estos resultados sugieren que la adición dietética del aceite de sésamo en pacientes hipertensos tratados con nifedipina contribuye significativamente a la reducción de la presión arterial», concluyeron los científicos en la revista *Journal of Dietary Supplements*.

En otro estudio efectuado por este mismo equipo en el que participaron 32 pacientes hipertensos tratados con uno o dos medicamentos hipotensores —diuréticos o betabloqueadores—, los participantes tomaron únicamente aceite de sésamo, excluyendo los demás aceites, durante 45 días, ¡y una vez más se observó una normalización de la presión arterial! Después, durante otros 45 días *dejaron* de usar aceite de sésamo, ¡y la presión arterial volvió a dispararse! Los resultados fueron publicados en la revista *Yale Journal of Biological Medicine*.

Reduce el colesterol en las mujeres postmenopáusicas. El descenso de los niveles de estrógeno, hormona que ejerce un efecto protector sobre el sistema cardiovascular, puede aumentar el riesgo de cardiopatías. Unos investigadores taiwaneses llevaron a cabo un estudio en el que participaron 24 mujeres postmenopáusicas a las que dividieron en dos grupos. Un grupo incluyó 50 gramos (alrededor de 1 onza y media) de sésamo en polvo en su alimentación durante dos semanas, y el otro grupo no lo tomó. Pues bien, se observó una mayor reducción, tanto del colesterol total como del colesterol LDL «malo», así como una relación LDL-HDL más saludable en las mujeres que tomaron sésamo, frente a las que no lo hicieron. También mostraban una menor oxidación del colesterol LDL y mayores niveles de biomarcadores de estrógeno. «El consumo de sésamo beneficia a las mujeres postmenopáusicas», concluyeron los científicos en la revista *Journal of Nutrition*.

Aumenta el efecto protector de la vitamina E. «Se cree que los tocoferoles [los componentes de la vitamina E] intervienen en la prevención de enfermedades relacionadas con el envejecimiento, tales como el cáncer y las cardiopatías», escribió un equipo de investigadores del Centro de Investigación del Cáncer de la Universidad de Hawái en la revista *Nutrition and Cancer*. Pero añadieron que aún se sabe poco sobre qué alimentos incrementan *realmente* los niveles en sangre de vitamina E y sobre la «actividad funcional» protectora de este nutriente. También explicaron que, en este sentido, los resultados de las investigaciones en animales apuntan a la necesidad de aumentar los niveles de *gamma-tocoferol* (el *alfa-tocoferol*, un componente más conocido, está presente en la mayor parte de los suplementos de vitamina E). Pues bien, las semillas de sésamo son ricas en gamma-tocoferol.

En su estudio, estos científicos administraron a 9 personas *muffins* con semillas de sésamo (ricas en gamma-tocoferol), nueces o aceite de soja (otra buena fuente de gamma-tocoferol). Al cabo de tres días, *solamente* los *muffins* con semillas de sésamo «aumentaron significativamente» los niveles de gamma-tocoferol en sangre.

Diminuta semilla, gran resultado

Los estudios preclínicos, *in vitro* y en animales revelan el prometedor potencial de esta semilla en la prevención y tratamiento de diversas enfermedades.

Alzheimer. Unos científicos coreanos descubrieron que el sesamol —un componente del sésamo— podría detener la formación de la proteína beta amiloide, el compuesto principal de las placas que se acumulan en el cerebro de los enfermos de Alzheimer. El sésamo «podría mostrarse prometedor en el tratamiento de la enfermedad de Alzheimer», concluyeron los investigadores en la revista *Biological and Pharmaceutical Bulletin*.

Cáncer. Numerosos estudios han demostrado que el sésamo y sus componentes podrían tener potencial anticancerígeno. Unos investigadores

japoneses descubrieron en un estudio de laboratorio que la sesamina detenía el crecimiento de las células del cáncer de mama y también reducía la actividad de los genes relacionados con los cánceres de pulmón, de huesos, de riñón y de piel. Además, otro equipo japonés observó que el sesamol eliminaba las células de la leucemia. Y unos investigadores estadounidenses hallaron que tanto el sesamol como el aceite de sésamo reducían el número de tumores en animales con cáncer de piel inducido químicamente.

La enfermedad de Huntington. Esta enfermedad genética del sistema nervioso central, que aparece normalmente en la mediana edad, limita la movilidad y conduce a la demencia. Unos investigadores indios utilizaron un modelo animal de la enfermedad de Huntington para probar el efecto protector del sesamol, un antioxidante presente en el sésamo, y descubrieron que contribuye a prevenir la pérdida de control muscular y el declive cognitivo. «El sesamol podría utilizarse como un eficaz agente en el tratamiento de la enfermedad de Huntington», escribieron los investigadores en la revista *Basic Clinical and Pharmatological Toxicology*.

Curación de heridas. Un equipo de investigadores indios halló que un compuesto preparado a base de semillas de sésamo y aceite de sésamo aceleraba la curación de heridas en animales.

Conoce el sésamo

La humanidad ha disfrutado del sésamo desde muy antiguo. Una tumba egipcia de hace 4.000 años está decorada con una representación de varios panaderos adornando varios panes con semillas de sésamo. Y en la actualidad, el sésamo sigue utilizándose sobre panes, galletas, bollos y roscas. (McDonald's utiliza un tercio de todo el sésamo cultivado en México para la elaboración de sus panecillos con semillas de sésamo).

No obstante, la mayor parte del sésamo que se cultiva en el mundo se emplea para la elaboración de aceite de sésamo, más que como especia. Las semillas de sésamo prensadas en frío producen un aceite sumamente estable que no se pone rancio con el calor ni la humedad. Por esta razón, es un ingrediente indispensable en los sofritos y otros platos de la cocina asiática.

Si bien las semillas presentan diferentes colores —amarillas, marrones, negras y rojas—, una vez descascarilladas son de un blanco cremoso; estas últimas son las semillas que se utilizan tanto en Europa como en Estados Unidos. En otras zonas del mundo como Oriente Próximo, la India y otros países asiáticos, se emplean además las semillas negras sin descascarillar.

Oriente Próximo cuenta con un gran número de especialidades a base de sésamo. La *halva* es una popular golosina —densa y dulzona— elaborada con semillas de sésamo machacadas y comprimidas y siropes dulces. El *tahini*, una pasta de semillas de sésamo, se usa untado o como salsa para mojar, también acompaña a los *falafels* o albóndigas de garbanzo y es un ingrediente del *baba ghanoush*, una crema de berenjena condimentada. El *hummus* —un alimento cada vez más presente en los supermercados— es una crema elaborada con garbanzos, *tahini*, aceite de oliva y especias. El dulce denominado *simsmiyeh* es una barrita de sésamo popular en el Líbano. Igualmente, el sésamo es un ingrediente esencial de la *dukkah*, una mezcla de frutos secos y especias de origen egipcio.

En la India ambas semillas, blancas y negras, son conocidas como *gingili* y cumplen diversas funciones en la cocina: se esparcen sobre panes, productos de repostería y bollería, arroz *pilaf*, salsas y rellenos. La región india de Gaya es famosa por el *tilkut*, una golosina dulce y salada elaborada con semillas de sésamo.

Pero uno de los usos más innovadores de las semillas de sésamo se encuentra en la cocina *shoujin ryori* japonesa, un estilo de cocina vegano creado por monjes budistas. Esta cocina nos brinda uno de los pocos platos protagonizados por el sésamo: el *goma dofu*, un bloque elaborado con pasta de sésamo molido a modo de *tofu*, otro alimento japonés elaborado con habas de soja. Asimismo, la cocina japonesa emplea semillas blancas para aportar sabor a la salsa *teriyaki** y ambas, blancas y negras, en los *sushis*. El *shichimi* es una mezcla de especias con sésamo utilizada normalmente como condimento. Además,

* Salsa dulce compuesta tradicionalmente de soja, azúcar, mirin y sake. (*N. de la T.*)

El sésamo podría ayudar a prevenir y/o tratar:

Afecciones cardiacas	Presión arterial alta (hipertensión)
Alzheimer	
Cáncer	Problemas de colesterol (colesterol total alto colesterol LDL «malo» alto)
Enfermedad de Huntington	
Heridas	

El sésamo combina bien con las siguientes especias:

Ajo	Nuez moscada
Canela	Pimienta de Jamaica
Clavo	Semillas de calabaza
Cardamomo	Semillas de cilantro
Cebolla	Semillas de mostaza
Guindilla	Tomillo
Jengibre	Vainilla
Menta	Wasabi

y complementa recetas de:

Atún	Panes y bollos
Cerdo	Pollo
Ensaladas verdes	Salmón
Fideos	Sofritos
Garbanzos	

Otras recetas que contienen sésamo:

Bocadillos de cordero a la parrilla con salsa de pepino y menta (pág. 186)	*Dukka* (pág. 298)
	Pollo con wasabi, naranja y almendras tostadas (pág. 289)

más, los japoneses preparan una mezcla con sésamo, glutamato monosódico y sal que utilizan para sazonar los alimentos, y tanto en China como en Japón se elabora una pasta a base de sésamo molido que sirven con fideos.

Atún sellado con rebozado de sésamo, jengibre encurtido y ensalada de col con vainilla

Puedes encontrar wasabi en polvo y jengibre encurtido en establecimientos de sushi, o bien en comercios asiáticos.

Para la ensalada de col:

1 taza de crema agria
¾ de taza de vinagre de arroz
¼ de taza de azúcar
1 cucharadita de extracto de vainilla
¼ de cucharadita de sal
Pimienta blanca recién molida
2 tazas de col china rallada
2 tazas de zanahoria, cortada en juliana
$^2/_3$ de taza de cebolleta, cortada en trozos
½ taza de cacahuetes tostados, cortados en trozos
1 pimiento verde, sin corazón ni semillas
　y cortado en trozos grandes
1 pimiento rojo, sin corazón ni semillas y cortado
　en trozos grandes
1 chile jalapeño, sin corazón ni semillas

Para el atún:

$^1/_3$ de taza de semillas de sésamo blancas
$^1/_3$ de taza de semillas de sésamo negras
4 cucharadas de wasabi en polvo
2 cucharadas de aceite de sésamo
4 filetes de atún para sushi de 170 g (6 oz)
　de aproximadamente 7,60 x 7,60 cm
　(3 x 3 pulgadas) cada uno

1. Para hacer la ensalada de col: vierte la crema agria en un cuenco pequeño y ve añadiendo el vinagre de arroz poco a poco. Añade el azúcar, la vainilla, la sal y la pimienta y mézclalos. Reserva durante 30 minutos.
2. Combina la col, la zanahoria, la cebolleta, los cacahuetes, los pimientos y el chile jalapeño en un cuenco grande. Vierte el aliño sobre la ensalada y refrigera mientras el atún se cocina.
3. Para hacer el atún: combina las semillas de sésamo con el wasabi en polvo en un plato. Engrasa los filetes de atún con aceite de sésamo y rebózalos con la mezcla de semillas y wasabi.
4. Unta ligeramente una sartén de fondo grueso con espray antiadherente y caliéntala a fuego alto. Una vez caliente, sella los filetes por ambos lados durante alrededor de un minuto cada uno, hasta que las semillas se doren. Distribuye la ensalada en cuatro platos y coloca un filete de atún por encima. Para acabar, reparte el jengibre y corona con él cada filete.

Resultan 4 raciones.

Por otro lado, en México las semillas de sésamo son un ingrediente habitual de los moles, unas laboriosas salsas que constituyen el sello distintivo de múltiples cocinas regionales.

El sésamo no fue introducido en Estados Unidos hasta el siglo XVII, con motivo del tráfico de esclavos de África occidental. En la mayor parte del sur del país estas semillas se conocen como *benni* (término africano que significa semilla de sésamo), y las galletas de sésamo son una especialidad sureña.

Cómo comprar sésamo

Las semillas de sésamo son de color blanco cremoso, planas, como diminutas lágrimas. Suelen estar disponibles en algunos supermercados bien surtidos, o bien en tiendas especializadas. A la hora de comprarlas, selecciona semillas que presenten un color uniforme.

Las semillas oleaginosas no se conservan largo tiempo, de modo que si tienes semillas de sésamo desde hace meses, conviene que las huelas antes de usarlas: si se han puesto rancias, lo mejor es desecharlas. Guardadas en un recipiente hermético en un lugar fresco y oscuro es como mejor se conservan.

En cuanto a las semillas negras, es posible encontrarlas en tiendas indias o asiáticas. No hay mucha diferencia en sabor o textura entre las semillas negras y las blancas. (Los cocineros a menudo seleccionan una u otra por razones estéticas).

Si bien la mayor parte de la producción mundial proviene de China e India, también se cultiva en Guatemala, México y el sur de Estados Unidos. La mayor parte del sésamo que se consume en Estados Unidos procede de México.

El sésamo en la cocina

Las semillas de sésamo crudas tienen un sabor insípido y rancio; es preciso tostarlas para que aflore su atrayente aroma a frutos secos, pero has de hacerlo con cuidado, ya que se quema fácilmente. Te recomiendo tostarlas en seco en una sartén de hierro. Para ello, caliéntalas a fuego medio-alto durante unos pocos minutos, removiendo constantemente para evitar que se quemen, hasta que adquieran una tonalidad dorada. Si empiezan a saltar, significa que ya están listas.

Por su parte, el aceite de sésamo posee un sabor fuerte: un poquito cunde mucho, de modo que es conveniente utilizar la tercera o cuarta parte de la cantidad que usarías de otros aceites. Aporta un agradable sabor a frutos secos a los sofritos asiáticos, particularmente a las verduras y los platos de aves.

Las posibilidades de uso de las semillas de sésamo son ilimitadas. Además las semillas blancas y negras pueden usarse de manera intercambiable: si no te quedan negras, sustitúyelas por blancas (solo restarás «dramatismo» a la presentación del plato).

He aquí algunas ideas para aumentar el consumo de sésamo:

- Añade semillas tostadas a las ensaladas verdes o macedonias.
- Aderezar las espinacas al vapor con sésamo tostado y ajo frito.
- Sustituye el pan rallado por semillas de sésamo y espárcelas sobre el pollo frito.
- Condimenta las sopas de lentejas con sésamo tostado.
- Esparce semillas tostadas por encima de los helados.
- Aderezar los huevos rellenos con sésamo blanco y negro tostado.
- Añade sésamo blanco tostado a las alitas de pollo.
- Esparce sésamo blanco tostado sobre las costillas de cerdo asadas a la parrilla hacia el final de la preparación, después de haberlas untado de salsa barbacoa.
- Confecciona un aliño para carnes a la parrilla combinando 2 cucharadas de sésamo blanco y negro, 2 cucharadas de sal gruesa, una cucharadita de escamas de chile y una gran cantidad de granos de pimienta negra partidos.

TAMARINDO — Un apreciado remedio tradicional

Puede que nunca hayas oído hablar del tamarindo, pero es posible que sí lo hayas *degustado,* ya que esta especia proporciona a la salsa Worcester su característico sabor y su buena capacidad de conservación.

En numerosos países africanos las vainas y las semillas del árbol del tamarindo no se utilizan para fines culinarios, sino como remedio tradicional para el tratamiento de infecciones respiratorias, fiebre, malestar estomacal y estreñimiento, así como para acelerar la curación de heridas y prevenir la insolación (un reciente artículo publicado en la revista *Journal of Ethnopharmacology* sobre el uso del tamarindo en la medicina tradicional de África oriental y occidental cita más de 60 referencias científicas). En otras partes del mundo, el tamarindo constituye un remedio para muchos otros problemas de salud, y entre sus múltiples usos se emplea como gargarismo para la irritación de garganta y como linimento para aliviar el dolor de las articulaciones. Tal es su poder curativo que en un estudio en animales realizado por un grupo de investigadores indios se observó que es capaz de neutralizar el veneno de una de las serpientes más mortíferas del mundo: la víbora de Russel.

Su capacidad terapéutica proviene de sus poderosos antioxidantes, entre los que se encuentra el *ácido tartárico* (también presente en los plátanos y las uvas), que se concentra en las vainas y aporta al tamarindo su distintivo sabor ácido. Además, la pulpa de tamarindo es una buena fuente de calcio y de varias vitaminas del grupo B, tales como riboflavina, niacina y tiamina. Estos y otros fitonutrientes convierten al tamarindo en una especia curativa de diversos talentos.

Un vistazo al poder curativo del tamarindo

Los estudios preliminares muestran que el tamarindo podría ayudar a proteger y curar los ojos.

Síndrome del ojo seco. El 30 por ciento de los estadounidenses padecen esta patología —la principal causa de las visitas al oftalmólogo—, que se caracteriza por síntomas como escozor, irritación y una sensación de arenilla originada por un funcionamiento defectuoso de la película lagrimal. Unos investigadores italianos trataron a 30 personas afectadas de este síndrome utilizando unas gotas de ácido hialurónico (el tratamiento estándar), o bien de tamarindo. Al cabo de tres meses, los pacientes que usaron tamarindo presentaban un alivio significativo de síntomas como el ardor, las molestias al parpadear y una sensación de tener un cuerpo extraño en el interior del ojo. Los científicos sospechan que el extracto de tamarindo resulta un alivio tan eficaz para la sequedad ocular debido a que su estructura molecular es similar a la de las *mucinas* (las proteínas de las mucosas) que se hallan en la córnea y en el conducto lagrimal.

De todos modos, se trata de una investigación preliminar y las gotas oculares de extracto de tamarindo o polisacáridos de semillas de tamarindo (PST) aún no han sido comercializadas.

Queratitis bacteriana. En un estudio en animales se observó que el tratamiento con gotas de PST, en combinación con un antibiótico, contribuía a acelerar el proceso curativo de la infección de la córnea denominada queratitis bacteriana.

Conjuntivitis. Igualmente, las gotas de PST ayudaron a acelerar la curación de la conjuntivitis en animales experimentales.

Cataratas y degeneración macular asociada a la edad. La exposición a los nocivos rayos UVB procedentes del sol no solo constituye un factor de riesgo del cáncer de piel, sino también aumenta el riesgo de cataratas y degeneración macular asociada a la edad, dos problemas oculares comunes en las personas mayores. Pues bien, en un estudio *in vitro*, unos científicos italianos descubrieron que las gotas de tamarindo ayudaban a proteger las células de la córnea de los daños ocasionados por este tipo de radiación.

Los múltiples talentos del tamarindo

Los científicos están descubriendo que el tamarindo podría ayudar a prevenir y curar otras muchas enfermedades.

Colesterol alto. En un estudio efectuado por un equipo de investigadores paquistaníes, los participantes tomaron extracto de tamarindo, o bien un placebo durante un mes. Pues bien, se observó una reducción, tanto del colesterol total (13 puntos) como del colesterol LDL «malo» (20 puntos), en el grupo tratado con tamarindo. También disminuyó ligeramente la presión arterial diastólica (lectura inferior).

En un estudio en animales, unos investigadores brasileños descubrieron que el tamarindo reduce tanto el colesterol total como el LDL «malo», aumenta el HDL «bueno» y disminuye los triglicéridos, otros lípidos de la sangre. «En conjunto, estos resultados apuntan al potencial de los extractos de tamarindo de disminuir el riesgo de desarrollo de aterosclerosis en humanos», concluyeron los investigadores en la revista *Food and Chemical Toxicology*.

En un estudio *in vitro*, ese mismo grupo de investigadores observó que el tamarindo afecta a las células inmunitarias (neutrófilos) de un modo que podría reducir la inflamación subyacente en el desarrollo de las enfermedades cardiovasculares.

Cálculos renales. El tamarindo se consume diariamente en el sur de la India, donde la cocina es picante y en su mayor parte vegetariana, características que encajan con una infusión de esta especia ácida. Pues bien, el índice de cálculos renales en esta zona es mucho menor que en el norte de la India, donde el tamarindo no está tan presente. ¿Podría haber alguna conexión entre el consumo de tamarindo y el bajo porcentaje de cálculos renales en el sur de la India? Para descubrirlo, unos investigadores del Instituto

El tamarindo puede llegar a alcanzar los 30 m (100 pies) de altura. La especia procede de sus vainas.

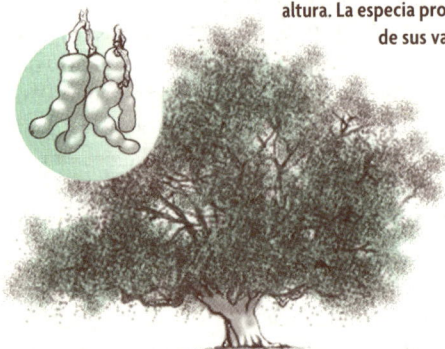

bres», concluyeron los científicos en la revista *Nutrition Research*.

Cáncer. Unos investigadores indios observaron que el extracto de tamarindo retrasaba el crecimiento del cáncer de colon en los animales experimentales.

Diabetes tipo I. El tamarindo es un remedio tradicional para la diabetes en la India. Pues bien, en un estudio en animales realizado por unos científicos indios se observó que esta especia reducía los niveles de azúcar en sangre en animales a los que se había inducido diabetes tipo I (la enfermedad autoinmune que destruye las células del páncreas, el órgano responsable de la segregación de insulina). El tamarindo «podría ejercer efectos beneficiosos en la diabetes mellitus tipo I», concluyeron los investigadores en la revista *Journal of Ethnopharmacology*.

Nacional de Nutrición de Hyderabad prescribieron a cuatro hombres una dieta rica en alimentos que favorecían la formación de cristales de oxalato de calcio, de los que se componen la mayor parte de los cálculos renales. Al cabo de una semana, añadieron a la dieta un extracto de tamarindo. Se analizó la orina de los participantes antes y después de la adición del tamarindo y se observó que el extracto reducía los niveles de diversos parámetros que aumentan el riesgo de formación de cálculos. «El consumo de tamarindo tiene efectos protectores frente a la reaparición de cálculos de oxalato de calcio en los hom-

Conoce el tamarindo

Originario del África tropical, el majestuoso tamarindo, que puede llegar a alcanzar los 30 m (100 pies) de altura y se extiende unos 9 m (30 pies), es apreciado por la sombra que ofrece en los países situados en el «cinturón tropical» del planeta. Los tamarindos son casi indestructibles. Sus profundas raíces y robusto tronco le permiten

El «secreto» de la salsa Worcester

La salsa Worcester se inventó accidentalmente hacia 1840. La leyenda culinaria cuenta que John Wheeley Lea y William Henry Perrin, unos farmacéuticos de Worcester (localidad que limita con Costwolds, una zona de singular belleza de la campiña inglesa), prepararon un barril de un vinagre especiado siguiendo una antigua receta india para un cliente que nunca apareció a recoger su encargo.

La mezcla fue relegada al sótano durante varios años, donde sufrió un proceso de fermentación. Un buen día, pidieron a un empleado que la tirara, porque imaginaban que se habría estropeado con el paso del tiempo. Este, sin embargo, antes de cumplir la orden, olió el brebaje y decidió probarlo, y cuál no sería su sorpresa al comprobar que no solo no se había echado a perder, sino que había adquirido un sabor fascinante.

Así, los farmacéuticos comenzaron a embotellar y vender la salsa bajo el nombre de salsa Worcestershire Lea & Perrin's, y el resto de la historia ya lo conoces: en la actualidad la salsa —conocida y distribuida mundialmente— se emplea para condimentar las carnes a la parrilla y constituye un ingrediente habitual del cóctel *bloody mary*. La empresa americana de kétchup H. J. Heinz compró la marca Lea & Perrin's en 2005 y sigue vendiendo este condimento líquido con la etiqueta original.

A pesar de que, según parece, la fórmula se ha mantenido en secreto hasta nuestros días, se sabe que contiene tamarindo, clavos, anchoas, cebollas y ajos. Si bien se comercializan diversas imitaciones de esta salsa, en opinión de los expertos ninguna puede competir con la receta original.

hacer frente a los fuertes vientos y es sumamente resistente a las inundaciones. Misteriosamente, no crece vegetación bajo su extenso manto de hojuelas verde claras que cuelgan como las de un sauce llorón; por esta razón, su sombra circular resulta perfecta para un picnic (o una siesta). Es impresionante contemplar cómo las hojuelas se doblan bajo el peso de las largas vainas y se cierran durante la noche. A medida que las vainas maduran al sol van produciendo la acidez que caracteriza a esta especia, similar a la de la ciruela.

A diferencia de muchas especias tropicales que deben recogerse a mano y manipularse con cuidado, para la recolección del tamarindo basta con que una persona valiente se suba al árbol y agite las ramas.

Después de la cosecha, se desechan las cáscaras y las semillas, mientras que la pulpa —que a raíz del contacto con el aire comienza a oxidarse y se torna oscura, casi negra— se comprime para formar bloques. También adquiere un intenso y refrescante sabor ácido, que la hace perfecta como acidulante.

El tamarindo es a Oriente lo que el limón es a Occidente. Es el acidulante más habitual en los países tropicales y un ingrediente esencial de las gastronomías india, tailandesa, indonesia y malasia. Suele utilizarse en forma de pasta, sirope y zumo. De estas opciones, solamente la primera resulta lo suficientemente fuerte para la cocina del sur de la India, donde se emplea para dar sabor a curries de pescado picantes, *vindaloos* y platos vegetarianos. También se añade a los *sambars* (guisos vegetarianos), así como a las sopas denominadas *rasams*. Asimismo, las *samosas* (aperitivo frito) suelen ir acompañadas de una salsa para mojar de tamarindo. Por otro lado, en el norte de la India los *dahi vada*, unos *dumplings* fritos, se sirven sobre una salsa de yogur y tamarindo.

El tamarindo —conocido como *assam* en Asia— se emplea en la marinada de los famosos *satays* de Malasia y está presente en las salsas para mojar que las acompañan. También se emplea en las sopas ácidas y picantes de China, Tailandia y Singapur. La pasta de tamarindo aporta una nota ácida a los sofritos asiáticos y en Tailandia elabo-

El tamarindo podría ayudar a prevenir y/o tratar:

Afecciones cardiacas	Problemas de colesterol (colesterol total alto, colesterol LDL «malo» alto, colesterol HDL «bueno» bajo)
Cálculos renales	
Cáncer	
Cataratas	
Conjuntivitis (ojo rosado)	
Degeneración macular asociada a la edad	Queratitis bacteriana
	Síndrome del ojo seco
Diabetes tipo I	
Presión arterial alta (hipertensión)	Triglicéridos altos

El tamarindo combina bien con las siguientes especias:

Ajowan	Galanga
Amchur	Guindilla
Clavo	Jengibre
Cúrcuma	Tomate seco

y complementa las recetas de:

Sopas asiáticas	Pastas de curry
Cacahuetes	Encurtidos
Chutneys	Sofritos

Otras recetas que contienen tamarindo:

Chutney de cebolla y tomate (pág. 161)	*Kulambu* de coles de Bruselas (pág. 132)

ran un dulce con pulpa pulverizada de tamarindo y azúcar; además, en las Antillas se confeccionan unas empanadillas comprimiendo y azucarando las semillas, y en Filipinas incorporan boniato en estas empanadillas para la elaboración de un dulce llamado *champoy*.

Por otra parte, en Jamaica el tamarindo suele estar presente en las mermeladas, los siropes y en la salsa *pickapeppa*, un condimento popular en Estados Unidos.

Debido a su fresco sabor, las bebidas de tamarindo son habituales en los países tropicales. En la India se prepara una infusión con tamarindo, agua de rosas y zumo de limón que se sorbe lentamente después de la cena o durante las tardes calurosas. Además, en Jamaica y Latinoamérica confeccionan un refresco a base de pulpa de tamarindo y azúcar.

En el Caribe, México y otros países latinoamericanos son habituales las golosinas agridulces de este fruto. Las bolitas de tamarindo cubiertas de azúcar y a veces condimentadas con chile se conocen como *pulparindos* (así como por otros nombres).

Además de en la salsa Worcester, el tamarindo está presente en el amargo de Angostura, otro popular condimento de coctelería en Estados Unidos.

Cómo comprar tamarindo

Casi todos los comercios indios y asiáticos venden bloques de tamarindo envueltos en plásticos, una masa rígida y fibrosa de pulpa de color marrón oscuro, casi negro, debido a la oxidación. Para extraer todo su sabor, esta pasta se sumerge en agua caliente y se aplasta para diluirla bien. Estos bloques suelen importarse de la India y Tailandia, y si bien ambos tipos proporcionan acidez a los platos, son diferentes en cuanto al sabor y la consistencia. Mientras que el tamarindo indio es bastante seco, con una textura parecida al papel, la variedad tailandesa presenta un aspecto más limpio, pero muy rígido; si bien el tamarindo tailandés es más atractivo estéticamente, el indio resulta más sencillo de manejar.

Esta especia también está disponible en forma de concentrado y en polvo. Como en el caso anterior, ambas opciones deben diluirse. El concentrado de tamarindo es bastante cómodo para cocinar; de hecho, muchos indios que viven en Estados Unidos prefieren esta opción por practicidad. Suele venderse en tarros grandes en las tiendas indias y se parece bastante al concentrado de manzana. Si no estás acostumbrado a trabajar con tamarindo, quizá sea una buena idea empezar con un concentrado. En cuanto al tamarindo en polvo, también conocido como polvo de *assam,* suele ser más difícil de encontrar.

Debido a su elevado contenido ácido, el tamarindo es muy estable y no precisa de condiciones especiales de almacenamiento. De todos modos, los bloques han de conservarse al vacío para evitar que se sequen.

El tamarindo en la cocina

El sabor del tamarindo resulta incluso más ácido que el de cítricos como el limón o la lima. A la

---

Salsa de tamarindo

Esta salsa caribeña, dulce y salada, resulta una magnífica opción para aderezar el pescado frito, al horno o a la parrilla. También es una estupenda salsa para mojar empanadillas asiáticas o para coronar el queso brie al horno.

¹/₃ de taza (80 ml) de agua de tamarindo
5 cucharadas de azúcar moreno de caña
½ taza de cebolla, cortada en dados
1 diente de ajo, cortado en dados
2 guindillas rojas secas, despepitadas y cortadas
  en trozos
3 cucharadas de salsa de soja
3 cucharadas de zumo de piña
¼ de taza de cilantro, cortado en trozos
Pimienta negra recién molida

1. Combina el agua de tamarindo (véanse las instrucciones de elaboración en la página siguiente) y el azúcar moreno en una cacerola mediana a fuego suave y remueve hasta que este se disuelva completamente. Añade la cebolla, el ajo y las guindillas y remuévelos durante tres minutos. Vierte la salsa de soja y el zumo de piña y remuévelos. Tapa y hierve a fuego lento durante 10 minutos. Por último, incorpora el cilantro y la pimienta negra y mézclalos bien.

Resulta alrededor de una taza.

hora de utilizarlo en la cocina conviene tenerlo en cuenta: basta con echar solamente un poquito. Además de aportar acidez, proporciona un apetitoso color oscuro a los *gravies*, los sofritos, las sopas, los guisos, los curries, los *chutneys* y las salsas, que no se consigue con el limón o la lima.

La pulpa de tamarindo es un ingrediente habitual de las recetas indias, que suelen ser muy especiadas. El agua de tamarindo —también conocida como zumo de tamarindo— que a menudo forma parte de estas recetas puede obtenerse a partir de cualquiera de los productos de tamarindo.

Para preparar agua de tamarindo a partir de un bloque, parte un trozo de unos 2,5 cm (1 pulgada) de diámetro y déjalo en remojo en media taza de agua caliente durante 15 minutos. Des-pués, remueve bien y aplástalo para disolverlo. Para acabar, fíltralo, extrayendo todo el líquido posible, y desecha la pulpa.

Para elaborar agua de tamarindo a partir de un concentrado, pon en remojo ¼ de taza de concentrado de tamarindo en una taza de agua hirviendo durante alrededor de 15 minutos y cuélalo. Si bien solo se conserva unos pocos días en el frigorífico, puedes hacer bastante y congelarla en cubiteras. Bastará con añadir un cubito a la cacerola cuando desees elaborar un plato agridulce o precises de un elemento ácido para realzar el sabor de una receta.

En todo caso, es importante tener presente que la *pulpa* y el agua de tamarindo *no* son intercambiables.

TOMATE SECO | *Guardián de la salud masculina*

El tomate ha desconcertado a los botánicos desde que empezaron a clasificar las plantas del jardín de la Madre Naturaleza: ¿se trata de una fruta o de una verdura? La confusión continúa hoy en día: si bien la botánica lo considera una fruta, los consumidores siguen llamándolo verdura. Lo cierto es que, una vez seco, el tomate no es *ni* una cosa *ni* otra: se convierte en una *especia*.

Puede decirse que un tomate está oficialmente seco cuando ha perdido la humedad —conservando todos los nutrientes—; el resultado es una dosis superconcentrada de saludables vitaminas, minerales y fitoquímicos por los que el tomate es justamente apreciado. El *licopeno* —el pigmento responsable del color rojo del tomate— es la sustancia más destacable y el miembro más potente de la familia de antioxidantes conocidos como *carotenoides*. Los antioxidantes cumplen una función fundamental en la salud humana, ya que protegen el organismo de los estragos de las especies reactivas al oxígeno (ERO), unas moléculas que pueden dañar las células y causar enfermedades y que se acumulan en exceso debido a diversos factores de la vida moderna, tales como la contaminación del aire, las dietas ricas en azúcar o grasas y el humo de tabaco.

A diferencia de otros nutrientes, el licopeno no es producido por el organismo y ha de obtenerse a través de la alimentación. Lo cierto es que el 85 por ciento del licopeno que consumimos procede del tomate y sus productos, y aunque el jugoso sabor de un tomate maduro recién cogido de la mata resulta insuperable, el tomate seco proporciona una cantidad significativamente mayor de licopeno, como demostró un estudio en el que se evaluó el contenido de este antioxidante en una amplia gama de productos de tomate; algo que no es de extrañar si tenemos en cuenta que se necesitan 10 tomates para producir unos 30 g de tomate seco.

Protección frente al cáncer de próstata

El licopeno llamó la atención de los investigadores hace treinta años cuando los resultados de diversos estudios revelaron que los ancianos estadounidenses con una mayor ingesta de tomates presentaban un menor índice de mortalidad por cáncer. Pero este nutriente se hizo famoso cuando empezó a verse que podría proteger a los hombres frente el cáncer de próstata.

Hasta la fecha, se han llevado a cabo un gran número de estudios sobre el tomate, el licopeno y el cáncer de próstata, y si bien los resultados no son coherentes, muchos muestran que un consumo regular del tomate y sus productos puede contribuir a prevenir y tratar la enfermedad. Por ejemplo:

En un estudio publicado en la revista *Cancer Epidemiology Biomarkers and Prevention*, unos investigadores analizaron 21 estudios sobre el consumo de tomate y el cáncer de próstata y observaron que el riesgo de cáncer de próstata se reducía un 19 por ciento en los hombres que habían consumido más tomate cocinado, con respecto a los hombres que lo tomaban muy poco.

En otro estudio, los participantes —recientemente diagnosticados de cáncer de próstata— siguieron una dieta que incluía platos de pasta con salsa de tomate. Al cabo de tres semanas, los niveles de APS (antígeno prostático específico), un biomarcador de cáncer de próstata, habían disminuido un 20 por ciento.

En la India, un grupo de científicos realizaron un estudio con hombres que presentaban cáncer de próstata con metástasis (la enfermedad se había propagado a otras partes del cuerpo). Debido a que la testosterona estimula el crecimiento de las células de la próstata, la totalidad de los pacientes había optado por un tratamiento médico para reducir la hormona, pero la mitad de ellos además tomó suplementos de licopeno. Al cabo de dos años, los niveles de APS eran menores en el grupo tratado con licopeno.

Más poder anticancerígeno

El licopeno podría contribuir a reducir otros tipos de cáncer.

Cáncer de mama. Los estudios preclínicos, *in vitro* y en animales muestran que el licopeno ayuda a destruir las células cancerosas, incluso las más resistentes a los medicamentos para el cáncer.

Cáncer de colon. Unos investigadores midieron los niveles de licopeno en sangre en personas con y sin adenoma colorrectal, una tumoración del intestino que puede derivar en cáncer. Pues bien, las personas con adenoma presentaban un 35 por ciento menos de licopeno en sangre.

Cáncer de cerebro. En un estudio en animales se observó que los tratamientos con licopeno in-

El tomate podría ayudar a prevenir y/o tratar:

Afecciones cardiacas

Cáncer

Coágulos sanguíneos

Demencia, no de tipo Alzheimer

Infarto

Infertilidad masculina

Osteoporosis

Parkinson

Problemas de colesterol (colesterol total alto, colesterol LDL «malo» alto)

hibían la multiplicación de células malignas (glioma) en el cerebro. El crecimiento se retrasaba aún más cuando se administraba licopeno a los animales antes de inyectarles células cancerosas.

Cáncer de páncreas. Un estudio publicado en la revista *Journal of Nutrition* reveló que las personas con mayor consumo de licopeno disminuyen su riesgo de padecer cáncer de páncreas en un 31 por ciento.

Además, otras investigaciones sobre este antioxidante han arrojado resultados positivos en la batalla frente al cáncer de vejiga, de cuello uterino, de pulmón, de estómago y de sangre.

Alerta roja: los tomates son buenos para el corazón

Las tomateras proliferan en los climas cálidos y algunos de los mejores tomates del mundo son cultivados y desecados en las soleadas zonas costeras del Mediterráneo, donde la gente que consume los saludables alimentos (y degusta el vino tinto) de la dieta mediterránea presenta menor incidencia de afecciones cardiacas que los habitantes de Estados Unidos y de otras partes del mundo. Si bien la cuestión de qué alimento o combinación de alimentos de la dieta mediterránea son los responsables de unos corazones más sanos es un tema controvertido, un nuevo estudio publicado en la revista *British Medical Journal* muestra que el elevado consumo de verduras, incluyendo el tomate —una fuente de licopeno—, contribuye de manera significativa a la salud cardiaca.

El venenoso tomate

Si bien se afirma que el primero que se atrevió a probar una ostra fue un hombre osado, quizá tal distinción debería ostentarla la persona que mordió un tomate por vez primera. En efecto, los tomates tardaron cien años —tras su introducción en Europa— en hacerse un hueco en las cocinas europeas, ya que se temía que las suculentas bolas rojas fueran *venenosas*.

Cuando las primeras semillas de tomate llegaron a Europa de mano de los españoles en el siglo XVI, resultó sumamente chocante enterarse de que la tomatera era pariente de la *belladona,* el miembro de peor reputación de la familia de las solanáceas. Según los historiadores de la gastronomía, no existen pruebas de que el tomate se usara en la cocina europea hasta cien años después de su introducción. No fue mencionado por los libros de cocina hasta el siglo XVIII y todavía tardaría cincuenta años más en convertirse en un ingrediente común.

Aunque no está claro cómo se desvanecieron las dudas sobre su seguridad, su legendaria fama como afrodisiaco podría tener algo que ver en el asunto, o quizá, como en el caso de Adán, alguna persona sintió tanta curiosidad que no pudo resistirse a probarlo. De ahí su apodo del siglo XVIII: manzana del amor.

De todos modos, las voces alarmistas de tiempos pretéritos no andaban totalmente desencaminadas, ya que las *hojas* de la tomatera contienen un alcaloide venenoso que en pequeñas dosis no es lo suficientemente potente para ser tóxica para las personas, pero sí podría perjudicar a los perros y los gatos. Algunos cocineros añaden una o dos hojas de tomate al final de la cocción de la salsa de tomate para restablecer parte del sabor a fresco que se pierde durante la preparación.

En un estudio sobre el licopeno y las enfermedades cardiacas, unos investigadores examinaron la ingesta dietética de 1.400 personas, la mitad de las cuales había sufrido un infarto, y observaron que de los tres poderosos antioxidantes en los que se centraron (vitamina E, betacaroteno y licopeno), solamente este último estaba asociado a un menor índice de cardiopatías. «El licopeno podría desempeñar un papel en el efecto protector del consumo de verduras frente al riesgo de infarto», concluyeron los investigadores en la revista *American Journal of Epidemiology.*

En otro estudio, un equipo de investigadores de Harvard hicieron un seguimiento del consumo de tomate de casi 40.000 mujeres de mediana y avanzada edad sin enfermedades cardiacas conocidas. Al cabo de siete años, se observó que las mujeres que habían tomado una porción y media a la semana —o incluso menos— de tomate o derivados de este tenían un riesgo 29 veces mayor de desarrollar enfermedades cardiovasculares que las que habían consumido de 7 a 10 porciones a la semana.

Los resultados de los estudios sugieren que el licopeno contribuye a mantener el corazón fuerte y las arterias flexibles de las tres siguientes maneras: impidiendo la formación de colesterol LDL «malo», diluyendo la sangre y reduciendo la presión arterial alta.

En un estudio publicado en la revista *The British Journal of Nutrition,* 21 personas sanas siguieron una dieta repleta de licopeno, con una ingesta diaria de dos vasos de zumo de tomate y unos 30 g (una onza) de kétchup. Al cabo de tres semanas, el colesterol LDL había disminuido un 13 por ciento y el colesterol total, un 6 por ciento. También se observó que una alimentación rica en tomate disminuye la oxidación del colesterol LDL, lo que lleva a una reducción del riesgo de formación de placa y de obstrucción arterial.

Unos científicos escoceses descubrieron que un extracto de tomate (una píldora equivalente a seis tomates) reducía el riesgo de formación de coágulos sanguíneos —un factor de riesgo del infarto— en un 72 por ciento.

En cuanto a la presión arterial alta, un equipo de investigadores israelíes administró un extracto de tomate o bien un placebo a 54 pacientes hipertensos que no conseguían controlar la enfermedad con la medicación estándar (un inhibidor de la enzima convertidora de angiotensina, un agente bloqueador de los canales de calcio o bien un diurético). Al cabo de seis semanas, el grupo tratado con tomate presentaba una reducción «clínicamente significativa» de la presión arterial: la presión arterial sistólica disminuyó de una media de 146 a 132 y la diastólica, de 82 a 78. Al mismo tiempo, se triplicó la concentración de licopeno en sangre. Sin embargo, en el grupo placebo no se observaron modificaciones ni en la presión arterial ni en los niveles de licopeno.

Huesos saludables con el licopeno

Más de diez millones de estadounidenses padecen osteoporosis, una enfermedad debilitadora de los huesos que afecta a aproximadamente a un 15 por ciento de mujeres y a un 4 por ciento de hombres mayores de cincuenta años. Otros diez millones de personas padecen osteopenia, es decir, una densidad ósea menor de lo normal que puede derivar en osteoporosis. Y cada año dos millones de personas afectadas de osteoporosis padecen una «fractura osteoporótica», normalmente en la cadera, columna vertebral o muñeca.

Quizá habría que «tirar algunos tomates» a los huesos debilitados. Los estudios celulares realizados por unos investigadores del Departamento de Ciencias de la Nutrición de la Universidad de Toronto revelaron que el licopeno podría desempeñar un papel en la construcción ósea, estimulando los osteoblastos (células responsables de la formación ósea) y bloqueando la acción de los osteoclastos (células que destruyen el tejido óseo). «Nuestra investigación sugiere que la prevención y el tratamiento de la osteoporosis mediante el consumo de tomates y sus productos ricos en licopeno podría ofrecer una alternativa viable a la medicación para la osteoporosis», afirmó la Dra. Leticia Rao, uno de los investigadores.

Estos mismos científicos añadieron que las especies reactivas al oxígeno (ERO) podrían favorecer el desarrollo de la osteoporosis, al igual que lo hacen con las cardiopatías. En un estudio con mujeres postmenopáusicas (las principales afectadas por la osteoporosis) estos investigadores canadienses observaron que las mujeres que seguían una dieta rica en licopeno presentaban niveles mucho más bajos de un biomarcador asociado a niveles elevados de ERO y destrucción ósea. «Estos resultados sugieren que el antioxidante dietético licopeno reduce el estrés oxidativo y los niveles de marcadores de remodelado óseo en las mujeres menopáusicas y puede ser beneficioso para reducir el riesgo de osteoporosis», escribieron los investigadores en la revista *Osteoporosis International*.

La conexión cerebro-licopeno

Diversos estudios han revelado que el licopeno podría proteger el cerebro de enfermedades como la demencia, el Parkinson y otras formas de deterioro relacionadas con el envejecimiento. Por ejemplo:

Se hallaron niveles bajos de licopeno en pacientes afectados de demencia vascular (la segunda causa de demencia después del Alzheimer) y de Parkinson. Y en un estudio realizado en una residencia con 88 monjas ancianas, los investigadores asociaron los altos niveles de licopeno en sangre con una mejor capacidad para llevar a cabo tareas de cuidado personal.

Los científicos sospechan que el licopeno podría proteger el cerebro disminuyendo el daño de las ERO.

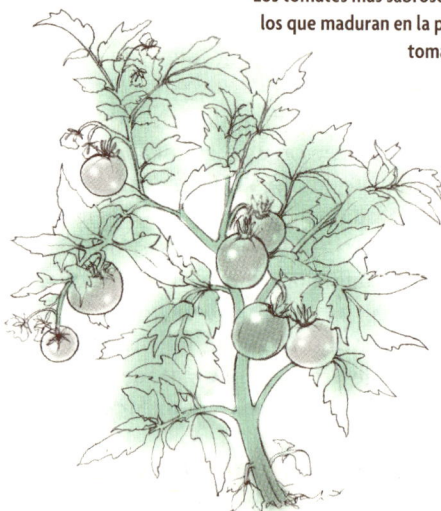

Los tomates más sabrosos son los que maduran en la propia tomatera.

La píldora para la fertilidad masculina

Se estima que del 7 al 10 por ciento de los hombres en edad reproductiva (de 20 a 50 años) son estériles, y en uno de cada cuatro las causas de la esterilidad son desconocidas. Tal vez podrían estar relacionadas con las ERO: se ha demostrado que el 25 por ciento de los hombres con esterilidad de origen desconocido presentan niveles significativos de ERO en el semen, mientras que los hombres fértiles no tienen niveles detectables. ¿Podría ayudar el licopeno?

Unos investigadores indios realizaron un estudio con 59 hombres estériles de edades comprendidas entre los 21 y los 50 años, a los que trataron con 8 mg de licopeno al día durante un año. Al finalizar el estudio, los pacientes presentaban una mejoría significativa de la calidad del esperma y un 36 por ciento logró tener un hijo.

¿Son los tomates o el licopeno?

Si bien el licopeno es la joya de la corona del tomate, este contiene otras gemas nutricionales: son ricos en vitamina C y están repletos de compuestos vegetales (fitoquímicos), tales como ácido cumárico, ácido clorogénico y tomatina, todos ellos con efecto protector frente a las enfermedades.

Numerosos estudios sobre el licopeno utilizan productos de tomate como fuente de este nutriente, lo cual significa que podría no actuar en solitario; de hecho, su poder podría deberse a trabajar junto *con* otros nutrientes.

Aunque el licopeno se comercializa como suplemento dietético, no te lo recomiendo. Desde mi punto de vista, lo mejor es *consumir* más tomates y productos que los contengan: salsas, sopas, zumos y kétchup, y disponer siempre de un tarro de tomates secos en el frigorífico. Es una buena idea tomar tomate seco y otros productos de tomate *diariamente*, ya que cuando dejas de consumir tomates, los niveles de licopeno caen en picado.

Apreciado en el mundo entero

El tomate es usado en todas las cocinas del mundo para dar sabor a todo tipo de alimentos y es protagonista de un sinnúmero de platos.

Ni que decir tiene que la cocina italiana no sería tan atrayente si no fuera por el tomate. También es un ingrediente habitual de la dieta india, donde suele utilizarse en los *chutneys* y para equilibrar las combinaciones de especias en los curries. Además, el tomate es el elemento que aporta un dulce sabor ácido a numerosas recetas del sudeste asiático y es un componente de las salsas agridulces chinas. También es un ingrediente esencial de las combinaciones de verduras y especias, tales como las salsas mexicanas y latinoamericanas, los *sambals* indonesios y los sofritos españoles.

LOS TOMATES PUEDEN DESHIDRATARSE EN UNA O DOS HORAS CON UN DESHIDRATADOR.

La *currywurst* —una salchicha acompañada de salsa de tomate y curry en polvo— es un plato típico de Alemania (se vende en los puestos callejeros de Berlín como los perritos calientes en Manhattan). Por su parte, los franceses lo asan lentamente para la elaboración de *confit,* y lo emplean para acompañar otros alimentos como un apetitoso potenciador del sabor; por otra parte, en Cataluña es típico tomar pan tostado restregado con tomate como aperitivo; e incluso ha llegado a ser una fuente de controversia: los habitantes de Nueva Inglaterra se llevaron las manos a la cabeza cuando los neoyorquinos sustituyeron por tomate la nata de su famosa receta de guiso de almejas que denominaron guiso de almejas estilo Manhattan.

Los tomates se presentan en diversos colores y variedades: pueden ser verdes, amarillos, naranjas, rojos y púrpuras; los hay del tamaño de una uva y de una pelota de béisbol.

Los tomates más sabrosos —y más saludables— son los que maduran en la propia tomatera. El licopeno aporta a los tomates su intenso color rojo, que llega a su punto culminante cuando la pieza llega a madurar en la planta.

En cuanto al sabor, si bien los tomates contienen una sustancia gelatinosa que los hace jugosos, el sabor procede de la pulpa situada justo por debajo de la piel y se intensifica durante el proceso de maduración con la acumulación de azúcares y sustancias ácidas. Así que no es de extrañar que los tomates de los supermercados se consideren «insípidos», ya que son recogidos y transportados todavía verdes y posteriormente tratados con etileno para acelerar la maduración.

Por ello, te recomiendo que, a menos que cultives tus propios tomates o tengas la posibilidad de comprarlos a los agricultores de la zona, utilices conservas de tomate; de hecho, resultan más saludables: se ha demostrado que el licopeno de los tomates cocinados se absorbe mucho mejor. En este sentido, un estudio descubrió que la absorción se *triplicaba* después de calentar un producto de tomate. En otro estudio, el licopeno procedente de un concentrado de tomate se absorbió casi cuatro veces mejor que el presente en tomates frescos.

La variedad de los productos de tomate es casi infinita y existen un sinnúmero de sopas, zumos, salsas, concentrados y guisos de tomate. Los tomates en conserva se comercializan enteros, cortados en dados, triturados, fritos o en puré. Y, por supuesto, también está el tomate seco.

Conoce el tomate seco

Probablemente la costumbre de secar tomates sea tan antigua como los propios tomates, que constituyen un ingrediente habitual de la dieta mediterránea. Antiguamente, en Italia se dejaba secar en el tejado parte de la cosecha para poder seguir usándolos durante el invierno. Recientemente el tomate seco ha adquirido popularidad en Estados Unidos y ¡posiblemente los estadounidenses ya lo consuman en mayor cantidad que los propios italianos!

Tomates asados al horno

Mucho antes de que se popularizara el tomate seco, los franceses obtenían la esencia concentrada de esta fruta con la elaboración del *confit*.

La técnica de preparación del *confit* de tomate es similar a la de los tomates secos, pero los tomates se sacan del horno estando todavía blandos; después se embotan y se usan en ensaladas, con pasta o con cualquier alimento que vaya a beneficiarse de su intenso sabor.

Para elaborarlo, corta en cuatro varios tomates y colócalos en una bandeja de horno cubierta con papel de aluminio. Esparce por encima sal, pimienta, tomillo seco y un poquito de azúcar glas. Coloca una rodaja fina de ajo en medio de cada trozo y hornea a unos 90 °C (200 °F) durante una hora. Pasado ese tiempo, dales la vuelta, rocíalos con su propio jugo y hornea durante una hora más.

Estos tomates se desecan al sol durante varios días hasta que se arrugan y se secan por completo. Se trata de un proceso que puede llevar de cuatro a catorce días, y aunque no es una tarea difícil, requiere un ambiente adecuado, ya que precisan de una buena ventilación, han de ser protegidos contra los insectos y deben recogerse durante la noche. Si deseas secarlos tú mismo ten en cuenta que tendrás que armarte de paciencia y que para obtener un poco se necesita una *gran* cantidad de tomate fresco: un tomate del tamaño de una pelota de béisbol puede llegar a reducirse al tamaño de un anillo para el dedo meñique.

El tomate seco se considera una exquisitez debido a su intenso sabor y al laborioso proceso de secado que necesita, y su precio también lo indica. Un bote de 225 g (8 oz) —disponible en casi todos los supermercados y tiendas *gourmet*— puede venir a costar unos 5 euros (6 dólares) o incluso más. Si lo comparamos con lo que costaría la misma cantidad de salsa de tomate, la diferencia salta a la vista.

De todos modos hay una forma relativamente sencilla de secarlos sin exponerlos al sol: el tostado lento. Aunque puede emplearse cualquier tipo de tomate, el tomate Roma se considera la variedad más adecuada por contener menos semillas que otros tomates. He aquí las instrucciones:

1. Retira el rabito de cada tomate y córtalos por la mitad, a lo largo. Coloca las mitades en una bandeja de horno, asegurándote de dejar espacio entre ellas, y esparce sal y tus especias favoritas por encima.
2. Introdúcelas en el horno (precalentado) y hornea a 90 ºC (200 ºF) entre 8 y 10 horas, echando un vistazo una vez cada hora. Estarán listos cuando estén secos, sin rastro de humedad. Como es posible que no todos se hagan al mismo tiempo, y es importante eliminar por completo la humedad, ya que puede propiciar el crecimiento bacteriano, sácalos del horno uno a uno, si es necesario, a medida que se sequen.

Otra opción es usar un deshidratador. La desventaja de este aparato es su precio, que puede alcanzar los 135 euros (150 dólares) o incluso más, y la ventaja es que seca los tomates en una o dos horas. Conviene que contenga un indicador de temperatura (mantener la temperatura adecuada durante la deshidratación mantiene a las bacterias a raya) y han de seguirse las instrucciones del fabricante.

Por lo que se refiere a su conservación, puedes guardarlos en bolsas de congelador y situarlos en un lugar fresco y oscuro; de este modo, durarán alrededor de dos meses; también puedes meter las bolsas en el congelador, donde se conservarán de seis a nueve meses. Antes de almacenarlas, es recomendable extraerles todo el aire.

En cuanto a los tomates deshidratados en el horno, una vez estén listos (*completamente* secos) puedes meterlos en un recipiente hermético y guardarlos en la despensa indefinidamente. (Tendrás que rehidratarlos antes de utilizarlos). También puedes guardarlos en un tarro con aceite de oliva y refrigerarlos; así pueden conservarse unas dos semanas.

Para rehidratarlos, déjalos en remojo en agua tibia durante 30 minutos. Si una vez rehidrata-

El tomate combina bien con casi *todas* las especias, especialmente con:

Ajo	Perejil
Albahaca	Romero
Cebolla	Semilla de hinojo
Guindilla	Tomillo
Orégano	

y complementa las recetas de:

Aves	Pasta
Bocadillos	Pastel de maíz
Carne de vaca	Pollo
Guisos	Queso (feta, parmesano, ricota, romano)
Huevos	
Judías verdes	
Langostinos	Sopas

Otras recetas que contienen tomate:

Boeuf bourguignon (pág. 279)	Mejillones con salsa tailandesa de curry rojo (pág. 157)
Chile con carne al estilo norteamericano (pág. 113)	*Penne* y salchichas con salsa de tomate e hinojo (pág. 250)
Chutney de cebolla y tomate (pág. 161)	
Curry de patatas con coliflor (pág. 126)	Sopa *bloody mary* con carne de cangrejo (pág. 231)
Curry de ternera Madrás (pág. 239)	Sopa de pescado con laurel (pág. 177)
Gulash húngaro (pág. 43)	
Kulambu de coles de Bruselas (pág. 132)	*Spaghettini* con salsa de tomate y albahaca (pág. 40)
Langostinos con salsa picante de almendras (pág. 49)	

dos no vas a usarlos de inmediato, lo mejor es refrigerarlos.

He aquí algunas ideas para disfrutar de los tomates secos:

- Tómalos como un delicioso tentempié.
- Añádelos a las sopas, los guisos y las salsas, justo antes de servirlos, para aportarles una nota de color.
- Utilízalo en los bocadillos en lugar de tomate fresco.
- Córtalo en trozos y agrégalo al atún, al pollo o a las ensaladas verdes.
- Córtalo en rodajas y sírvelo en los platos de pasta.

El tomate en la cocina

Originario de Sudamérica, el tomate no se adapta bien al frío; de hecho, el tomate fresco no conviene refrigerarlo, ya que pierde sabor; lo mejor es mantenerlo en un lugar *fresco* —la temperatura ideal para su conservación es de alrededor de 13 °C (50 °F)— y protegido de la luz solar.

En caso de refrigerarlo, conviene dejarlo a temperatura ambiente por lo menos media hora antes de consumirlo; de este modo, es posible recuperar casi todo su sabor.

Los tomates maduros ceden al presionarlos suavemente. Si adquieres tomates que no han alcanzado este punto, puedes acelerar el proceso de maduración metiéndolos en una bolsa de papel marrón junto con un plátano, ya que este último desprende etileno de forma natural y favorece la maduración.

He aquí otras formas de optimizar el sabor y los nutrientes de los tomates:

Opta por el gazpacho. Esta sopa fría de tomate es buena para la salud. Unos investigadores de la Universidad de Tufts pidieron a un grupo de voluntarios que tomaran gazpacho dos veces al día durante una semana. Se observó un aumento de los niveles de vitamina C en sangre, en una media de un 25 por ciento, y una reducción de los niveles de tres biomarcadores de inflamación (un factor de riesgo de las cardiopatías).

Entero es mejor. Ya sean frescos o en conserva, decántate por tomates enteros. Se ha demostrado que son nutricionalmente superiores que otras opciones en las que se retiran la piel y las pepitas. (No deseches el jugo ni las semillas de los tomates frescos a menos que no lo requiera la receta, ya que se vuelve más dulzón).

No te olvides del aceite. Los tomates y el aceite de oliva son ingredientes habituales de la dieta mediterránea y forman un equipo en la lucha contra las enfermedades, ya que el aceite de oliva aumenta la capacidad del organismo de absorber el licopeno. Unos científicos de Harvard analizaron la alimentación de 40.000 mujeres y detectaron los niveles más altos de licopeno en las mujeres que solían consumir tomate *y* aceite de oliva (¡incluyendo pizzas!). Estas mujeres presentaban una reducción del riesgo de afecciones cardiacas de un 34 por ciento, frente al 29 por ciento de las amantes del tomate que no añadían aceite de forma regular a sus platos de tomate. Así pues, no te quedes corto y aliña el tomate con abundante aceite.

Asocia el tomate con el brócoli. El brócoli —una verdura perteneciente a la familia de las crucíferas— es un conocido agente anticancerígeno. En una investigación en animales llevada a cabo en la Universidad de Illinois, un equipo de científicos observó que, juntos, el brócoli y el tomate disminuían el riesgo de cáncer de próstata con mayor eficacia que por separado.

He aquí algunas otras ideas para utilizar los tomates en la cocina:

- Aprovecha los tomates de temporada (y de paso obtén más licopeno) comprando grandes cantidades y haciendo salsa de tomate. Para mayor comodidad, distribúyela en tarros pequeños de un solo uso y después congélalos.
- Reaviva las salsas comerciales para pasta añadiendo una o dos tazas de tomates troceados en conserva, mientras la calientas.
- Realza el sabor y poder curativo de los platos de tomate esparciendo por encima *baharat*, una popular mezcla de especias de Oriente Próximo. Hallarás la receta en la página 297.
- Cuando elabores tú mismo el puré de tomate, obtendrás una textura más suave a partir de tomates frescos o triturados que de tomates enteros en conserva, ya que a estos últimos suelen añadirles sales de calcio para mantener intactas las paredes celulares, por lo que se deshace peor al cocinarlo. Si deseas conseguir una salsa de

Sopa de tomate asado con hinojo y menta

Los tomates de esta receta se asan lentamente, del mismo modo que los tomates secos, para producir un sabor concentrado, lo único que cambia es que se sacan del horno mucho antes. Esta sopa puede servirse tanto fría como caliente, y resulta idónea como primer plato para cenar o bien como una comida ligera acompañada de una ensalada. Si lo deseas, puedes añadirle cangrejo cocido. Como decoración, coloca un langostino abierto en mariposa en el centro de la sopa y corona con una cucharada de crema agria o guacamole.

900 g (2 libras) de tomates
Sal marina
2 cucharaditas de menta seca
2 cucharaditas de orégano seco
2 cucharaditas de perejil seco
2 cucharaditas de tomillo seco
1 cucharadita de semillas de hinojo
3 tazas de caldo de pollo
Unas ramitas de menta fresca, como decoración

1. Retira el rabito de los tomates, córtalos en dos y colócalos en una bandeja de horno forrada de papel de aluminio. Esparce sal por encima.
2. Combina la menta, el orégano, el perejil y el tomillo. Separa una cucharadita de esta mezcla y resérvala. Espolvorea los tomates con el resto de la mezcla, métalos en el horno, calentado previamente a 135 °C (275 °F), y hornea durante 3 horas o hasta que los tomates hayan soltado todo el jugo. Sácalos del horno y déjalos enfriar.
3. Mientras tanto, tuesta en seco las semillas de hinojo, removiendo la sartén para que no se quemen, hasta que exhalen su aroma y se oscurezcan. Deja que se enfríen.
4. Vierte el caldo de pollo en una cacerola mediana y hiérvelo a fuego lento. A continuación, retíralo del fuego. Coloca los tomates asados en un robot de cocina, añade las semillas de hinojo, la cucharadita de especias que habías reservado y el caldo de pollo, y procesa hasta obtener una textura suave. Devuelve la sopa a la cacerola y caliéntala. Sirve con ramitas de menta como decoración.

**Resultan 6 raciones como primer plato
y 4 como plato principal.**

consistencia fina usando tomates enteros en lata, conviene que leas las etiquetas y escojas una marca que no contenga calcio.
• Intensifica el sabor de la salsa de tomate añadiendo un poquito de azúcar mientras la cocinas.
• Prepara una salsa barbacoa rápida y sabrosa combinando una taza de kétchup con unos cuantos dientes de ajo cortados en dados, dos cucharadas de jengibre cortado en dados, dos cucharadas de ron y azúcar moreno, salsa de soja y vinagre blanco destilado (¼ de taza cada uno).
• Prueba a hacer tomates fritos: córtalos por la mitad y ponlos en una sartén con aceite de oliva caliente; pínchales los lados con un cuchillo afilado para que desprendan su jugo. Cocina durante 10 minutos, dales la vuelta, esparce sal y especias por encima y cocínalos durante otros 10 minutos.
• He aquí un modo de preparar pan con tomate*, todo un clásico de Cataluña: tuesta una rebanada gruesa y crujiente de pan y, mientras está todavía caliente, frótala con un diente de ajo machacado. Por último, corta en dos un tomate grande y restriégalo en el pan hasta que este absorba todo el jugo y se forme una fina película con la pulpa y las semillas.

---

* El pan con tomate suele aliñarse con aceite de oliva virgen extra y una pizca de sal. (*N. de la T.*)

TOMILLO *Antimicrobiano, en favor de la salud*

Si bien es probable que hace mucho tiempo —quizá hace unos 5.000 años, antes de que los romanos distribuyeran la planta por todo su imperio— existiera solamente una única variedad de tomillo, en la actualidad contamos con numerosas especies: por un lado está el tomillo francés (común) —la variedad que suele usarse para cocinar— y por otro, las variedades de tomillo que podría reconocer un amante de las plantas en los típicos jardines de las zonas residenciales: el tomillo limón, el tomillo naranja, el tomillo anís, el tomillo plateado… En todo el mundo existen más de *un centenar* de variedades de tomillo, con sabores ligeramente diferentes. Pero todas ellas tienen un elemento en común: el aceite volátil *timol*.

El timol es uno de los *antisépticos* más potentes que nos brinda la Madre Naturaleza: es capaz de acabar con los gérmenes de la piel y la boca; de hecho, el timol es el principal antiséptico de un conocido enjuague bucal. Además de los estudios preclínicos, *in vitro* y en animales que están llevándose a cabo sobre los efectos del timol (y de otros poderosos compuestos del tomillo) en la lucha contra diversas enfermedades, la investigación de referencia está enfocada en los gérmenes, particularmente en los virus y bacterias responsables de la *bronquitis aguda*.

Calma la tos

La bronquitis aguda es una infección vírica o bacteriana del tracto bronquial que suele desarrollarse tres o cuatro días después de padecer un catarro o una gripe. Dado que los bronquios comienzan a generar mucosidad en respuesta a la infección, se producen intensos «ataques de tos» —el síntoma más destacado— en un intento del organismo por expulsar la mucosidad, a veces acompañados por irritación de garganta, fiebre y escalofríos. Pues bien, el tomillo puede calmar la tos.

Unos investigadores alemanes realizaron un estudio en el que participaron 361 adultos afectados de bronquitis aguda a los que dividieron en dos grupos. Un grupo tomó una fórmula natural que contenía tomillo y raíz de prímula y el otro grupo, un placebo. Durante los 11 días siguientes, los científicos contaron el número de ataques de tos de los participantes y el grupo tratado con tomillo presentaba un 16 por ciento menos de ataques que el grupo placebo, así como una rápida mejoría de los otros síntomas.

En otro estudio alemán, los científicos administraron un jarabe a base de extractos de hiedra y tomillo a más de 1.200 niños y adolescentes afectados de bronquitis aguda. Al cabo de 4 días de tratamiento, la gravedad de los síntomas había disminuido en un 46 por ciento, y al cabo de 10 días, en un 86 por ciento, y se observó además una reducción en el número de ataques de tos de un 81 por ciento. La fórmula consiguió aliviar a casi 9 de cada 10 niños. «La bronquitis crónica […] puede tratarse de forma segura y eficaz con un jarabe de hiedra y tomillo», concluyeron los investigadores.

Además, en un estudio llevado a cabo con adultos, la combinación de hiedra y tomillo redujo los ataques de tos en un 21 por ciento más que el grupo placebo, y aceleró la desaparición de otros síntomas.

Y un equipo de científicos suizos evaluó los efectos del jarabe de hiedra y tomillo no solo frente a la bronquitis aguda, sino también frente al resfriado común y *cualquier* infección respiratoria que produzca mucosidad excesiva, y hallaron que resultaba «bueno o muy bueno» para mejorar los catarros en un 90 por ciento de los casos.

Protección frente a la caries dental

El timol puede mejorar el aliento *y* los dientes. Se han llevado a cabo más de una docena de estudios sobre los efectos de un «barniz» dental (Cervitec y CervitecPlus) que combina timol y el antiséptico clorexidina con buenos resultados en:

Personas mayores. En un estudio realizado por unos investigadores españoles publicado en la revista *Journal of Dentistry* se observó que este barniz ayudaba a prevenir la formación de caries

El tomillo podría ayudar a prevenir y/o tratar:

Alcoholismo	Derrame cerebral
Bronquitis aguda	Envejecimiento
Cáncer	Gripe
Caries	Herpes labial
Catarro	Infarto
Coágulos sanguíneos	Infección bacteriana
Colitis (enfermedad inflamatoria intestinal)	Tos
	Úlcera

en los ancianos de una residencia con asistencia médica.

Adolescentes con brackets. Unos científicos suecos observaron que este barniz contribuía a reducir la placa bacteriana responsable de la caries dental en los molares de adolescentes con brackets. Los resultados fueron publicados en la revista *Journal of Clinical Dentistry*.

Niños. Otro equipo de investigadores españoles descubrió que el empleo de este barniz en niños de entre seis y siete años con los primeros dientes permanentes ayudaba a prevenir la caries, y otro estudio llevado a cabo por unos dentistas brasileños obtuvo idénticos resultados.

El tomillo combate la enfermedad

El tomillo forma parte de una clase de fitonutrientes (compuestos vegetales) denominados *monoterpenos* que incluye los aceites volátiles carvacrol y geraniol. Todos ellos ejercen un potente efecto antioxidante y antinflamatorio que frena los dos procesos subyacentes en la mayor parte de las enfermedades crónicas: la oxidación y la inflamación. En la actualidad están investigándose las posibles propiedades protectoras y curativas de estos compuestos.

Antienvejecimiento. Un equipo de investigadores escoceses llevó a cabo dos estudios para probar la capacidad del tomillo de detener las huellas del tiempo en animales experimentales. En el primer estudio, los animales que tomaron aceite de tomillo mostraron una menor reducción relacionada con el envejecimiento de las enzimas antioxidantes superóxido dismutasa y glutatión peroxidasa que los animales que no lo tomaron, mientras que en el segundo estudio se observó que la suplementación con aceite de tomillo protegía las neuronas en los cerebros de ratas de edad avanzada.

Anticancerígeno. Numerosos estudios sobre el potencial de los monoterpernos como posibles agentes anticancerígenos muestran que ejercen un efecto protector sobre el ADN (los daños en el ADN son la génesis del cáncer) y combaten el cáncer de hígado, piel, útero y sangre.

Anticoagulante. En diversos estudios en animales realizados en Japón se observó que la adición de tomillo a una dieta rica en grasas reducía la formación de coágulos sanguíneos, un factor de riesgo del infarto y el derrame cerebral.

Antiherpes. Unos investigadores alemanes descubrieron en un estudio de laboratorio que el timol impide la reproducción del virus herpes simple tipo 1, causante del herpes labial.

Antinfección. Unos científicos alemanes hallaron que el aceite de tomillo (así como otros aceites esenciales) resultaba eficaz frente a las bacterias que están empezando a desarrollar una creciente resistencia a los antibióticos, particularmente la *Staphylococcus aureus*, también conocida como la bacteria «comecarne».

Anticolitis. Un equipo de investigadores croatas descubrió que una combinación de aceites de tomillo y orégano (ambos ricos en timol) disminuía la gravedad de la colitis (enfermedad inflamatoria intestinal) en animales experimentales.

Antiúlcera. Un grupo de científicos iraníes observó que diversos componentes del aceite de tomillo (timol, carvacrol, b/neol y otros) eliminaban con eficacia la *H. pylori*, la bacteria responsable de las úlceras estomacales.

Antialcoholismo. Unos investigadores egipcios descubrieron que la adición de tomillo a la dieta de animales experimentales a los que se suministraban dosis excesivas de alcohol contribuía a proteger el hígado y el cerebro de los daños asociados al alcoholismo. «El tomillo podría desempeñar un papel en proteger el organismo frente a los efectos perjudiciales del abuso de alcohol»,

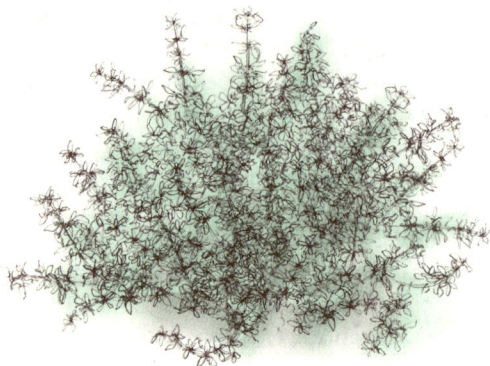

Existen más de cien variedades de tomillo.

concluyeron los científicos en la revista *Food and Chemical Toxicology*.

Conoce el tomillo

Los antiguos egipcios utilizaban tomillo para la momificación de los cadáveres, y los griegos lo empleaban como incienso para refrescar y limpiar el aire de los templos (la voz griega *thymon* significa «fumigar»). Por su parte, los antiguos romanos creían que el tomillo aportaba vigor y lo añadían a los baños.

El tomillo común —el más comercializado— constituye la fuente más potente de timol de todas las variedades. Esta planta arbustiva de tallo duro y pequeñas hojas aterciopeladas es nativa del área mediterránea y uno de los ingredientes claves que convierten a la dieta mediterránea en una de las más saludables del planeta. Además, su aroma es particularmente agradable, y por esta razón es una especia popular en todo el mundo.

El tomillo contribuye en gran medida a proporcionar a la cocina francesa su distintivo estilo. Enriquece las salsas de nata, los guisos y las sopas con su perfume ahumado y su sabor intenso. Esta especia es un elemento fundamental en la famosa receta de *boeuf bourguignon* de la chef Julia Child (y es una de las especias más utilizadas en su clásico superventas *Mastering The Art of French Cooking*). El tradicional *bouquet garni* francés incluye una ramita de tomillo, y corren rumores de que se halla entre las 27 plantas y especias que componen el

El tomillo combina bien con las siguientes especias:

Ajo	Nuez moscada
Ajowan	Orégano
Albahaca	Romero
Cebolla	Salvia
Laurel	Semillas de calabaza
Mejorana	Semillas de cilantro
Menta	Tomate seco

y complementa recetas de:

Aceitunas negras	Pescado
Carne de vaca	Pollo
Cazuelas	Rellenos
Ensalada de patata	Salsas
Langosta	Sopas
Pastel de carne	Tomates
Patés	

Otras recetas que contienen tomillo:

Adobo *jerk* (pág. 298)	Mezcla de especias para pizza (pág. 301)
Boeuf bourguignon (pág. 279)	Pollo a los cuarenta dientes de ajo (pág. 30)
Bouquet garni (pág. 301)	Salsa verde de semillas de calabaza (pág. 234)
Dukkah (pág. 298)	Sopa de pescado con laurel (p. 177)
Especias provenzales (pág. 300)	Sopa de tomate asado con hinojo y menta (pág. 275)
Gulash húngaro (pág. 43)	
Mezcla de especias para barbacoa (pág. 302)	

licor francés *bénédictine,* cuya fórmula sigue siendo secreta.

El tomillo crece silvestre en la región de Provenza, donde el aire se imbuye de su perfume en los días cálidos con brisa, y es posible encontrarlo casi seco en la propia planta por la acción del potente sol estival. Las sopas de pescado *bouilla-*

Boeuf bourguignon

Esta receta es una adaptación del boeuf bourguignon *original del libro de Julia Child* Mastering the Art of French Cooking, *que apareció en la exitosa película* Julie and Julia, *estrenada en 2009 (¡pero no la dejes tanto tiempo en el horno como hizo Julie!). Su sabor mejora con el tiempo, así que conviene prepararla con un día de antelación, si es posible, y recalentarla antes de servirla. Acompáñala con fideos o arroz y una ensalada verde.*

4 tiras de beicon

1,350 kg (3 libras) de taquitos de carne magra de vaca

1 taza de zanahoria, cortada en rodajas

1 taza de cebolla, cortada en rodajas

1 cucharadita de sal

¼ de cucharadita de pimienta negra recién molida

2 cucharadas de harina

3 tazas de un vino tinto con cuerpo

3 tazas de caldo de carne de vaca

1 cucharada de concentrado de tomate

2 dientes de ajo, machacados

½ cucharadita de tomillo

1 hoja de laurel

4 cucharadas de mantequilla

24 cebollas blancas pequeñas

Bouquet garni (pág. 301)

450 g (1 libra) de champiñones comunes, limpios y divididos en cuatro

6 ramitas de perejil fresco

1. Fríe el beicon a fuego medio-alto en un horno holandés grande, hasta que esté crujiente. Cógelo con una espumadera y déjalo en un plato. Reserva.

2. Seca la carne con un papel de cocina y saltea unas pocos taquitos cada vez hasta que se hayan dorado por todos los lados. Reserva junto con el beicon. Si necesitas más grasa, añade aceite vegetal a la olla.

3. Cocina la zanahoria y la cebolla en el mismo aceite y reincorpora la carne y el beicon. Salpimienta, esparce la harina y remueve la carne hasta cubrirla de harina; a continuación, destapa la olla y asa en el horno (precalentado) a 230 °C (450 °F) durante 4 minutos. Remueve un poquito la carne y cocínala durante cuatro minutos más. Retira la olla del horno y reduce la temperatura a 160 °C (325 °F).

4. Sitúa la olla en el fogón a fuego suave y añade el vino, 2 tazas de caldo, el concentrado de tomate, el ajo, el tomillo y el laurel, y remuévelos para mezclarlos bien; deja hervir ligeramente, tapa, coloca la olla en la parte baja del horno y cocina durante 3 o 4 horas. La carne estará hecha cuando puedas pincharla fácilmente con el tenedor.

5. Mientras tanto, derrite dos cucharadas de mantequilla en una cacerola pequeña. Agrega ½ taza de caldo y deja hervir ligeramente. Incorpora la cebolla y el *bouquet garni*; tapa y cuece a fuego suave durante 20 minutos o hasta que la cebolla esté tierna y puedas traspasarla con el tenedor. Reserva.

6. Funde el resto de la mantequilla en una sartén mediana y saltea los champiñones hasta que reabsorban todo su jugo. Salpimienta y reserva.

7. Cuando la carne esté tierna, vierte los ingredientes de la olla en un colador situado encima de una cacerola. Limpia la olla con un papel de cocina e introduce de nuevo el beicon y la carne. Incorpora, igualmente, la cebolla y los champiñones.

8. Extrae la grasa de la salsa y hierve durante alrededor de 5 minutos, quitando la grasa a medida que aparezca. Sube el fuego y sigue cociendo hasta obtener alrededor de 2 tazas y media y la salsa se haya espesado lo suficiente como para cubrir una cuchara de madera. Viértela sobre la carne y las verduras. Tapa la olla y cuece a fuego suave durante 5 minutos. Sirve con las ramitas de perejil.

Resultan entre 6 y 8 raciones.

---

baise y *bourride*, platos típicos de la zona, contienen ramitas de tomillo.

Esta especia es también popular en Oriente Próximo y el norte de África. El tomillo cultivado en Oriente Próximo tiene un sabor particularmente acre y es conocido como *za'atar*, término que también designa a una mezcla de especias que incluye tomillo, semillas de sésamo tostadas, zumaque y sal. Por su parte, en Marruecos se cultiva una variedad con una inconfundible fragancia a pino, denominada *z'itra*.

Además, el tomillo es una de las especias más habituales en los hogares estadounidenses. Suele emplearse para condimentar rellenos, sopas de verduras, guisos y cazuelas. Era la única especia presente en la receta original del guiso de almejas de Nueva Inglaterra y Manhattan (aunque numerosas recetas modernas no incluyen ninguna clase de aderezo, excepto sal y pimienta). También es una de las especias que forman parte de las mezclas de especias para «rebozado» con las que se oscurecen los alimentos en la cocina cajún.

Cómo comprar tomillo

El tomillo *seco* suele preferirse al fresco para cocinar por resultar más acre y no deshacerse tan fácilmente. Además, sale más económico, ya que un ramillete de tomillo fresco que se conserva durante una semana cuesta más que un bote de tomillo seco que puede durar un año.

El tomillo seco disponible en los supermercados es el «tomillo francés» proveniente del área mediterránea (en la actualidad, la mayor parte del tomillo comercializado en Estados Unidos procede de España). Es considerada la mejor variedad de tomillo por los chefs de alta cocina. Las hojas del tomillo seco son de color gris verdoso. Conviene cerciorarse de que el frasco no contenga sustancias extrañas debido a un sistema de envasado deficiente.

El tomillo limón ha ido ganando popularidad en Estados Unidos en los últimos años. Se trata de un cruce entre el tomillo francés y el tomillo silvestre que se ramifica horizontalmente, cubriendo los suelos. Resulta menos acre y (como es obvio) posee un fuerte aroma a limón debido a su alta concentración de geraniol. Puede conseguirse en tiendas especializadas.

El tomillo fresco está disponible durante todo el año en algunos supermercados y, durante la temporada estival, en algunos mercados. Conviene guardarlo en el frigorífico, donde puede conservarse hasta una semana envuelto en una toalla ligeramente húmeda.

En cuanto al tomillo seco, es más resistente que la mayor parte de las especias y puede mantenerse en perfecto estado en un recipiente her-mético alejado de la luz solar directa durante alrededor de un año y medio.

El tomillo en la cocina

El tomillo es una de las especias más sutiles y versátiles, y su agradable aroma —fresco y seco a la vez— realza el sabor de prácticamente cualquier plato salado.

Esta especia es idónea para aromatizar todo tipo de *gravies* y salsas, especialmente las salsas a base de nata. Añádela al comienzo de la preparación si deseas una fusión de sabores; en cambio, si lo que quieres es que el *gravy* o la salsa adquieran su fragancia, entonces incorpóralo hacia el final.

Frotar la piel del pollo con tomillo le aporta un agradable sabor antes de asarlo u hornearlo. También casa bien con la carne de vaca, sobre todo con la carne picada. Encaja especialmente bien en las salsas y platos de tomate y en las cazuelas de patata.

Asimismo, contribuye a aligerar el sabor de los alimentos grasientos, de modo que espárcelo sobre la carne de ganso o pato cuando los ases.

Ten cuidado a la hora de usar tomillo fresco, ya que se ennegrece en contacto con alimentos ácidos, como el tomate o el limón, y expuesto al calor pierde rápidamente sus aceites volátiles.

He aquí algunas ideas para aumentar el consumo de tomillo:

- Añade limón y tomillo seco, o bien tomillo limón, a la mantequilla derretida para aliñar la langosta o los langostinos cocidos.
- Esparce tomillo fresco o seco, solo o con cebollinos, sobre las patatas al horno.
- Saltea tomillo seco, ajo, tomate seco rehidratado y champiñones como guarnición del filete a la parrilla.
- Esparce tomillo seco sobre las verduras de raíz.
- Añade ramitas frescas al estofado de carne, o bien haz carne asada sobre ellas.
- Aromatiza una botella de aceite de oliva o de vinagreta con una ramita de tomillo.
- Elabora *za'atar*, la mezcla de especias tradicional de Oriente Próximo combinando una cucharada de tomillo seco con 2 cucha-

- radas de semillas tostadas de sésamo, 2 cucharadas de zumaque y sal.
- Espolvorea con tomillo seco una ensalada de tomate, pepino, aceitunas negras y queso feta.

- Añade tomillo seco al aceite de oliva virgen extra y úsalo para mojar el pan.
- Condimenta los huevos revueltos con tomillo seco.

VAINILLA *Salud en tus postres*

La tarta de queso al estilo de Nueva York, el pastel de crema Boston, la *crème brûlée*… Posiblemente la mayoría de los postres especiales de los que disfrutas contengan vainilla entre sus ingredientes.

La vainilla es uno de los sabores más usados —y más tentadores— del mundo. Se producen alrededor de 10.000 toneladas al año de esta costosa especie cuya demanda excede ampliamente a la oferta. (Por esta razón se comercializan tantas imitaciones).

La especia-orquídea

Quizá el atractivo de esta especie tenga que ver con su «pedigrí» botánico, ya que se trata del único miembro comestible de la familia de las orquídeas, consideradas por muchos las flores más bellas. Y tal vez las propiedades afrodisiacas que se le atribuyen desde la antigüedad se deban a su relación con las sensuales orquídeas.

La vainilla es nativa de México y los primeros en domesticarla —los totonacas de Mesoamérica, rivales de los aztecas— crearon una pasional leyenda sobre su origen: esta orquídea tropical brotó de la sangre de la diosa-princesa Xanat, que fue decapitada por su padre por haberle desobedecido y huir con su amante mortal. Por otro lado, en la Europa del siglo XVIII se aconsejaba a los hombres casados beber un tónico con un gran contenido en vainilla para incrementar la virilidad y la fertilidad. Y a raíz de su introducción en Europa, esta especie se convirtió en un importante ingrediente de los perfumes.

Pero el uso tradicional de la vainilla como tónico fue más allá del dormitorio, según un artículo de Jenna Deanne Bythrow, de la Universidad de Georgetown, publicado en la revista *Seminars in Integrative Medicine*. Los aztecas la usaron como amuleto para protegerse de las enfermedades y fue empleada por los frailes españoles para el tratamiento de pacientes que «tosían y escupían sangre». Tanto en el Viejo como en el Nuevo Mundo, la especie se utilizó como remedio para los «problemas femeninos» tales como la histeria y la depresión. Por otro lado, en los herbarios europeos de los siglos XVIII y XIX era considerada un «estimulante nervioso», y un tratado médico americano del siglo XIX elogiaba su capacidad para «levantar el estado de ánimo, reducir la necesidad de sueño, incrementar la fuerza muscular y estimular las energías sexuales». Siendo así, ¡habrá que tomarse otra ración de pastel Boston!

La investigación sobre la vainilla

Se han descubierto más de 200 fitonutrientes —compuestos vegetales bioactivos— en la vainilla, y en las dos últimas décadas los científicos

Elaboración casera de extracto de vainilla

Unos 30 ml (una onza) de extracto puro y una vaina de vainilla vienen a costar lo mismo: alrededor de 2,25 euros (2,50 dólares). Pero puedes ahorrar dinero sin renunciar al sabor elaborando tu propio extracto. Resulta sencillo. He aquí cómo hacerlo:

Toma dos vainas de vainilla, pártelas por la mitad y mételas en un bote limpio de cierre hermético; puedes reciclar, por ejemplo, uno de mayonesa.

Vierte media taza de vodka —de cualquier tipo— y cierra bien la tapa. Coloca el bote en un lugar fresco protegido de la luz solar. Dale la vuelta todos los días durante seis semanas. Eso es todo.

Puedes extraer las vainas, o bien mantenerlas e ir añadiendo más vodka a medida que lo uses.

han comenzado a investigar su potencial curativo. El compuesto que más acapara la atención de los investigadores es la *vainillina*, su principal constituyente. Diversos estudios revelan que podría desempeñar un papel prometedor en el tratamiento de dos enfermedades:

Cáncer. En el marco de la investigación mundial sobre compuestos naturales capaces de combatir el cáncer, los científicos han estudiado de cerca a la vainilla, tanto *in vitro* como en experimentos con animales.

Unos científicos malasios hallaron que la vainilla podía destruir células cancerosas humanas, lo cual les llevó a afirmar que «podría tratarse de un útil agente preventivo del cáncer colorrectal».

Un equipo de investigadores tailandeses descubrió que la vainilla podía limitar la *metástasis*, el desplazamiento de las células cancerosas desde el tumor inicial hacia otras zonas del organismo. Se observó que la especie desactivaba las enzimas promotoras de cáncer (unas proteínas que estimulan la acción bioquímica) e inhibía la *angiogénesis*, la formación de nuevos vasos sanguíneos para nutrir el tumor. Unos investigadores japoneses que comprobaron los mismos efectos concluyeron que la vainilla «podría ser útil en el desarrollo de fármacos antimetastásicos para el tratamiento del cáncer».

Además, unos científicos chinos observaron que la bromovanina —un derivado de la vainillina— logró detener el avance de un «amplio espectro» de cánceres humanos, por lo que sugirieron que el compuesto era «de especial interés para el desarrollo» de un nuevo fármaco anticancerígeno.

Y un grupo de investigadores de la Facultad de Medicina de la Universidad de Nueva York halló que la vainilla es *antimutagénica*. En las células humanas redujo hasta un 73 por ciento la capacidad de las toxinas de causar «mutaciones» en el ADN, el daño genético que puede producir cáncer. También observaron que la vainillina afectaba a 64 genes que intervienen en el cáncer, incluyendo los genes que controlan el modo en que las células cancerígenas se multiplican y mueren.

Anemia de células falciformes. Esta enfermedad hereditaria e incurable convierte los redondos y flexibles glóbulos rojos —cuya función es transportar oxígeno a los tejidos corporales— en células rígidas, pegajosas y «falciformes», como medias lunas. Estas células deformes tienden a aglutinarse y bloquean el flujo de la sangre y el oxígeno, lo cual genera intenso dolor y fatiga, los principales síntomas de la enfermedad.

Unos investigadores del Hospital Infantil de Filadelfia probaron un fármaco que contenía un derivado de la vainillina en ratones criados para desarrollar células falciformes y hallaron que el compuesto «reducía significativamente» el porcentaje de estas células anormales. El compuesto, concluyeron en la revista *British Journal of Haematology*, podría constituir un «agente inhibidor de la formación de células falciformes, nuevo y seguro, para el tratamiento de los pacientes con anemia de células falciformes».

Conoce la vainilla

El término *vainilla* hace alusión a los delgados y alargados frutos de la orquídea tropical homónima. Si bien en el pasado solamente se cultivaba en México (debido a que la flor es polinizada naturalmente por una especie de abejas nativas), en la actualidad se cultiva también en otras zonas del mundo mediante polinización manual, un laborioso proceso que explica en parte su elevado precio (es la segunda especie más cara por detrás del azafrán).

La vainilla fue empleada por primera vez en Europa como especia culinaria para aromatizar

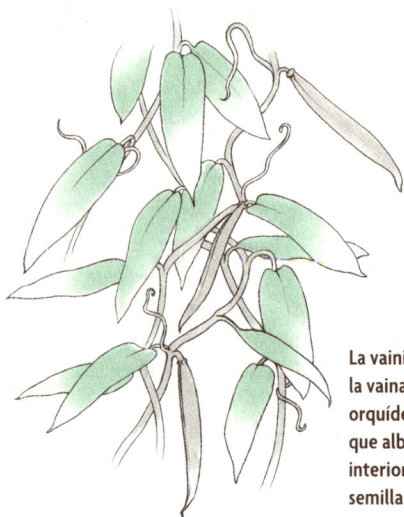

La vainilla es la vaina de una orquídea tropical que alberga en su interior abundantes semillas.

dulces en el siglo XVII. En la actualidad es un saborizante habitual en rellenos de pasteles, helados (el 50 por ciento de la vainilla importada en Estados Unidos se utiliza para la elaboración de helados), pasteles, galletas, *mousses, soufflés*, postres a base de arroz y bebidas alcohólicas.

Cómo comprar vainilla

La vainilla posee una fragancia dulce y penetrante que varía dependiendo del lugar de cultivo. Suele comercializarse de dos formas: en vaina —una vez seca— y en extracto. Ambas opciones están disponibles en algunos supermercados. Pero si deseas obtener el mejor sabor, te aconsejo adquirirla en vaina. Existen diferentes variedades de vainilla:

La vainilla francesa, también conocida como vainilla de *bourbon,* es posiblemente la de mejor calidad, debido a su fuerte aroma y su alto contenido en vainillina. Se cultiva en Madagascar, isla de Reunión e islas Comores, en el océano Índico. La mayor parte de la vainilla importada cn Estados Unidos es vainilla francesa y es la que suele encontrarse en la mayor parte de los comercios.

La vainilla mexicana carece de la intensidad de sabor de la vainilla francesa, según los entendidos, aunque hay expertos que la prefieren.

La vainilla de Indonesia, también conocida como *vainilla de Nueva Guinea*, de sabor robusto, no goza del renombre de otras variedades.

La vainilla de Tahití se produce en Tahití como es obvio, pero también en Hawái y otras islas del Pacífico. Contiene menos vainillina y, por tanto, se acerca menos al clásico sabor a vainilla que ofrecen las variedades francesa o mexicana. Sin embargo, hay cada vez mayor demanda de ella, ya que ha adquirido popularidad entre los chefs debido a su inigualable sabor.

La vainilla de las Antillas se cultiva en la isla caribeña de Guadalupe, en las Antillas Francesas. Debido a su bajo contenido en vainillina se utiliza principalmente en la industria cosmética y no se comercializa como especia.

Las vainas de vainilla acostumbran a venderse en tubos de vidrio que suelen contener tres unidades. Procura adquirir vainas de color marrón oscuro (casi negro), que sean húmedas y

flexibles como un pedazo de regaliz. Además, la presencia de una «escarcha» denominada *givre* en la superficie de la vaina es una señal de calidad superior.

La alternativa a las vainas es el extracto puro (o natural) de vainilla. Para la elaboración de un extracto las vainas son abiertas y sometidas a un proceso de maceración en alcohol, añejamiento y filtrado. Es importante que el alcohol sea de alta graduación para obtener la máxima intensidad de sabor. (En Estados Unidos la ley establece un contenido mínimo de alcohol de un 35 por ciento).

Tanto las vainas como el extracto han de guardarse en un recipiente hermético en un lu-

La vainilla podría ayudar a prevenir y/o tratar:

Cáncer	Anemia de células falciformes

La vainilla combina bien con las siguientes especias:

Almendra	Guindilla
Anís	Jengibre
Cacao	Menta
Canela	Nuez moscada
Cardamomo	Sésamo

y complementa las recetas de:

Fruta	Marisco
Leche y nata	Toda clase de dulces
Peras	

Otras recetas que contienen vainilla:

Atún sellado con rebozado de sésamo, jengibre encurtido y ensalada de col con vainilla (pág. 261)	*Brownies* bajos en calorías Los Banos (pág. 80)

Arroz con leche con vainilla y especias

Si lo sirves frío se conservará durante dos días en el frigorífico.

1 taza de arroz basmati

2 tazas de agua

1 trozo de unos 7,5 cm (3 pulgadas) de canela en rama

3 tazas de leche entera

1 cucharadita de sal

1 taza y media de leche entera y nata para cocinar mezcladas a partes iguales

$^2/_3$ de taza de azúcar

$^1/_4$ de cucharadita de clavo molido

1 cucharadita de cardamomo molido

1 vaina de vainilla, cortada a lo largo

Nuez moscada recién rallada

1. Enjuaga el arroz basmati con agua fría hasta que el agua salga limpia. (Coloca el arroz en un cuenco, cúbrelo de agua y fíltralo con un colador fino tres veces). Pon a cocinar el agua, el arroz, la canela y la sal en una cacerola gruesa a fuego medio-alto y lleva a ebullición. Reduce el calor y tapa. Hierve a fuego lento durante alrededor de 10 minutos, hasta que el agua se absorba.

2. Añade la leche, la mezcla de leche y nata, el azúcar, los clavos y el cardamomo. Raspa las semillas de vainilla y añádelas; incorpora también la vaina. Aumenta el calor y cocina sin tapa a fuego medio, removiendo de vez en cuando, durante alrededor de 40 minutos, hasta que la mezcla se espese y se vuelva cremosa.

3. Retira el arroz con leche del fuego, saca la canela y la vaina de vainilla y deséchalas. Distribúyelo entre cuatro cuencos de postre y ralla nuez moscada por encima de cada uno.

Resultan 4 raciones.

gar fresco y oscuro. De este modo pueden conservarse hasta 18 meses.

Con respecto a las imitaciones del extracto de vainilla —que no contienen vainillina—, son productos sintéticos que no consiguen replicar totalmente el sabor de la verdadera vainilla y son considerados un pobre sustituto por los entendidos. Sea como fuere, las esencias de vainilla artificiales abundan en el mercado debido a que la producción de esta especia no consigue cubrir la demanda.

La vainilla también se comercializa en forma de pasta, que se utiliza principalmente en hostelería, así como en la elaboración de helados.

Por otro lado, las semillas de vainilla —extraídas de la vaina— son la opción más costosa y aromática.

Tanto la pasta como las semillas pueden adquirirse en tiendas especializadas, o bien través de Internet (véase la guía de compra de la página 336).

La vainilla en la cocina

La vainilla suele formar parte de recetas dulces, aunque en realidad esta especia aporta un dulzor delicado, el azúcar añadido hace el resto; de hecho, en África y otros países tropicales esta especia se utiliza más frecuentemente para condimentar los platos salados que los dulces. En los últimos años también la cocina occidental ha descubierto este sabroso uso de la especia y es posible encontrar salsas de vainilla como acompañamiento de platos principales, sobre todo de pescado. ¿Por qué no pruebas a experimentar con la vainilla de este modo?

Cuando utilices vainas frescas, ábrelas por la mitad y raspa las semillas: tanto unas como otras se utilizan para cocinar.

No es necesario que tires las vainas después de usarlas: puedes reutilizarlas unas cuantas veces antes de que pierdan su sabor por completo, simplemente deja que se sequen y húndelas en un bote lleno de azúcar después de cada uso (también puedes usar azúcar vainilla).

He aquí algunas ideas dulces y saladas para aumentar el consumo de vainilla:

- La vainilla resulta excepcional con langosta, langostinos o vieiras. Prepara una salsa de nata y condiméntala con vainas de vainilla.

- La vainilla casa bien con la mantequilla. Aporta un toque de dulzor a las salsas a base de mantequilla para aderezar platos de pollo o pescado.
- Utilízala para suavizar sabores más fuertes en salsas, *chutneys* y curries.
- Introduce una vaina de vainilla en el café, tápalo y refrigéralo. Sirve con nata montada y nuez moscada.
- Enriquece con vainilla las compotas de manzana, grosella y ruibarbo.
- Agrega una o dos gotas de extracto de vainilla al ponche de huevo, o bien cuando estés batiendo nata.

WASABI *Un picante aliado frente al cáncer*

El wasabi es un condimento japonés conocido por embellecer la decoración de un plato de *sushi* perfecto y por su efecto *sumamente* picante. Basta con coger una pizca con un palillo para obtener su inigualable sabor acre, que recuerda de algún modo a la mostaza picante china. También conocido como rábano picante japonés, al igual que este, pertenece a la familia botánica de las *crucíferas*, que incluye verduras como el repollo, el brócoli, las coles de Bruselas y la col rizada. Estas verduras están repletas de *isotiocianatos* (ITC), unos compuestos anticancerígenos, según demuestran las investigaciones. Los ITC exclusivos del wasabi son responsables de su característico picor que despeja las fosas nasales, y también podrían ser capaces de protegerte frente el cáncer.

Demasiado picante para el cáncer

Diversos estudios preclínicos, *in vitro* y en animales muestran que el wasabi podría resultar tan efectivo frente al cáncer como el brócoli y otros miembros de la familia de las crucíferas.

Cáncer de mama. Unos investigadores japoneses descubrieron que uno de los ITC presentes en el wasabi podía detener el crecimiento de las células de cáncer de mama *in vitro* e incluso destruirlas. Como conclusión, los científicos señalaron que el ITC en cuestión «es un nuevo posible candidato para el control de las células cancerosas». Los resultados fueron publicados en la revista *Cancer Detection and Prevention*.

Metástasis. La metástasis es el desplazamiento de las células cancerosas desde el tumor inicial hacia otras zonas del organismo. Pues bien, unos científicos japoneses que inyectaron células de cáncer de piel en los pulmones de animales de laboratorio observaron que un tratamiento previo con uno de los ITC del wasabi interrumpía la multiplicación de estas células en un 82 por ciento. «Parece que el wasabi no solo inhibe la proliferación tumoral, sino también la metástasis del cáncer», escribieron los investigadores en la revista *Cancer Detection and Prevention*. Y concluyeron afirmando que «el wasabi es aparentemente un candidato dietético útil para controlar la progresión tumoral».

Cáncer de estómago. En otro estudio japonés, los investigadores indujeron cáncer de estómago en animales experimentales y los dividieron en dos grupos, uno de los cuales recibió wasabi. Pues bien, el grupo que no tomó wasabi desarrolló un número de tumores cuatro veces mayor que el grupo tratado con wasabi. El cáncer de estómago «fue inhibido mediante la administración de wasabi», escribieron los investigadores en la revista *Nutrition and Cancer*.

Cáncer de colon. Un equipo de científicos de la Universidad Estatal de Michigan halló en una investigación *in vitro* que diversos componentes del wasabi inhibían el crecimiento de las células de cáncer de colon hasta un 68 por ciento; las de cáncer de pulmón, hasta un 71 por ciento, y las de cáncer de estómago, hasta un 44 por ciento.

Leucemia. Unos investigadores japoneses observaron que el wasabi podía detener la proliferación de las células de leucemia y señalaron como conclusión que la especia es «potencialmente útil como un agente natural anticancerígeno».

¿Demasiado wasabi?

Si bien probar una guindilla muy picante produce una sensación de ardor en la lengua, eso no es nada comparado con haber tomado más wasabi de la cuenta.

Existen unos cuantos informes que describen las reacciones adversas de personas que ingenuamente han consumido wasabi como si se tratara de una verdura en lugar de una especia. Si bien una ingesta excesiva puede producir palidez, sudoración abundante, tos con sensación de asfixia y, en ocasiones, confusión e incluso colapso, no se ha registrado ningún fallecimiento por wasabi (aunque sí existe un película con este título). Una sobredosis de wasabi, no obstante, supone un riesgo para las personas con vasos sanguíneos debilitados, como cuando se ha sufrido un infarto, un derrame cerebral o se padece diabetes tipo II.

Si alguna vez comes más de lo tolerable, mantén la calma y comienza a respirar por la boca para impedir que las sustancias irritantes alcancen los pulmones. A diferencia de la guindilla, el picor se disipa bastante rápido y no empeora al tratar de apagarlo con agua o cerveza.

Di *sayonara* a la enfermedad

Hay muchas otras maneras en las que esta especia japonesa puede proteger tu salud:

Intoxicación alimentaria. Diversos estudios han demostrado que el wasabi constituye una protección natural frente a la *E. coli* y el *Staphylococcus aureus*, bacterias responsables de intoxicaciones alimentarias (de hecho, el wasabi fue introducido en la cocina japonesa para disminuir el riesgo de intoxicación por ingesta de pescado crudo).

Úlceras. La bacteria *Helicobacter pylori* es la responsable de la mayor parte de las úlceras estomacales y una infección persistente de esta bacteria incrementa el riesgo de cáncer de estómago. Pues bien, diversos estudios han puesto en evidencia que los ITC y otros compuestos del wasabi son capaces de destruir esta bacteria.

Colesterol alto. Unos investigadores australianos descubrieron en un experimento en animales que el wasabi podía disminuir el colesterol LDL «malo» e incrementar el HDL «bueno».

Caries. Unos científicos japoneses observaron que los ITC del wasabi inhibían la proliferación de las bacterias responsables de la caries dental.

Coágulos sanguíneos. Un grupo de investigadores aisló un ITC del wasabi que se mostraba diez veces más potente que la aspirina en la prevención de los coágulos sanguíneos, los cuales pueden llegar a obstruir las arterias y producir un infarto o un derrame cerebral.

Osteoporosis. Se ha observado que algunos compuestos del wasabi pueden incrementar la densidad ósea.

PARA LA ELABORACIÓN DEL WASABI, LOS CHEFS JAPONESES PELAN Y RALLAN LA RAÍZ EN UN RALLADOR DE PIEL DE TIBURÓN LLAMADO *OROSHI* Y LUEGO PRESIONAN LA RALLADURA HASTA FORMAR UNA PASTA.

Eccema (dermatitis atópica). Un extracto de wasabi consiguió disminuir la conducta de rascado en animales criados para desarrollar síntomas relacionados con esta enfermedad. Además, también decrecieron los componentes inmunes que generan la picazón y la inflamación. Los resultados fueron publicados en la revista *Journal of Nutritional Science and Vitaminology*.

Conoce el wasabi

Si bien los estadounidenses familiarizados con el wasabi lo consideran un condimento que suele acompañar al pescado crudo en los platos de *sushi* (con arroz), o *sashimi* (sin arroz), lo cierto

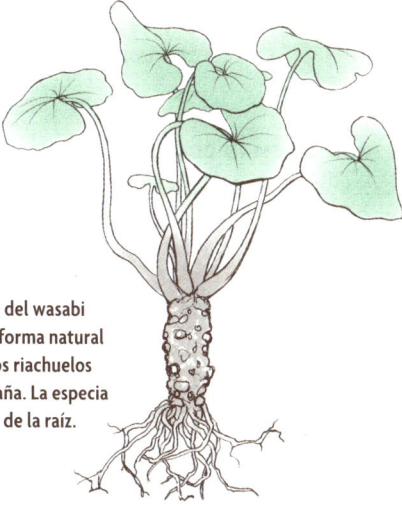

La planta del wasabi crece de forma natural junto a los riachuelos de montaña. La especie se extrae de la raíz.

es que en Japón esta especie es tan habitual como lo es el kétchup en Estados Unidos.

En Japón se emplea como aderezo en los platos *teriyaki** y de fideos, y es un ingrediente común de salsas para mojar, salsas de acompañamiento, aliños y marinadas. También preparan un popular encurtido conocido como *wasabi zuke* aprovechando todas las partes de la planta del wasabi: hojas, flores, peciolos y raíces, y combinándolas con agua, sal y sake. Incluso es posible encontrar vino de wasabi (aunque suele venderse como un producto novedoso) y licor de wasabi, conocido por su elevada graduación alcohólica.

Los japoneses aprecian el wasabi no solo por su sabor, sino también por su valor estético. La presentación de los alimentos es una parte importante de la experiencia culinaria, y la pasta de wasabi —de color verde brillante— se utiliza a menudo para enfatizar la cuidada estética de la guarnición de verduras con la que se presentan los platos o los bufés.

En Japón, la elaboración de la pasta de wasabi es todo una arte. Los chefs japoneses pelan la raíz y posteriormente la rallan finamente en un rallador de piel de tiburón llamado *oroshi*. Para ello, mantienen la raíz perpendicular al rallador,

a fin de minimizar la liberación de aceites volátiles y obtener un mejor sabor y textura. Por último, presionan la ralladura hasta formar una pasta.

La degustación de wasabi fresco solo se hace posible en el propio Japón, o bien en algunos restaurantes occidentales de lujo. Posee un sabor más suave y dulce que la versión en pasta y se ralla sobre la comida, al igual que el queso sobre la pasta en los restaurantes italianos.

La planta del wasabi (en el pasado llamada jengibre silvestre) es un tanto fuera de lo común y crece de forma natural junto a los riachuelos

El wasabi podría ayudar a prevenir y/o tratar:

Asma	Osteoporosis
Cáncer	Problemas de colesterol (colesterol LDL «malo» alto, colesterol HDL «bueno» bajo)
Caries	
Coágulos sanguíneos	
Eccema	
Intoxicación alimentaria	Úlcera

El wasabi combina bien con las siguientes especias:

Ajo	Semilla de cilantro
Almendra	Semilla de mostaza
Cebolla	Semilla de sésamo
Laurel	Tomate seco
Perejil	

y complementa las recetas de:

Arroz	Marisco
Carnes	Pescado crudo o cocinado
Fideos	

Otras recetas que contienen wasabi:

Atún sellado con rebozado de sésamo, jengibre encurtido y ensalada de col con vainilla (pág. 261)

---

* Técnica culinaria japonesa en la que los alimentos se asan en un adobo de salsa *teriyaki*. (N. de la T.)

en zonas de montaña japonesas con temperaturas que suelen rondar los 13 ºC (55 ºF). La creciente popularidad de la cocina japonesa durante los últimos veinte años ha aumentado el interés por su cultivo y en la actualidad también se produce en Corea, Nueva Zelanda, Taiwán, China y Oregón. De hecho, Nueva Zelanda está adquiriendo una excelente reputación por la calidad de sus cultivos e incluso están realizándose exportaciones a Japón. Un estudio llevado a cabo en Nueva Zelanda descubrió que el contenido de ITC del wasabi neozelandés supera al del wasabi japonés.

Dada la dificultad de su cultivo y el tiempo que requiere para su maduración, esta especia resulta costosa en comparación con el rábano picante, un primo más fácil de obtener. Y (prepárate para la desilusión) debido a su gran demanda y elevado precio, el wasabi que se sirve en los típicos establecimientos de *sushi no* suele ser verdadero wasabi, sino rábano picante coloreado con espinacas o espirulina y reconstituido con agua. A menos que hayas comido alguna vez en un restaurante exclusivo en el propio Japón, es probable que nunca hayas degustado el verdadero wasabi. Es necesario un paladar experimentado —y haber probado el wasabi al menos una vez— para reconocer la diferencia entre esta especia y el «wasabi» que sirven en los bares de *sushi*. Si bien ambos comparten el mismo sabor acre, ahí acaban sus semejanzas.

Cómo comprar verdadero wasabi

El «wasabi» se comercializa en forma de pasta envasada en tubos, o bien en polvo, que suele venir en pequeñas latas. De todos modos, la pasta de wasabi suele tratarse de rábano picante, de modo que si deseas conseguir la verdadera especia habrás de comprarla en polvo.

El único modo de saber lo que estás comprando es leer las etiquetas. El wasabi en polvo japonés puede encontrarse en los comercios asiáticos y en la sección de productos orientales de algunos supermercados. No obstante, una etiqueta japonesa tampoco garantiza que el producto sea realmente wasabi. Conviene saber que el genuino wasabi no contiene mostaza ni rábano picante ni colorantes añadidos, sino tan *solo* wasabi.

En todo caso, es posible adquirirlo a través de Internet (véase la guía de compra de la página 336).

El wasabi en la cocina

El wasabi no podría ser más sencillo de preparar: basta con mezclar un cucharadita de wasabi en polvo con otra cucharadita de agua hasta obtener una pasta. Conviene dejarla reposar durante al menos 10 minutos para dejar asentar el sabor y mantenerla tapada para preservarlo. El wasabi no se conserva bien, de modo que lo mejor es preparar solamente la cantidad que vayas a usar.

Existen muchas formas de disfrutarlo además de como condimento de los *sushis*. He aquí algunas sugerencias:

- Sustituye la mostaza por wasabi para condimentar carnes cocinadas y curadas como el jamón, la carne estofada y la carne en conserva.
- Remplaza la salsa cóctel por esta especia para aderezar almejas y ostras crudas, o bien para el cóctel de langostinos. (Recuerda usar solo un poquito).
- Realza el sabor de la salsa cóctel añadiendo una pizca de wasabi en polvo.
- Elabora puré de patatas con wasabi agregando wasabi en polvo a la receta. Incorpora una cucharada de wasabi en polvo por 1,350 kg (3 libras) de patatas.
- Prepara mayonesa de wasabi añadiendo una cucharadita de wasabi en polvo y un chorrito de zumo de limón a media taza de mayonesa y úsala para untar bocadillos. Resulta especialmente sabrosa en los bocadillos de jamón.
- Prepara una vinagreta de wasabi combinando una cucharada de pasta de wasabi con una cucharada de mayonesa, otra de *mirin* (vino de arroz dulce) y otra de vinagre de arroz.
- Remplaza una parte de la salsa de mostaza de los huevos rellenos por pasta de wasabi.
- Elabora mantequilla de wasabi combinando wasabi en polvo, cebollino seco (¼ de taza cada uno) y ½ taza de mantequilla

Pollo con wasabi, naranja y almendras tostadas

Si bien la cantidad de wasabi de esta receta parece excesiva, la mezcla con el resto de ingredientes disipa el picor. De hecho, si te gusta el wasabi y la comida picante, quizá deberías añadir algo más, ya que con la cantidad sugerida se consigue un ligero efecto picante. Puedes servirla sobre hojas verdes variadas y decorar con ramitas de cilantro, o bien como relleno de una baguette. Si la sección de productos internacionales de tu supermercado no dispone de vinagre negro, quizá puedas encontrarlo en una tienda de alimentos orientales, o si no sustitúyelo por vinagre balsámico.

2 tazas de pechuga de pollo cocinada y cortada en taquitos
1 lata de unos 310 g (11 oz) de mandarinas, escurridas y cortadas en dados
4 cebolletas, partes blanca y verde, cortadas en rodajas finas
¼ de cilantro cortado en trozos
1 cucharadita de aceite de colza
3 cucharadas de almendras fileteadas
1 cucharadita de semillas de sésamo, preferiblemente negras
½ taza de mayonesa *light*
1 cucharada y media de pasta de wasabi
1 cucharadita de vinagre negro o balsámico
½ cucharadita de aceite de sésamo

1. Combina el pollo, las mandarinas, las cebolletas y el cilantro en un cuenco mediano. Calienta una sartén pequeña de fondo grueso a fuego medio-alto y engrásala ligeramente con ½ cucharada de aceite de colza. Añade las almendras y tuéstalas un poquito, removiéndolas con una cuchara de madera durante uno o dos minutos. Retíralas del fuego y déjalas enfriar en un plato. Agrega las semillas de sésamo a la misma sartén y tuéstalas en seco, moviendo la sartén hacia delante y hacia atrás para evitar que se quemen. Retíralas del fuego y déjalas enfriar en un plato. Incorpora las almendras y el sésamo a la mezcla de pollo y remueve bien.

2. Combina en un cuenco aparte la mayonesa, el wasabi, el vinagre negro y el aceite de sésamo y condimenta el pollo. Déjalo enfriar durante dos horas como mínimo para permitir la fusión de sabores antes de servirlo.

Resultan 4 raciones.

ablandada. Dale una forma cilíndrica y deja que se enfríe. Divide en porciones y derrítela sobre el atún o el salmón a la parrilla, o bien úntala en un pollo antes de asarlo.
• Prueba a sustituir el rábano picante o el tabasco por wasabi en el cóctel *bloody mary*.

• Tómate unos guisantes con wasabi como tentempié; para ello has de freírlos o tostarlos, cubrirlos con una mezcla de wasabi y otros condimentos, y hornearlos hasta que se pongan duritos. ¡Tendrás la seguridad de estar consumiendo verdadero wasabi!

PARTE III

Combinaciones especiales de especias

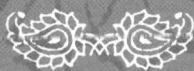

Mezclas de especias del mundo

Sencillas combinaciones para preparar deliciosos platos curativos

Las *mezclas* de especias son el mejor modo de disfrutar de las especias curativas y obtener todos sus beneficios. No hay una mejor forma de conseguir sabores diversos y aromas intensos, garantizando su frescura, que moler o tostar unas cuantas especias combinadas cuidadosamente para realzar el sabor de los alimentos y satisfacer el apetito.

Los excepcionales sabores de las cocinas de los países famosos por sus platos especiados se logran a partir de la *combinación* de diversas especias que se complementan entre sí (normalmente cuatro como mínimo y con frecuencia muchas más) y dan lugar a sabores únicos distintos de cualquier especia o alimento individuales. Las mezclas de especias más conocidas mundialmente provienen de la India, sudeste asiático, norte de África, Latinoamérica y el Caribe, donde se disfrutan desde hace miles de años. Las especias son omnipresentes en estas partes del mundo y en las mesas no suele faltar alguna mezcla de condimentos, como en Europa y Estados Unidos se usan la sal y la pimienta.

Las mezclas de especias pueden ser dulces o picantes, suaves o fuertes, secas o mezcladas con ingredientes líquidos para formar una pasta. Pueden componerse de especias enteras o molidas. Algunas se tuestan justo antes de ser añadidas a la receta, mientras que otras se muelen y mezclan con antelación para poder disponer de ellas a la hora de cocinar. Pueden formar parte de un plato, o bien usarse como condimento esparcidas sobre los alimentos o como adobo para ablandar las carnes rojas y las aves. Ensalzan el sabor de las elaboraciones, pero sobre todo producen un sabor intensamente único (y delicioso).

En términos generales, en una mezcla bien hecha no debe destacar ninguna especia, por esta razón se realizan combinaciones equilibradas para armonizar los sabores (posiblemente las personas con buen olfato sean capaces de detectar los matices individuales de cada especia). Incluso las mezclas que contienen guindilla pueden producir un efecto picante sin que se distinga el sabor de esta especia. El *jerk* jamaicano, por ejemplo, aunque no sabe a guindilla, ¡resulta claramente picante!

Además, las mezclas de especias ayudan a ahorrar tiempo al preparar la comida. Los platos aromáticos —como los de las cocinas que usan especias habitualmente— suelen incluir condimentos que han de ser tostados y molidos, una tarea que puede resultar un poco pesada si tienes que repetirla cada vez que cocines. ¡Pero esto no es necesario! Los cocineros habituados a trabajar con especias elaboran con antelación diferentes mezclas que puedan conservarse bien durante meses. Esta planificación previa puede convertir una receta con una larga lista de ingredientes en una comida que puede prepararse en cuestión de minutos.

Existen cientos de mezclas de especias tradicionales alrededor del mundo (incluso en algunas regiones de Estados Unidos). Sin embargo, con algunas excepciones, resulta casi imposible encontrar dos recetas iguales de estos aderezos clásicos en los libros de cocina, ya que los chefs suelen tender a la innovación. De todos modos, cada mezcla contiene ciertas especias específicas que resultan indispensables, y lo que varía son las especias complementarias y sus proporciones, que pueden adaptarse a los gustos individuales.

Las mezclas que te ofrezco en este capítulo están inspiradas en mi propio repertorio de recetas indias, así como en el de la coautora de este libro, que conoce bien la cocina francesa. Nos hemos tomado la libertad de hacer algunas adaptaciones para aportar simplicidad, incluir ingredientes que puedan conseguirse y, sobre todo, *maximizar* el uso de especias curativas. Han sido diseñadas, asimismo, para complementar una amplia variedad de alimentos y estilos de cocina. Te animo a improvisar: si una especia no te gusta, sustitúyela por otra. Hallarás una tabla de sustitutos de especias en la página 307; también puedes consultar la tabla de «combinaciones magníficas» de la página 304. Siempre y cuando incluyas las especias esenciales, deberías poder reproducir el sabor clásico de cada receta.

Un consejo sobre el tueste y la conservación

Si bien resulta cómodo preparar con anticipación estas mezclas, te recomiendo que no guardes durante mucho tiempo las combinaciones, sobre todo cuando las hagas por primera vez, ya que los distintos componentes podrían conservarse frescos durante períodos variables, y unos pasarse antes que otros, por lo que se rompería el equilibrio de la mezcla. Lo mejor es usarlas a lo largo de un mes (aunque la mayoría pueden llegar a durar de tres a seis meses, o incluso más). Si estás experimentando o no piensas usarlas de forma regular, quizá sea conveniente que reduzcas la cantidad de ingredientes a la mitad. Conserva estas mezclas en pequeños recipientes herméticos de cristal, y guárdalos en un lugar oscuro y fresco. Asegúrate de cerrar bien la tapa después de cada uso.

Para la preparación de algunas recetas las especias enteras han de tostarse en seco y molerse, una tarea sencilla detallada en cada receta. De todos modos, es preferible que consultes la página 17 para obtener más información sobre el tueste, la molienda y la conservación de las especias.

Aunque muchas de estas mezclas están comercializadas —pueden adquirirse en comercios indios o asiáticos, o bien a través de Internet—, pueden contener sal, glutamato monosódico y otros ingredientes que no forman parte de la receta original; en cambio, si la haces tú mismo, no albergarás ninguna duda sobre su contenido, y como además las mezclas propuestas en este capítulo enfatizan el uso de las especias curativas, tu salud se verá beneficiada cada vez que las esparzas sobre los alimentos.

¡Que las disfrutes! O como dicen en la India: *¡Bahut bhokh laggi he!*

Masala: una especia india

Masala significa *mezcla de especias* y constituye la esencia de la cocina de la India, donde existe una gran variedad de combinaciones para los diversos platos y donde cada región tiene fama por una mezcla específica.

Los cocineros indios son dados a improvisar y personalizar las *masalas* clásicas añadiendo una o varias especias «secretas». Aunque las posibilidades de combinación son casi infinitas, prácticamente todas ellas incluyen especias curativas, beneficiosas para la salud.

Garam masala   Grado de picor: bajo

También conocida como *moghul garam masala*, es la mezcla de especias más popular de la India. Se añade a casi todos los platos, del mismo modo que se usan la sal y la pimienta en Europa y Estados Unidos. Normalmente se agrega hacia el final de la preparación, o bien se esparce por encima de los alimentos antes de servirlos. También suele emplearse para aportar un toque final a los curries. Dado que las especias que la componen son más bien dulces, no es necesario suavizar su sabor cocinándola. También puede usarse para sazonar los guisos y las sopas antes de servirlos, así como los arroces y verduras. Las especias responsables de los sabores principales son el comino, las semillas de cilantro, la pimienta negra y el cardamomo marrón. La *garam masala* es originaria del norte de la India, lugar de origen de la cocina mogol, la alta cocina de la India. Te animo a utilizarla como hacen en la India: en todos los platos que desees.

4 cucharadas de semillas de cilantro
2 cucharadas de comino
1 cucharada de alcaravea
1 cucharada de granos de pimienta negra
2 cucharaditas de semillas de cardamomo marrón
1 trozo de unos 7,5 cm (3 pulgadas) de canela en rama
1 nuez moscada entera
1 cucharadita de clavos enteros

1. Tuesta en seco por separado las semillas de cilantro, el comino, la alcaravea, los granos de pimienta y las semillas de cardamomo, en una sartén pequeña de fondo grueso, a fuego medio, removiendo con frecuencia para evitar que se quemen, hasta que se hayan tostado ligeramente y comiencen a exhalar su aroma. Deja enfriar en un plato y reserva.

2. Parte la ramita de canela en trocitos y muélela junto con la nuez moscada en un molinillo de especias o un minirrobot de cocina. Añade las semillas tostadas y los clavos y procesa hasta obtener un fino polvo. La mezcla puede conservarse en un recipiente hermético de cristal durante seis meses o incluso más. *Resulta alrededor de ½ taza.*

Sambaar masala   Grado de picor: alto

Esta mezcla, popular en la cocina del sur de la India, contrasta con la suave *masala* del norte. Su característico sabor procede de las legumbres secas, denominadas *dals* en la India. Esta mezcla se usa principalmente para condimentar platos de verduras y lentejas, así como sopas y curries. La receta está diseñada para elaborar una pequeña cantidad de este aderezo, ya que basta con usar una pizca. Rectifica la cantidad de guindilla para suavizar o intensificar el efecto picante.

1 cucharada de semillas de cilantro
2 cucharaditas de comino
1 cucharadita de semillas de mostaza marrón
1 cucharadita de granos de pimienta negra
½ cucharadita de fenogreco
½ trozo de canela en rama, partido en pedacitos
1 cucharadita de cúrcuma
½ cucharadita de asafétida molida
6 guindillas rojas, sin tallo ni pepitas
1 cucharada y media de *ural dal* (lentejas blancas partidas)
1 cucharada de *chana dal* (guisantes amarillos partidas)

1. Tuesta en seco a fuego medio las semillas de cilantro, el comino, las semillas de mostaza, los granos de pimienta negra y el fenogreco, en una sartén pequeña de fondo grueso, re-

moviendo con frecuencia para evitar que se quemen, hasta que las semillas se oscurezcan y comiencen a despedir su fragancia.

2. Baja el fuego y añade la canela, la cúrcuma y la asafétida, y continúa tostando sin dejar de remover durante un minuto. Traslada las especias a una fuente de cristal y déjalas enfriar.

3. Incorpora las guindillas a la misma sartén y tuéstalas, removiendo frecuentemente durante dos o tres minutos, hasta que se hayan tostado ligeramente. Deposítalas en un plato y déjalas enfriar.

4. Agrega las legumbres a la sartén y tuéstalas, removiendo con frecuencia para evitar que se quemen, durante tres o cuatro minutos. Déjalas enfriar en un plato.

5. Coloca todos los ingredientes en un molinillo de especias o un minirrobot de cocina y muélelos hasta conseguir una textura fina. La mezcla puede conservarse en un recipiente hermético de cristal durante seis meses o incluso más. *Resulta alrededor de ½ taza.*

Chaat masala   Grado de picor: alto

El sabor único de esta mezcla se debe a dos especias exóticas: el amchur, un condimento fuerte con sabor a limón procedente de los mangos verdes, y la sal negra, un popular condimento de sabor acre que aporta un toque salado al conjunto; el *chaat masala* suele emplearse para aderezar *snacks* (a muchos indios les encantan los tentempiés) y unos aperitivos denominados *chaats*, si bien también se utiliza en sopas, guisos o cualquier plato que demande un sabor fuerte, picante y ácido.

2 cucharadas de comino
1 cucharada de granos de pimienta negra
2 cucharaditas de semillas de cilantro
1 cucharadita de ajowan
1 cucharadita de anís
½ cucharadita de menta seca
2 cucharadas de sal negra
1 cucharada de amchur
1 cucharadita de jengibre molido
½ cucharadita de cayena
Una pizca de asafétida

1. Tuesta en seco por separado el comino, los granos de pimienta, las semillas de cilantro, el ajowan y el anís, en una sartén pequeña de fondo grueso, a fuego medio, removiendo con frecuencia para evitar que se quemen, hasta que se tuesten ligeramente y comiencen a desprender su perfume.

2. Coloca las semillas tostadas y la menta en un molinillo de especias o minirrobot de cocina y muélelas hasta obtener un polvo fino. Combina con la sal negra, el amchur, el jengibre, la cayena y la asafétida. La mezcla puede conservarse en un recipiente hermético de cristal durante dos meses. *Resulta alrededor de ½ taza.*

Panch phoron

Grado de picor: bajo

Panch (cinco) y *phora* (semillas) es una combinación de cinco semillas aromáticas. El ingrediente principal son las semillas de comino negro, conocidas como *kalonji* en la India. La mezcla —originaria de Bengala— se compone de semillas enteras que se tuestan en aceite al comienzo de la preparación. Si bien se usa tradicionalmente en los platos de lentejas y como saborizante de las verduras y las patatas, en realidad puede condimentar casi cualquier plato. Su modo de preparación es sencillo: calienta un poco de aceite en una sartén como harías para saltear unas verduras; añade ¼ de cucharadita de la mezcla y remueve las semillas constantemente hasta que comiencen a exhalar su aroma, momento en el que has de incorporar el resto de ingredientes.

    2 cucharadas de semillas de mostaza
    2 cucharadas de comino
    2 cucharadas de semillas de comino negro
    1 cucharada de fenogreco
    1 cucharada de semillas de hinojo

1. Mete todas las semillas en un tarro de cristal de cierre hermético y agítalo bien para distribuir el contenido. La mezcla puede conservarse en un recipiente hermético durante un año. *Resulta alrededor de ½ taza.*

Norte de África: tierra de lo exótico

Si bien Marruecos, Túnez, Argelia y Etiopía son países bien conocidos por sus exóticas mezclas de especias, posiblemente la cocina de Marruecos sea la más famosa por ser la más suave; en cambio, las mezclas de especias tunecinas suelen ser picantes por su contenido en guindilla. Existen muchas mezclas de especias norteafricanas. He aquí algunas de las mejores.

La kama

Grado de picor: bajo

Si has visitado alguna vez Tánger —una ciudad costera de Marruecos—, probablemente habrás probado esta mezcla. Se trata del condimento más común de este país y se usa para dar sabor a sopas, guisos y el popular plato de cocción prolongada denominado *tajín* (al igual que el utensilio de barro en el que se cocina). También se emplea para frotar las carnes de ave y cordero. Puedes prepararlo con especias molidas, si lo deseas, pero hazlo en pequeñas cantidades, porque no se conservará durante mucho tiempo.

    1 cucharada de jengibre molido
    1 cucharada de pimienta negra recién molida
    2 cucharaditas de cúrcuma
    1 cucharadita y media de canela molida
    1 cucharadita de nuez moscada molida

1. Combina todas las especias. La mezcla puede conservarse en un recipiente hermético durante alrededor de un mes. *Resulta alrededor de ¼ de taza.*

Ras el hanout

Grado de picor: de bajo a medio

Esta receta está considerada la reina de las mezclas de especias. Se distingue por su larga lista de ingredientes —a veces 30 o más— que se unen para formar una mezcla equilibrada y con cuerpo. Este condimento tiene su origen en la mezcla que elaboró un comerciante con los ingredientes más selectos y, a menudo, incluye elementos exóticos, como pétalos de rosa. Es un claro ejemplo de cómo el resultado de una combinación de diversos ingredientes supera a cada uno de los componentes por separado. Aunque resulta una mezcla suave, puede sustituir a los condimentos habituales: añádela a los guisos o a la sartén, cuando estés cocinando pescado, pollo o haciendo un sofrito; o bien, úsala con el pollo asado para aportarle sabor y color. En Marruecos suele estar presente en los platos de cordero y cuscús. Has de emplear la mitad de lo que usarías con otras especias. Si bien los ingredientes varían enormemente, casi siempre incluye cardamomo, canela, semillas de cilantro, comino, jengibre, pimentón y cúrcuma.

2 cucharadas de comino
1 cucharadita de semillas de cardamomo verde
1 cucharadita de semillas de cardamomo marrón (opcional)
1 cucharadita de semillas de hinojo
1 cucharadita de alcaravea
¼ de taza de pimentón dulce húngaro
2 cucharadas de jengibre molido
1 cucharada de semillas de cilantro molidas
2 cucharaditas de canela molida
2 cucharaditas de cúrcuma
1 cucharadita de pimienta de Jamaica molida
1 cucharadita de nuez moscada molida
1 cucharadita de galanga molida
½ cucharadita de clavos molidos
½ cucharadita de guindilla roja molida

1. Tuesta en seco a fuego medio el comino, las semillas de cardamomo, las semillas de hinojo y la alcaravea, en una sartén pequeña de fondo grueso, removiendo con frecuencia para evitar que se quemen, hasta que se oscurezcan y comiencen a despedir su perfume. Deposítalas en un plato y déjalas enfriar.
2. Junta las semillas tostadas con el resto de las especias en un cuenco pequeño y combínalas bien. La mezcla puede conservarse en un recipiente hermético de cuatro a seis meses. *Resulta alrededor de 1 taza.*

Tabil   Grado de picor: alto

El término *tabil* significa semilla de cilantro, el ingrediente principal de esta popular mezcla tunecina que se usa habitualmente en curries, guisos y rellenos. También puedes esparcirla sobre las carnes rojas o las aves antes de hacerlas a la parrilla.

½ taza de semillas de cilantro
2 cucharadas de alcaravea
1 cucharada de polvo de chile
1 cucharadita de ajo en polvo

1. Coloca las semillas de cilantro y alcaravea en un molinillo de especias y muélelas hasta conseguir una textura suave. Combínalas con el polvo de chile y el ajo en polvo. La mezcla puede conservarse en un recipiente hermético de cristal durante alrededor de seis meses. *Resulta alrededor de ½ taza.*

Berbere   Grado de picor: alto

Se trata de una mezcla compleja y húmeda originaria de Etiopía. Como en el caso de *ras el hanout*, aunque los ingredientes pueden variar, suelen girar en torno a las guindillas, los clavos y el jengibre. Este condimento resulta excelente para aderezar todo tipo de carnes: filetes, chuletas, cordero asado y lomo de cerdo… Elabora la mezcla y úsala para «rebozar» la carne de dos a ocho horas antes de asarla a la parrilla.

3 cucharadas de pimentón dulce
2 cucharadas de pimentón picante
1 cucharada de semillas de cilantro molidas
1 cucharada de pimienta negra recién molida
1 cucharadita de polvo de chile
½ cucharadita de cardamomo molido
½ cucharadita de fenogreco molido
½ cucharadita de canela molida
½ cucharadita de pimienta de Jamaica molida
½ cucharadita de escamas de chile
¼ de cucharadita de clavos molidos
1 cebolla mediana, cortada en dados
4 dientes de ajo, cortados en dados
2 cucharadas de jengibre fresco, cortado en trozos

2 cucharaditas de sal
1 cucharadita de azúcar
¾ de taza de aceite de oliva
¼ de taza de zumo de limón recién exprimido

1. Combina los once primeros ingredientes en un cuenco pequeño y reserva. Introduce la cebolla, el ajo, el jengibre, la sal y el azúcar en una batidora o un robot de cocina y procesa. Añade la mitad de la mezcla de especias. Con el aparato funcionando a velocidad baja ve agregando el aceite de oliva, alternándolo con el resto de las especias y el zumo de limón hasta obtener una pasta. La mezcla puede conservarse refrigerada durante alrededor de una semana. *Resulta alrededor de 1 taza y media.*

China: maestra especiera

Los cocineros de China y de algunos países del sureste asiático como Malasia, Tailandia y Vietnam son considerados maestros de las mezclas de especias, especializados en la elaboración de salsas picantes como aliños, más que mezclas secas. La salsa *hoisin*, la salsa de ostras, de ciruela, de pescado… son solo el comienzo de una larga lista de tentadores aderezos que convierten a estas cocinas en unas de las más variadas del mundo. Aunque cada país se diferencia por los tipos de salsas y especias utilizadas, todas emplean abundantemente la famosa mezcla china «cinco especias» en la que la estrella es el anís estrellado.

Cinco especias chinas — Grado de picor: bajo

Si alguna vez has tratado de hacer alguna receta china en casa y no has sido capaz de imitar el sabor típico de la cocina china, es posible que se debiera a no haber utilizado las cinco especias chinas. Este condimento aporta su inconfundible sabor a las costillas a la barbacoa al estilo chino, las salsas para mojar y otras especialidades. Si bien numerosas recetas asiáticas requieren este condimento, suele ser difícil de encon-

trar (y no existe un sustituto adecuado). El anís estrellado y la pimienta de Sichuan pueden adquirirse en comercios indios o asiáticos. (El sabor de los granos de pimienta negra no se parece al de la pimienta de Sichuan, por ello no es un sustituto adecuado). Si no pudieras encontrarla, lo mejor es remplazarla por anís y pimienta de Jamaica a partes iguales.

3 anises estrellados
2 cucharadas de pimienta de Sichuan, o bien
  1 cucharada de anís molido y 1 cucharada de
  pimienta de Jamaica
1 cucharada de semillas de hinojo
1 cucharada de clavos enteros
1 trozo de 7,5 cm (3 pulgadas) de canela en rama

1. Coloca todos los ingredientes en un molinillo de especias y muélelos hasta conseguir una textura fina. La mezcla puede conservarse hasta seis meses en un recipiente hermético. *Resulta alrededor de ¼ de taza.*

Oriente Próximo: tierra de muchas especias

La gastronomía de Oriente Próximo ha recibido influencias de las cocinas iraní, india y europea y, en consecuencia, las mezclas de especias varían según los países. He aquí dos de las más destacadas:

Baharat — Grado de picor: medio

Bahar significa pimienta en árabe, el ingrediente principal de esta popular mezcla de Oriente Próximo. También conocida como *advieh*, constituye una interesante combinación de dulce y picante que produce un suave aroma. Es ampliamente utilizada en los países del Golfo Pérsico para especiar las barbacoas, los rellenos para carne, los platos de arroz, las sopas y los guisos. Se usa igualmente en los adobos. También suele emplearse en los platos con base de tomate, ya que ayuda a reducir la acidez. Prueba a frotar las chuletas de cordero con ella.

1 cucharada de granos de pimienta negra
1 cucharada de semillas de cilantro
1 cucharada de comino
1 cucharada de clavos
1 cucharadita de semillas de comino negro
10 vainas de cardamomo, despepitadas
1 nuez moscada entera
1 trozo de 10 cm (cuatro pulgadas) de canela en
    rama, cortada en trozos
½ cucharada de pimentón dulce

1. Tuesta en seco por separado los granos de pimienta, las semillas de cilantro, el comino, los clavos, las semillas de comino negro y las semillas de cardamomo en una sartén pequeña de fondo grueso, a fuego medio, removiendo frecuentemente para evitar que se quemen, hasta que las semillas se oscurezcan y comiencen a exhalar su aroma.
2. Coloca la nuez moscada y la canela en un molinillo de especias o un minirrobot de cocina y procesa hasta obtener una textura gruesa. Añade las semillas y sigue moliendo hasta conseguir un fino polvo. Para terminar, agrega el pimentón. La mezcla puede conservarse en un recipiente hermético de cristal durante alrededor de dos meses. *Resulta alrededor de ½ taza.*

Dukkah   Grado de picor: bajo

Su contenido en frutos secos —todos ellos con propiedades curativas— convierten a esta mezcla de especias de origen egipcio en un condimento sumamente saludable. Una excelente forma de degustarlo consiste en esparcirlo sobre aceite de oliva y servirlo como salsa para mojar; también puedes echarlo en un platito y mojar una rebanada de pan primero en el aceite y después en el aderezo. Igualmente, puedes rebozar con él el pollo o el pescado al horno como si se tratara de pan rallado.

3 cucharadas de sésamo
3 cucharadas de semillas de cilantro
2 cucharadas de comino
1 cucharada de granos de pimienta negra
1 cucharadita de semillas de hinojo

½ taza de avellanas
1 cucharadita de hojas secas de menta
½ cucharadita de tomillo seco

1. Tuesta en seco por separado el sésamo, las semillas de hinojo, el comino, los granos de pimienta negra y las semillas de hinojo en una sartén pequeña de fondo grueso, a fuego medio, removiendo frecuentemente para evitar que se quemen, hasta que las semillas se oscurezcan y comiencen a desprender su perfume. Deposítalas en un plato y déjalas enfriar.
2. Coloca las avellanas, la menta y el tomillo en un molinillo de especias o un minirrobot de cocina y muélelas hasta obtener una textura gruesa. No conviene procesar de más, ya que se formaría una pasta. La mezcla puede conservarse en un recipiente hermético de cristal durante alrededor de tres meses. *Resulta alrededor de 1 taza.*

Latinoamérica y el Caribe: donde no solo es ardiente la temperatura

Es probable que la palabra *chile* te evoque países latinoamericanos. Sin embargo, no todas las gastronomías de la zona resultan picantes en extremo algunas —con clara influencia europea— presentan sabores más suaves. De todos modos, si te gusta el picante, disfrutarás con los platos de estos países.

Adobo jerk   Grado de picor: muy alto

En Jamaica el *jerk* constituye un plato, un estilo de cocina y un modo de vida. El adobo *jerk* es una mezcla húmeda extremadamente picante que cuenta con ingredientes como los chiles Scotch Bonnet, una de las variedades de pimientos más picantes que existen, y la pimienta de Jamaica, que aporta el sabor predominante a la mezcla. El *jerk* auténtico debe cocinarse a fuego lento durante una hora o más dependiendo del plato. Si deseas atenuar el picor, sustituye el Scotch Bonnet por un jalapeño u otra variedad de chile más suave y emplea la cantidad mínima indicada en la receta. El *jerk* se añade tradicionalmente a los platos de pollo o cerdo. Puesto que la mezcla no se conserva bien, lo mejor es preparar solo la cantidad necesaria para el plato seleccionado.

De 4 a 8 chiles Scotch Bonnet o jalapeños
5 cebolletas grandes, cortadas en trozos grandes
1 cebolla pequeña, pelada y dividida en cuatro
1 trozo de 2,5 cm (1 pulgada) de jengibre
4 dientes de ajo, pelados
¼ de taza de vinagre blanco
2 cucharadas de salsa de soja
2 cucharadas de aceite de colza
1 cucharada de azúcar moreno de caña (oscuro)
1 cucharada de pimienta de Jamaica molida
2 cucharaditas de tomillo seco
1 cucharadita de pimienta negra molida fresca
½ cucharadita de canela molida
½ cucharadita de nuez moscada molida
½ cucharadita de sal

1. Introduce los chiles, las cebolletas, las cebollas, el jengibre y el ajo en un robot de cocina y procesa hasta obtener una textura fina. Añade el vinagre, la salsa de soja y el aceite de colza sin apagar el aparato y sigue procesando durante alrededor de 30 segundos hasta que se mezclen bien.
2. Vierte la mezcla en un cuenco pequeño y agrega el azúcar moreno, la pimienta de Jamaica, el tomillo, la pimienta negra, la canela, la nuez moscada y la sal y remueve hasta conseguir una textura homogénea.
3. Lava y seca la carne de pollo o cerdo y métalos en una bolsa de plástico con autocierre; a continuación, vierte el adobo en la bolsa, ciérrala bien y asegúrate de que todas las piezas queden cubiertas. Refrigera durante cuatro horas como mínimo. Extrae la carne de la bolsa y ásala a la parrilla a fuego suave hasta alcanzar el punto deseado.

Nota: Si deseas preparar un *jerk* verdaderamente auténtico has de asar la carne con brasas de madera y hojas procedentes de la *Pimenta dioica* (el árbol de la pimienta de Jamaica).

Resulta una cantidad suficiente para marinar dos lomos de cerdo, o bien un pollo troceado.

Adobo   Grado de picor: bajo

El adobo es un popular condimento seco con sabor a ajo indispensable en las gastronomías de Cuba, República Dominicana y Puerto Rico, donde sustituye a la sal de mesa y se usa para sazonar todo tipo de platos. Para hacerlo sumamente picante, al estilo mexicano, añade una o dos cucharadas extras de chile rojo molido.

2 cucharadas de granos de pimienta negra
2 cucharadas de comino
2 cucharadas de orégano seco
2 cucharadas de sal
2 cucharadas de ajo en polvo
½ cucharadita de polvo de chile

1. Tuesta en seco separadamente el comino y los granos de pimienta en una sartén pequeña de fondo grueso, a fuego medio, removiendo con frecuencia para evitar que se quemen, hasta que las semillas se oscurezcan y comiencen a despedir su perfume. Deja enfriar en un plato.
2. Coloca las semillas y el orégano en un molinillo de especias y procesa hasta conseguir un polvo fino. Combínalo bien con la sal, el ajo y el polvo de chile. La mezcla puede conservarse en un recipiente hermético de cristal durante seis meses. *Resulta alrededor de 1 taza.*

Colombo en polvo   Grado de picor: medio

De mismo nombre que la capital de Sri Lanka, esta mezcla es un popular condimento en las islas Guadalupe y Martinica. Su sabor a frutos secos se debe a la presencia de arroz entre sus ingredientes. Suele emplearse en platos de pescado, plátano macho y boniato.

¼ de taza de arroz blanco
¼ de taza de comino
1 cucharada de semillas de cilantro
1 cucharada de semillas de mostaza negra o marrón
1 cucharada de granos de pimienta negra
1 cucharada de fenogreco

1 cucharadita de clavos enteros
¼ de taza de cúrcuma

Introduce el arroz en una sartén y tuéstalo en seco como si se tratara de una especia. Igualmente, tuesta en seco el comino, las semillas de cilantro, las semillas de mostaza, los granos de pimienta, el fenogreco y los clavos y deja enfriar. Combina el arroz con las especias (incluyendo la cúrcuma) en un molinillo de especias hasta conseguir un polvo fino. La mezcla puede conservarse en un recipiente hermético hasta seis meses. *Resulta alrededor de 1 taza.*

Mezcla de especias de cacao
Grado de picor: medio

El cacao es una popular especia en México, sobre todo en bebidas especiadas y salsas saladas. Si bien resulta amargo crudo, su sabor se suaviza y se combina con otras especias al cocinarlo. Frota con esta mezcla la carne de cerdo o la piel del pollo, impregnándolas y cubriéndolas bien, una hora antes de hacerlos a la parrilla, o bien añade una cucharada a los rellenos de pan rallado.

- ¼ de taza de cacao en polvo sin azúcar
- ¼ de taza de comino molido
- 2 cucharadas de pimentón
- 2 cucharadas de polvo de chile
- 2 cucharaditas de granos de pimienta negra molida gruesa
- 1 cucharadita de sal marina
- 1 cucharadita de pimienta de Jamaica molida

1. Combina todos los ingredientes y consérvalos en un recipiente hermético protegido de la luz y el calor. *Resulta alrededor de 1 taza.*

Francia: una gastronomía suave

La cocina francesa no suele incluir mezclas de especias, pues se prefiere destacar el sabor natural del alimento principal de cada plato (por esta razón, los platos franceses no resultan especiados ni picantes). Sin embargo, hay unas pocas excepciones en las que se utilizan hierbas aromáticas y especias que aporten aromas suaves. Las siguientes mezclas son originarias del sur de Francia.

Quatre épices
Grado de picor: bajo

Tres de las especias que componen esta mezcla —granos de pimienta, clavos y nuez moscada— son fijas, y la cuarta es un ingrediente variable que puede ser canela, jengibre rallado o bien una combinación de ambas. Además, los granos de pimienta pueden ser blancos o negros o una combinación de ambos. En lo que a mí respecta, prefiero usar pimienta negra por su mayor contenido en aceites saludables. La canela puede sustituirse por una cucharada de jengibre molido. Los franceses condimentan con ella los patés y las *terrines*, así como los rellenos y los guisos de cocción prolongada. También puede agregarse a los glaseados para jamón o carne de ave o cerdo a la parrilla. Puede conservarse bien hasta seis meses.

- ⅓ de taza de granos de pimienta negra
- 1 cucharada y media de clavos enteros
- 1 nuez moscada entera
- 1 trozo de 2,5 cm (1 pulgada) de canela

1. Coloca los ingredientes en un molinillo de especias o un minirrobot de cocina y mézclalos hasta conseguir un polvo fino. La mezcla puede conservarse en un recipiente hermético durante alrededor de seis meses. *Resulta alrededor de ½ taza.*

Especias provenzales
Grado de picor: bajo

Para la creación de esta receta nos hemos permitido modificar algunos ingredientes de las clásicas hiervas provenzales y hemos omitido la lavanda y el estragón, presentes en la receta original. Si deseas incluirlos, añade una cucharadita de cada. Si la elaboras tú mismo, no solo te sabrá más fresca, sino que te resultará más barata que las mezclas comerciales. Al igual que la *garam masala*, puede utilizarse para condimentar cualquier plato.

4 cucharadas de tomillo seco

2 cucharadas de mejorana seca

2 cucharadas de perejil seco

2 cucharaditas de semillas de apio

3 hojas de laurel molidas

2 cucharaditas de romero seco, desmenuzado

1. Combina todos los ingredientes y guárdalos en un recipiente hermético de cristal. Puede conservarse durante seis meses. *Resulta alrededor de 1 taza.*

Bouquet garni — Grado de picor: bajo

El *bouquet garni* está diseñado para aportar un suave aroma de especias (frescas o secas) a los guisos y sopas. Si bien los ingredientes son variables, el laurel es un elemento fijo, casi siempre desmenuzado en lugar de molido. Por esta razón, el *bouquet garni* suele utilizarse envuelto en una gasa que se retira al final de la cocción. Utiliza alrededor de una cucharada de la mezcla en la recetas para cuatro personas.

4 hojas de laurel grandes, desmenuzadas

3 cucharadas y media de tomillo seco

2 cucharadas de mejorana seca

2 cucharadas de perejil seco

1. Combina todos los ingredientes. La mezcla puede conservarse en un recipiente hermético de cristal durante alrededor de seis meses. *Resulta alrededor de ½ taza.*

Otras mezclas clásicas

Las especias son un elemento indispensable de las tartas de manzana, las pizzas y las barbacoas. Aquí te presentamos algunas de estas recetas.

Mezcla de especias para tarta de manzana — Grado de picor: bajo

Esta dulce mezcla es típica de todo tipo de tartas y otros productos de repostería. Si bien puede adquirirse ya preparada, elaborándola tú mismo no solo ahorrarás dinero, sino que la frescura estará garantizada.

1 trozo de canela en rama, desmenuzado

1 cucharada de clavos enteros

1 cucharada de granos de pimienta de Jamaica

1 cucharada de semillas de cilantro

1 cucharada de semillas de cardamomo

1 nuez moscada entera

1. Tuesta en seco la canela, los clavos, la pimienta de Jamaica y las semillas de cilantro y cardamomo en una sartén pequeña de fondo grueso, a fuego medio, removiendo frecuentemente para evitar que se quemen, hasta que las semillas se oscurezcan y comiencen a exhalar su aroma. Deja enfriar en un plato.

2. Coloca la nuez moscada en un molinillo de especias y rómpela en pedazos grandes procesando unas cuantas veces de forma intermitente. Añade el resto de especias y sigue procesando hasta obtener un polvo fino. La mezcla puede conservarse en un recipiente hermético durante seis meses. *Resulta alrededor de ½ taza.*

Mezcla de especias para pizza — Grado de picor: bajo

Además de en las pizzas, esta mezcla puede usarse en todo tipo de platos italianos: salsas de tomate, albóndigas, lasañas o para condimentar unos espaguetis. También puedes usarla como especia única en los pasteles de carne; para ello, añade 1 cucharada de la mezcla por cada 450 g (1 libra) de carne o alrededor de 1 litro (1 cuarto de galón) de salsa.

3 cucharadas de orégano seco

2 cucharadas de tomillo seco

2 cucharadas de albahaca seca

1 cucharada de mejorana seca

2 cucharaditas de romero seco, machacado

1 cucharadita de ajo en polvo

½ cucharadita de salvia molida gruesa

1. Combina todos los ingredientes. La mezcla puede conservarse hasta un año en un recipiente hermético de cristal. *Resulta alrededor de ½ taza.*

Mezcla de especias para barbacoa
Grado de picor: bajo

El azúcar y la sal presentes en esta mezcla consiguen ablandar todo tipo de carne. Además, ayuda a preservar el jugo natural de los alimentos para que se mantengan jugosos en la parrilla. La mezcla ha de esparcirse (no frotarse) sobre los filetes, chuletas o carne de ave unas dos horas antes de asarlos. Si no hace mucho calor y dispones de aire acondicionado, deja que la carne vaya impregnándose de la mezcla a temperatura ambiente. De lo contrario, refrigérala y sácala alrededor de media hora antes de asarla.

1 taza de azúcar
½ taza de pimentón de Hungría dulce
¼ de taza de sal de ajo
¼ de taza de sal de apio
¼ de taza de sal de cebolla
3 cucharadas de polvo de chile
3 cucharadas de pimienta negra recién molida
1 cucharada de pimienta blanca molida
2 cucharaditas de salvia molida
1 cucharadita de romero molido
1 cucharadita de mostaza seca
½ cucharadita de tomillo molido
1 cucharadita de ajo en polvo

1. Combina todos los ingredientes en un tarro de cristal grande con tapa hermética. La mezcla puede conservarse durante un año. *Resultan alrededor de 3 tazas.*

Mezcla de especias de romero para barbacoa
Grado de picor: bajo

El romero es un poderoso antioxidante capaz de impedir la formación de las sustancias carcinógenas que se forman en las carnes rojas, las aves y los pescados asados a la parrilla o cocinados a temperaturas superiores a 177 °C (352 °F). Es-

parce la mezcla sobre los alimentos alrededor de dos horas antes de asarlos.

2 cucharadas de romero seco
2 cucharadas de granos de pimienta negra
2 cucharadas de sal marina
2 cucharadas de pimentón dulce

1. Combina todos los ingredientes. La mezcla puede conservarse en un tarro de cristal hermético durante alrededor de seis meses. *Resulta alrededor de ½ taza*

Mezcla de especias para encurtidos
Grado de picor: medio

Las personas acostumbradas a elaborar conservas saben bien que una mezcla de especias casera enriquece el sabor de las verduras encurtidas. Lo mejor es utilizar especias enteras, ya que aportarán su sabor limpiamente sin dejar restos. Si bien la mezcla puede envolverse en un trozo de gasa y retirarse al final de la preparación, algunos cocineros optan por esparcirla en el propio tarro para que siga aromatizando las verduras. Utiliza 1 cucharada de la mezcla para 450 g (1 libra) de verduras.

¼ de taza de semillas de mostaza amarilla
3 cucharadas de granos de pimienta de Jamaica
2 cucharadas de granos de pimienta negra
2 cucharadas de semillas de hinojo
2 cucharaditas de clavos enteros
1 trozo de canela en rama, molida gruesa
1 cucharadita de escamas de pimiento rojo

1. Combina todos los ingredientes y guárdalos en un recipiente hermético de cristal. La mezcla puede conservarse de cuatro a seis meses. *Resulta alrededor de 1 taza.*

Mezcla de especias para bebidas
Grado de picor: bajo

Beber vino o sidra con especias sentado frente al fuego en una fría noche invernal: una combinación difícil de superar.

2 trozos de canela en rama, desmenuzada
6 nueces moscadas enteras, cortadas en trozos
  grandes
$^1/_3$ de taza de peladura de naranja seca
$^1/_3$ de taza de peladura de limón seca
$^1/_4$ de taza de granos de pimienta de Jamaica
$^1/_4$ de taza de clavos enteros
2 cucharadas de jengibre confitado cortado en
  trozos grandes

1. Combina todos los ingredientes. Para preparar vino o sidra con especias, utiliza una cucharada por persona envuelta en una gasa bien atada. Añádela a la cacerola junto con el líquido y hierve ligeramente. Deja reposar durante 10 minutos para que el líquido se impregne del aroma. Retira el saquito y sirve. *Resulta alrededor de 1 taza y media.*

Condimento para marisco Chesapeake Bay
Grado de picor: medio

Old Bay es un popular aderezo picante para el cangrejo cocido de la zona de la bahía de Chesapeake (Baltimore). Si bien la receta —desarrollada por un inmigrante alemán llamado Gustav Brunn hace unos 50 años— es un bien guardado secreto, somos muchos los que hemos intentado reproducirla. La clave a la hora de usar este condimento con cangrejo o langostino cocido es añadirlo en grandes cantidades. Agrega ½ taza de la mezcla o incluso más en una olla con una docena de cangrejos o 450 g (1 libra) de langostinos y espárcela abundantemente sobre los caparazones cuando los saques del agua. Aunque comerla resulta un tanto engorroso, a los comensales que han probado esta mezcla no parece importarles mucho.

¼ de taza de pimentón de Hungría
2 cucharadas de sal de apio
1 cucharada de cardamomo molido
1 cucharada de canela molida
1 cucharada de mostaza en polvo
2 cucharaditas de pimienta de Jamaica en polvo
1 cucharadita de semillas de apio
1 cucharadita de polvo de chile
1 cucharadita de pimienta negra recién molida
1 cucharadita de laurel molido
1 cucharadita de clavos molidos
1 cucharadita de jengibre molido

1. Combina todos los ingredientes y guárdalos en un recipiente hermético en un lugar oscuro y seco. La mezcla puede conservarse durante un año o más. *Resulta alrededor de 1 taza.*

Agrupaciones magníficas: componiendo música culinaria

Perejil, salvia, romero y tomillo. Al igual que las notas de una antigua melodía, la unión de ciertas especias produce una bella música culinaria. En la música de las especias se dan cita tanto clásicos (como tomate y albahaca o canela y nuez moscada) como nuevos éxitos (como hierba limón y wasabi o jengibre y aza-

frán), así como dúos extranjeros (como semillas de comino negro y sésamo o ajowan y cúrcuma).

Si buscas una compañía adecuada para tus especias favoritas, la siguiente lista puede ayudarte. Las combinaciones son infinitas, de modo que considérala como un punto de *partida*. Te animo a experimentar con diferentes mezclas hasta que encuentres las que mejor se adaptan a tus gustos y tus comidas preferidas.

AJO	• Albahaca y orégano • Comino, jengibre y concentrado de tomate • Guindilla, hierba limón y chalotas • Guindilla roja, orégano y limón • Jengibre, azafrán y yogur
AJOWAN	• Ajo, jengibre y cúrcuma • Menta, jengibre y granada • Semillas de apio y kétchup
ALBAHACA	• Ajo, orégano y alcaparras • Cebolletas y cacahuetes • Comino, orégano y semillas de cilantro • Hoja de curry, ajo y salsa de pescado asiática • Orégano, aceite de oliva y piñones
ALCARAVEA	• Bayas de enebro y pimentón • Nuez moscada y mejorana
ALMENDRA	• Cacao y menta • Canela, azafrán y uvas pasas • Canela y vainilla
AMCHUR	• Ajowan, menta y granada • Cardamomo y kokum • Jengibre y hoja de lima kaffir • Semillas de cilantro, cebolla y pasta de pescado fermentado
ANÍS	• Anís estrellado y ajedrea • Cacao y coco • Clavo y semillas de cilantro • Nuez moscada y granada
ANÍS ESTRELLADO	• Canela y cáscara de naranja • Cebolla y salsa de soja • Pimienta negra, canela y clavo

ASAFÉTIDA	• Ajowan y cúrcuma • Pimienta negra, polvo de chile y semillas de hinojo
AZAFRÁN	• Almendra, canela y agua de rosas • Canela y comino • Jengibre, ajo y yogur • Jengibre y vainilla • Semillas de cilantro, nuez moscada y agua de rosas
BAYA DE ENEBRO	• Alcaravea y pimentón • Cebolla y orégano • Salvia y manzana
CACAO	• Almendra, menta y vainilla • Amchur, semillas de cilantro y cáscara de naranja • Pimienta de Jamaica y guindilla roja
CANELA	• Clavo, anís estrellado y vinagre de arroz • Clavo y cardamomo • Pimienta de Jamaica, clavo y nuez moscada • Pimienta negra y mostaza picante • Semillas de comino negro y fenogreco
CARDAMOMO	• Amchur y kokum • Canela, clavo y comino • Clavo y nuez moscada • Semillas de cilantro y comino
CEBOLLA	• Ajowan y semillas de cilantro • Albahaca y tomate • Kokum, jengibre y cúrcuma • Mejorana, orégano, romero, perejil y salvia

CLAVO	• Canela, nuez moscada y anís estrellado • Cardamomo, comino y canela • Cardamomo y nuez moscada
COCO	• Asafétida, comino y jengibre • Canela, cacao y vainilla • Hoja de curry, galanga y hierba limón
COMINO	• Ajo y jengibre • Albahaca, orégano y hojas de cilantro • Canela y azafrán • Cardamomo, canela y clavo • Cardamomo y semillas de cilantro • Jengibre, sésamo y hojas de cilantro
CÚRCUMA	• Hoja de curry y fenogreco • Semillas de cilantro, hierba limón, chalotas y cacahuetes
FENOGRECO	• Clavo y cebolla • Hierba limón, anís estrellado y wasabi • Hoja de curry y cúrcuma • Semillas de comino negro y semillas de mostaza negra
GALANGA	• Guindilla, ajo, jengibre, hierba limón y hoja de lima kaffir • Guindilla y salsa de pescado asiática • Leche de coco, hierba limón y hojas de cilantro
GRANADA	• Amchur y semillas de mostaza • Cacao y menta • Guindilla, hojas de cilantro, ajo y cebolla • Semillas de comino negro y cúrcuma
GUINDILLA	• Ajo, hierba limón y chalotas • Ajo y jengibre • Hojas de cilantro, granos de pimienta y ron
HOJA DE CURRY	• Fenogreco y cúrcuma • Galanga y hierba limón • Jengibre, hierba limón y kokum • Semillas de mostaza y suero de leche

HIERBA LIMÓN	• Curry, jengibre y kokum • Fenogreco, anís estrellado y wasabi • Guindilla, ajo, jengibre, galanga y hoja de lima kaffir • Guindilla, ajo y chalotas • Hoja de curry y galanga • Semillas de cilantro, cúrcuma y cacahuetes
JENGIBRE	• Ajo, azafrán y yogur • Ajo, hierba limón y chalotas o cebolletas • Alcaparras, naranjas y salsa Worcester • Azafrán y vainilla • Mostaza china y salsa de soja
KOKUM	• Amchur y cardamomo • Jengibre, hierba limón y hoja de curry
LAUREL	• Albahaca, orégano y tomate • Romero, ajo y tomillo
MEJORANA	• Ajo, cebolla y vino • Albahaca, orégano y piñones • Alcaravea y nuez moscada
MENTA	• Ajo, hojas de cilantro y salsa de chile asiática • Albahaca y orégano • Menta, cilantro y cebolletas • Semillas de hinojo y tomate
NUEZ MOSCADA	• Ajo, hojas de cilantro y cáscara de naranja • Alcaravea y mejorana • Cardamomo y clavo • Pimienta de Jamaica y canela
ORÉGANO	• Ajo, guindilla roja y limón • Albahaca, comino y hojas de cilantro • Alcaparras y aceitunas negras
PEREJIL	• Alcaparras y cáscara de limón • Cebolletas y tomate
PIMIENTA DE JAMAICA	• Almendra y cacao • Canela y nuez moscada • Clavo, semillas de mostaza y vinagre • Comino y menta

PIMIENTA NEGRA	• Canela, clavos y anís estrellado • Cardamomo y leche de coco
RÁBANO PICANTE	• Ajo, cebolletas y salsa de soja • Pimienta negra, kétchup y salsa Worcester • Semillas de apio, limón y tomate
ROMERO	• Ajowan y cúrcuma • Orégano y tomate seco • Perejil, salvia y tomillo • Pimienta negra y pimentón
SALVIA	• Ajo y cebolla • Jengibre y perejil • Tomate, menta y piñones • Semillas de mostaza y arándanos
SEMILLA DE APIO	• Jengibre y salsa de soja • Rábano picante y tomate • Salvia y cúrcuma
SEMILLA DE CALABAZA	• Guindilla y cacao • Orégano, menta y tomate seco • Semillas de cilantro y comino
SEMILLA DE CILANTRO	• Cardamomo y comino • Guindilla, ajo, jengibre, hierba limón, galanga y hoja de lima kaffir • Hierba limón, chalotas, cúrcuma y cacahuetes
SEMILLA DE COMINO NEGRO	• Canela y fenogreco • Semillas de amapola y sésamo
SEMILLA DE HINOJO	• Albahaca y tomate • Cacao y vainilla • Romero y aceitunas kalamata • Semillas de comino negro y tomate seco
SEMILLA DE MOSTAZA	• Alcaravea, clavo y rábano picante • Semillas de comino negro, cardamomo y tamarindo
SÉSAMO	• Semillas de comino negro y de amapola • Semillas de cilantro, salsa de chile asiática, vino blanco y miel • Jengibre y vainilla
TAMARINDO	• Coco y jengibre • Guindilla roja y tomates • Semillas de mostaza negra y cúrcuma
TOMATE	• Ajo, escamas de pimiento rojo y aceite de oliva • Albahaca, aceitunas negras y queso feta • Albahaca, cebolletas, maíz y queso cheddar gratinado • Albahaca, orégano y semillas de hinojo • Albahaca y cebolla
TOMILLO	• Jengibre y azafrán • Salvia y cebolla
VAINILLA	• Almendra, jengibre y naranja • Anís, canela y cacao • Anís estrellado, jengibre y sésamo • Jengibre y azafrán
WASABI	• Hierba limón y anís estrellado • Semillas de mostaza negra y mostaza de Dijon

El intercambio de especias: sustitutos compatibles

Cuando comiences a combinar las especias curativas en la cocina, te darás cuenta de que la mezcla de diferentes sabores produce un resultado único; esto facilita el cocinar con especias, ya que si no dispones de una de las especias de una receta, puedes obviarla o bien remplazarla por otra: es posible que se produzcan variaciones de sabor, ¡pero el plato en cuestión estará igual de rico!

Muchas de las especias de este libro cuentan con sustitutos que aportarán un sabor similar o muy parecido. Si bien te perderás las propiedades curativas de la especia remplazada, podrás beneficiarte de los nutrientes de la especia sustituta.

La siguiente lista incluye todas las especias curativas que pueden remplazarse adecuadamente. Si una determinada especia no aparece en la lista significa que es insustituible; si no dispones de ella o no puedes conseguirla, lo mejor será eliminarla de la receta.

Al remplazar una especia curativa por otra habrás de respetar la cantidad indicada para la primera, a menos que se indique lo contrario.

¿NO TIENES ESTA ESPECIA?	ENTONCES USA ESTA OTRA
Agua de tamarindo	Zumo de limón recién exprimido
Ajo fresco	1 cucharadita de ajo en polvo por cada 2 dientes frescos
Ajowan	Orégano
Albahaca	Menta
Amchur	1 cucharada de zumo de lima por 1 cucharadita de amchur
Anís	Semilla de hinojo o anís estrellado
Anís estrellado	Anís
Asafétida	Cebolla en polvo o 1 cucharada de dados de cebolla blanca cortada en daditos
Baya de enebro	1 cucharadita de ginebra por cada 2 bayas
Cacao sin azúcar	1 onza de chocolate negro por cada 3-4 cucharadas
Canela	Pimienta de Jamaica
Cardamomo	Canela y clavos molidos a partes iguales
Cebolla fresca	1 cucharada de cebolla seca picada por ¼ de taza de cebolla fresca cortada en dados

¿NO TIENES ESTA ESPECIA?	ENTONCES USA ESTA OTRA
Chalota	Cebolla
Clavo	Pimienta de Jamaica
Coco	Almendras molidas
Comino	La mitad de alcaravea
Cúrcuma	1 cucharadita de semillas de mostaza amarilla molidas y una pizca de azafrán
Galanga fresca	La mitad de galanga en polvo, o bien 1 cucharada de jengibre fresco cortado en dados por cada trozo de 5 cm (2 pulgadas) de galanga
Galanga seca	La mitad de jengibre
Guindilla	Cualquier variedad puede sustituir a otra
Hierba limón fresca	Cáscara de limón (una pieza de 5 x 5 cm) y unas pocas rodajas de jengibre
Hoja de curry fresca	4 o 5 hojas de curry secas, o bien una hoja de laurel seca
Jengibre fresco	Dos tercios de jengibre seco
Jengibre en polvo	Jengibre confitado
Kokum	1 cucharadita de pasta de tamarindo por corteza

¿NO TIENES ESTA ESPECIA?	ENTONCES USA ESTA OTRA
Leche de coco	Leche de almendra
Mejorana	Tomillo, albahaca, o bien la mitad de especias provenzales
Melaza de granada	Gelatina de granada
Menta fresca	Hojas de cilantro
Menta seca	Perejil
Nuez moscada	La mitad de pimienta de Jamaica o clavo molidos
Orégano	Un 50 por ciento más de mejorana
Pasta de tamarindo	Kokum molido
Pulpa de tamarindo	1 cucharada de melaza diluida en tres cucharadas de zumo de lima recién exprimido por esa misma cantidad de tamarindo
Perejil	Menta u hojas de apio
Pimienta de Jamaica	Una parte de nuez moscada, dos partes de clavo y otras dos de canela
Rábano picante	La mitad de «wasabi» o de auténtico wasabi
Romero	Tomillo
Salvia fresca	¼ de cucharadita de salvia seca por cada 4 hojas

¿NO TIENES ESTA ESPECIA?	ENTONCES USA ESTA OTRA
Salvia seca	Romero o un condimento para carnes de ave
Semillas de apio	$\frac{1}{3}$ de taza de apio cortado en dados por cada cucharadita de semillas de apio
Semillas de calabaza	Semillas de girasol
Semillas de cilantro	Comino
Semillas de comino negro	Semillas de mostaza negra o comino
Semillas de hinojo	Anís
Semillas de mostaza secas	La mitad de wasabi en polvo
Sésamo	Semillas de calabaza molidas gruesas
Tomate seco	1 taza y media de tomates enlatados (escurridos) por ½ taza de tomates secos
Tomillo	Ajowan, o bien mejorana y perejil a partes iguales
Vainas de cardamomo verde	½ cucharadita de cardamomo molido = 10 vainas
Vainilla	2 cucharaditas de extracto por vaina
Wasabi	Mostaza picante china o inglesa

Los curries

El secreto de crear mezclas de especias en polvo y en pasta

Las especias son para el cocinero especializado en la elaboración de curries lo que para el pintor la paleta. De hecho, la preparación de curries *es* todo un arte, una labor creativa limitada únicamente por la habilidad para equilibrar texturas y sabores del cocinero. Pero no te dejes intimidar por este aspecto «creativo»: una vez que conozcas sus fundamentos, la elaboración de curries —incluso si son de tu invención— te resultará bien sencilla.

Contrariamente a lo que suele creerse, el curry no es un plato condimentado con la conocida especia comercializada como «curry en polvo», sino que se trata de un *estilo* de cocina caracterizado por una mezcla equilibrada de especias (curry) tostadas y molidas, que se hierve a fuego lento para aromatizar una salsa. Si bien el sabor, la consistencia e incluso el color son variables, el curry siempre es un plato salado y especiado.

El término *curry* proviene de la voz india *kari,* y los platos de curry son sinónimos de la cocina de la India, donde se crearon hace miles de años. Si bien el tradicional curry indio —que aún hoy se prepara cada día en prácticamente todos los hogares— no contiene una mezcla fija de ingredientes, incluye tradicionalmente una mezcla de las siguientes especias curativas: pimienta negra, cardamomo, canela, hoja de curry, semillas de cilantro, comino, fenogreco, semilla de mostaza y cúrcuma.

Antiguamente, los comerciantes de especias que viajaban alrededor del mundo trataban de recordar y reproducir el fragante, intenso y delicioso sabor del curry indio. A consecuencia de ello, los curries se convirtieron en un plato habitual de las cocinas de un gran número de países asiáticos como Malasia, Tailandia, Myanmar (Birmania) e Indonesia, así como en algunas islas caribeñas. Incluso Inglaterra —famoso por su comida insípida— se aficionó al curry como resultado de la prolongada ocupación británica

de la India, y ahora este país cuenta con el mayor número de restaurantes de curry del mundo. Con el paso del tiempo, diversos países que también adoptaron la costumbre de elaborar curries fueron modificando las recetas por influencia de las costumbres culinarias, especias y alimentos propios de cada zona. Malasia, Indonesia y Tailandia son famosas por sus innovadores curries, si bien presentan grandes diferencias entre ellos. Los curries malasios son suaves y a menudo están aromatizados con menta y coco, mientras que los tailandeses resultan sumamente picantes y suelen contener hierba limón, galanga y guindilla roja. Por su parte, los curries indonesios también son picantes e incluyen semillas de cilantro, comino y guindilla. Incluso en la India el sabor de los curries varía según los lugares; así, los punjabis del norte elaboran curries más suaves condimentados con cardamomo, anís, frutos secos, pasas y yogur; en cambio, los tamiles del sur consumen curries muy picantes que contienen semillas de mostaza, tamarindo, hojas de curry y guindilla.

Principios básicos de la elaboración de curries

Los platos de curry se preparan cocinando a fuego suave todo tipo de carnes, aves, pescados, mariscos o verduras en un líquido especiado, de forma muy parecida a como los franceses cuecen los alimentos a fuego lento en una mezcla de vino y hierbas aromáticas. El primer paso consiste en freír una mezcla de especias en aceite caliente (en la India suele emplearse *ghee,* mantequilla clarificada) y después añadir otras especias en momentos estratégicos de la preparación. La mezcla puede componerse de especias secas o puede convertirse en una pasta añadiéndole algún líquido.

Si bien existen diversas formas de preparar un curry, te ofrecemos unas indicaciones generales:

1. Comienza salteando en aceite u otra clase de grasa ingredientes frescos como el ajo y la cebolla hasta que se ablanden. En la India suelen añadir guindilla y jengibre. Estos alimentos iniciales han de ser frescos y estar bien cortados. Puede incluirse, por ejemplo:

- Ajo
- Cebolla
- Chalotas
- Hierba limón
- Jengibre
- Mango
- Patata
- Tamarindo
- Otras verduras

Suelen freírse en uno de los siguientes tipos de grasa:

- Aceite de mostaza
- Aceite de sésamo
- Aceite vegetal
- *Ghee*

Si lo deseas, puedes omitir este punto y empezar en el paso 2 añadiendo solamente curry en polvo al aceite. (Esto es más común en los curries malasios y tailandeses, que suelen usar una pasta de curry en lugar de una mezcla seca).

2. Añade curry en polvo (¡evita el comercializado!) o bien en pasta; asimismo, pueden incorporarse otras especias de elección propia, que suelen ser una combinación de sabores más fuertes como hojas de curry, fenogreco, cúrcuma, nuez moscada, canela y anís estrellado, que equilibran el sabor acre de los ingredientes empleados inicialmente. Deja cocinar las especias a fuego lento hasta que exhalen su aroma, lo cual puede suceder bastante rápidamente, de modo que habrás de estar preparado para incorporar el resto de los componentes de la receta.

El salteado de las especias es un punto muy importante. Debería llevarse a cabo a fuego lento, removiendo constantemente las especias o la pasta para evitar que se peguen o quemen. A medida que se cocinan, comienzan a oscurecerse y su sabor se suaviza, por lo que comienzan a fusionarse los sabores. Las especias fuertes como el comino, la cúrcuma y la pimienta negra precisarán de un poco más de tiempo para moderar sus aromas.

3. Ahora ya puede añadirse el ingrediente principal con suficiente líquido como para cubrirlo. También pueden incorporarse legumbres, patatas o verduras. Si se trata de un plato a base de carne roja o de ave, puedes dorarlas previamente si lo deseas y retirarlas de la cacerola antes del paso 1. Deja que el líquido hierva ligeramente, tapa y cocina a fuego lento durante una o dos horas según el ingrediente principal lo requiera. Durante este tiempo puede incorporarse un agente espesante si se desea. Para elaborar un curry seco, reduce el líquido de cocción y destapa la olla o cazuela a mitad de la preparación para facilitar la evaporación del agua. Si el agua se evaporara demasiado rápido, añade algo más para evitar que los ingredientes se peguen o quemen.

He aquí algunos líquidos utilizados habitualmente en los curries:

- Caldo
- Leche
- Leche de coco
- Tomate triturado
- Yogur espeso

Entre los agentes espesantes más comunes podemos mencionar:

- Coco molido
- Crema de almendras o de otros frutos secos
- Legumbres indias como *chana dal* (guisantes amarillos partidos) o *urad dal* (lentejas blancas partidas)
- Pasta de tamarindo
- Pastas de semillas molidas, tales como fenogreco, mostaza, amapola o sésamo
- Puré de cebollas
- Zumo de limón o lima
- Vinagre

4. Para terminar, añade más especias aromáticas: puede tratarse de una mezcla creativa de especias recién tostadas o molidas, o bien una cucharada de *garam masala* (página 293). Sazona al gusto. Tapa el curry y déjalo reposar durante alrededor de media hora. También puedes mantenerlo en el horno durante más tiempo a 120° C (250° F). Si lo deseas, esparce por encima hojas frescas de cilantro, hoja de curry o menta antes de servir.

¡Que lo disfrutes!

Los curries se conservan bien en el frigorífico y su sabor mejora con el tiempo, por lo que saldrán beneficiados si los preparas con un día o dos de antelación.

Conviene tener en cuenta que un plato de curry no estará completo sin la adición de arroz, encurtidos, *chutneys*, salsas de encurtidos y (como en el caso de la India) diversos tipos de pan como *naan* o *chapati*. Todos los curries presentan un cierto grado de picor, por muy suaves que sean, y la adición de otros alimentos —particularmente el arroz— ayuda a atenuarlo.

El reparto de sabores de los curries

Los curries y los componentes aromáticos que definen su sabor son tan variados como las culturas de las que forman parte, de modo que si deseas reproducir el típico de tu cocina preferida o aquel curry que probaste en una inolvidable comida étnica, has de tener presente las recomendaciones relativas a las mezclas de especias; además, debido a que están tan hábilmente mezcladas, no puedes fiarte del olfato para determinar cuáles usar. Para ayudarte en este punto, aquí te ofrezco una guía de los sabores claves de cada país que marcan la diferencia entre unos curries y otros.

La India

La India es el séptimo país más grande del mundo y el segundo en cuanto al número de habitantes, de modo que no es de extrañar que las preferencias de sabor varíen de una región a otra. Las especias utilizadas resultan decisivas a la hora de conseguir los sabores característicos de cada zona. Para empezar, hace falta una base de un curry en polvo de máxima calidad que incluya:

- Comino
- Cúrcuma
- Guindilla roja (opcional)
- Pimienta negra
- Semillas de cilantro

La adición de otras especias definirá el sabor del curry. Los curries del norte de la India tienden a ser suaves y cremosos con matices de frutos secos. Para preparar un curry de este estilo has de combinar algunas de las siguientes especias:

- Ajo
- Almendra
- Azafrán
- Canela
- Cardamomo, marrón o verde
- Cebolla
- Clavo
- Cúrcuma
- Fenogreco
- *Garam masala* (pág. 293)
- Laurel
- Menta
- Semilla de comino negro
- Semilla de hinojo

Los curries del sur de la India pueden oscilar entre picantes y sumamente picantes y poseen un característico sabor a coco. Para preparar un curry de este estilo has de combinar algunas de las siguientes especias:

- Coco y leche de coco
- Cúrcuma
- Fenogreco
- Guindilla roja
- Hoja de curry
- Jengibre
- Pimienta negra
- Semilla de hinojo
- Semilla de mostaza
- Tamarindo
- Tomate

Los curries del este de la India tienden a resultar ligeramente picantes. Para preparar un curry de este estilo has de combinar algunas de las siguientes especias:

- Asafétida
- Cilantro (hoja fresca)
- Fenogreco
- Guindilla verde
- Semilla de comino negro
- Semilla de mostaza
- *Panch phoron* (pág. 295)
- Tamarindo

Los curries del oeste de la India tienden a ser picantes y ácidos. Para preparar un curry de este estilo has de combinar algunas de las siguientes especias:

- Azafrán
- Guindilla roja
- Menta
- Semilla de cilantro
- Vinagre

Sri Lanka

Los curries de Sri Lanka —una isla situada a poca distancia de la costa sur de la India— son exóticos y sumamente picantes. Las especias que forman parte de los curries de carne aportan a los platos un tono oscuro, pues suelen tostarse mucho. (De hecho, también son conocidos como «curries negros»). Los curries de Sri Lanka casi siempre incluyen clavo y canela, dos especias nativas de la isla consideradas como de las mejores del mundo. Para preparar un curry de este estilo has de combinar algunas de las siguientes especias:

- Canela
- Cardamomo
- Clavo
- Comino
- Fenogreco
- Guindilla roja
- Hoja de curry
- Leche de coco
- Semilla de cilantro
- Semilla de hinojo
- Tamarindo

Tailandia

Los curries tailandeses son famosamente picantes. Para conseguir este efecto lo mejor es empezar con una pasta elaborada con guindillas machacadas. Utiliza la variedad de guindilla que desees según prefieras un mayor o menor grado de picor. En la página 147 se enumeran diferentes tipos de chiles según su picor. De todos modos, el sabor que define al curry tailandés proviene de una serie de interesantes ingredientes que se emplean como saborizantes. Para preparar un curry de este estilo has de combinar algunas de las siguientes especias:

- Ajo
- Albahaca tailandesa
- Cacahuetes
- Chalotas
- Cilantro (hoja fresca)
- Clavo
- Coco y leche de coco
- Comino
- Cúrcuma
- Galanga
- Guindilla roja
- Hierba limón
- Limón y cáscara de limón
- Pasta de gambas
- Pimienta negra
- Salsa de pescado
- Semilla de cilantro

Malasia

Los curries de Malasia —los más delicados y complejos del sudeste asiático— están enormemente influenciados por la cocina india y comparten muchas de sus especias. Para preparar un curry de este estilo has de combinar algunas de las siguientes especias:

- Anís estrellado
- Canela
- Cebolla
- Chalotas
- Coco y leche de coco
- Comino
- Galanga
- Granos de pimienta negra
- Hierba limón
- Jengibre
- Lima
- Menta
- Nueces de bancul
- Pasta de gambas
- Semillas de cilantro
- Semillas de hinojo

Vietnam

Los curries vietnamitas son el interesante resultado de la combinación de influencias chinas, indias y francesas. Resultan más suaves que los indios y tailandeses y poseen un sabor agridulce. Para preparar un curry de este estilo has de combinar algunas de las siguientes especias:

- Ajo
- Azúcar
- Cilantro (hoja fresca)
- Cúrcuma
- Coco y leche de coco
- Guindilla roja
- Hierba limón
- Menta
- Salsa de pescado
- Vinagre

Indonesia

El curry es bastante popular en Indonesia, un vasto país insular que incluye las islas Molucas llamadas «Islas de las Especias» por los colonizadores holandeses. Prácticamente cada región cuenta con una especialidad de curry. Los curries indonesios contienen algunos de los ingredientes más exóticos, tales como yuca, laurel indonesio y *trassi*, un tipo de pasta de gambas desecadas. Normalmente se coronan con crujientes chalotas fritas y huevo duro. He aquí otros ingredientes empleados habitualmente:

Freír especias en aceite

En los hogares indios y asiáticos la mezcla de especias para curry suele freírse en aceite u otra grasa al comienzo de la preparación —un modo de trabajar con las especias diferente que en Estados Unidos—. Este paso es importante, ya que permite que estas despidan sus fragancias y creen un embriagador aroma, la señal de que ha llegado el momento de añadir otros ingredientes. Sin embargo, para llegar a dominar esta técnica puede necesitarse un poco de práctica y es posible que tengas que tirar alguna que otra mezcla experimental hasta perfeccionarla. He aquí cómo llevarla a cabo:

En primer lugar, asegúrate de tener a mano los ingredientes que vayas a utilizar después de freír la mezcla de especias: si no están listos, las especias podrían llegar a quemarse, pues algunas exhalan su aroma rápidamente.

En segundo lugar, calienta la sartén o cacerola durante unos minutos (dependiendo del tipo de metal) a fuego medio-alto. Una vez caliente, añade el aceite y deja que se caliente hasta alcanzar unos 175 °C (350 °F).

Ahora ha llegado el momento de agregar la mezcla de curry (seca o húmeda). Introdúcela en la sartén y coge una cuchara de madera. Ponte una manopla de cocina en la otra mano y agarra el mango de la sartén para menearla mientras remueves las especias constantemente. Si fuera necesario, álzala de vez en cuando para evitar que se quemen los ingredientes (incluso tal vez tengas que apagar el fuego).

Este proceso puede llevar desde 30 segundos a unos cuantos minutos. La mezcla estará lista cuando su aroma comience a ser perceptible: ha llegado el momento de incorporar los siguientes ingredientes.

En el caso de trabajar con una combinación de especias enteras y molidas, conviene empezar solo con las enteras —ya que tardarán más en freírse— y añadir un poco después el resto.

Por otro lado, si la receta incluye semillas de mostaza, igualmente has de freírlas en primer lugar, ya que es importante que salten de manera uniforme y la presencia de otros ingredientes lo dificultaría. Es una buena idea tener una tapa a mano para ponerla si empiezan a saltar fuera.

Elaborar un plato con abundantes especias aporta aromas, texturas y sabores maravillosos. El resultado es un sabor imposible de obtener con una sola especia que es sumamente apreciado por los numerosos comensales que acuden a los restaurantes indios, asiáticos u otro tipo de restaurantes étnicos que sirvan comidas especiadas.

De todos modos, no te preocupes mucho por la combinación exacta de las especias. No hay reglas fijas en el trabajo con las especias curativas; por ejemplo, si una receta requiere nueve especias y solamente dispones de seis, no hay ningún problema: el plato estará igualmente delicioso, aunque haya variaciones de sabor.

- Alcaravea
- Cúrcuma
- Galanga
- Guindilla roja
- Hoja de curry (como sustituto del laurel indonesio)
- Hoja de lima
- Jengibre
- Leche de coco
- Nuez moscada
- Semilla de amapola
- Tamarindo
- Clavos
- Colombo en polvo (pág. 299)
- Cúrcuma
- Fenogreco
- Granos de pimienta negra
- Jengibre
- Pimienta de Jamaica
- Semillas de amapola
- Semillas de cilantro
- Semillas de mostaza

El Caribe
Si bien cada isla del Caribe posee sus propias especialidades conforme a las diferentes costumbres culinarias, la mayor parte de los curries caribeños resultan ligeramente ácidos, frutales y picantes. He aquí algunos de los ingredientes empleados habitualmente:

Mezclas de curry
Existen cientos de mezclas tradicionales de curry provenientes de docenas de países compuestas de ingredientes variables y con diferentes intensidades, sabores y texturas. He aquí algunos de los curries —en polvo y en pasta— más conocidos.

Curries en polvo:
no a los comerciales, sí a los creativos

El curry en polvo comercial es *tabú* en el arte de la preparación de curries, ya que garantiza el mismo sabor en cualquier plato. De hecho, un curry en polvo personalizado de primera calidad que presente un buen equilibrio de fragantes especias y semillas molidas resulta *esencial* en los curries, pues es lo que los convierte en deliciosamente aromáticos.

Por cuestiones prácticas los cocineros expertos en curries suelen elaborar pequeñas cantidades de diversos curries en polvo, ya que basta con un poquito para aromatizar un plato y se conservan bien. Utiliza alrededor de una cucharada de curry en polvo por 450 g (1 libra) de carne, pescado, aves o verduras como principal ingrediente, o bien por cada taza o taza y media de líquido. Las siguientes mezclas pueden conservarse hasta seis meses en un recipiente hermético de cristal.

Curry en polvo Madrás

Este curry en polvo básico es un buen sustituto del curry comercial. Debido a que las especias se han tostado previamente, puede añadirse directamente a los líquidos. De todos modos, no tienes por qué limitar su uso a la elaboración de curries: empléalo en cualquier receta que contenga curry en polvo entre sus ingredientes, frota con ella los asados antes de meterlos en el horno o espárcelo por encima de las salsas de mantequilla o aliños de ensalada.

½ taza de semillas de cilantro
¼ de taza de comino
2 cucharadas de semillas de mostaza negra
2 cucharaditas de granos de pimienta negra
1 cucharadita de jengibre molido
1 cucharadita de polvo de chile

1. Tuesta en seco a fuego medio las semillas de cilantro, el comino, las semillas de mostaza y los granos de pimienta en una sartén pequeña de fondo grueso, removiendo con frecuencia para evitar que se quemen, hasta que se tuesten ligeramente y comiencen a exhalar su aroma. Deja enfriar en un plato.

2. Coloca las semillas en un molinillo de especias o un minirrobot de cocina y procesa hasta obtener un polvo fino. Agrega el jengibre y el polvo de chile y mézclalos bien. *Resulta alrededor de 1 taza.*

Curry en polvo picante

Este curry en polvo típico del sur de la India es acre y picante, y va bien con pollo, pescado, cordero y curries vegetarianos.

1 taza de semillas de cilantro
½ taza de comino
¼ de taza de hinojo
¼ de taza de semillas de mostaza negra
2 cucharaditas de fenogreco
¼ de taza de guindilla seca
2 cucharadas de granos de pimienta negra
20 hojas de curry secas
1 cucharada de cúrcuma

1. Tuesta en seco por separado las semillas de cilantro, el comino, las semillas de hinojo, las semillas de mostaza y el fenogreco en una sartén pequeña de fondo grueso, a fuego medio, removiendo con frecuencia para evitar que se quemen, hasta que se tuesten ligeramente y comiencen a desprender su fragancia.

2. Coloca las semillas, las guindillas secas, los granos de pimienta y las hojas de curry en un molinillo de especias o un minirrobot de cocina y procesa hasta conseguir un polvo fino. Añade la cúrcuma y mézclala bien. *Resulta alrededor de 1 taza y media.*

Pastas: variedad de sabores y grados de picor

Los curries húmedos —también conocidos como *pastas*— se componen de especias que son molidas con agua, aceite, vinagre o leche de coco, o bien que se añaden a alguno de estos líquidos. A menos que se indique lo contrario, estas pastas se dejan enfriar —si se han cocinado—, se guardan en un recipiente hermético de cristal y se refrigeran; de este modo, pueden conservarse entre dos semanas y un mes. También es posible congelarlas. En este caso, conviene dividirlas en pequeñas cantidades para poder descongelar solamente la cantidad necesaria; es importante descongelarlas en el frigorífico.

Las siguientes recetas son algunos ejemplos de excelentes pastas básicas; algunas precisan del tradicional tueste de las semillas, mientras que otras utilizan especias previamente molidas. Cuando emplees semillas molidas asegúrate de que todavía mantengan su frescura. Orientativamente, añade una o dos cucharadas de pasta por 450 g (1 libra) del ingrediente principal de la receta.

Pasta de curry Madrás

Esta pasta es muy versátil. Además de para la elaboración de curries, puedes usarla como sustituto del ajo, el jengibre y otras especias similares en las recetas que requieran estos ingredientes. Está diseñada para realzar el sabor de los curries de carne de vaca, de ave y de pescado.

  ½ taza de semillas de cilantro
  ¼ de taza de comino
  2 cucharaditas de semillas de mostaza negra
  2 cucharaditas de granos de pimienta negra
  1 cucharada de jengibre fresco cortado en dados
  1 cucharada de ajo cortado en dados
  2 cucharaditas de polvo de chile
  1 cucharadita de sal
  1/3 de taza de vinagre blanco destilado

1. Tuesta en seco por separado las semillas de cilantro, el comino y las semillas de mostaza en una sartén pequeña de fondo grueso, a fuego medio, removiendo con frecuencia para evitar que se quemen, hasta que se tuesten ligeramente y comiencen a exhalar su aroma. Deja enfriar en un plato.
2. Coloca las semillas y los granos de pimienta en un molinillo de especias o un minirrobot de cocina y procesa hasta conseguir un polvo fino.
3. Combina las especias en polvo con el jengibre, el ajo, el polvo de chile y la sal en un cuenco pequeño. Añade el vinagre y mézclalo bien hasta formar una pasta suave. Agrega más vinagre si fuera necesario. *Resulta alrededor de 1 taza.*

Pasta de curry vindaloo

La pasta *vindaloo* es un popular curry ácido y picante del sur de la India. Resulta ideal para condimentar la carne de cerdo y de caza, ya que su sabor ácido y astringente equilibra su alto contenido graso. Tanto esta pasta como los alimentos con los que se cocina pueden conservarse en el frigorífico durante meses.

  4 cucharadas de comino molido
  2 cucharadas de pimienta negra recién molida
  2 cucharadas de semillas de cilantro molidas
  2 cucharadas de jengibre molido
  2 cucharadas de cúrcuma
  2 cucharadas de polvo de chile
  2 cucharadas de semillas de mostaza molidas
  2 cucharadas de sal
  ½ taza de vinagre blanco
  ½ taza de aceite vegetal

1. Coloca los primeros ocho ingredientes en un cuenco mediano y combínalos. Añade el vinagre, mezclándolo bien, hasta formar una pasta de una textura parecida a la mantequilla de cacahuete.
2. Calienta el aceite a fuego medio-alto en una cacerola antiadherente. Incorpora la pasta, reduce el calor y mézclala enérgicamente con un batidor para evitar que las especias se peguen o se quemen. Es recomendable mantenerse a una distancia prudencial, ya que los vapores de las especias podrían llegar a irritar los ojos sensibles. Continúa removiendo la pasta durante alrededor de 10 minutos, hasta que las especias se suavicen. Reserva y deja enfriar.
3. Una vez enfriada, colócala en un tarro hermético y refrigérala hasta el momento de usarla. *Resultan alrededor de 2 tazas.*

Pasta tailandesa de curry rojo

El curry rojo es el más famoso de Tailandia. Puedes incrementar o reducir la cantidad de guindilla para adaptar el grado de picor a tu gusto. Aunque los cocineros tailandeses utilizan raíz de cilantro, resulta complicado encontrarla y puede sustituirse por las hojas. La pasta de gambas sue-

Ajos y cebollas perfectamente dorados

El secreto de la elaboración de espesos curries y salsas de tomate rojo-dorados reside en las *cebollas*. De hecho, los chefs indios cuentan con una técnica propia de dorar la cebolla que cumple múltiples funciones y aporta color, sabor, aroma y espesor a las salsas (o lo que la cocina india denomina *gravys*).

Dorar la cebolla al estilo de la India puede llevar alrededor de 20 minutos y requiere especial atención. Si se fríe adecuadamente, el sabor acre de esta especia se vuelve dulce, pues en contacto con el calor, sus moléculas van transformándose en azúcar.

No dejes que se queme, ya que se volverá amarga en lugar de dulce y la salsa se echaría a perder, pero si esto llegara a suceder, retírala, limpia la olla y comienza de nuevo. De todos modos, te propongo seguir las siguientes indicaciones para evitar contratiempos de esa clase. (Añade dos cucharadas de aceite —bajo en grasas saturadas y alto en saludables grasas monoinsaturadas— tales como el aceite de oliva o de colza, por cada taza de cebolla). He aquí los pasos para hacerlo:

1. Calienta el aceite en una sartén de fondo grueso u horno holandés (dependiendo del plato) a fuego suave durante uno o dos minutos. Echa un poco de cebolla para evaluar la temperatura antes de añadir el resto. El aceite debería estar caliente pero sin llegar a chisporrotear, pues un exceso de calor impediría que se dore homogéneamente.

2. Incorpora la cebolla —cortada en rodajas finas o dados— y mézclala bien con el aceite; sube el fuego a medio-alto y fríela, removiendo —dándole la vuelta— constantemente con una cuchara de madera, durante cinco minutos, para que vaya perdiendo la humedad gradualmente y liberando sus aceites volátiles. La cebolla debería ablandarse y dorarse ligeramente.

3. Continúa cocinando sin dejar de remover durante otros cinco minutos. Es posible que la cebolla comience a aglutinarse a medida que vaya adquiriendo un tono más oscuro. Reduce el fuego, si fuera necesario, para evitar que se queme. Si observas que comienza a quemarse añade una o dos cucharadas de agua fría para bajar la temperatura. En todo caso, no la apartes del fuego pues de lo contrario se interrumpiría el proceso.

4. Incorpora los dados de ajo (o ajo y jengibre al estilo de la India) y fríelos durante otros cinco minutos, sin dejar de remover para evitar que se quemen. La cebolla debería haberse dorado homogéneamente y no presentar signos de haberse chamuscado.

También puedes dorar la cebolla con antelación y refrigerarla. Basta con sacarla un rato para templarla antes de incorporarla a la cacerola y elaborar la receta elegida. Ten en cuenta que ¼ de taza de cebolla dorada equivale a 1 taza de cebolla cruda.

Otra opción es congelarla y después descongelarla en el frigorífico antes de usarla. En este caso es recomendable que la distribuyas de modo que puedas descongelar solamente la cantidad necesaria para cada receta.

le estar disponible en los comercios asiáticos o bien a través de Internet (véase la guía de compra de la página 336). Puedes usarla para frotar la carne de pollo por debajo de la piel, o bien puedes añadir una cucharada a tus albóndigas o pasteles de carne preferidos.

5-10 guindillas rojas
1 cucharada de semillas de cilantro
2 tallos de hierba limón, sin las capas externas y cortada en rodajas
1 trozo de galanga de 5 cm (2 pulgadas), cortada en trozos grandes o una cucharada de galanga molida
4 chalotas, cortadas en dados
5 dientes de ajo, cortados en trozos
¼ de taza de albahaca tailandesa, troceada
⅓ de hojas de cilantro, troceadas
2 cucharaditas de pasta de gambas (opcional)

1. Introduce todos los ingredientes en un robot de cocina con cuchilla de metal y procesa has-

ta formar una pasta suave. Detén el aparato de vez en cuando para recuperar la pasta que se adhiera a los bordes del recipiente. *Resulta alrededor de 1 taza y media.*

agua y el zumo de limón. Procesa hasta conseguir una pasta suave. Guárdala en un recipiente hermético de cristal. *Resulta alrededor de 1 taza.*

Pasta de curry de Malasia

En Malasia esta pasta se elabora con nueces de bancul, un ingrediente de la zona difícil de encontrar en otros lugares. Si bien las nueces de macadamia son un buen sustituto, también puedes utilizar cacahuetes tostados en seco. Esta pasta va bien con pollo, pescado o marisco.

> 2 cucharadas de semillas de cilantro
> 1 cucharada de semillas de hinojo
> 1 trozo de unos 3,75 cm (1 pulgada y media) de canela en rama
> 2 cucharaditas de granos de pimienta negra
> 1 cucharada de jengibre picado
> ¼ de taza de nueces de macadamia
> 4 dientes de ajo
> 4 chalotas grandes
> 1 cucharadita de cúrcuma
> 1 cucharadita de hierba limón molida
> ¼ de taza de vinagre blanco destilado
> ¼ de taza de agua
> 1 cucharadita de zumo de limón

1. Tuesta en seco por separado las semillas de cilantro, las semillas de hinojo, la canela y los granos de pimienta en una sartén pequeña de fondo grueso, a fuego medio, removiendo con frecuencia para evitar que se quemen, hasta que se tuesten ligeramente y comiencen a despedir su perfume. Deja enfriar en un plato.
2. Coloca las especias en un molinillo de especias y procesa hasta obtener un polvo fino.
3. Introduce el jengibre, las nueces, el ajo y las chalotas en un robot de cocina y procesa durante 30 segundos. Añade la cúrcuma, la hierba limón, las especias molidas, el vinagre, el

Pasta de curry caribeña

Esta receta consiste en una pasta de curry superpicante típica de numerosas islas del Caribe. Proviene de Trinidad, cuya cocina presenta influencias culinarias de la India. Si deseas reducir el grado de picor, puedes emplear un chile menos ardiente, como el jalapeño.

> ¼ de semillas de cilantro
> 1 cucharadita de granos de pimienta negra
> 1 cucharadita de comino
> 1 cucharadita de semillas de mostaza negra
> 1 cucharadita de fenogreco
> 1 cucharada de cúrcuma
> 1 cucharadita de clavos
> 4 anises estrellados
> 1 cebolla grande
> 3 dientes de ajo
> 1 chile habanero fresco, cortado por la mitad y sin semillas
> 1 trozo de 2,5 cm (1 pulgada) de jengibre
> ¼ de taza de aceite

1. Tuesta en seco por separado las semillas de cilantro, los granos de pimienta, el comino, las semillas de mostaza y el fenogreco en una sartén pequeña de fondo grueso, a fuego medio, removiendo con frecuencia para evitar que se quemen, hasta que se tuesten ligeramente y comiencen a exhalar su fragancia. Deja enfriar en un plato.
2. Introduce las especias tostadas, la cúrcuma, los clavos, el anís estrellado, la cebolla, el ajo, el chile, el jengibre y el aceite en un robot de cocina y procesa hasta conseguir una pasta suave. *Resulta alrededor de ¾ de taza.*

Picante y saludable

Recomendaciones de salud de las zonas cálidas del planeta

La India es famosa por su hospitalidad, la cual gira a menudo en torno a la comida. Tradicionalmente la India ha mantenido un enfoque sensualmente sofisticado hacia la comida y se ha establecido la relación entre una buena compañía, una buena comida y una buena salud.

El *ayurveda,* el tradicional sistema de curación natural de la India, es expresión de todo ello (*ayur* significa vida o vida diaria y *veda,* conocimiento). El ayurveda ve la totalidad de la existencia como un juego de cinco elementos: espacio o éter, aire, fuego, agua y tierra. Estos elementos básicos están expresados en el cuerpo-mente humano en forma de tres *doshas: vatta* (espacio y aire), *pitta* (fuego y agua) y *kapha* (agua y tierra). Cada *dosha* controla un conjunto de funciones físicas, mentales y emocionales. *Pitta*, por ejemplo, ejerce control sobre la temperatura corporal, la inteligencia y la ira. En cada persona predomina una de las tres *doshas* de forma natural. El ayurveda trata de mantener las tres *doshas* en *equilibrio,* para una salud y curación óptimas.

¿Pero qué tiene que ver esto con las especias? Lo cierto es que la comida constituye una de las formas principales en las que el ayurveda equilibra los *doshas,* dando especial importancia a los *sabores* de los alimentos. En este sentido, el ayurveda enseña que cada comida ha de integrar una inteligente combinación de los seis *rasas* o sabores: dulce, ácido, amargo, acre (picante), fuerte (astringente) y salado.

La medicina tradicional china comparte una filosofía y práctica similares. Según este sistema, el *chi* es la energía cósmica de vida o fuerza vital que fluye a través del cuerpo-mente, y un exceso o carencia de *chi* en la forma de *yang* (calor) o *yin* (frío) es el origen de las enfermedades. Pues bien, una combinación equilibrada de los cinco sabores en la alimentación —dulce, ácido, amargo, picante y salado— se considera una de las formas de equilibrar el *chi*.

Así pues, en las antiguas tradiciones de la India y China, la meticulosa combinación de sabores —y especias— resulta un elemento clave en el mantenimiento de la salud y la curación de las enfermedades.

El dominio en el manejo de las especias

Al igual que la India y China, muchas de las zonas más cálidas del planeta son famosas por su amplia utilización de especias y su pericia a la hora de combinarlas. Ni que decir tiene que estas combinaciones dan como resultado los platos deliciosos y excepcionales que han adquirido popularidad en Estados Unidos a través de los restaurantes tailandeses, vietnamitas, indonesios y otras cocinas «étnicas».

Realmente, no es de extrañar que los habitantes de las zonas más cálidas sean expertos en el uso culinario de las especias, ya que los árboles, arbustos y plantas de las que proceden la mayor parte de las especias del mundo son originarios de estos países y regiones. En estos lugares, las especias han venido utilizándose como medicinas, como conservantes, como saborizantes e incluso como dinero. La correlación entre las especias y la salud —entre las especias y la propia *vida*— era evidente y continúa siéndolo en nuestros días.

Por esta razón, en las cocinas de muchos de estos países es más fácil encontrar un mortero que una cuchara o una jarra medidoras, y el armario de especias suele estar repleto de una colorida colección de semillas, vainas y polvos más que de botes comerciales; además, sus habitantes suelen ser expertos en combinar las especias en extraordinarios sabores.

Pero para especializarte en el arte de especiar los alimentos no es necesario que seas oriundo de alguno de los países amantes de las especias. Saber combinar bien las especias en una receta es una habilidad que todo el mundo puede adquirir. Todo lo que se necesita es práctica, paciencia y conocer el siguiente secreto: mezclar creativamente múltiples especias en una receta requiere *equilibrio,* la consigna del ayurveda y la medicina china.

Las «mezclas» de especias componen una unidad armoniosa en la que no domina ningún sabor en particular. Para ayudarte a armonizar y equilibrar las especias en tus recetas te ofrecemos la tabla «Los sabores de las especias» que aparece más abajo.

La tabla clasifica las 50 especias del libro en seis categorías según su sabor: dulce, ácido, amargo, fuerte, acre y picante. Si bien la pertenencia de una determinada especia a una categoría concreta no es una cuestión arbitraria (el ajo *es* picante y la vainilla, dulce), al mismo tiempo no se trata de algo absoluto, ya que una especia puede presentar diferentes sabores. El comino, por ejemplo, si bien posee un sabor acre, deja un regusto amargo, y el amchur resulta agridulce.

A medida que la tabla avanza de izquierda a derecha —de sabores dulces a picantes— las es-

Sustituto de la sal de Alamelu

Este estupendo sustituto de la sal es creación de Alamelu Vairavan, autora del libro *Healthy South Indian Cooking*. Es sorprendente lo bien que imita a la sal y, a diferencia de la mayoría de los productos comerciales que remplazan a la sal, no contiene sustancias químicas y deja una sensación agradable en la boca. Por si fuera poco, su elaboración es bien sencilla: solamente has de mezclar pimienta negra y comino molidos a partes iguales (no precisa de tueste previo). Una vez preparado, colócalo en un salero y utilízalo en la misma cantidad que se indique para la sal en cada receta.

pecias van siendo más fuertes. Para equilibrar las combinaciones de especias conviene seguir, a grandes rasgos, los porcentajes indicados en la tabla.

Y, como verás, los porcentajes varían según los sabores; así, una especia acre dominará a otra dulce si las utilizas en la misma proporción, pero usar una mayor cantidad de la dulce (o una com-

Los sabores de las especias

Dulce 30 %	Ácido 25 %	Amargo 20 %	Fuerte 15 %	Acre 5-7 %	Picante 3-5 %
Almendra	Amchur	Ajowan	Albahaca	Asafétida	Ajo
Anís	Baya de enebro	Cacao	Alcaravea	Clavo	Cebolla
Anís estrellado	Granada	Cúrcuma	Azafrán	Comino	Galanga
Canela	Guindilla	Fenogreco	Cardamomo	Jengibre	Pimienta negra
Coco	Hierba limón		Hoja de curry	Mejorana	Rábano picante
Nuez moscada	Kokum		Laurel	Orégano	Semilla de mostaza
Pimienta de Jamaica	Tamarindo		Menta	Romero	Wasabi
Semilla de calabaza			Perejil	Salvia	
Semilla de cilantro			Semilla de comino negro	Semilla de apio	
Semilla de hinojo				Tomate seco	
Sésamo				Tomillo	
Vainilla					

binación de especias dulces) te ayudará a alcanzar un equilibrio.

Es importante tener en cuenta que no existen reglas fijas en el arte de combinar especias, ni una manera correcta y otra equivocada. Si tu intención es que una mezcla resulte ácida o picante, habrás de enfatizar las combinaciones de especias ácidas o picantes en la receta, así como aportar equilibrio con otros sabores.

Si deseas equilibrar tus platos según los seis sabores del ayurveda o los cinco sabores de la medicina china, habrás de añadir un poco de sal.

Si por alguna razón debes reducir la ingesta de sal (por tener la presión alta, por ejemplo), el sustituto de la sal de la página 319 es una magnífica alternativa.

A medida que cocines con especias, irás sintiéndote cada vez más atraído por la elaboración de mezclas e incluso la creación de tus propias combinaciones. Ya sea de creación propia o inspirada en este libro, una mezcla de especias casera constituye un fabuloso regalo para las amistades. Utiliza como guía la tabla «Los sabores de las especias» y ¡disfruta de tu nueva aventura con las especias curativas!

PARTE IV

Las especias como medicinas naturales

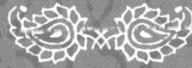

De *artritis* a *úlceras*, una guía de la A a la Z sobre el potencial terapéutico de las especias curativas

Tal vez padezcas algún problema de corazón o tengas una historia familiar de enfermedades cardiacas y desees prevenirlas; quizá desees preparar para tu familia comidas que ayuden a combatir el cáncer o estés buscando un modo de aliviar el dolor artrítico sin medicamentos; puede que tengas el azúcar alto y quieras equilibrarlo. Cualquiera que sea tu objetivo, esta práctica tabla puede ayudarte a conseguirlo: tan solo has de aumentar el consumo de las especias curativas que, según se ha demostrado, podrían ayudar a prevenir o tratar la enfermedad que te preocupa.

No obstante, me gustaría matizar lo anterior: la siguiente guía de enfermedades pretende aportar únicamente *sugerencias*, no *consejo médico*. No todos los estudios que avalan el uso de estas especias para la prevención y el tratamiento de afecciones específicas son concluyentes: algunos se han llevado a cabo *in vitro*, otros en animales experimentales; unos cuantos se han realizado en humanos y solo algunos de ellos son estudios rigurosos en los cuales los médicos confían para decidir qué tratamientos funcionan realmente y cuáles no. Así pues, si bien solamente unos pocos se consideran probados, he incluido *todos* los diferentes grados de validez, pues todos parecen prometedores. En todo caso, te recomiendo que aumentes el consumo de las especias beneficiosas para el problema que desees prevenir o controlar y, al mismo tiempo, incorpores a tu alimentación tantas especias curativas como sea posible para aprovechar todo su potencial curativo, tal y como se aconseja con las frutas y las verduras.

Otra advertencia: el uso de estas especias no debe *sustituir* al tratamiento médico. Considéralas más bien un potente complemento de la asistencia médica y un modo singularmente efectivo de ayudar a *prevenir* las enfermedades enumeradas.

Dicho esto, he aquí la mejor manera de utilizar esta guía. Busca la dolencia que te interesa en la primera columna y, a continuación, ¡comienza a consumir en abundancia las especias incluidas en la segunda columna! A diferencia del riesgo de posibles efectos secundarios que supone tomar medicamentos, incluir estas especias culinarias en tu dieta es una forma segura de favorecer la salud.

La tercera columna ofrece dosis terapéuticas específicas para usar las especias como *suplementos* (como en el caso de la canela para la diabetes) basándome en uno o más estudios que hayan evaluado con éxito dicha dosis en el tratamiento de la enfermedad en cuestión. Al igual que con otros suplementos nutricionales y herbales, los suplementos a base de especias deben utilizarse *solamente* con la aprobación y supervisión de un médico o un profesional cualificado.

Enfermedad	Especias curativas	Uso terapéutico probado
ACIDEZ DE ESTÓMAGO (ENFERMEDAD POR REFLUJO GASTROESOFÁGICO O ERGE)	Alcaravea Cúrcuma Jengibre	
ACNÉ	Albahaca Coco Cúrcuma	• 500 mg de curcumina (ingrediente activo de la cúrcuma), dos veces al día.
ADICCIÓN AL TABACO	Pimienta negra	
AFTA (CANDIDIASIS ORAL)	Ajo Hierba limón Orégano	
ALCOHOLISMO	Tomillo	
ALERGIAS	Ajowan Cebolla Cúrcuma Galanga Menta Semilla de comino negro	• 40-80 mg de aceite de comino negro al día.
ALOPECIA AREATA (CAÍDA DEL CABELLO GENERALIZADA)	Ajo	
ANEMIA DE CÉLULAS FALCIFORMES	Ajo Vainilla	
ALZHEIMER Y OTRAS DEMENCIAS	Azafrán Cacao Coco Cúrcuma Granada Hoja de curry Mejorana Orégano Pimienta negra Salvia Semilla de hinojo Sésamo Tomate seco	• 30 mg de azafrán al día. • Como prevención, bebe una taza de cacao, o bien toma unos 15 g (media onza) de chocolate negro al día. • Como prevención, toma extracto de ajo envejecido (EAE) en la dosis recomendada en la etiqueta.
ANEMIA (DEFICIENCIA DE HIERRO)	Semilla de calabaza	
ANGINA DE PECHO	Granada	• 2 vasos de 235 ml (8 oz) de zumo de granada al día.
ARRUGAS Y ENVEJECIMIENTO DE LA PIEL	Ajo Cacao Granada Nuez moscada Romero	

Enfermedad	Especias curativas		Uso terapéutico probado
ARTRITIS REUMATOIDE	Baya de enebro Cúrcuma Granada Jengibre Laurel Pimienta negra Semilla de apio Semilla de calabaza Semilla de hinojo Romero		• 1.200 mg de curcumina (ingrediente activo de la cúrcuma) al día.
ASMA	Ajowan Anís Cardamomo Cúrcuma Jengibre Semilla de comino negro Wasabi		• 200 mg de aceite de cineol (ingrediente activo del cardamomo) al día.
ATEROSCLEROSIS	Azafrán Granada		• 2 vasos de 235 ml (8 oz) de zumo de granada al día.
BRONQUITIS	Baya de enebro Rábano picante Tomillo		• Fórmula a base de hiedra y tomillo en la dosis recomendada en la etiqueta. (Prospantus, Abriflu)
CAÍDAS	Pimienta negra		
CÁLCULOS BILIARES	Fenogreco		
CÁLCULOS RENALES	Fenogreco Tamarindo		
CÁNCER	Ajo Albahaca Alcaravea Amchur Anís estrellado Asafétida Azafrán Baya de enebro Canela Cebolla Clavo Coco Comino Cúrcuma Fenogreco Galanga Granada Guindilla Hierba limón Jengibre Kokum Laurel	Mejorana Menta Nuez moscada Orégano Perejil Pimienta negra Rábano picante Romero Salvia Semilla de cilantro Semilla de comino negro Semilla de hinojo Semilla de mostaza Sésamo Tamarindo Tomate seco Tomillo Vainilla Wasabi	• Estas especias podrían prevenir el cáncer o tener potencial anticancerígeno, según han demostrado diversos estudios *in vitro* y en animales. En la actualidad, la cúrcuma (curcumina) está siendo evaluada en ensayos clínicos (estudios de investigación realizados con personas).

Enfermedad	Especias curativas		Uso terapéutico probado
CÁNCER DE COLON	Cardamomo Hoja de curry Semilla de cilantro		
CARIES	Anís estrellado Menta Tomillo Wasabi		• CervitecPlus (un «barniz» dental que combina timol y el antiséptico clorexidina) siguiendo las instrucciones de la etiqueta.
CATARATAS	Fenogreco Tamarindo		
CATARRO	Ajo Baya de enebro Tomillo		
CHOQUE SÉPTICO	Anís estrellado		
CICATRICES	Cebolla		
CINETOSIS	Jengibre		• 1 g de jengibre, 30 minutos antes de salir de viaje.
COÁGULOS SANGUÍNEOS	Ajo Cardamomo Clavo Guindilla Mejorana	Romero Tomate seco Tomillo Wasabi	• Aceite de ajo, o bien extracto de ajo envejecido (EAE), diariamente, en la dosis recomendada en la etiqueta. Advertencia: podría interaccionar con los medicamentos anticoagulantes. Consulta con tu médico.
CÓLICO	Anís Cardamomo Cúrcuma Semilla de cilantro Semilla de hinojo		
COLITIS (ENFERMEDAD INFLAMATORIA INTESTINAL)	Cúrcuma Granada Orégano Tomillo Semilla de comino negro Semilla de hinojo		
CONGESTIÓN NASAL	Menta		
CONJUNTIVITIS (OJO ROSADO)	Albahaca Tamarindo		
DEGENERACIÓN MACULAR ASOCIADA A LA EDAD	Azafrán Cúrcuma Tamarindo		
DEMENCIA, NO DE TIPO ALZHEIMER	Anís estrellado Cacao Semilla de hinojo Tomate seco		• Como prevención, bebe una taza de cacao, o bien toma unos 15 g (media onza) de chocolate negro al día. • Como prevención, toma extracto de ajo envejecido (EAE) en la dosis recomendada en la etiqueta.

Enfermedad	Especias curativas		Uso terapéutico probado
DEPRESIÓN	Azafrán Nuez moscada Pimienta negra Romero		• 15 mg de azafrán, dos veces al día.
DERMATITIS	Cúrcuma Romero Salvia Semilla de comino negro		
DERRAME CEREBRAL	Ajo Almendra Cacao Canela Cúrcuma Guindilla Jengibre Mejorana Romero Salvia Semilla de apio Semilla de hinojo Tomillo		
DESHIDRATACIÓN	Anís		
DIABETES TIPO I	Tamarindo		

DIABETES TIPO II	Ajo
	Albahaca
	Alcaravea
	Almendra
	Amchur
	Baya de enebro
	Cacao
	Canela
	Cebolla
	Comino
	Cúrcuma
	Fenogreco
	Galanga
		Granada
		Guindilla
		Hierba limón
		Hoja de curry
		Laurel
		Perejil
		Romero
		Salvia
		Semilla de
		  cilantro
		Semilla de
		  mostaza
			• ¼ de cucharadita de canela (o 1 g de suplemento de canela) al día.
			• Combina 1 g de alcaravea y ½ taza de agua destilada, lleva a ebullición a fuego suave, hierve durante 10 minutos y deja enfriar. Bebe esta infusión todos los días.

DIARREA	Ajowan Cardamomo Nuez moscada Semilla de cilantro		
DISFAGIA (DIFICULTAD PARA TRAGAR)	Pimienta negra		
DISFUNCIÓN ERÉCTIL	Azafrán Granada		• Disuelve varias hebras de azafrán en leche templada y bébela tres veces al día. • Bebe 1 o 2 vasos de zumo de granada al día.

Enfermedad	Especias curativas		Uso terapéutico probado
DOLOR	Ajowan Albahaca Baya de enebro Coco Cúrcuma Semilla de comino negro		• Crema de capsaicina al 0,025 % aplicada tópicamente siguiendo las instrucciones de la etiqueta.
DOLOR DE CABEZA, TENSIÓN (VÉASE TAMBIÉN MIGRAÑA)	Guindilla		
DOLOR DE CUELLO	Guindilla		• Crema de capsaicina al 0,025 % (de la guindilla) aplicada tópicamente siguiendo las instrucciones de la etiqueta.
DOLOR DE ESTÓMAGO	Anís Cardamomo Semilla de cilantro		
DOLOR DE MUELAS	Clavo		• Para aliviar el dolor, humedece una gasa absorbente con aceite de clavo y colócala cerca de la muela o diente afectados.
DOLOR MENSTRUAL	Azafrán Baya de enebro Menta Semilla de apio Semilla de hinojo		
ECCEMA (DERMATITIS ATÓPICA)	Cúrcuma Salvia Semilla de cilantro Semilla de comino negro Wasabi		
EFECTOS SECUNDARIOS DE LA CONTAMINACIÓN	Cúrcuma Mejorana		• 500 mg de curcumina/piperina al día.
ENFERMEDAD DE CROHN (ENFERMEDAD INFLAMATORIA INTESTINAL)	Coco		
ENFERMEDAD DE HUNTINGTON	Sésamo		
ENFERMEDADES CARDIACAS	Ajo Almendra Amchur Cacao Canela Cardamomo Cúrcuma Cebolla Guindilla Mejorana Orégano Perejil Pimienta negra	Romero Salvia Semilla de calabaza Semilla de comino negro Semilla de hinojo Semilla de mostaza Sésamo Tamarindo Tomate seco	• Un puñado de almendras, 5 veces a la semana. • Una taza de cacao sin azúcar mezclado con agua, diariamente. • Ajo, generosamente añadido a las comidas. • 500 mg de curcumina diarios. • Unos 30 g (1 oz) de chocolate negro al día. • Tomate y productos de tomate, diariamente.

Enfermedad	Especias curativas	Uso terapéutico probado
ENFERMEDADES DE LAS ENCÍAS (GINGIVITIS Y ENFERMEDAD PERIODONTAL)	Amchur Clavo Cúrcuma Granada Menta	
ENFERMEDADES HEPÁTICAS	Baya de enebro Cúrcuma Fenogreco Orégano Romero Semilla de apio Semilla de cilantro	
ENFERMEDAD PULMONAR OBSTRUCTIVA CRÓNICA (EPOC)	Menta Semilla de mostaza	• Para facilitar el tratamiento, confecciona una cataplasma de mostaza impregnando un trocito de tela de mostaza en polvo y protegiéndolo con un apósito. Aplícatela sobre el pecho.
ENFERMEDADES RENALES	Baya de enebro	
ENVEJECIMIENTO	Ajo Semilla de comino negro Tomillo	• Para frenar el deterioro del sistema inmunitario relacionado con el envejecimiento: extracto de aceite de comino negro (timoquinona), en la dosis recomendada en la etiqueta.
EPILEPSIA	Comino Hierba limón Nuez moscada Semilla de comino negro	
ESCLERODERMA	Cúrcuma	
ESCLEROSIS MÚLTIPLE	Azafrán Semilla de comino negro	
ESTREÑIMIENTO	Alcaravea Anís Cardamomo Perejil Pimienta negra Semilla de cilantro Tamarindo	• Añade ¼ de cucharadita de puré de tamarindo a cereales de desayuno endulzados, o bien alrededor de 30 g (1 oz) a otros alimentos a lo largo del día.
ESTRÉS	Albahaca Menta Romero	• Una taza de cacao en polvo sin azúcar, con agua caliente, diariamente.
FALLO CARDIACO	Baya de enebro	
FARINGITIS ESTREPTOCÓCICA	Rábano picante	
FATIGA FÍSICA	Cacao Granada	

Enfermedad	Especias curativas	Uso terapéutico probado
FATIGA MENTAL	Azafrán Cacao Menta Salvia	• Una taza de cacao (elaborado con cacao en polvo sin azúcar), o bien toma de 15 g (media onza) a 30 g (1 onza) de chocolate negro al día • Extracto de azafrán, en la dosis recomendada en la etiqueta.
FIBROSIS QUÍSTICA	Cúrcuma	
FLATULENCIA	Ajowan Anís Asafétida Cúrcuma Semilla de cilantro	
GLAUCOMA	Semilla de hinojo	
GOTA	Albahaca Cúrcuma Romero Semilla de apio	• Extracto de semilla de apio, en la dosis recomendada en la etiqueta.
GRIPE	Ajo Anís estrellado Asafétida Baya de enebro Granada Rábano picante Tomillo	• Como prevención, toma 1 diente de ajo al día.
HEMORROIDES	Baya de enebro	
HERIDAS	Albahaca Baya de enebro Canela Cúrcuma Laurel Sésamo	
HERPES LABIAL	Anís estrellado Baya de enebro Clavo Salvia Tomillo	
HERPES GENITAL	Clavo Salvia	
HEPATITIS B	Anís estrellado	
HEPATITIS C	Clavo	
HINCHAZÓN	Semilla de cilantro	
HIPERTROFIA BENIGNA DE PRÓSTATA	Ajo Amchur Cebolla Semilla de calabaza Semilla de mostaza	• 160 mg de extracto de semilla de calabaza, tres veces al día con las comidas.

Enfermedad	Especias curativas	Uso terapéutico probado
HIRSUTISMO (CRECIMIENTO DE VELLO EXCESIVO EN LAS MUJERES)	Menta Semilla de hinojo	• Dos tazas de hierbabuena al día durante el ciclo menstrual y los cinco días posteriores a este.
HONGOS VAGINALES	Canela Coco Hierba limón Orégano Semilla de apio Semilla de cilantro	
INCONTINENCIA URINARIA	Semilla de calabaza	
INDIGESTIÓN	Ajowan Alcaravea Anís Baya de enebro Cardamomo Guindilla Jengibre Kokum Laurel Mejorana Menta Pimienta negra Semilla de cilantro	• Aceite de menta piperita con recubrimiento entérico, de 15 a 30 minutos antes de las comidas.
INFARTO	Ajo Albahaca Cebolla Guindilla Jengibre Tomate seco Tomillo	
INFECCIÓN BACTERIANA, FÚNGICA O VIRAL	Ajowan Coco Fenogreco Mejorana Orégano Tomillo	
INFECCIÓN POR ESTAFILOCOCOS	Orégano	
INFECCIÓN DE OÍDO	Rábano picante	
INFECCIÓN FÚNGICA	Baya de enebro Mejorana	
INFECCIÓN OCULAR	Albahaca Cúrcuma Tamarindo	
INFECCIÓN PARASITARIA	Orégano	

Enfermedad	Especias curativas		Uso terapéutico probado
INFECCIÓN URINARIA	Baya de enebro Rábano picante Romero		
INFERTILIDAD MASCULINA	Azafrán Granada Tomate seco		• Disuelve varias hebras de azafrán en leche templada y bébela dos veces al día.
INSOMNIO	Azafrán Hierba limón Semilla de cilantro		
INTOXICACIÓN ALIMENTARIA	Alcaravea Canela Clavo Comino	Laurel Orégano Rábano picante Wasabi	• Si bien se ha descubierto que estas especies inhiben las bacterias responsables de las intoxicaciones alimentarias, no han demostrado tener propiedades preventivas ni curativas.
INTOXICACIÓN POR PLOMO	Semilla de cilantro		
IRRITACIÓN DE GARGANTA	Salvia		
MAL ALIENTO	Anís Cardamomo Clavo Perejil		
MALARIA	Albahaca		
MANCHAS CUTÁNEAS	Cúrcuma		• Un remedio tradicional indio para las manchas cutáneas: combina ¼ de taza de harina de garbanzo, 1 cucharadita de cúrcuma y 2 gotas de aceite vegetal; añade agua hasta formar una pasta, aplícatela sobre la mancha y déjala actuar alrededor de 10 minutos, hasta que se seque. Enjuágate. Repite este procedimiento varias veces durante la semana hasta que la mancha desaparezca.
MANCHAS DE LA EDAD	Orégano		
MIGRAÑA	Jengibre		• De 1 a 2 g, ante los primeros síntomas.
MONONUCLEOSIS	Anís estrellado		
NÁUSEAS	Jengibre Menta		• De 500 mg a 2 g de jengibre al día.
NÁUSEAS DEL EMBARAZO	Jengibre		• De 1 a 2 g al día.
NEUMONÍA BACTERIANA	Rábano picante		
NEURALGIA POSTHERPÉTICA	Guindilla Menta		• Crema de capsaicina al 0,025 % aplicada tópicamente siguiendo las instrucciones de la etiqueta.
DOLOR NERVIOSO (NEUROPATÍA)	Guindilla		• Crema de capsaicina al 0,025 % (de la guindilla) aplicada tópicamente siguiendo las instrucciones de la etiqueta.

Enfermedad	Especias curativas		Uso terapéutico probado
NEUROPATÍA DIABÉTICA	Guindilla		• Capsaicina (de la guindilla) aplicada tópicamente según las indicaciones del médico.
OSTEOARTRITIS	Baya de enebro Cúrcuma Galanga Granada Guindilla Jengibre	Laurel Romero Semilla de apio Semilla de hinojo	• 1-2 g de jengibre al día. • Crema de capsaicina al 0,025 % (de la guindilla) aplicada tópicamente siguiendo las instrucciones de la etiqueta (incrementar a 0,075 % si no se obtienen beneficios con una dosis menor).
OSTEOPOROSIS	Comino Cebolla Tomate seco Wasabi		
PARKINSON	Azafrán Cúrcuma Tomate seco		
PATOLOGÍAS DE LA VESÍCULA BILIAR	Cúrcuma		• 20 mg de cúrcuma al día.
PÉRDIDA AUDITIVA	Pimienta negra		
PÉRDIDA DE MEMORIA (DETERIORO COGNITIVO LEVE RELACIONADO CON EL ENVEJECIMIENTO)	Azafrán Cacao Hoja de curry Nuez moscada Pimienta negra Romero Salvia		• Extracto de azafrán, en la dosis recomendada en la etiqueta.
PREECLAMPSIA	Cacao		
PICADURAS DE MOSQUITO	Clavo Laurel Semilla de apio		
PICAZÓN	Cúrcuma		
PRESIÓN ARTERIAL ALTA (HIPERTENSIÓN)	Ajo Ajowan Almendra Azafrán Baya de enebro Cacao Canela Cardamomo Cebolla Cúrcuma Granada Orégano	Pimienta de Jamaica Pimienta negra Semilla de apio Semilla de cilantro Semilla de hinojo Semilla de comino negro Sésamo Tamarindo Tomate seco	• 1 g de extracto de ajo al día. • Una taza de cacao (1 cucharada de cacao sin azúcar mezclado con agua) al día. • 200 mg de extracto de comino negro al día.

Enfermedad	Especias curativas		Uso terapéutico probado

PROBLEMAS DE COLESTEROL (COLESTEROL TOTAL ALTO, COLESTEROL LDL «MALO» ALTO, O COLESTEROL HDL «BUENO» BAJO)	Ajo
	Albahaca
	Alcaravea
	Almendra
	Cacao
	Canela
	Cebolla
	Cúrcuma
	Fenogreco
	Guindilla
	Hierba limón
	Hoja de curry
	Jengibre
	Nuez moscada
	Orégano
		Rábano picante
		Semilla de apio
		Semilla de
		  calabaza
		Semilla de
		  cilantro
		Semilla de
		  comino negro
		Semilla de
		  mostaza
		Sésamo
		Tamarindo
		Tomate seco
		Wasabi
			• Un puñado de almendras al día para ayudar a prevenir y reducir los niveles altos de colesterol total.
			• 140 mg de aceite de hierba limón (citral) al día.
			• 900 mg de extracto de ajo estandarizado, o de ½ a 1 diente de ajo al día.

PROBLEMAS DE LA LACTANCIA	Menta		
PROBLEMAS DE LA MENOPAUSIA	Menta Pimienta de Jamaica		
PROBLEMAS DE PRÓTESIS DENTALES	Clavo Granada		
PROBLEMAS DE TIROIDES	Amchur Pimienta negra		
PSORIASIS	Cilantro Cúrcuma Guindilla Salvia		• Crema de capsaicina al 0,025 % aplicada tópicamente siguiendo las instrucciones de la etiqueta.
RESISTENCIA A LA INSULINA (PREDIABETES)	Almendra Cacao Canela Fenogreco Orégano Semilla de mostaza		• 1 g de fenogreco al día, habiéndolo dejado en remojo en agua caliente, para mejorar la sensibilidad a la insulina.
ROSÁCEA	Semilla de cilantro		
SARPULLIDO	Cúrcuma Kokum		
SÍNDROME DEL INTESTINO IRRITABLE	Asafétida Menta Semilla de cilantro		• Aceite de menta piperita con recubrimiento entérico, tres o cuatro veces al día.
SÍNDROME DEL OJO SECO	Albahaca Tamarindo		
SÍNDROME DE OVARIO POLIQUÍSTICO (SOP)	Canela Menta		• 333 mg de canela tres veces al día.

Enfermedad	Especias curativas		Uso terapéutico probado
SÍNDROME METABÓLICO	Almendra Canela Orégano		• 500 mg de canela (Cinnulin PF) al día.
SÍNDROME PREMENSTRUAL (SPM)	Azafrán		
SÍNDROME RESPIRATORIO AGUDO GRAVE (SRAG)	Laurel		
SINUSITIS	Cardamomo Rábano picante		• De ½ a ¾ de un rábano picante en vinagre (previamente escurrido) en los alimentos, por ejemplo en la salsa cóctel, tres veces al día. • 200 mg de aceite de cineol (ingrediente activo del cardamomo) tres veces al día.
SOBREPESO	Almendra Coco Cúrcuma Fenogreco Granada	Guindilla Kokum Orégano Pimienta negra	• Un puñado de almendras cinco veces a la semana. • 350 mg de fenogreco, tres veces al día, antes de las comidas.
TOS	Ajowan Menta Tomillo		
TRIGLICÉRIDOS ALTOS	Ajo Albahaca Alcaravea Almendra Canela Fenogreco Hierba limón	Hoja de curry Jengibre Orégano Semilla de calabaza Tamarindo	• 900 mg de extracto de ajo estandarizado, o bien de ½ a 1 diente de ajo al día.
TUBERCULOSIS	Alcaravea Comino		
ÚLCERA	Albahaca Anís Canela Cardamomo Clavo Galanga Guindilla Kokum Laurel Mejorana Orégano	Perejil Romero Salvia Semilla de apio Semilla de cilantro Semilla de comino negro Tomillo Wasabi	
VIH/SIDA	Anís estrellado		
VITÍLIGO	Pimienta negra		

PARTE V

Recursos

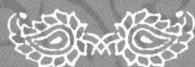

Guía de compra de las especias curativas

Si bien podrás encontrar una gran parte de las especias de este libro en el típico supermercado, es posible que algunos ingredientes «exóticos» requieran una pequeña investigación detectivesca.

De todos modos, estas especias menos conocidas suelen estar disponibles en los comercios asiáticos, indios, latinos o de Oriente Próximo, dependiendo de su origen, popularidad y el modo de usarlas en cada cultura.

Si vives en una zona donde predominan uno o varios grupos étnicos, probablemente habrá un establecimiento de este tipo en tu barrio. Para localizarlo, puedes consultar las páginas amarillas, o bien realizar una búsqueda en Internet. Estas tiendas no suelen publicitarse, por lo que no sería extraño que alguna se hallara más cerca de lo que te imaginas.

La oferta de especias de los supermercados suele limitarse a las especias genéricas. Por ejemplo, puede encontrarse orégano, pero no orégano mexicano; puede conseguirse pimienta negra, pero no necesariamente pimienta negra Tellicherry o pimienta blanca; pueden comprarse almendras, pero quizá no almendras de Mallorca. Y si deseas adquirir wasabi *genuino,* ¡es posible que tengas dificultades de encontrarlo incluso en los comercios asiáticos!

Para ayudarte en tus compras, aquí te ofrecemos unos cuantos enlaces que ponen a tu disposición algunas de las especias e ingredientes mencionados a lo largo del libro que no suelen encontrarse en los supermercados.

(*Nota:* los enlaces propuestos estaban disponibles cuando se imprimió este libro).

Distribuidores especializados en especias

The Spicery
Situada en Bath, Inglaterra, esta tienda ofrece una gran colección de especias, semillas y mezclas de especias, incluyendo las menos conocidas y más difíciles de conseguir. (De hecho, ¡tiene una gama de productos completísima!). Los pedidos internacionales tienen gastos de envío.

Página web: www.thespicery.com

Especias difíciles de encontrar

Aceite de coco extra virgen
Puritan's Pride es una tienda online de productos y suplementos naturales, que tiene a la venta este producto.

Página web: www.puritan.com

Cacao y vainilla
Tharakan and Co. es una empresa ubicada en la India especializada en la venta de productos de cacao y vainilla de primera calidad.

Página web: www.tharakanandcompany.com

(Verdadera) Canela de Ceilán
Ubicada en Sri Lanka, esta tienda vende canela de sus propias plantaciones y ofrece todo tipo de productos de canela, desde la propia especia (entera, partida y molida) a suplementos, aceites e incluso palillos de dientes de canela.

Página web: www.ceylon-cinnamon.com

Otros:
El Cocinista
Vende todo tipo de especias, ingredientes y utensilios de cocina (solo España).

Página web: www.elcocinista.es

Índice temático

Nota al lector: Obtendrás información sobre el uso de las especias curativas para la prevención y tratamiento de enfermedades específicas en la tabla *De artritis a úlceras, una guía de la A a la Z sobre el potencial terapéutico de las especias curativas,* que comienza en la página 322.

OTROS TÍTULOS EN ESTA MISMA EDITORAL

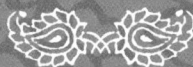

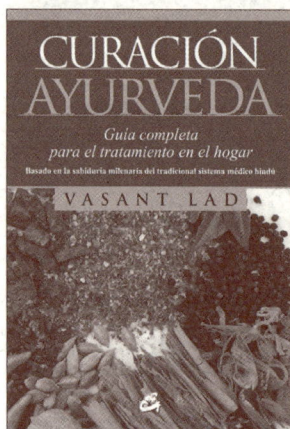

CURACIÓN AYURVEDA

Guía completa para el tratamiento en el hogar

Vasant Lad

Curación ayurveda nos permite experimentar los beneficios de las propiedades curativas del ayurveda, perfeccionadas a lo largo de miles de años. Todas las hierbas, alimentos y aceites que recomienda el doctor Lad pueden encontrarse en herbolarios locales o adquirirse por correo.

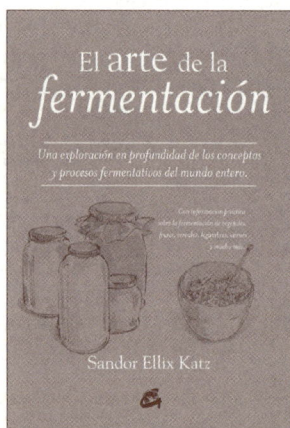

EL ARTE DE LA FERMENTACIÓN

Una exploración en profundidad de los conceptos y procesos fermentativos del mundo entero

Sandor Ellix Katz

Biotecnología a nuestro alcance: toda la información práctica necesaria para aprender a fermentar verduras, frutas, cereales, leche, legumbres, carnes y otros productos. Experimenta el poder transformador de esta antigua técnica culinaria y descubre todos sus beneficios para la salud.

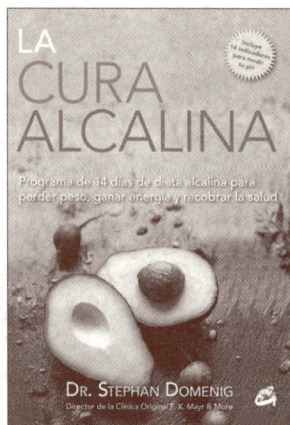

LA CURA ALCALINA

Programa de 14 días de dieta alcalina para perder peso, ganar energía y recobrar la salud

Dr. Stephan Domenig

Un revitalizante programa basado en una dieta más saludable y menos ácida que enseña a establecer un adecuado equilibrio entre el ejercicio y el descanso. Y todo ello sin recuento de calorías ni artificios dietéticos.

GAIA EDICIONES

LA BIBLIA DE LOS SMOOTHIES PARA LA SALUD
Pat Crocker

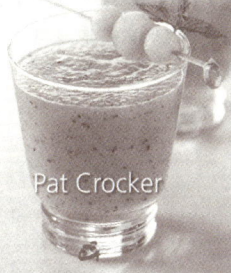

Los smoothies o batidos de frutas, hierbas y verduras son el modo más eficiente, sencillo y delicioso de lograr una vibrante energía y gozar de una salud espléndida.
Pat Crocker, reúne en esta obra 400 deliciosas recetas con los smoothies más saludables, vigorizantes y antioxidantes que revolucionarán tu alimentación y te consolidarán en un estilo de vida sano y natural.

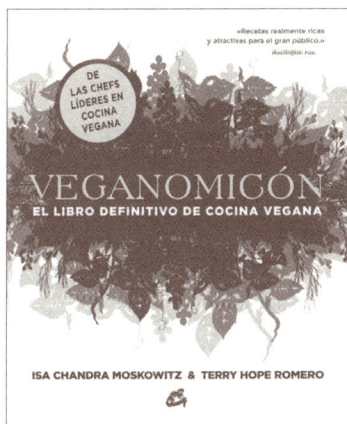

VEGANOMICÓN

El libro definitivo de cocina vegana
Isa Chandra Moskowitz y Terry Hope Romero

Permítenos presentarte 250 deliciosas recetas del *Veganomicón* elaboradas con sencillas técnicas culinarias. Con tu permiso, te ayudaremos a transformar raíces, brotes, hojas y frutos de gran variedad de plantas en alimentos sumamente gratos al paladar.

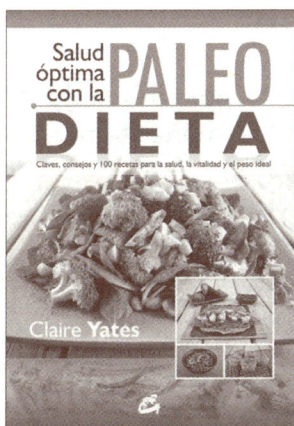

SALUD ÓPTIMA CON LA PALEODIETA

Claves, consejos y 100 recetas para la salud, la vitalidad y el peso ideal
Claire Yates

En esta obra encontrarás:
• Las claves esenciales de la dieta y el estilo de vida paleo.
• La verdad sobre las grasas, los carbohidratos, las proteínas y las fibras.
• Un «plan de reinicio» de veintiocho días.

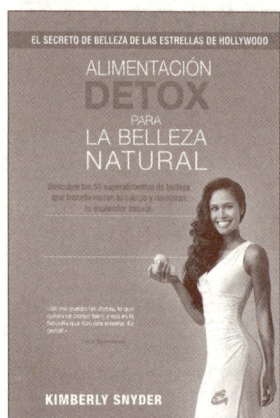

ALIMENTACIÓN DETOX PARA LA BELLEZA NATURAL

Descubre los 50 alimentos más eficaces para transformar tu cuerpo, llenarte de energía y mostrar toda tu belleza

Kimberly Snyder

En este libro encontrarás más de 85 recetas sanas y deliciosas que te permitirán tener un aspecto envidiable. Por fin podrás tomar las riendas de tu salud y tu belleza... bocadito a bocadito.

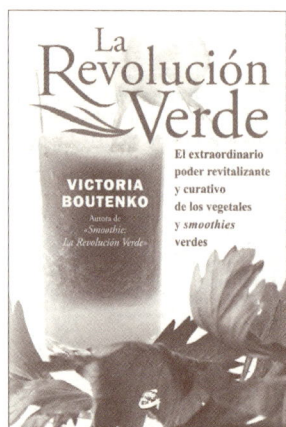

LA REVOLUCIÓN VERDE

El extraordinario poder revitalizante y curativo de los vegetales y smoothies verdes

Victoria Boutenko

La revolución verde recoge la más valiosa información sobre nutrición y licuados verdes (smoothies). Es perfecta para cualquier persona tanto crudívora, vegana, vegetariana o incluso consumidora de carne que desee tener una dieta sana sin sacrificar su forma de vida ni el disfrute del sabor.

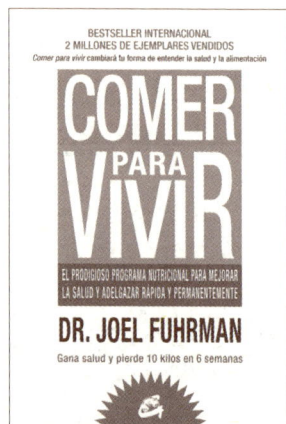

COMER PARA VIVIR

El prodigioso programa nutricional para mejorar la salud y adelgazar rápida y permanentemente

Dr. Joel Fuhrman

Comer para vivir cambiará tu forma de entender la salud y la alimentación. Gracias a este sistema podrás vivir más años y mejorar tu salud espectacularmente, reduciendo o eliminando tu necesidad de medicación. Y lo más importante: si sigues la dieta de Comer para Vivir ™, adelgazarás más rápido de lo que jamás imaginaste.

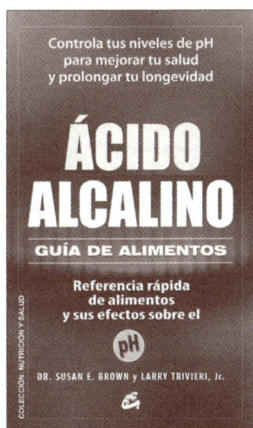

ÁCIDO-ALCALINO: GUÍA DE ALIMENTOS

Referencia rápida de alimentos y sus efectos sobre el pH

Susan E. Brown y Larry Trivieri Jr.

Ácido-Alcalino: Guía de Alimentos es un recurso útil y práctico que puedes consultar constantemente en tu casa, en el restaurante y en cualquier lugar donde quieras optar por alimentos que te ayuden a alcanzar tus objetivos dietéticos y de salud.

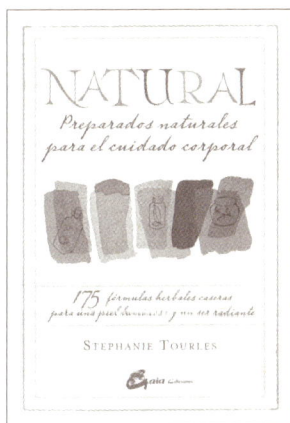

NATURAL: PREPARADOS NATURALES PARA EL CUIDADO CORPORAL

175 fórmulas herbales caseras para una piel luminosa y un ser radiante

Stephanie Tourles

Natural te permitirá tomar el control de tus tratamientos de belleza mediante el empleo de sencillas recetas que podrás confeccionar fácilmente en tu casa.

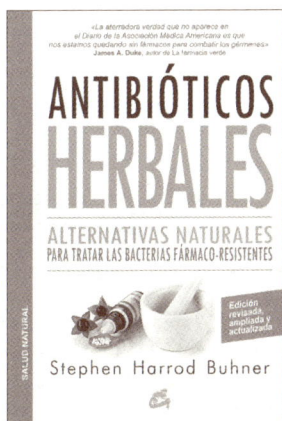

ANTIBIÓTICOS HERBALES

Alternativas naturales para tratar las bacterias fármaco-resistentes

Stephen Harrod Buhner

En esta obra indispensable, nos demuestra con concluyente evidencia que deberíamos emplear las medicinas herbales como nuestra primera y fundamental línea de defensa contra las infecciones resistentes, pues gracias a las plantas resultan extremadamente eficaces para combatir los gérmenes nocivos.